精编

《神农本草经》

药物彩色图本

魏锋　主编

人民卫生出版社
PEOPLE'S MEDICAL PUBLISHING HOUSE

图书在版编目（CIP）数据

精编《神农本草经》药物彩色图本 / 魏锋主编. --
北京：人民卫生出版社，2017
ISBN 978-7-117-24639-2

Ⅰ.①精… Ⅱ.①魏… Ⅲ.①《神农本草经》- 图解
Ⅳ.①R281. 2-64

中国版本图书馆 CIP 数据核字（2017）第 130468 号

人卫智网	**www.ipmph.com**	**医学教育、学术、考试、健康，购书智慧智能综合服务平台**
人卫官网	**www.pmph.com**	**人卫官方资讯发布平台**

精编《神农本草经》药物彩色图本

主　　编：魏　锋
出版发行：人民卫生出版社（中继线 010-59780011）
地　　址：北京市朝阳区潘家园南里 19 号
邮　　编：100021
E - mail：pmph @ pmph.com
购书热线：010-59787592　010-59787584　010-65264830
印　　刷：北京盛通印刷股份有限公司
经　　销：新华书店
开　　本：787 × 1092　1/16　　**印张：**24
字　　数：525 千字
版　　次：2017 年 7 月第 1 版　2024 年 8 月第 1 版第 5 次印刷
标准书号：ISBN 978-7-117-24639-2/R · 24640
定　　价：188.00 元
打击盗版举报电话：010-59787491　E-mail：WQ @ pmph.com
（凡属印装质量问题请与本社市场营销中心联系退换）

编委会名单

主　　编　魏　锋

副主编　齐　菲　周　芳　裴　华　全继红
　　　　蒋红涛　宋　伟　刘卫华　谢军成

编　　委　马　骁　胡春宇　陈文龙　郭振平　田大虎
　　　　吴喜利　孟凡芳　田翠丽　姬小云　白迎春
　　　　王伟荣　杨朝林　贾丽霞　石　花　郭文平
　　　　刘祝贺　温宏斌　任智标　叶　红　朱　宏
　　　　朱　进　陈朝霞　夏丰娜　刘春盛　英欢超
　　　　田　甜　贾美君　吴　盟　袁玉娇　邢冬冬
　　　　孟小丹　党　苗　黄　燕　尚思明　王东明
　　　　王丽佳　宫明宏　宋盛楠　赵　晨　窦博文
　　　　李红玉　孟丽影　张广今　张俊玲　衡仕美
　　　　李　新　刘斯雯　刘继东　冯华颖　张雪琴
　　　　杨　柳　薛晓月　石笑晴　王宏雅　赵庆杰
　　　　李建军　刘伟翰　孙　玉　刘士勋　李　海
　　　　吴　晋　张　荣　赵梅红

凡 例

1.本书收录中草药物186种，植物药所配图片均为此种药物的生长环境图（局部图）和饮片（药材）图，矿物药为饮片图和药材图，动物药为动物图和饮片或药材图。

2.本书以清代顾观光辑本《神农本草经》原著的分类为顺序进行内容编排。

3.本书所收录的药物品种均包含以下内容：原文、性味归经、附方、传统药膳（有部分品种属有大毒的或国家已经明确禁止捕杀或开采的，均不入药膳，故本书中有少量品种未收录药膳，特此告知）、现代应用（别名、来源、使用提示）等。

4.原文　此项是《神农本草经》（清代顾观光辑本）原著收录的药物文字内容。

5.性味归经　描述了该品种在现代中医临床应用中的性味和归经。

6.附方　收录的是历代中草药经典著作中该种药物单独或以该种药物为主的配伍应用所能治疗的主要疾病，而非现当代中医临床常用医方，请读者知悉。

7.传统药膳　收录了历代以该种药物为主的配料易得、操作简便、效果明显的传统药膳精华。

8.别名　罗列了临床关于此种药物常用或通用的名称。

9.来源　描述了该种药物的科属源流及入药部位。

10.使用提示　描述了服用该种药物时应该注意的宜忌事项。

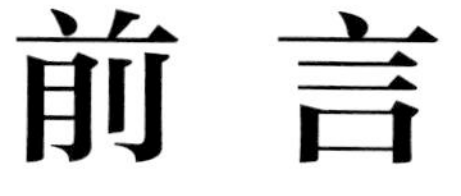

前言

《神农本草经》简称《本草经》《本经》，是我国现存最早的药物学专著，约成书于东汉。该书并不是出自一时、一人之手，而是秦汉时期众多医学家搜集、整理、总结当时药物学经验成果的专著，是历史上对我国中草药第一次系统和全面的总结，是汉代本草官员的托名之作，后因战乱而丧失。仅存四卷本（见陶弘景序），后经魏晋名医叠加增订，又产生了多种本子，陶隐居并称为“诸经”。陶弘景“苞综诸经，研括烦省”作《本草经集注》，以《集注》为分界点，对《集注》以前的多种《本草经》，称之为陶弘景以前的《本草经》；收载在《集注》中的《本草经》，称之为陶弘景整理的《本草经》。陶弘景整理的《本草经》见于历代主流本草中；陶弘景以前的《本草经》散见于宋以前的类书和文、史、哲古书的注文中。

《神农本草经》全书分三卷，收录药物365种，按照功效分为上、中、下三品。上品120种，主要是一些无毒药，以滋补营养为主，既能祛病，长服又可强身延年；中品120种，一般无毒或有小毒，多数具补养和祛疾双重功效，但不需久服；下品125种，是以祛除病邪为主的药物，多数有毒或药性峻猛，容易克伐人体正气，使用时一般病愈即止，不可过量使用。另外，《本经》依循《内经》提出的君、臣、佐、使的组方原则，将方剂药物以朝中的君臣地位分，表明其主次关系和配伍的法则。《本经》对药物性味已有了详尽的描述，指出寒、热、温、凉四气和酸、苦、甘、辛、咸五味是药物的基本性情，可针对疾病的寒、热、湿、燥性质的不同选择用药，寒病选热药，热病选寒药，湿病选温燥之品，燥病须凉润之流，相互配伍，并参考五行生克的关系。人们只有对药物的归经、走势、升降、浮沉都很了解，才能选药组方，配伍用药。

作为最早的一部药物学专著，《神农本草经》对药物及其采摘、炮制和使用方法等进行了论述。时至今日，它仍是医药工作者的主要理论依据和操作规范。虽然由于历史条件的限制，书中掺杂了少数荒诞无稽之说，如朴消“炼饵服之、轻身神仙”、太一余粮“久服轻身飞行千里神仙”、泽泻“久服能行水上”、水银“久服神仙不死”，等等，但是书中对于药物性质的定位和对其功能、主治的描述总体上是十分准确的，其中大部分药物学理论和规定的配伍规则，以及提出的“七情和合”原则在几千年的用药实践中发挥了巨大作用，被认为是中药学经典著作。因此，很长一段时期《神农本草经》都是医生和药师学习中药学的教科书，也是医学工作者案头必备的工具书。另外，由于书中需要考证的地方也较多，加上编者知识水平所限，书中的错漏之处，请广大读者批评指正，以便我们再版时及时修改，使本书更加完美！读者交流邮箱：xywenhua@aliyun.com。

魏 锋

2017年1月

目 录

本经上品

本经中品

本经下品

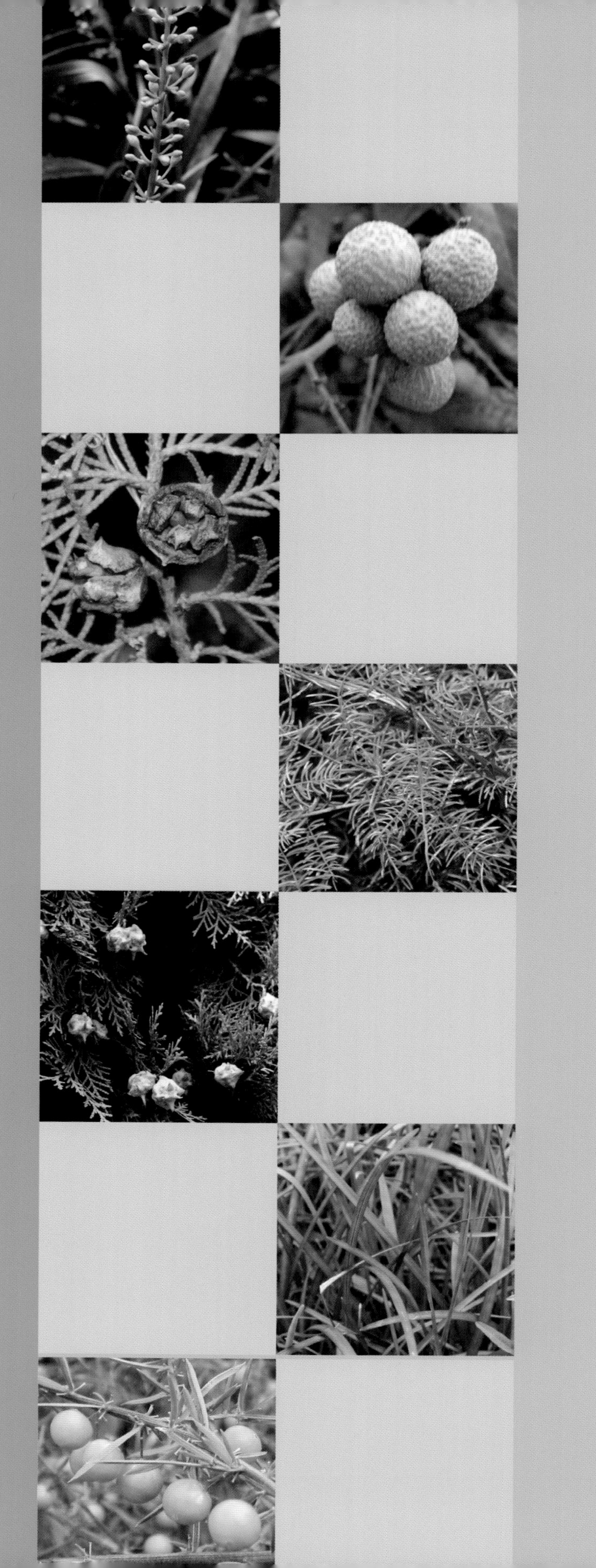

本经上品

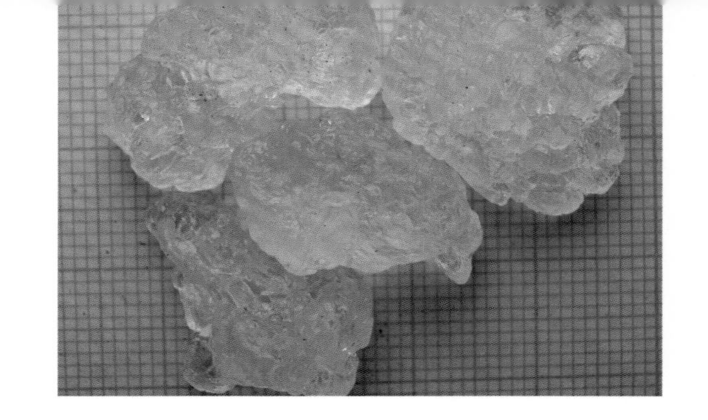

朴消

别名 朴硝、皮硝、盐硝、硝石。

来源 本品矿物芒硝经加工而得的粗制结晶。

原文 味苦，寒。主百病，除寒热邪气，逐六腑积聚，结固留癖。能化七十二种石。炼饵服之，轻身、神仙。生山谷。

性味归经 苦、寒、无毒。归胃、大肠经。

附方

时气头痛 朴消末二两，生油调涂顶上。（《太平圣惠方》）

赤眼肿痛 朴消置豆腐上蒸化，取汁收点。（《简便方》）

牙齿疼痛 朴消同皂荚浓浆煎化，淋于石上，待成霜，擦之。（《普济方》）

食蟹龈肿 朴消敷之，即消。（《普济方》）

伤寒食毒、腹胀气急、大小便不通 朴消、大黄（锉，炒）、芍药各一两，当归（切，焙）、木香各半两。上五味粗捣筛，每服五钱匕，水一盏半，生姜三片，煎至八分，去滓，空心温服。（《圣济总录》）

胃热呕吐（手足心皆热者） 朴消、栀子（炒黑）各等份，为末，滚水服一二匙。（《经验广集》）

痈疽疮发、大小便秘涩不通 朴消（研）、大黄（炒）、杏仁（研）、葶苈子（微炒）各二两。上四味，先以三味捣罗为细末，入朴消和匀，炼蜜为丸，如梧桐子大。每食后煎黄芪汤下二十丸，以通利为度，未利再服。（《圣济总录》）

热毒结成痔疾、肿胀热霜、坐卧不安 朴消、薄荷、荆芥各一两，白矾二两。上件细切，每用一两，水五升，煎数沸，熏患处，通手淋洗。（《杨氏家藏方》）

痔疮 朴消、五倍子各等份，上为细末，每服三两，水三碗，同煎至三四沸，淋渫。（《鸡峰普济方》）

使用提示 脾胃虚寒者及孕妇禁服。

传统药膳

鸡蛋朴消汤

原料 鸡蛋2个，川朴消15 g。

制法 先将鸡蛋取蛋清，与朴消相和，以新汲水一小盏，炖热。

用法 1次服尽。

功效 泻火软坚，补虚。

适用 热病、毒攻心胸、躁闷发狂。

硝黄酒

原料 朴消10 g（或芒硝代之），大黄30 g，白酒100 ml。

制法 将上药捣碎，用白酒煮取50 ml，去渣备用。

用法 将上药1次服尽。

功效 开结，消食，通便。

适用 食积不化、留滞中焦，腹部满闷、按之疼痛。

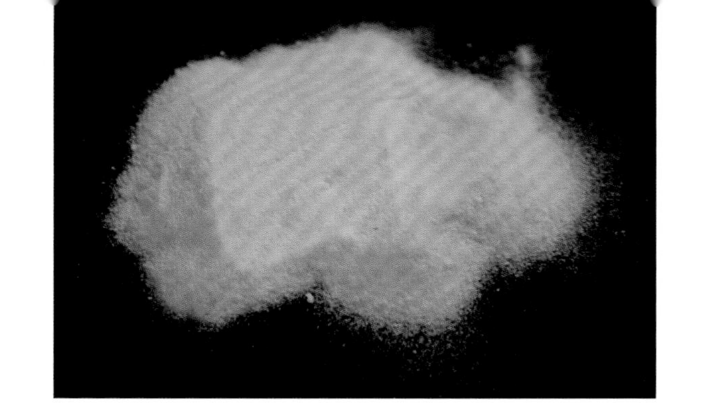

消石

别名 芒硝、玄明粉。

来源 本品为含硫酸钠的天然矿物经精制而成的结晶体。

原文 味苦，寒。主五脏积热，胃张闭。涤去畜结饮食，推陈致新，除邪气。炼之如膏，久服轻身。一名芒硝。生山谷。

性味归经 咸、苦，寒。归胃、大肠经。

附方

火丹毒 水调芒硝涂之。（《十便良方》）

赤眼肿痛 消石末，卧时，以铜箸点黍米大入目眦。至旦，以盐水洗去之。（《太平圣惠方》）

伏暑泻痢（肠风下血，或酒毒下血，一服见效，远年者不过三服） 消石、舶上硫黄各一两，白矾、滑石半两，飞面四两，为末，滴水丸梧子大。每新汲水下三五十丸，名甘露丸。（《普济方》）

发背初起（恶寒啬啬，或已生疮肿隐疹） 消石三两，暖水一升，泡化，青布折三重，湿搨赤处，热即换，频易取瘥。（《外台秘要》）

一切痈肿 生地黄三升，芒硝三合，豉一升。上三味同捣，薄之，热即易之，取瘥。（《子母秘录》）

使用提示 孕妇及哺乳期妇女忌用或慎用。

传统药膳

芒硝萝卜汤

原料 芒硝10 ~ 20 g，鲜萝卜1000 g。

制法 将萝卜洗净，切厚片，与芒硝共煮至熟透，并使汤之成味适口为度。

用法 尽量食之。

功效 泄热软坚通便，清降心经痰水。

适用 燥热积滞，症见大便秘结、腹部胀满疼痛、高热烦躁，以及心经痰火郁结所致的癫狂。

鸡肝散

原料 芒硝、海螵蛸各30 g，生、熟苍术共15 g，砂仁9 g，朱砂12 g，鸡肝1具，红糖少许。

制法 将前4味先研粗末，把鲜鸡肝放碗内和药捣匀，用净白布包好，放锅内蒸熟晒干，再研细末过罗，与朱砂共研极细，入红糖，开水冲服。

用法 1岁小儿每次服1.5 g，每增1岁加1.5 g，早、晚各1次。配合针四缝穴效更佳。

功效 消积滞，除疳积。

适用 小儿疳积。

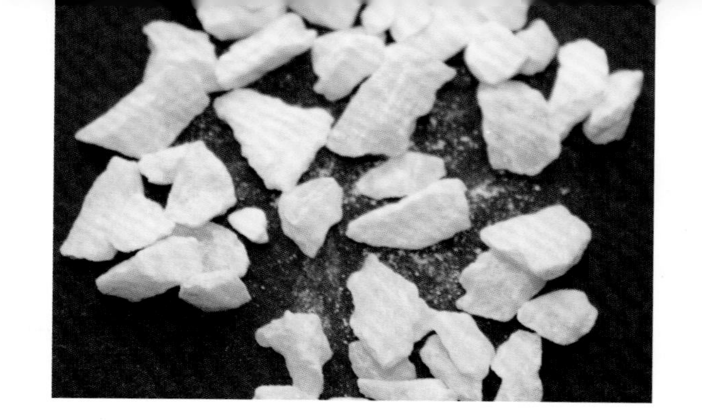

滑石

别名● **硬滑石、共石。**

来源● 本品为硅酸盐类矿物滑石族滑石，主含水硅酸镁。

原文● 味甘，寒。主身热泄澼，女子乳难，癃闭，利小便，荡胃中积聚寒热，益精气。久服，轻身、耐饥，长年。生山谷。

性味归经● 甘、淡，寒。归膀胱、肺、胃经。

附方●

膈上烦热，多渴（利九窍）　滑石二两捣，水三大盏，煎二盏，去滓，入粳米煮粥食。（《太平圣惠方》）

乳石发动（烦热烦渴）　滑石粉半两，水一盏，绞白汁，顿服。（《太平圣惠方》）

妇人转脬（因过忍小便而致）　滑石末，葱汤服二钱。（《太平圣惠方》）

妊娠子淋，不得小便　滑石末水和，泥脐下二寸。（《外台秘要》）

使用提示● 脾胃虚弱，或热病伤津，或肾虚滑精者均禁用。孕妇慎服。

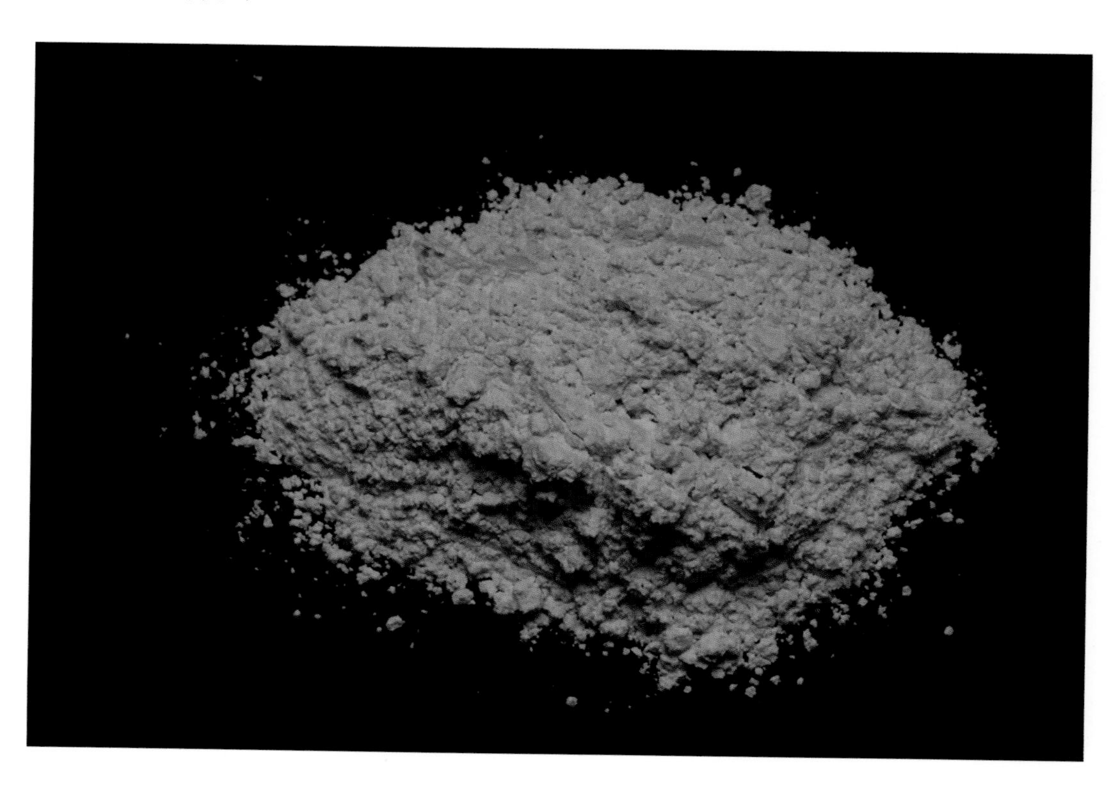

传统药膳

滑石田螺汤

原料 滑石、白茅根各50 g，瞿麦25 g，木通、车前子各15 g，田螺500 g，姜、食盐各适量。

制法 先将田螺用清水反复浸洗至沙吐净，再加入上几味药材、田螺、姜及适量清水同煮半小时，加盐调味即可。

用法 餐前食用。

功效 清热消炎，通利小便。

适用 湿热内蕴型前列腺炎、小便浑浊、涩抑不畅、尿黄。

滑石粥

原料 滑石30 g，瞿麦10 g，粳米100 g。

制法 先把滑石用布包扎，然后与瞿麦同入砂锅煎汁去渣，入粳米煮为稀薄粥。

用法 每日早餐食用。

功效 清热消炎，通利小便。

适用 急、慢性膀胱炎引起的小便不畅、尿频、尿急、淋沥热痛等。

滑石粥

原料 滑石30 g，粳米60 g。

制法 上药以水1500 ml，煎滑石至1000 ml，下米煮粥。

用法 温热服食。

功效 清热除烦。

适用 膈上烦热多渴、导利九窍。

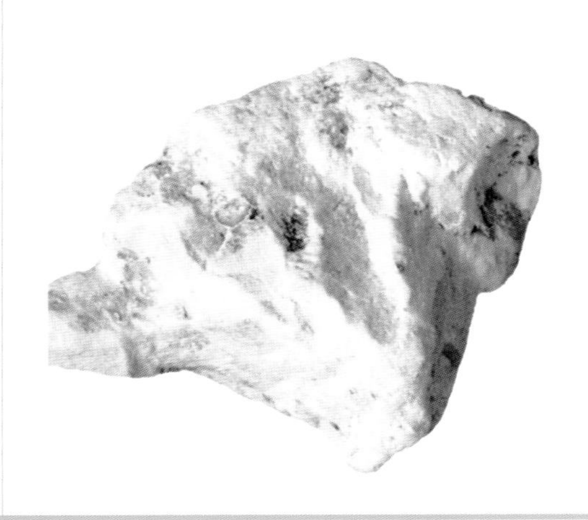

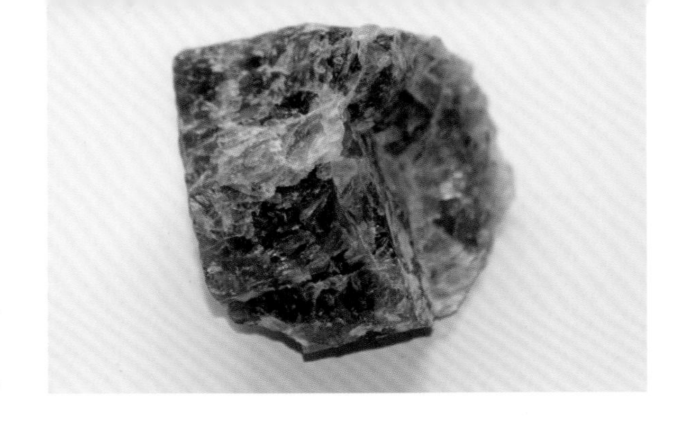

紫石英

别名● **萤石、氟石。**

来源● 本品为氟化物类矿物萤石族萤石，主含氟化钙。

原文● 味甘，温。主心腹咳逆，邪气，补不足，女子风寒在子宫，绝孕十年无子。久服，温中、轻身、延年。生山谷。

性味归经● 甘，温。归心、肺、肾经。

附方●

虚劳惊悸（补虚止惊，令人能食） 紫石英五两，打如豆大，水淘一遍，以水一斗，煮取三升，细细服，或煮粥食，水尽可再煎之。（《张文仲方》）

痈肿毒气 紫石英火烧醋淬，为末，生姜、米醋煎敷之，摩亦得。（《日华本草》）

虚劳梦与鬼交、虚竭至甚 紫石英二两（细研，水飞过），朱砂一两（细研，水飞过），柏子仁二两，龙骨二两，人参二两（去芦头），桑螵蛸二两（微炒），麝香半两（细研），肉苁蓉一两（酒浸一宿，刮去皱皮，炙干）。上件药，捣罗为末，研入朱砂、石英、麝香令匀，炼蜜和捣三二百杵，丸如梧桐子大。每服食前以温酒下二十九丸。（《太平圣惠方》）

肺寒咳逆上气 紫石英，火煅醋淬七次，研细末，水飞过。每早用五分，花椒十粒，泡汤下。（《和剂局方》）

妇人胎胞虚冷、久不受孕，或受孕多小产者 紫石英二两（火煅醋淬七次，研细末，水飞过），香附（醋炒）、当归、川芎（俱酒炒）、白术（土拌炒）各三两，枸杞子（酒洗，炒）、熟地黄（酒煮，捣膏）各适量。炼蜜丸梧子大。每早晚各服三钱，好酒送下。（《青囊秘传》）

解中石钟乳毒 紫石英一两，捣罗为细散。每服一钱匕，温水调下，连三服。（《圣济总录》）

使用提示● 只可暂用，不可久服。阴虚火旺及血分有热者慎服。

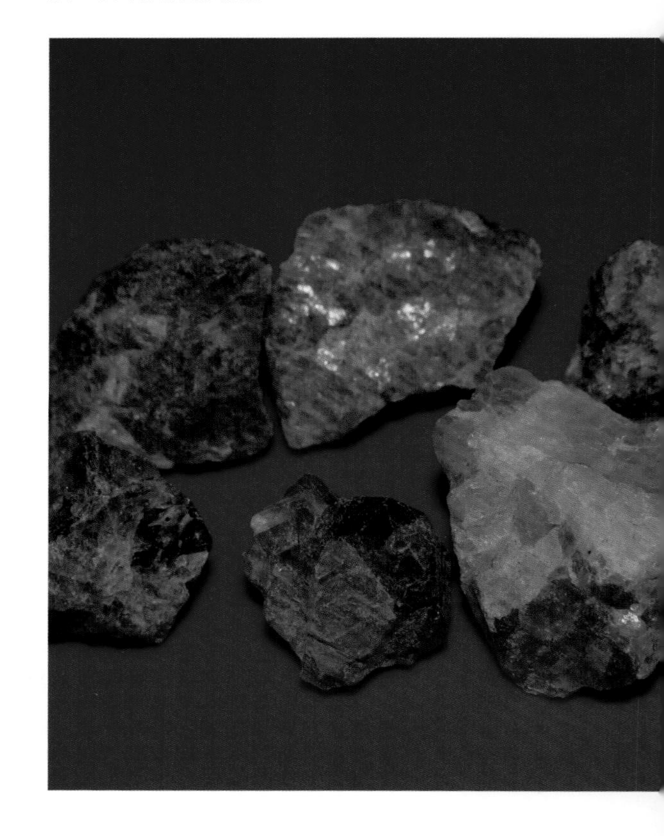

传统药膳

紫石英粥

原料 紫石英15 g，糯米100 g，红糖适量。

制法 先打碎紫石英，用水淘洗，加水浓煎，弃渣取汁，再洗净糯米，放药汁内煮粥。

用法 加红糖，早、晚空腹温热服食。

功效 温暖子宫。

适用 妇女宫冷不孕等。

紫石酒

原料 紫石英24 g，炮附子10 g，茯神、铁精、独活各15 g，桂心、远志（去心）各18 g，牛黄、炙蜂房各3 g，干姜、炙甘草、人参各9 g，酒1000 ml。

制法 将以上原料用绢盛，白酒中浸5日。

用法 初服10 ml，每日2次。

功效 益气，温阳，化痰，镇静。

适用 少小风痫发作、言语谬错。

紫石英助阳方

原料 紫石英30 g，川续断、淫羊藿各15 g，桑螵蛸12 g，胡芦巴、巴戟天、菟丝子各10 g，九香虫、肉桂各6 g，川椒1.5 g。

制法 水煎服。

用法 每日1剂，分服2次。

功效 温补脾肾。

适用 男子性欲减退、肾阳虚衰。

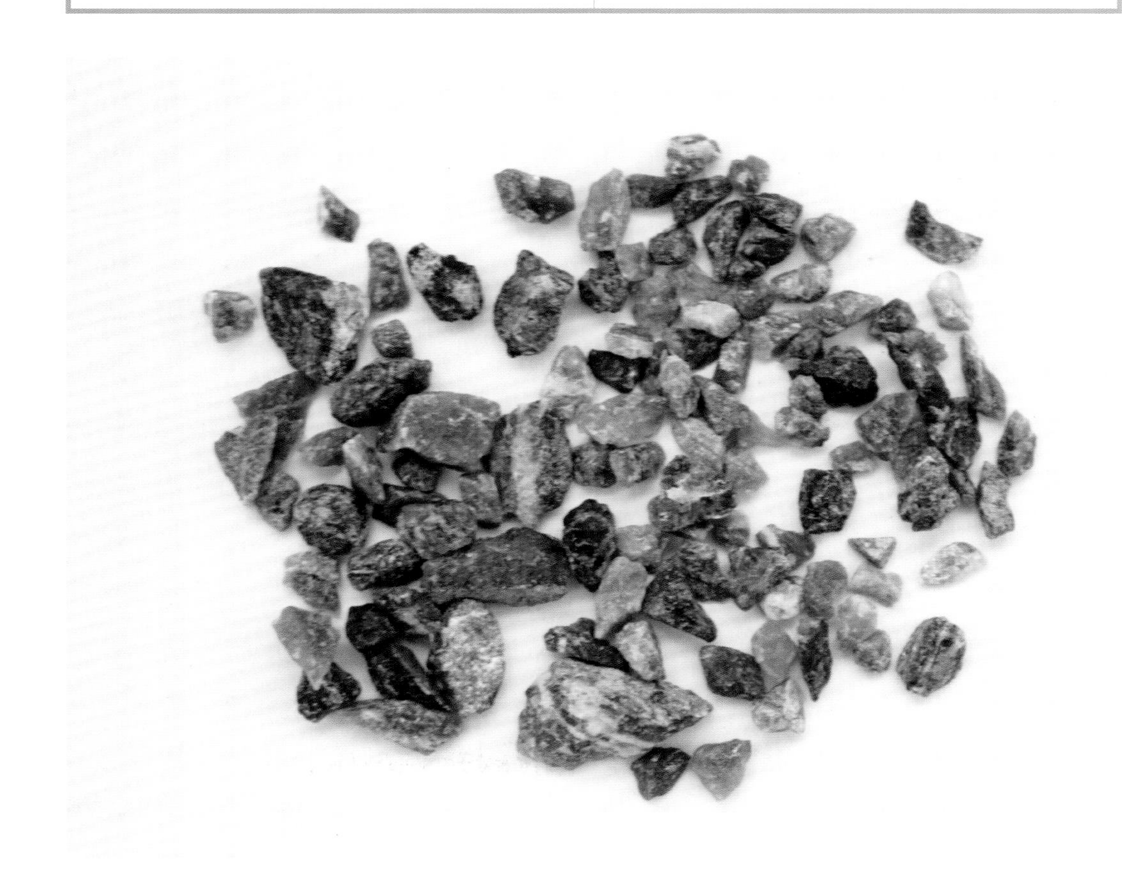

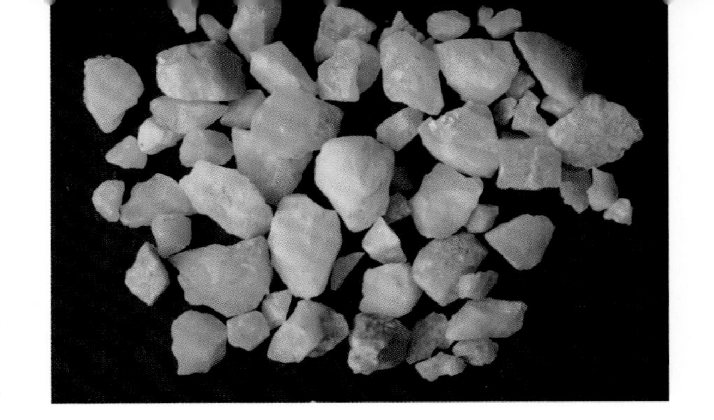

白石英

别名● 石英。

来源● 本品为块状的矿物石英矿石。主含二氧化硅。

原文● 味甘，微温。主消渴，阴痿不足，咳逆，胸膈间久寒，益气，除风湿痹。久服，轻身、长年。生山谷。

性味归经● 甘、微温。归心、肺、肾经。

附方●

风虚冷痹（诸阳不足，及肾虚耳聋，益精保神） 白石英三两，坩锅内火煅酒淬三次，入瓶中密封，勿泄气。每早温服一钟，以少饭压之。（《千金翼方》）

风虚冷痹（诸阳不足，及肾虚耳聋，益精保神） 磁石（火煅醋淬五次）、白石英各五两，绢袋盛，浸一升酒中五六日，温服。将尽，更添酒。（《千金翼方》）

惊悸善忘（心脏不安，上膈风热，化痰安神） 白石英、朱砂各一两，为散。每服半钱，食后煎金银汤下。（《简要济众方》）

石水腹坚（胀满） 白石英十两，捶豆大，瓷瓶盛好酒二斗浸之，以泥重封，将马粪及糠火烧之，常令小沸，从卯至午住火。次日暖一中盏饮之，日三度。酒尽可再烧一度。（《太平圣惠方》）

形寒饮冷、肺气冲逆、作咳作喘，或为哮呛，或为冷怯 白石英二两，日煎夜饮，一月平复。（《青囊秘方》）

肺虚少气、补虚羸、益肺、止嗽、进饮食 白石英一分（杵细者，绵裹），五味子、白茯苓、附子、人参各半钱，甘草一字。上为粗末，用水五大盏，银器中煮石英至三盏，投药再煎至一盏半，去滓。分二服，空心晚食前或鸡鸣拂旦服。（《鸡峰普济方》）

肾腑阳气衰微、津源不能上济于华池、频作渴者 白石英四两，煎汤饮。或加枸杞子二两同煎。（《青囊秘方》）

五劳七伤、羸瘦、体热心烦、小便不利、夜多恍惚 白石英五两（炼成粉者），干地黄二两，白茯苓二两，人参三两（去芦头），天冬五两（去心，焙），地骨皮二两。上药捣罗为末，入石英粉研令匀，炼蜜和捣五七百杵，丸如梧桐子大。每服，不计时候，煎黄芪汤下三十丸。（《太平圣惠方》）

使用提示● 凡久病者禁用，忌芥菜、蔓菁、芜荑、葵、荠苨。

传统药膳

石英水煮粥

原料 白石英600 g，磁石900 g，粳米适量。

制法 将上述原料以水2000 ml，瓷器中浸泡，于露地安置，白日盖盖，夜间揭盖，令得星月之气。每日取水做羹粥或煎茶汤吃，皆用之。用多少即添多少。如此经年，诸风并愈，气力强盛，颜如童子。

用法 每食适量。

功效 温肺肾，安心神，利小便。

适用 老年肾气亏损引起的阳痿、耳聋目暗、固痹风湿、关节疼痛等。

石英磁石酒

原料 白石英、磁石各30 g，白酒500 ml。

制法 先将上几味锉细末，生绢袋盛，以酒浸泡3 ~ 5日。

用法 任性暖饮之，每日2次，酒尽旋入。

功效 补肾，潜阳，息风，活络。

适用 手足痹弱、不可持物、行动无力、耳聋等。

白石英酒

原料 白石英186 g，黄酒7000 ml。

制法 白石英捶细如绿豆大，置瓷瓶内，加入黄酒浸之，以泥重封，糠火烧之，常令小沸，以卯至午时停火。

用法 每次温服50 ml，每日2 ~ 3次。酒尽，可加酒如法炮制1次。

功效 清热解毒，利湿消肿。

适用 肝癌腹水者，亦可用于肝硬化腹水。

白石英酒方

原料 白石英、薏苡仁、牛膝各150 g，茵芋、续断、附子、防风、羌活、桂心、枸杞子、白茯苓各60 g，山茱萸30 g，石斛100 g，生干地黄250 g，酒3000 ml。

制法 将白石英捣碎，附子炮去皮，其他药锉碎，以生绢袋盛之，入酒中，密封，浸半个月后即成。

用法 每日3次，食前饮20 ml。

功效 补虚，祛风，散寒，止痛。

适用 风寒湿痹、筋脉拘挛、脚弱不能行者。

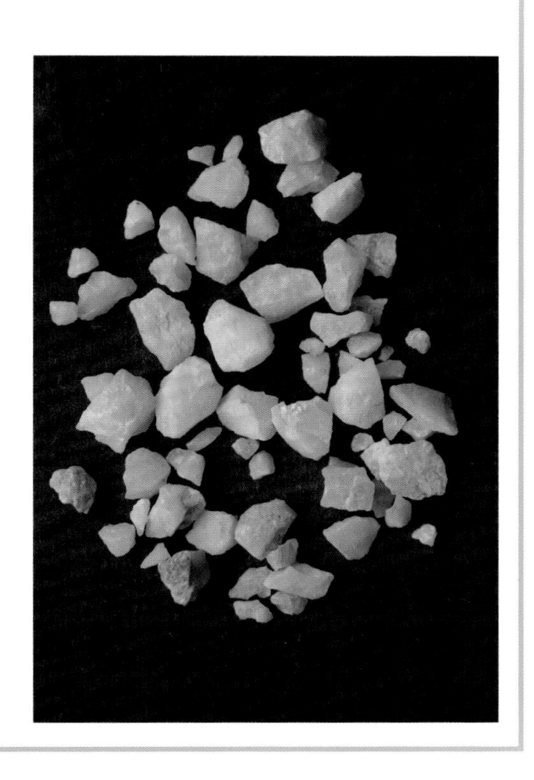

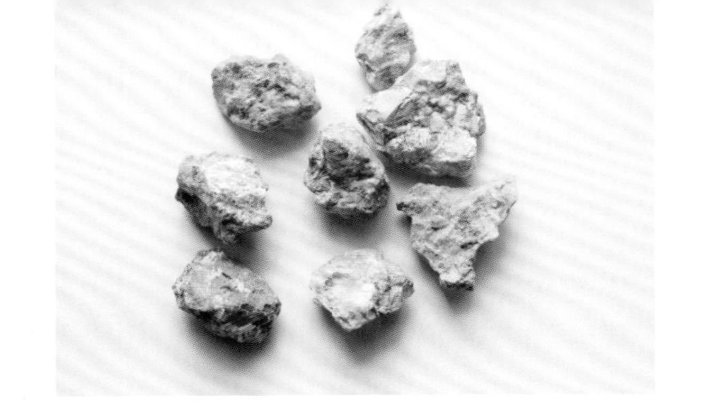

赤石脂

别名● **赤符、高岭土、赤石土。**

来源● 本品为硅酸盐类矿物多水高岭石族多水高岭石，主含水硅酸铅。

原文● 味甘，平。主黄疸，泄利，肠澼脓血，阴蚀，下血赤白，邪气痈肿、疽痔恶疮，头疡疥瘙。久服补髓益气，肥健、不饥、轻身、延年。五石脂，各随五色补五脏。生山谷中。

性味归经● 甘、平，无毒。

附方●

妇人久赤白带下　赤石脂一两，白芍一两，干姜一两(炮裂，锉)。上药捣细罗为散。每于食前，以粥饮调下二钱。(《圣惠方》)

血痔下血至多　赤石脂、白矾(烧令汁尽)、龙骨各一两半，杏仁(汤浸，去皮、尖、双仁，炒，研)一百枚。上四味，捣罗为末，炼蜜丸如梧桐子大。空心枣汤下二十丸，日再，以差为度。(《圣济总录》赤石脂丸)

外伤出血　赤石脂八份，五倍子六份，松香六份。共研细末，撒于伤口，加压包扎。

赤白下痢　赤石脂末，饮服一钱。（《普济方》）

伤寒下痢（使脓血不止、桃花汤主之）　赤石脂一斤（一半全用，一半末用），干姜一两，粳米半升，水七升，煮米熟去滓。每服七合，纳末方寸匕，日三服，愈乃止。（《张仲景方》）

反胃吐食　绝好赤石脂为末，蜜丸梧子大。每空腹姜汤下一二十丸。先以巴豆仁一枚，勿令破，以津吞之，后乃服药。(《太平圣惠方》)

心痛彻背　赤石脂、干姜、蜀椒各四分，附子炮二分，乌头炮一分，为末，蜜丸梧子大。先食服一丸。不知，稍增之。(《金匮要略》)

经水过多　赤石脂、破故纸各一两，为末。每服二钱，米饮下。（《普济方》）

小便不禁　赤石脂煅，牡蛎煅，各三两，盐一两，为末，糊丸梧子大。每盐汤下十五丸。（《普济方》）

大肠寒滑、小便精出　用赤石脂、干姜各一两，胡椒半两，共研为末，略加醋和饭，糊成丸子，如梧子大。每服五十至七十丸，空心服，米汤送下。(《本草图经》)

腹痛冷痢（下白冻如鱼脑）　用煅赤石脂、炮干姜，各等份为末，加蒸饼少许，做成丸子。服量随年龄不同，一日服三次。（《和剂局方》）

痢后脱肛　用赤石脂、伏龙肝，共研为末，敷搽肛处。另加白矾粉亦可。（《钱氏小儿方》）

胸中痰饮、反吐不停　用赤石脂一斤，捣碎，筛细。每服一小茶匙，酒送下。以后，逐渐增加至三茶匙。服至一斤，不仅痰饮消失，而且身体转为壮健。（《千金翼方》）

使用注意● 湿热积滞者忌用，孕妇慎用。畏官桂。

传统药膳

赤石脂粥

原料 赤石脂30～50 g，大米50 g。

制法 先将赤石脂研成细粉，过筛备用，将大米淘洗后放入小砂锅内，加水适量，煮成稀粥。待粥将熟时，每次调入赤石脂粉3～5 g，再煮2～3分钟即可。

用法 每日早、晚餐2次温热服食，连用5～7日。

功效 健脾，涩肠，止泻。

适用 单纯性小儿水泻、慢性脾虚泄泻等。

赤石脂干姜粥

原料 赤石脂30 g，粳米60 g，干姜10 g。

制法 将赤石脂打碎，与干姜入锅，加水300 ml，煎至100 ml，去渣取汁备用。粳米煮为稀粥，加入药汁，煮一二沸，待食。

用法 每日早、晚空腹温热服食。

功效 温中健脾，涩肠止痢。

适用 慢性虚寒痢疾者。

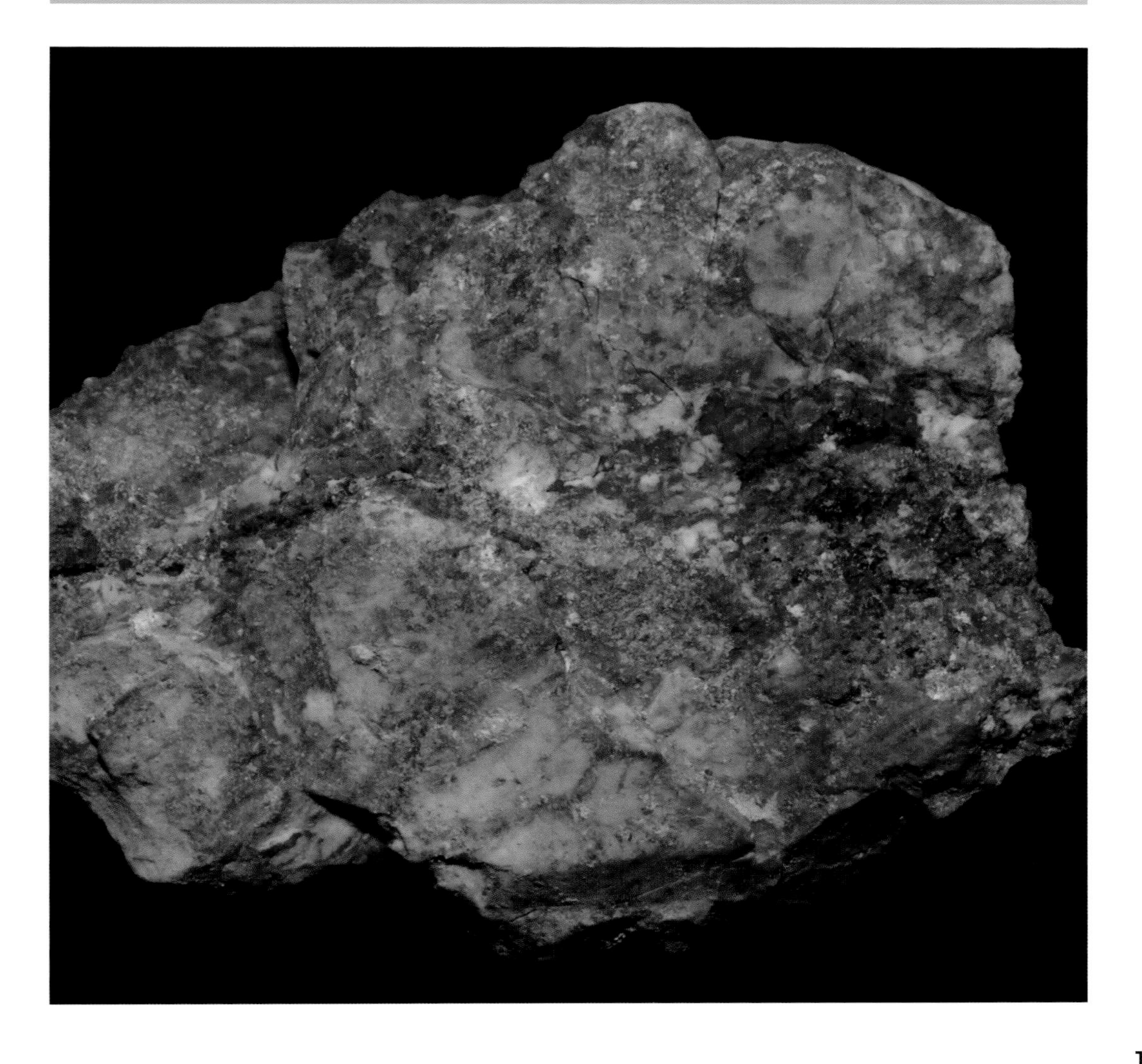

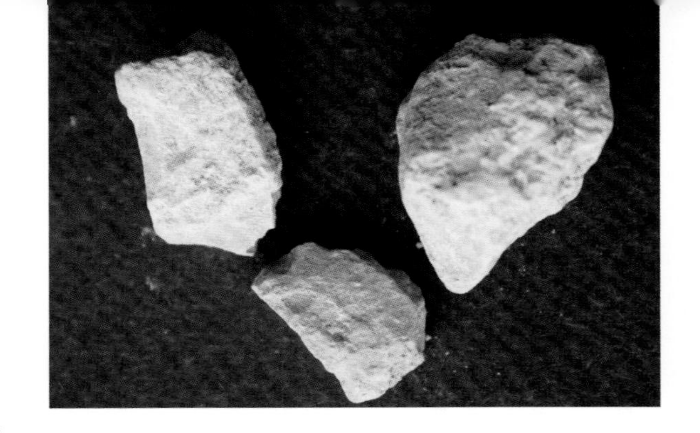

禹余粮

别名● 禹粮石。

来源● 本品为氢氧化物类矿物褐铁矿，主含碱式氧化铁。

原文● 味甘，寒。主咳逆、寒热烦满，下利赤白，血闭癥瘕，大热。炼饵服之，不饥、轻身、延年。生池泽及山岛中。

性味归经● 甘、涩，微寒。归胃、大肠经。

附方●

冷劳肠泄不止　禹余粮四两，火煅醋淬，乌头一两，冷水浸一夜，去皮脐焙，为末，醋糊丸梧子大。每食前温水下五丸。（《太平圣惠方》）

赤白带下　禹余粮（火煅醋淬）、干姜各等份，赤下干姜减半，为末。空心服二钱匕。（《胜金方》）

妇人少腹痛，面青或黄或赤或黑，不能喘息　禹余粮，为末。每服二钱匕，米饮调下，日二三服，极效。（《卫生易简方》）

大风疠疾、眉发落落、遍身顽痹　禹余粮二斤，白矾一斤，青盐一斤，为末。罐子固齐，炭火一秤煅之，从辰至戌。候冷研粉，埋土中，三日取出。每一两，入九蒸九爆炒熟胡麻末三两。每服二钱，荆芥茶下，日二服。（《太平圣惠方》）

女人漏下，或瘥或剧，常漏不止、身体羸瘦、饮食减少，或赤或白或黄、使人无子者　禹余粮、牡蛎、伏龙肝、赤石脂、白龙骨、桂心、海螵蛸各等份。上七味，治下筛。空心酒服方寸匕，日二。白多者加牡蛎、龙骨、海螵蛸，赤多者加赤石脂、禹余粮，黄多者加伏龙肝、桂心，随病加之。（《千金方》）

肠气痛、妇人少腹痛　禹余粮为末，每米饮服二钱，日二服。（《卫生易简方》）

咳嗽则大肠遗矢者　禹余粮、赤石脂各等份，总和，以黑豆煮过，为极细末。每服二钱，白汤调服。（张元素）

瘢痕　禹余粮、半夏各等份，研末，以鸡子黄和。先以新布拭瘢令赤，以涂之勿见风，日二。（《千金方》）

使用提示● 暴病实邪者不宜使用。孕妇慎服。

传统药膳

赤石脂禹余粮汤

原料　赤石脂（碎）、禹余粮（碎）各30 g。

制法　上2味，以水1200 ml，煮取400 ml，去滓。

用法　分3次温服。

功效　收敛固脱，涩肠止泻。

适用　久泻、久痢、肠滑不能收摄者。

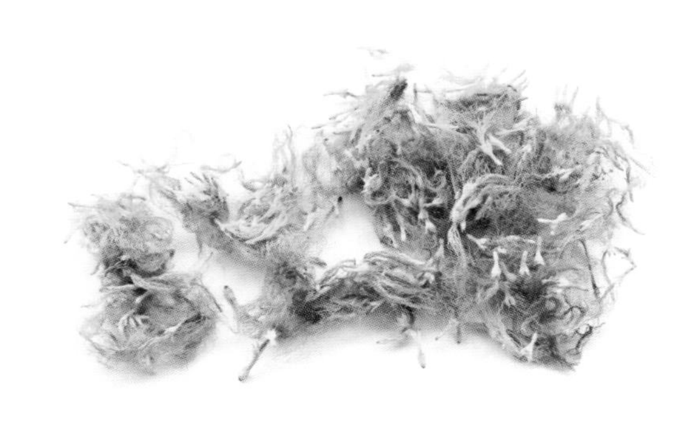

合欢

别名● **夜合皮、合昏皮、合欢木皮。**

来源● 本品为豆科植物合欢的干燥树皮。合欢花为花或花蕾。

原文● 味甘，平。主安五脏，和心志，令人欢乐无忧。久服轻身明目，得所欲。生益州山谷。

性味归经● 甘，平。归心、肝、肺经。

附方●

肺痈唾浊（胸心甲错） 取夜合皮一掌大，水三升，煮取一半，分二服。（韦宙《集验独行方》）

咳有微热、烦满、胸心甲错，是为肺痈 黄昏（合昏皮）手掌大一片。细切，以水三升，煮取一升，分三服。（《千金方》）

肺痈久不敛口 合欢皮、白蔹，二味同煎服。（《景岳全书》）

扑损折骨 夜合树皮（即合欢皮，去粗皮，炒黑色）四两，芥菜子（炒）一两，为末。每服二钱。温酒卧时服，以滓敷之，接骨甚妙。（《百一选方》）

发落不生 合欢木灰二合，墙衣五合，铁精一合，水萍末二合，研匀，生油调涂，一夜一次。（《普济方》）

小儿撮口 夜合花枝浓煮汁，拭口中，并洗之。（《子母秘录》）

中风挛缩 夜合枝、柏枝、槐枝、桑枝、石榴枝各五两，并生锉。糯米五升，黑豆五升，羌活二两，防风五钱，细麴七斤半。先以水五斗煎五枝，取二斗五升，浸米、豆蒸熟，入麴与防风、羌活如常酿酒法，封三七日，压汁。每饮五合，勿过醉致吐，常令有酒气也。（《奇效良方》）

打扑伤损筋骨 夜合树皮四两（炒干，末之），入麝香、乳香各一钱。每服三大钱，温酒调，不饥不饱时服。（《续本事方》）

打扑伤损骨折 夜合树（去粗皮，取白皮，锉碎，炒令黄微黑色）四两，芥菜子（炒）一两。上为细末，酒调，临夜服；粗滓罨疮上，扎缚之。（《百一选方》）

蜘蛛咬疮 合欢皮捣为末，和铛下墨，生油调涂。（《本草拾遗》）

使用提示● 合欢的花或花蕾，阴虚津伤者慎用。

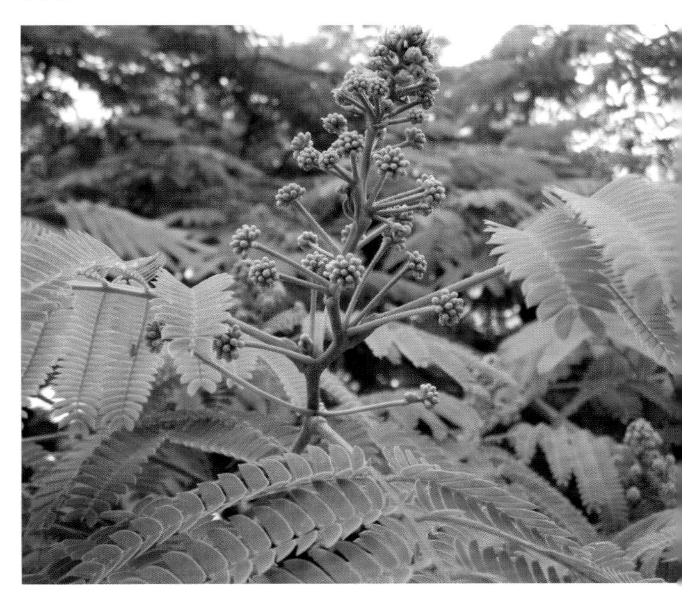

传统药膳

合欢花粥

原料 合欢花30 g（鲜花50 g），粳米50 g，红糖适量。

制法 将合欢花、粳米、红糖同放入锅内，加清水500 ml，用文火烧至粥稠即可。

用法 于每晚睡前1小时温热顿服。

功效 安神解郁，活血，消痈肿。

适用 妇女更年期综合征，症见忧郁愤怒、虚烦不安、健忘失眠等。

合欢芡实茶

原料 合欢皮15 g，红茶1 g，甘草3 g，芡实、红糖各25 g。

制法 合欢皮、芡实、甘草加水1000 ml，煮沸30分钟，去合欢皮和甘草渣，加入红糖，再煎至300 ml，后加红茶即可。

用法 分3次温服。每日1剂。

功效 益气安神。

适用 神经衰弱、失眠等。

合欢大枣茶

原料 合欢花15 g，大枣25 g，绿茶1 g。

制法 将绿茶、合欢花、大枣加水350 ml，煮沸3分钟。

用法 分2次温服、食枣，每日服1剂。服10剂后，改用百合花15 g，以后交替续服。

功效 清火安眠。

适用 神经衰弱、失眠等。

合欢皮酒

原料 合欢皮500 g，黄酒2500 ml。

制法 将合欢皮掰碎，放入酒坛中，倒入黄酒，密封坛口，置于阴凉处，每日摇晃1～2次，15日后即成。

用法 每日2次，每次饮服15～20 ml。

功效 安神健脑，止痛消肿。

适用 健忘、神经衰弱、失眠、头痛、伤口疼痛。

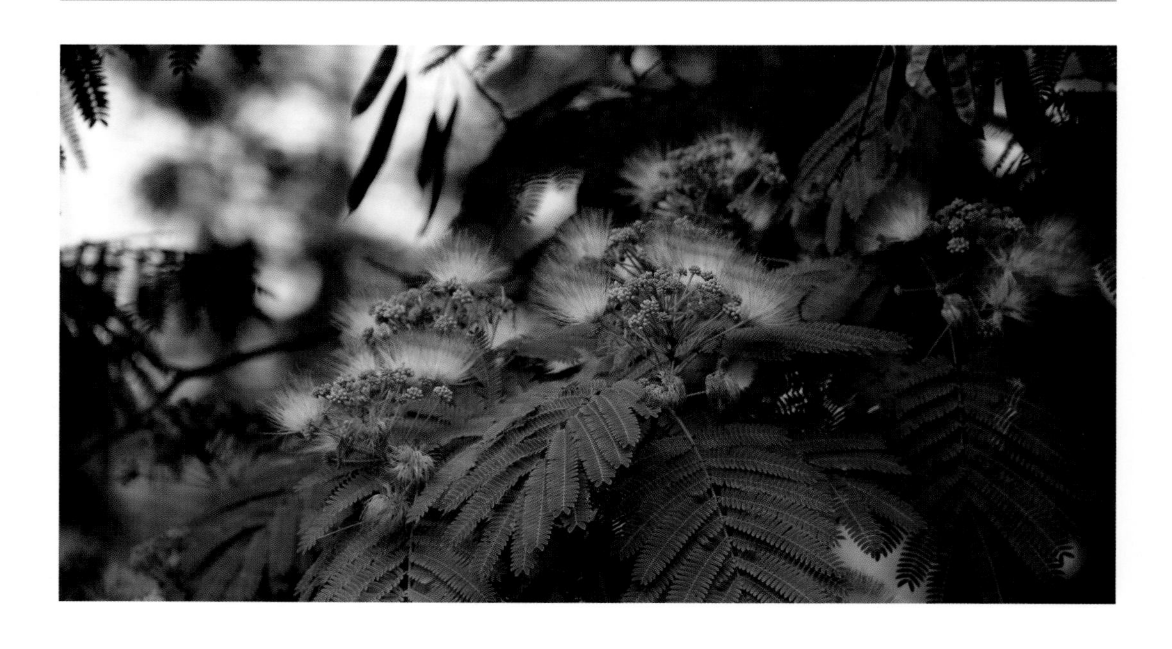

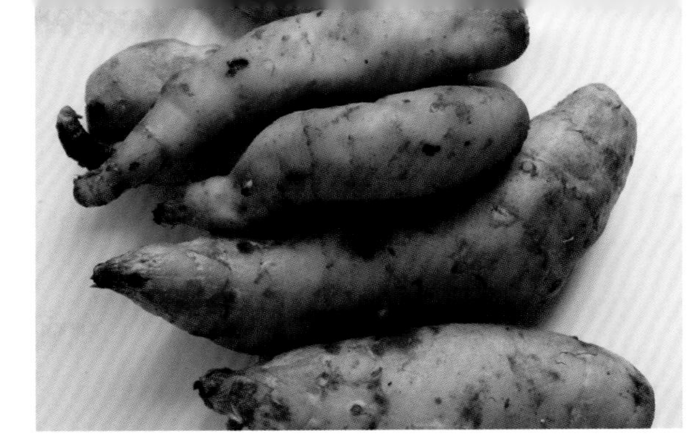

赤箭（天麻）

别名 天麻、神草、离母、赤箭芝、合离草、鬼督邮、明天麻、定风草、白龙皮。

来源 本品为兰科植物天麻的干燥块茎。

原文 味辛，温。主杀鬼精物，蛊毒恶气。久服益气力，长阴，肥健，轻身增年。一名离母，一名鬼督邮。生川谷。

性味归经 甘，平。归肝经。

附方

腰脚疼痛 天麻、半夏、细辛各二两，绢袋二个，各盛药令匀，蒸热交互熨痛处，汗出则愈。数日再熨。（《卫生易简方》）

偏正头痛、首风攻注、眼目肿疼昏暗、头目眩晕、起坐不能 天麻一两半，附子（炮制，去皮、脐）一两，半夏（汤洗七遍，去滑）一两，荆芥穗半两，木香半两，桂皮（去粗皮）一分，川芎半两。上七味，捣罗为末，入乳香和匀，滴水为丸如梧桐子大。每服五丸，渐加至十丸，茶清下，日三。（《圣济总录》）

中风手足不遂、筋骨疼痛、行步艰难、腰膝沉重 天麻二两，地榆一两，没药三分（研），玄参、乌头（炮制，去皮、脐）各一两，麝香一分（研）。上六味，除麝香、没药细研外，同捣罗为末，与研药拌匀，炼蜜和丸如梧桐子大。每服二十丸，温酒下，空心晚食前服。（《圣济总录》）

妇人风痹、手足不遂 天麻（切）、牛膝、附子、杜仲各二两，上药细锉，以生绢袋盛，用好酒一斗五升，浸经七日，每服温饮下一小盏。（《十便良方》）

风湿脚气、筋骨疼痛、皮肤不仁 天麻（生用）五两，麻黄（去根、节）十两，草乌头（炮，去皮）、藿香叶、半夏（炮黄色）、白面（炒）各五两。上六味，捣罗为细末，滴水丸如鸡头大，丹砂为衣。每服一丸，茶酒嚼下，日三服，不拘时。（《圣济总录》）

小儿风痰搐搦、急慢惊风、风痫 天麻四两（酒洗，炒），胆星三两，僵蚕二两（俱炒），天竺黄一两，明雄黄五钱。俱研细，总和匀，半夏曲二两，为末，打糊丸如弹子大。用薄荷、生姜泡浓汤，调化一丸，或二三丸。（《本草汇言》）

小儿诸惊 天麻半两，全蝎（去毒，炒）一两，天南星（炮，去皮）半两，白僵蚕（炒，去丝）二钱。共为细末，酒煮面糊为丸，如天麻子大。一岁每服十至十五丸。荆芥汤下，此药性温，可以常服。（《魏氏家藏方》）

使用提示 气虚甚者慎服。

传统药膳

天麻竹笋汤

原料 天麻20 g，竹笋150 g，调味品少许。

制法 先将天麻用温水浸2小时，再切成薄片，加水1000 ml煎煮40分钟，放竹笋（切片）同煮20分钟，加调味品即可。

用法 吃药喝汤，1次下，连服5～7日。

功效 凉肝息风。

适用 肝风欲动所致之妊娠头晕、先兆子痫。

天麻炖猪脑

原料 天麻10 g，猪脑1副，盐适量。

制法 上味药洗净，加清水适量，隔水蒸熟，调味即可。

用法 佐餐食用。

功效 降压安神，软化血管。

适用 眩晕眼花、头痛、耳鸣及合并有高血压、动脉硬化。

天麻鲤鱼

原料 天麻20 g，川芎15 g，茯苓10 g，鲤鱼1尾（约500 g）、葱白（段）、姜片、味精、白糖、食盐、胡椒面各少许。

用法 将天麻用米泔水浸泡4小时许，泡软透后上笼蒸熟，趁热切薄片待用。将鲤鱼去鳞、鳃、内脏，洗净，在脊背两侧斜切数刀，放盘备用。将天麻、川芎、茯苓装入鱼腹中，放盆中，撒上少许姜片、葱段，加适量清水，上笼蒸半小时许（至熟），取鱼；用清汤适量，加少许白糖、食盐、胡椒面、酱油、料酒、味精、香油，置锅中煮沸后勾芡，浇在鱼上。

用法 佐餐食，1日吃完，可连服3日。

功效 平肝止痛，行气活血。

适用 肝火上扰及气滞血瘀所致之头痛、头昏、肢端麻木等。

天麻绿茶

原料 天麻3～5 g，绿茶1 g。

制法 将天麻、绿茶加沸水冲泡。

用法 代茶饮用。

功效 平肝息风，定惊安神。

适用 肝阳上亢所致眩晕。

天麻酒

原料 天麻（切）、杜仲、牛膝、附子各60 g，好酒1500 ml。

制法 将天麻等4药为细末，以生绢袋盛，用好酒浸7日。

用法 每服温饮下15～30 ml。

功效 祛风湿，补肾壮阳。

适用 妇人风痹、手足不遂。

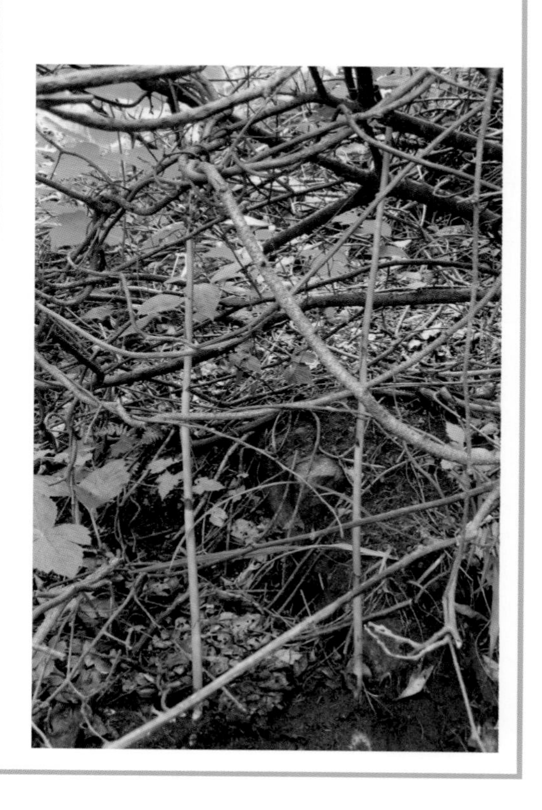

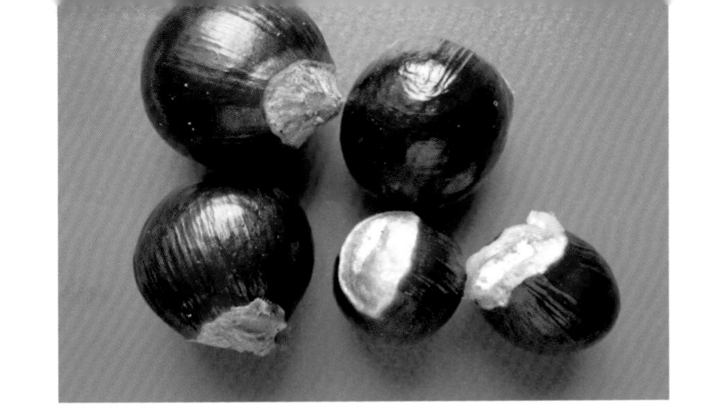

龙眼

别名● 龙眼肉、亚荔枝。

来源● 本品为无患子科植物龙眼的假种皮。

原文● 味甘，平。主治五脏邪气，安志，厌食。久服强魂，聪明，轻身不老，通神明。生山谷。

性味归经● 甘，温。归心、脾经。

附方●

思虑过度、劳伤心脾、健忘怔忡 龙眼肉、茯苓（去木）、白术、黄芪（去芦）、酸枣仁（炒，去壳）各一两，人参、木香（不见火）各半两，甘草（炙）二钱半。上细切，每服四钱，水一盏半，生姜五片，大枣一枚，煎至七分，去滓温服，不拘时候。（《济生方》）

大补气血 以剥好龙眼肉，盛竹筒式瓷碗内，每肉一两，入白糖一钱，素体多火者，再加入西洋参片一钱，碗口罩以丝绵一层，日日于饭锅上蒸之，蒸至多次。凡衰羸老弱，别无痰火便滑之病者，每以开水煮服一匙，大补气血，力胜参、芪，产妇临盆，服之尤妙。（《随息居饮食谱》）

温补脾胃、助精神 龙眼肉不拘多少，上好烧酒内浸百日，常饮数杯。（《万氏家抄方》）

使用提示● 有上火发炎症状时不宜食用，怀孕后不宜过多食用。

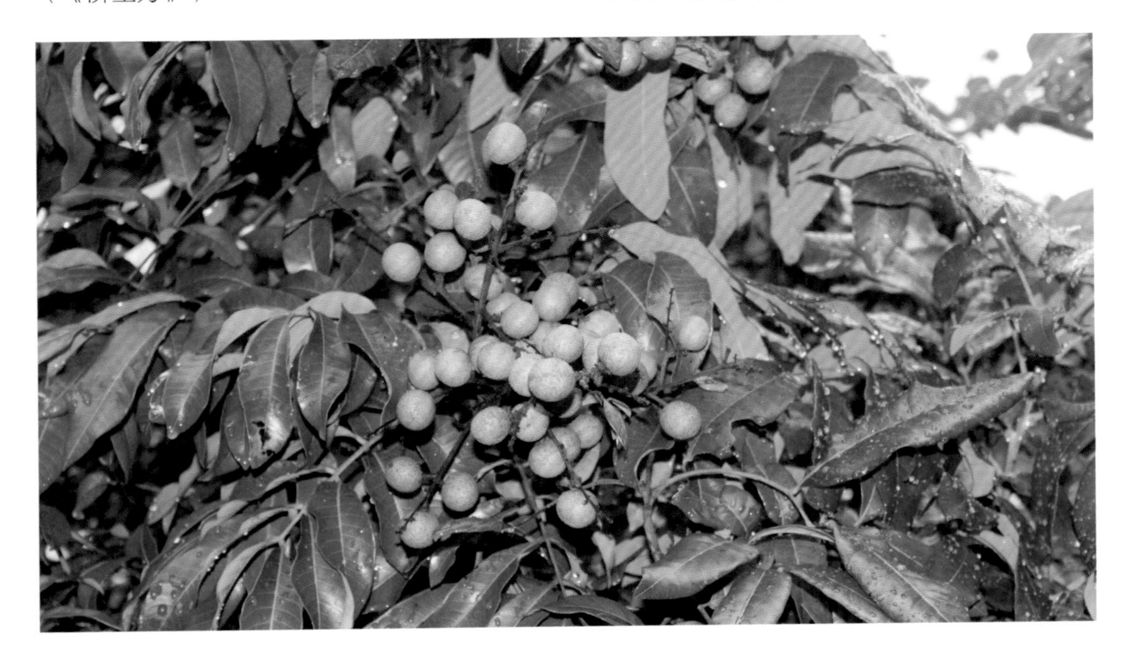

传统药膳

龙眼红枣汤

原料　龙眼肉30 g，红枣25 g，冰糖适量。

制法　将龙眼肉、红枣洗净，放入砂锅中，加水适量，用大火烧沸后改用小火煎煮片刻，加冰糖调味即成。

用法　睡前食用。

功效　健脾养心，益气补血。

适用　心脾两虚所致贫血等。

龙眼肉猪心汤

原料　龙眼肉、党参各30 g，猪心1个（约300 g），大枣5枚。

制法　将猪心切去肥油，洗净，龙眼肉、大枣（去核）、党参洗净，与猪心一齐放入锅内，加清水适量，先以大火煮沸后，再以小火煲2小时，调味即可。

用法　每日分2次服用。

功效　补益气血，养心安神。

适用　气血亏虚引起的失眠、健忘。

龙眼首乌汤

原料　龙眼肉20 g，当归6 g，大枣、制何首乌各15 g，冰糖50 g。

制法　将制何首乌、当归去净灰渣，烘干碾成粉末；大枣去核后切成细粒，龙眼肉剁碎；净锅置中火上，加入清水700 ml及制何首乌末、当归末，煎煮至沸，再加入龙眼肉末、大枣粒、冰糖，熬煮至汤剩300 ml即成。

用法　坚持长期服用，服用30日后需停1周，之后再继续服用。

功效　补肝肾，益精血，润肌肤，美容颜。

适用　妇女产后血虚不足、精神不振等。

龙眼花生汤

原料　龙眼肉12 g，大枣15 g，花生米250 g，白糖适量。

制法　将花生米去杂后洗净，大枣去核后洗净。花生米、大枣、龙眼肉同放入锅中，用中火煮沸25分钟左右，加入白糖继续煮至花生米熟，盛入碗中即成。

用法　当点心食用。

功效　健美肌肤，延缓衰老。

适用　脸色萎黄、身体虚弱者。

桂芝补血汤

原料　龙眼肉400 g，黑芝麻300 g，冰糖100 g。

制法　龙眼肉蒸熟，置阳光下暴晒约2小时，蒸5次，晒5次，剁成细末；黑芝麻炒酥压碎；冰糖砸成碎粒。3样混合均匀，盛入瓶内备用。

用法　每次取20 g用沸水冲服。

功效　益气血，止脱发。

适用　血不足、面色萎黄、四肢寒冷、极易脱发之症。

龙眼鸽蛋汤

原料　龙眼肉30 g，枸杞子15 g，鸽蛋2个，冰糖适量。

制法　龙眼肉、枸杞子分别洗净，加水烧开后，再将鸽蛋打入，煮熟后下入冰糖，继续煮至糖溶。

用法　分1～2次趁热服用。

功效　益精血，延缓衰老。

适用　气血虚弱、智力减退、年老体衰者。

龙眼益母汤

原料　龙眼肉30 g，白糖20 g，益母草15 g。

制法　先将益母草洗净，放入砂锅内，加

入适量清水煎煮，去渣取汁，加入龙眼肉，煮透后加白糖，溶化调和均匀即可饮用。

用法　每日食用。

功效　补虚养血，明目。

适用　气血亏虚所致的视物不清者。

龙眼糯米粥

原料　龙眼肉15 g，糯米100 g。

制法　将淘洗干净的糯米入锅，加水1000 ml，用大火烧沸后转用小火熬煮，待粥半熟时加入龙眼肉，搅匀后继续煮至粥成。

用法　每日晨起和睡前温热食用。

功效　补益心脾，安神。

适用　提高记忆力、治疗贫血等。

龙眼粥

原料　龙眼肉25 g，粳米100 g，白糖少许。

制法　将龙眼肉、粳米分别洗净，加水500 ml共煮，以米烂为度，调入白糖即可食用。

用法　随意服食。

功效　补养心血。

适用　心血不足引起的心悸、失眠者。

龙眼杏仁炖银耳

原料　龙眼肉、甜杏仁、银耳各20 g，冰糖适量。

制法　将银耳用冷水浸泡，涨发后捞起，去杂质后洗净，放入炖盅内，加入清水适量，上笼蒸约1小时待用；甜杏仁用沸水浸泡5分钟，倒入炖盅内，上笼蒸1小时后取出；再将银耳倾入甜杏仁盅内。锅内加沸水，放入冰糖，待溶化后滤净杂质，倾入盅内，上笼蒸15分钟即可。

用法　当点心食用。

功效　滋补强壮。

适用　老年虚劳等。

龙眼薏仁莲子羹

原料　龙眼肉30 g，薏苡仁70 g，莲子100 g，冰糖适量。

制法　将莲子用水泡发，去皮和心，洗净，与洗净的龙眼肉、薏苡仁同放入砂锅中，加水适量，用大火煮沸后转用小火煎煮，至莲子酥烂，加冰糖调味即成。

用法　睡前服用。

功效　补心血，健脾胃。

适用　营养不良、贫血、消瘦等。

龙眼鹌鹑蛋

原料　龙眼肉20 g，鹌鹑蛋3个，红糖适量。

制法　龙眼肉洗净后放入汤碗内，打入鹌鹑蛋，放入红糖，加适量清水，隔水蒸熟即可。

用法　每日1次，饮汤食料。

功效　养心神，补气血。

适用　心血虚引起的失眠多梦、记忆力减退者。

龙眼大枣煲鸭

原料　龙眼肉30 g，大枣10枚，陈皮6 g，鸭1只。

制法　将鸭宰杀后去毛及内脏，洗净，切块，与龙眼肉、大枣和陈皮共入锅，用武火煮沸后，改用文火煲至鸭熟透，调味即可。

用法　食肉饮汤，分次食完。

功效　健脾补血，补心安神，滋阴清热。

适用　心血不足引起的心悸、失眠者。

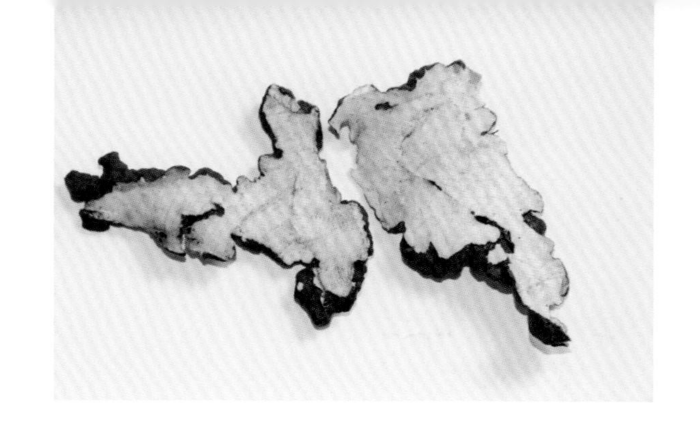

猪苓

别名 野猪食、猪屎苓、地乌桃。

来源 本品为多孔菌科真菌猪苓的干燥菌核。

原文 味甘，平。主痎疟，解毒，蛊毒、蛊注，不祥，利水道。久服轻身耐老。一名猳猪屎。生山谷。

性味归经 甘、淡，平。归肾、膀胱经。

附方

伤寒口渴（邪在脏也） 猪苓、茯苓、泽泻、滑石、阿胶各一两，以水四升，煮取二升。每服七合，日三服。呕而思水者，亦主之。（《张仲景方》）

小儿秘结 猪苓一两，以水少许，煮鸡屎白一钱，调服，立通。（《外台秘要》）

通身肿满（小便不利） 猪苓五两，为末。熟水服方寸匕，日三服。（《杨氏产乳》）

呕吐而病在膈上、思水者 猪苓、白术、茯苓各等份，上三味，杵为散，饮服方寸匕，日三服。（《金匮要略》）

使用提示 无水湿者忌服。

传统药膳

猪苓粥

原料 猪苓10 g，大米100 g，白糖少许。

制法 将猪苓择净，放入锅中，加清水适量，水煎取汁，加大米煮粥，待熟时调入白糖，再煮一二沸即成。

用法 每日1剂。

功效 利水渗湿。

适用 小便不利、水肿、泄泻、淋浊、带下等。

猪苓瓜皮鲫鱼汤

原料 猪苓、冬瓜皮各30 g，鲫鱼500 g，生姜4片。

制法 鲫鱼去鳞、鳃及内脏，洗净；猪苓、冬瓜皮、生姜洗净，与鲫鱼一齐放入砂煲内，加清水适量，武火煮沸后改用文火煲2小时，调味食用即可。

用法 佐餐食用。

功效 健脾去湿，消肿利水。

适用 肝硬化腹水、营养不良性水肿属脾虚水湿内停者。

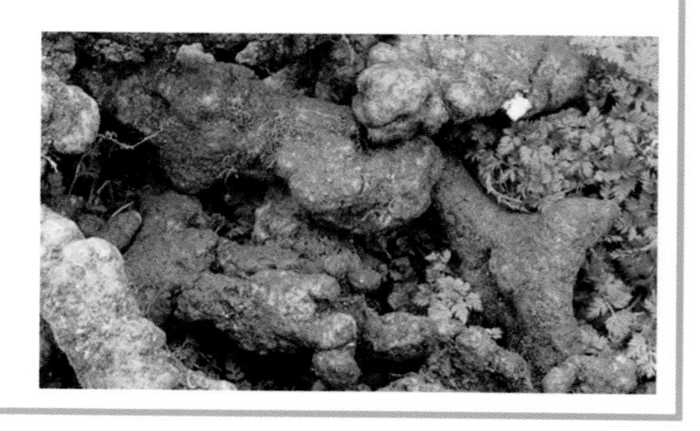

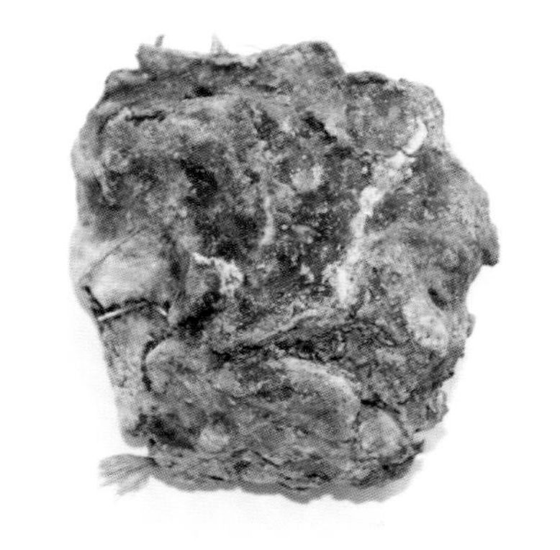

茯苓

别名● 茯菟，茯灵。

来源● 本品为多孔菌科真菌茯苓的干燥菌核。

原文● 味甘，平。主胸胁逆气，忧恚惊恐，心下结痛，寒热烦满咳逆，口焦舌干，利小便。久服安魂养神，不饥延年。一名伏兔。生山谷。

性味归经● 甘、淡，平。归心、肺、脾、肾经。

附方●

心虚梦泄（或白浊） 白茯苓末二钱，米汤调下，日二服。（《仁斋直指方》）

虚滑遗精 白茯苓二两，缩砂仁一两，为末，入盐二钱。精羊肉批片，掺药炙食，以酒送下。（《普济方》）

小便频多 白茯苓（去皮）、干山药（去皮，以白矾水煮过，焙）各等份，为末。每米饮服二钱。（《儒门事亲方》）

卒然耳聋 黄蜡不拘多少，和茯苓末细嚼，茶汤下。（《普济方》）

猪鸡骨鲠 五月五日，取白茯苓适量，为末，每服二钱，以所鲠骨煎汤下。（《经验良方》）

使用提示● 虚寒精滑或气虚下陷者忌服。

传统药膳

茯苓益胃粥

原料 白茯苓15 g，粳米100 g，清水适量。

制法 将白茯苓磨成细粉，同淘净的粳米一同入锅煮粥，至米烂汁黏稠即可。

用法 早餐食用。

功效 健脾益胃，利水消肿。

适用 脾胃不和、小便不利者。

茯苓赤小豆粥

原料 茯苓25 g，赤小豆30 g，大枣10枚，粳米100 g。

制法 先将赤小豆冷水浸泡半日后，再同茯苓、大枣、粳米煮粥。

用法 早、晚餐温热服食。

功效 利水消肿，健脾益胃。

适用 水肿病、肥胖症及大便溏薄等。

茯苓红枣粥

原料 茯苓细粉、粳米各30 g，大枣7枚，白糖适量。

制法 先将粳米、大枣加水适量煮粥，粥将成时，再加入茯苓粉，搅匀煮沸，加少量白糖调味。

用法 早、晚餐温热服食。

功效 健脾渗湿，调中止泻。

适用 急性肠炎所见腹痛泄泻之症。

茯苓车前子粥

原料 茯苓粉、车前子各30 g，粳米60 g，白糖适量。

制法 先将车前子（纱布包）加水300 ml，煎半小时取出，再加粳米和茯苓粉共煮为稠粥。粥熟时加白糖。

用法 每日2次，空腹服食。

功效 利水渗湿，清热健脾。

适用 湿热带下等。

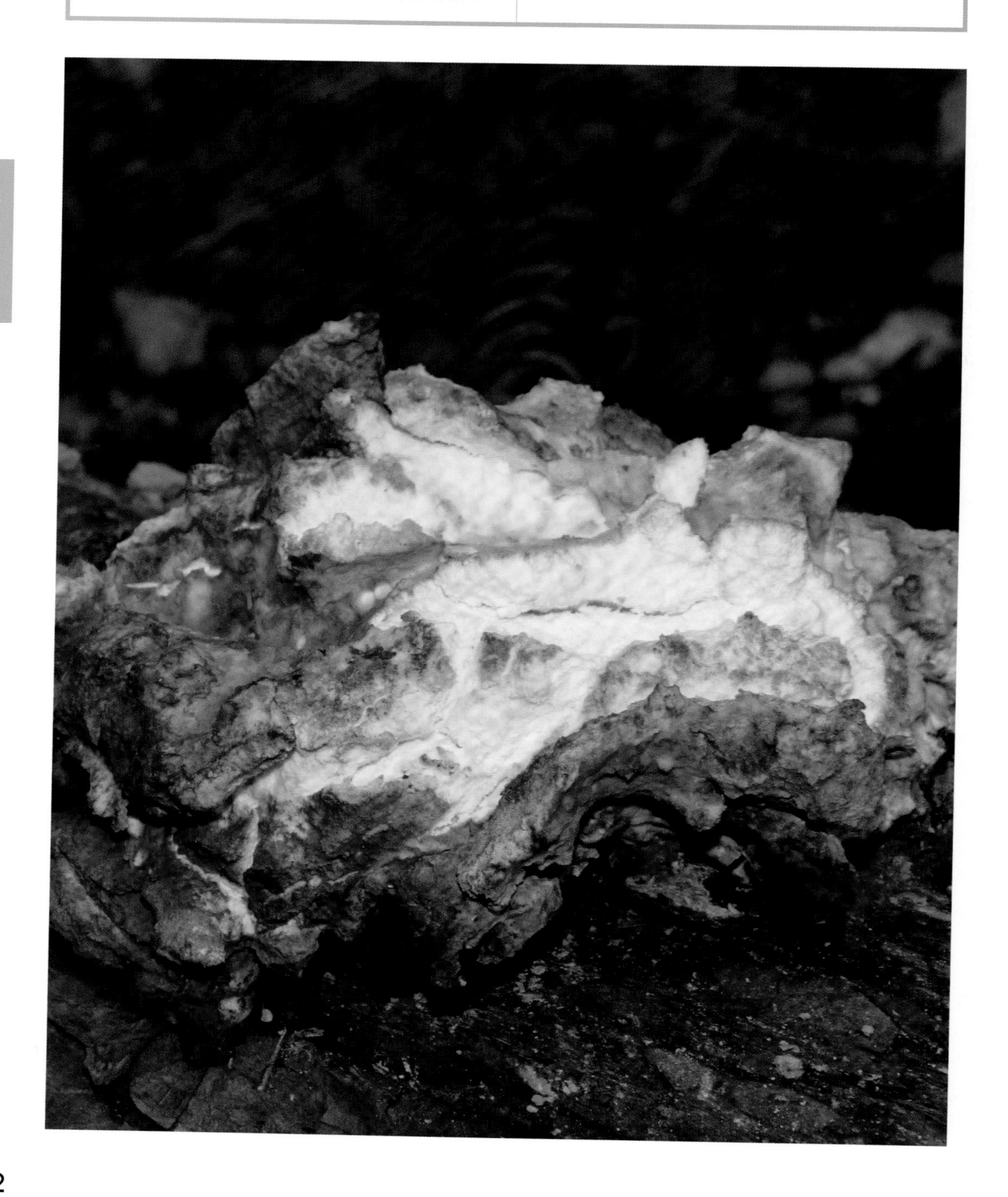

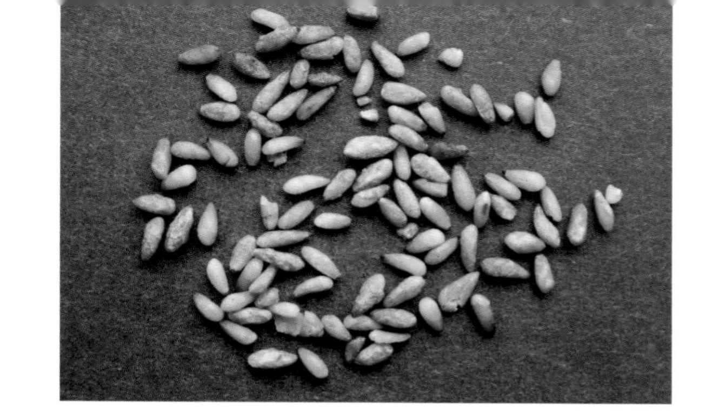

柏子

别名● **柏实、侧柏仁。**

来源● 本品为柏科植物侧柏的干燥成熟种仁。

原文● 味甘，平。主惊悸，安五脏，益气，除风湿痹。久服令人润泽美色，耳目聪明，不饥不老，轻身延年。生山谷。

性味归经● 甘，平。归心、肾、大肠经。

附方●

肠风下血　柏子十四个捶碎，囊贮浸好酒三盏，煎八分服，立止。（《普济方》）

黄水湿疮　真柏油二两，香油二两，熬稠搽之，如神。（《积德堂方》）

劳欲过度、心血亏损、精神恍惚、夜多怪梦、怔忡惊悸、健忘遗泄、常服宁心定志、补肾滋阴　柏子仁（蒸晒去壳）四两，枸杞子（酒洗晒）三两，麦冬（去心）、当归（酒浸）、石菖蒲（去毛洗净）、茯神（去皮心）各一两，玄参、熟地黄（酒蒸）各二两，甘草（去粗皮）五钱。先将柏子仁、熟地黄蒸过，石器内捣如泥，余药研末和匀，炼蜜为丸，如梧桐子大。每服四五十丸，早晚灯心汤或圆眼汤送下。（《体仁汇编》）

戢阳气、止盗汗、进饮食、退经络热　新柏子仁（研）、半夏曲各二两，牡蛎（坩埚子内火煅，用醋淬七次，焙）、人参（去芦）、白术、麻黄根（慢火炙，拭去汗）、五味子各一两，净麸半两（慢火炒）。上八味为末，枣肉丸如梧子大。空心米饮下三五十丸，日二服。作散调亦可。（《普济本事方》）

老人虚秘　柏子仁、大麻子仁、松子仁各等份，同研，熔白蜡丸桐子大。以少黄丹汤服二三十丸，食前。（《本草衍义》）

血虚有火、月经耗损、渐至不通、羸瘦而生潮热，及室女思虑过度、经闭成痨　柏子仁（炒，另研）、牛膝、卷柏各五钱（一作各二两），泽兰叶、川续断各二两，熟地黄三两。研为细末，炼蜜和丸如梧桐子大。每服二三丸，空腹时米饮送下，兼服泽兰汤。（《妇人良方》）

使用提示● 便溏及痰多者慎服。

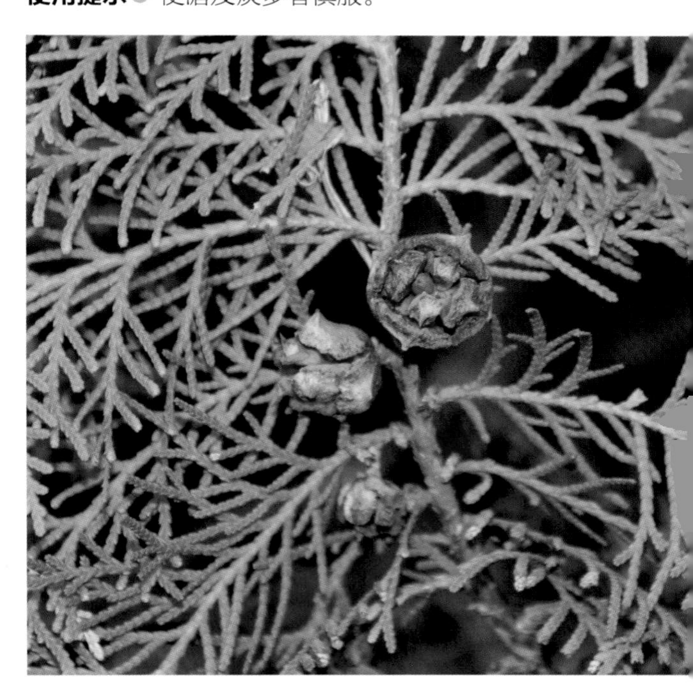

传统药膳

柏子仁粥

原料 柏子仁10～15 g，粳米30～60 g，蜂蜜适量。

制法 先将柏子仁去净皮壳杂质，稍捣烂，同粳米煮粥，待粥成时，兑入蜂蜜适量，稍煮一二沸即可。

用法 每日2次。

功效 养心安神，润肠通便。

适用 心血不足，心神失养所致之心悸、失眠、健忘，以及阴血不足之肠燥便秘。

柏子李仁粥

原料 柏子仁、郁李仁各10～15 g，蜂蜜20 g，粳米100 g。

制法 将柏子仁、郁李仁洗净，捣碎，煎汁，去净渣。粳米淘洗入锅，掺水烧开后加入药汁，煮成粥时，放入蜂蜜食之。

用法 每日2次。

功效 润肠通便，养心安神，利水消肿。

适用 慢性便秘、心悸失眠、健忘、小便不利、水肿腹满等。

柏子仁炖猪心

原料 柏子仁15 g，猪心1个，食盐适量。

制法 将猪心洗净，剖开，纳入洗净的柏子仁，盛入瓦煲内，加清水适量，再将瓦煲置于大锅中，隔水蒸炖1小时左右，直至猪心熟烂，加盐调味即成。

用法 佐餐食用。

功效 养心安神，补血润肠。

适用 心阴血虚引起的心悸不宁、失眠多梦、健忘及血虚肠燥所致大便秘结等。

柏子仁蒸猪心

原料 柏子仁12 g，绍酒8 ml，酱油6 ml，姜块5 g，味精2 g，葱2根，猪心1个。

制法 将猪心洗净，切成片，摆成形。柏子仁去净灰渣，烘干研成粉末。柏子仁粉、绍酒、味精、酱油调匀，淋在猪心片上，加鲜汤约50 ml，放上姜、葱，用湿棉纸封住碗口，入旺火沸水笼内蒸约40分钟即成。

用法 每食适量。

功效 补血养心，益志安神。

适用 心脾两虚引起的心悸、失眠多梦、疲乏无力、腹胀便溏等。

茯苓柏仁酒

原料 柏子仁（去油）、茯苓、当归身各30 g，生地黄45 g，酸枣仁15 g，麦冬、龙眼肉各60 g，白酒3000 ml。

制法 将以上材料装入纱布袋，放入坛内，倒入白酒，加盖密封坛口，每日摇晃2次，浸泡15日后即成。

用法 每日2次，每次饮服20～30 ml。

功效 养心安神。

适用 心悸怔忡、倦怠乏力、烦躁、失眠、多梦。

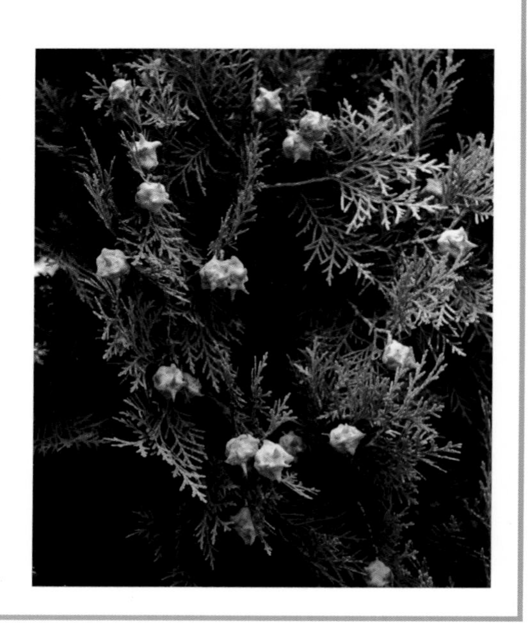

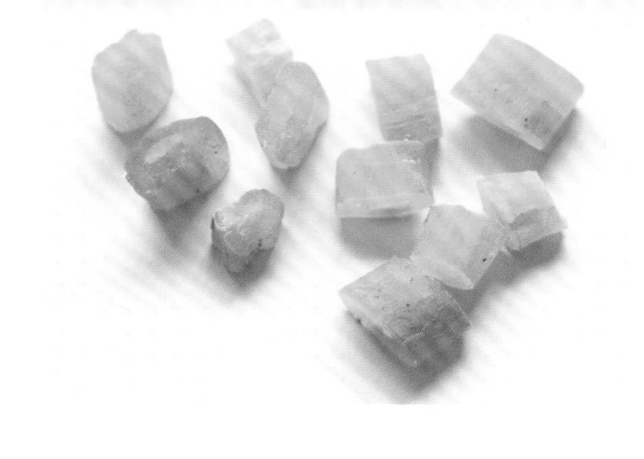

天冬

别名● 武竹。

来源● 本品为百合科植物天门冬的干燥块根。

原文● 味苦，平，主诸暴风湿偏痹，强骨髓，杀三虫，去伏尸。久服，轻身、益气、延年。一名颠勒。生山谷。

性味归经● 甘、苦，寒。归肺、肾经。

附方●

肺痿咳嗽 生天冬捣汁一斗，酒一斗，饴一升，紫菀四合，铜器煎至可丸。每服杏仁大一丸，日三服。（《肘后备急方》）

阴虚火动 天冬一斤，水浸洗去心，取肉十二两，石臼捣烂，五味子水洗去核，取肉四两，晒干，不见火，共捣丸梧子大。每服二十丸，茶下，日三服。（《简便方》）

虚劳体痛 天冬末，酒服方寸匕，日三，忌鲤鱼。（《千金方》）

面黑令白 天冬曝干，同蜜捣做丸，日用洗面。（《圣济总录》）

使用提示● 虚寒泄泻及外感风寒致嗽者，皆忌服。

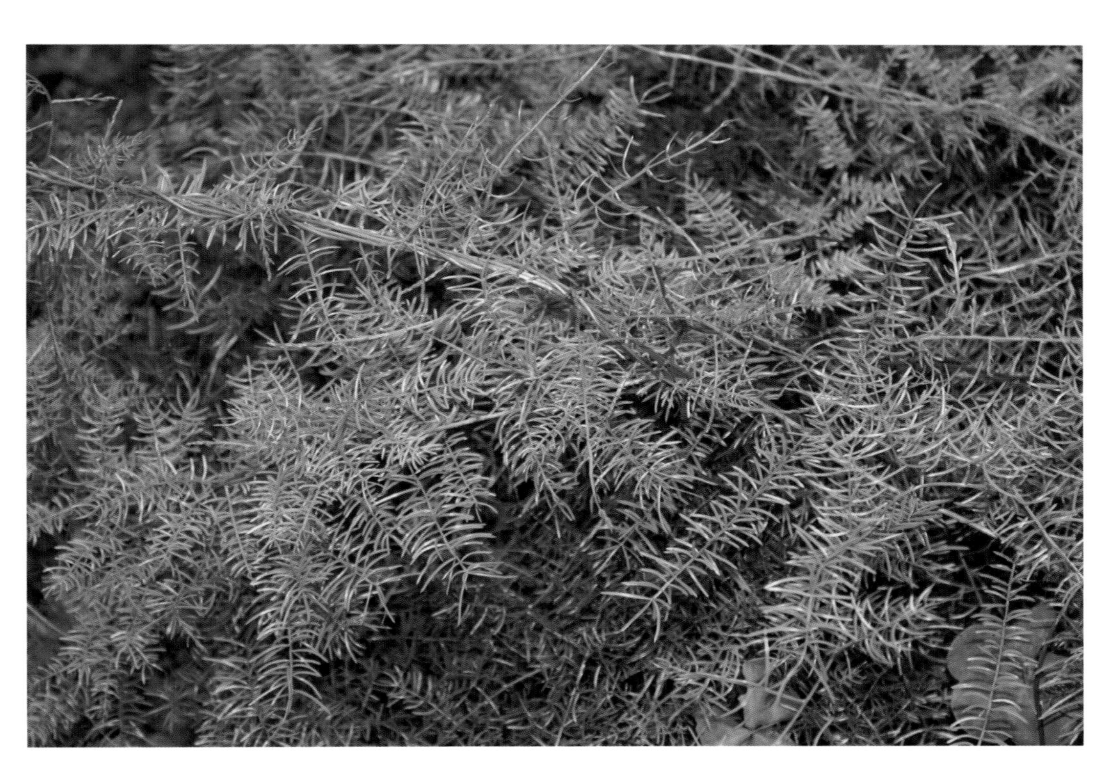

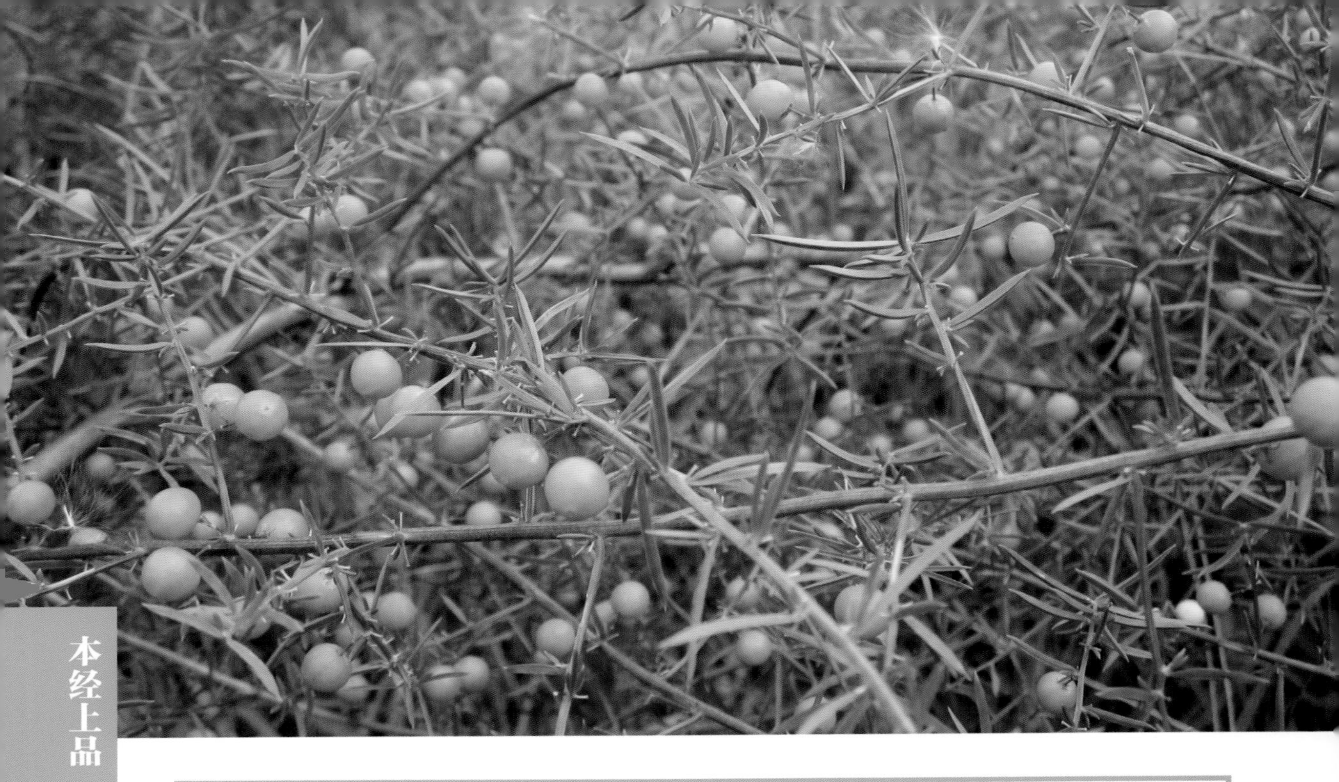

传统药膳

天冬粥

原料 天冬20 g，粳米100 g。

制法 将天冬熬水约20分钟，去渣留汁，备用；将粳米洗净，锅内加药汁及水适量，煮粥，待粥汁稠黏时停火起锅。

用法 每食适量。

功效 润肾燥，益肌肤，悦颜色，清肺，降火。

适用 老年痰嗽、少年干咳、风湿不仁、冷痹、心腹积聚、耳聋等。

天冬枸杞粥

原料 天冬30 g，枸杞子15 g，粳米90 g。

制法 将天冬、枸杞子用温开水浸泡5分钟，清水冲洗干净，加水煎取浓汁，待用。把粳米清洗干净，倒入锅内，加入天冬、枸杞汁，置于火上煮成粥，食之。

用法 每日分2次服食。

功效 益肾养阴。

适用 肺肾阴虚者。

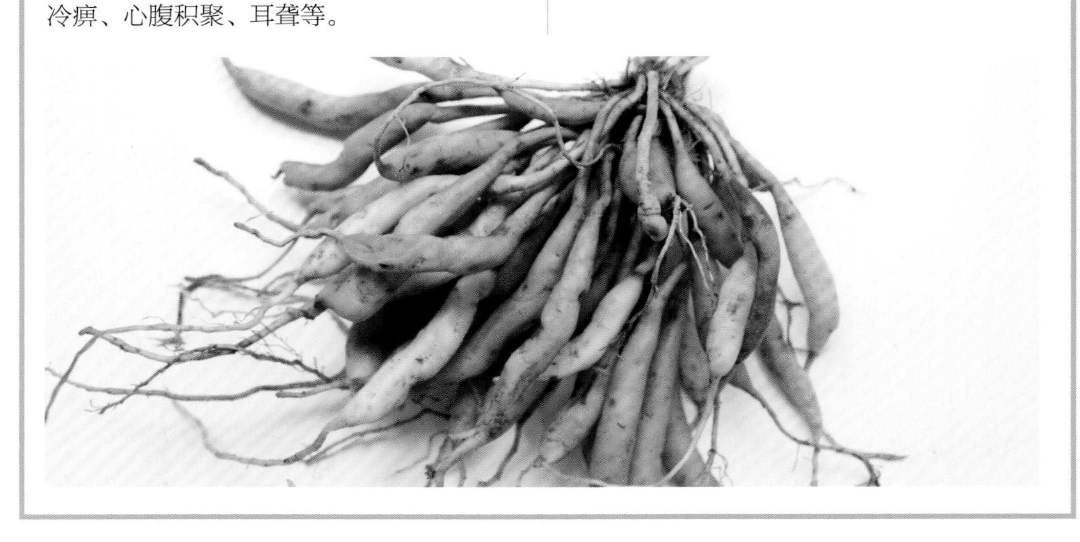

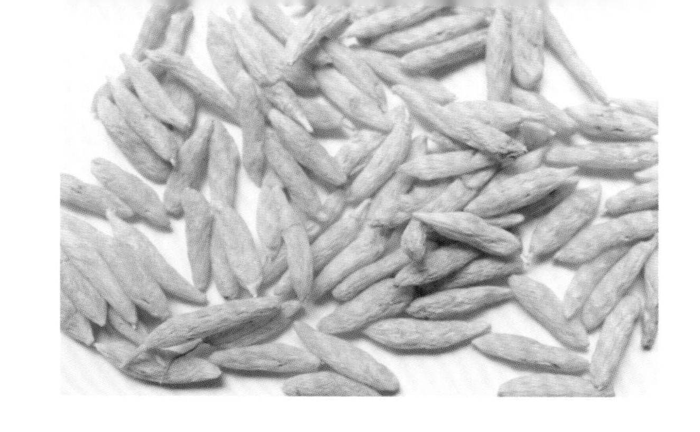

麦冬

别名● 麦冬。

来源● 本品为百合科植物麦门冬的干燥块根。

原文● 味甘，平。主心腹结气，伤中、伤饱，胃络脉绝，羸瘦短气。久服，轻身、不老、不饥。生川谷。

性味归经● 甘、微苦，微寒。归心、肺、胃经。

附方●

衄血不止　麦冬（去心）、生地黄各五钱，水煎服，立止。（《保命集》）

齿缝出血　麦冬煎汤漱之。（《兰室宝鉴》）

喉生疮（脾肺虚热上攻也）　麦冬一两，黄连半两，为末，炼蜜丸梧子大。每服二十丸，麦冬汤下。（《普济方》）

下痢口渴、引饮无度　麦冬去心三两，乌梅肉二十个，细锉，以水一升，煮取七合，细细呷之。（《必效方》）

金石药发　麦冬六两，人参四两，甘草炙二两，为末，蜜丸梧子大。每服五十丸，米饮下，日再服。（《本草图经》）

男女血虚　麦冬三斤，取汁熬成膏，生地黄三斤，取汁熬成膏，等份，一处滤过，入蜜四分之一，再熬成，瓶收。每日白汤点服。忌铁器。（《医方摘要》）

使用提示● 与款冬、苦瓠、苦参、青襄相克。

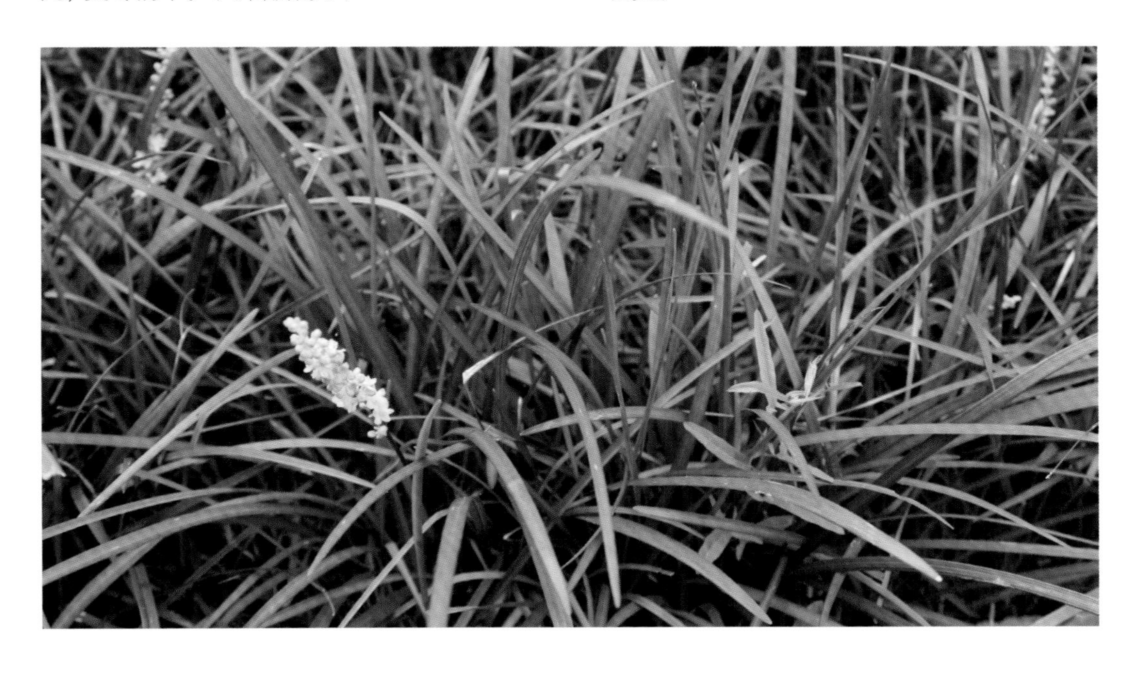

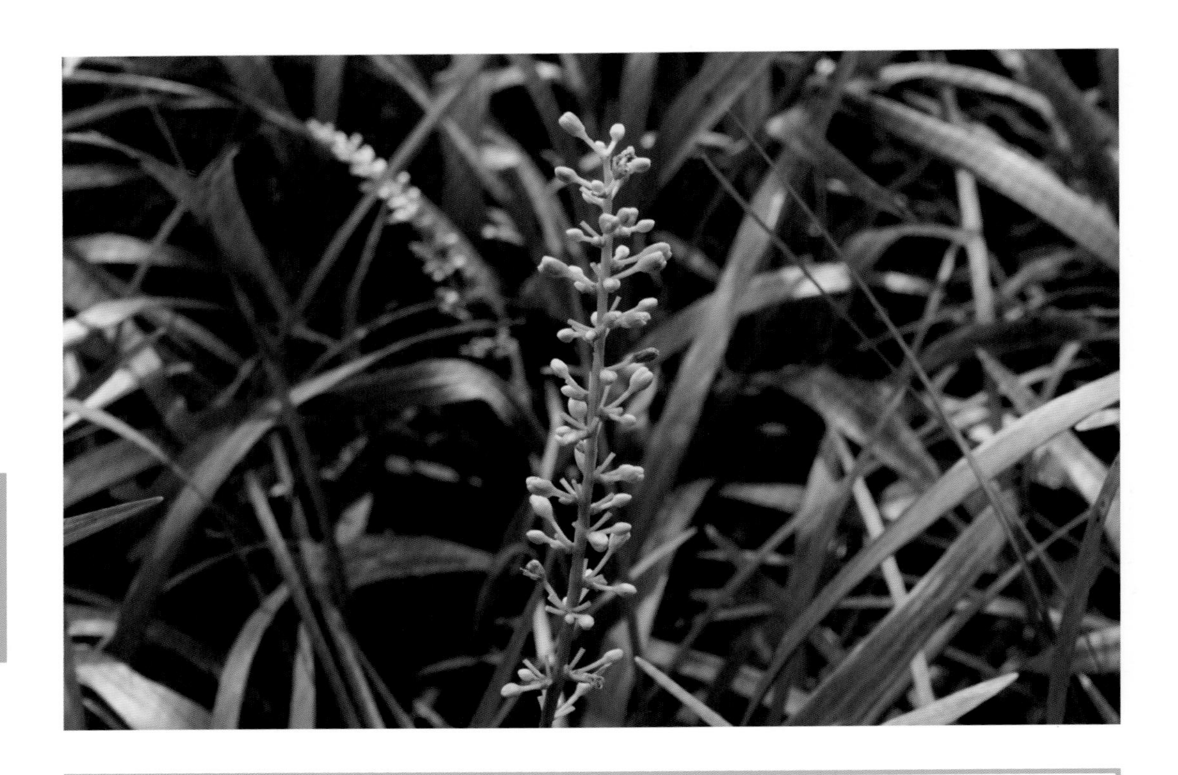

传统药膳

麦冬竹叶粥

原料 麦冬30 g，炙甘草10 g，淡竹叶15 g，粳米100 g，大枣6枚。

制法 先将麦冬、炙甘草、淡竹叶、大枣煎水，去渣取汁，再入粳米一同煮粥。

用法 随意食用。

功效 甘淡清热，益气和胃。

适用 暑热口渴、气短乏力、不思纳食等。

麦冬粥

原料 鲜麦冬汁、鲜生地黄汁各50 ml，生姜10 g，薏苡仁15 g，粳米50 ~ 100 g。

制法 先将薏苡仁、粳米及生姜煮熟，再下麦冬与生地黄汁，调匀，煮成稀粥。

用法 空腹食用，每日2次。

功效 安胎，降逆，止呕。

适用 妊娠恶阻、呕吐不止。

麦冬姜粥

原料 生麦冬汁、生姜汁各30 ml，生地黄汁100 ml，薏苡仁30 g，粳米60 g。

制法 先以水煮粳米、薏苡仁，令百沸，次下地黄汁、麦冬汁、生姜汁，相和煎成稀粥。

用法 温服1剂；呕不止，更煮1剂。

功效 补血，止呕。

适用 妊娠反胃、呕逆不下食。

麦冬酒

原料 麦冬30 g，适量白酒。

制法 将麦冬洗净，切片，放入酒瓶内，注酒满瓶，浸泡1个月即可饮用。

用法 每日1次。

功效 养阴润肺，舒筋活血，泽肤延年。

适用 降血糖。

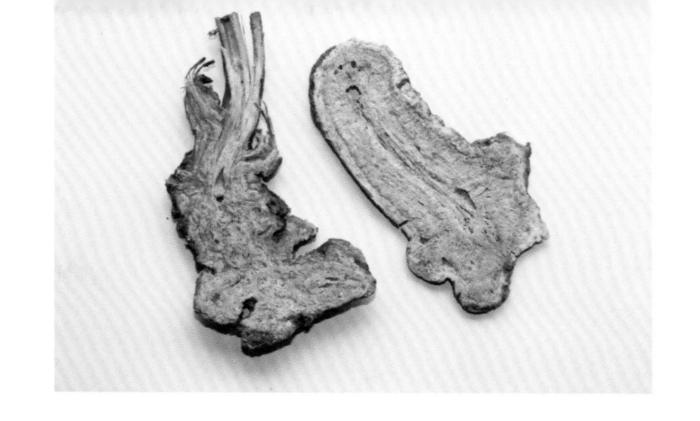

白术

别名● 山蓟、山芥、日蓟、山姜、山精、山连、冬白术、枹杨。

来源● 本品为菊科植物白术的干燥根茎。

原文● 味苦，温。主湿痹、死肌、痉、疸，止汗，除热，消食，作煎饵。久服，轻身、延年、不饥。一名山蓟。生山谷。

性味归经● 苦、甘，温。归脾、胃经。

附方●

止久泄痢　上好白术十斤，切片，入瓦锅内，水淹过二寸，文武火煎至一半，倾汁入器内，以渣再煎，如此三次，乃取前后汁同熬成膏，入器中一夜，倾去上面清水，收之。每服二三匙，蜜煎调下。（《千金良方》）

一切脾胃虚损、益元气　白术一斤，人参四两，切片，以流水十五碗浸一夜，桑柴文武火煎取浓汁熬膏，入炼蜜收之，每以白汤点服。（《集简方》）

胸膈烦闷　白术末，水服方寸匕。（《千金方》）

心下有水　白术三两，泽泻五两，水三升，煎一升半，分三服。（《梅师集验方》）

中风口噤，不知人事　白术四两，酒三升，煮取一升，顿服。（《千金方》）

湿气作痛　白术切片，煎汁熬膏，白汤点服。（《集简方》）

中湿骨痛　白术一两，酒三盏，煎一盏，顿服。不饮酒，以水煎之。（《三因良方》）

风瘙瘾疹　白术为末，酒服方寸匕，日二服。（《千金方》）

自汗不止　白术末，饮服方寸匕，日二服。（《千金方》）

脾虚盗汗　白术四两，切片，以一两同黄芪炒，一两同牡蛎炒，一两同石斛炒，一两同麦麸炒，拣术为末。每服三钱，食远粟米汤下，日三服。（《丹溪方》）

久泻滑肠　白术（炒）、茯苓各一两，糯米（炒）二两，为末，枣肉拌食，或丸服之。（《简便方》）

老人常泻　白术二两，黄土拌蒸，焙干去土，苍术五钱，泔浸炒，茯苓一两，为末，米糊丸梧子大，每米汤下七八十丸。（《简便方》）

使用提示● 阴虚燥渴、气滞胀闷者忌服。

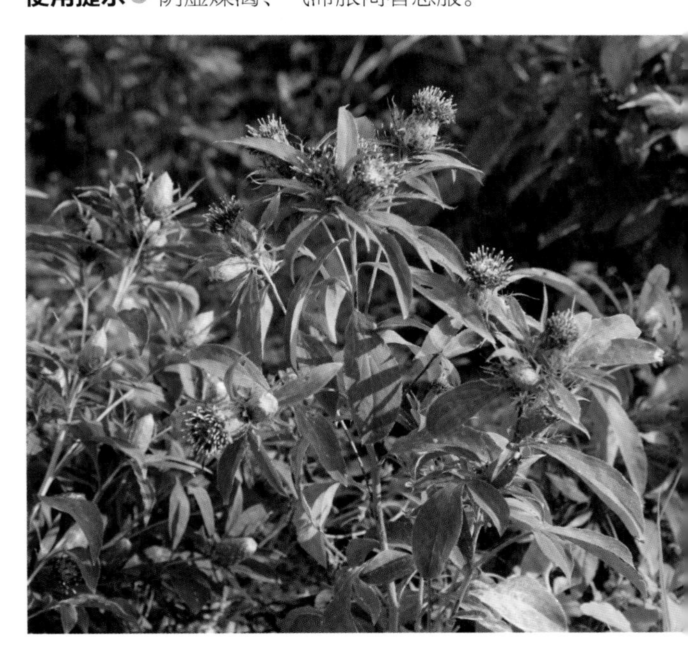

传统药膳

白术山药粥

原料 炒白术、炒山药各30 g，人参6 g，白芍15 g，车前子、苍术各10 g，甘草5 g，陈皮、荆芥、柴胡各2 g，粳米100 g，白糖适量。

制法 将以上材料放入砂锅煎汁，去渣，再加入洗净的粳米，共煮成粥，调入白糖即成。

用法 温热服食，每日2次。

功效 健脾燥湿，疏肝理气。

适用 脾虚带下所致腰酸神疲、饮食懒进等。

白术猪肚粥

原料 白术30 g，槟榔10 g，粳米100 g，猪肚1只，生姜少量。

制法 洗净猪肚，切成小块，同白术、槟榔、生姜煎煮取汁，去渣，用汁同米煮粥。猪肚可取出蘸麻油、酱油佐餐食。

用法 早、晚餐温热服食，3～5日为1个疗程，停3日再吃，病愈后即可停服。

功效 消食导滞。

适用 食滞胃脘型慢性胃炎。

白术鲫鱼粥

原料 白术10 g，鲫鱼30～60 g，粳米30 g，调料适量。

制法 将鲫鱼去掉鳞片及内脏，白术洗净先煎汁100 ml，然后将鱼与粳米同煮成粥，粥成后入药汁，和匀即可。

用法 根据个人口味加入食盐或者糖食用。

功效 健脾和胃。

适用 脾胃虚弱型脘腹胀痛、呕恶不食、浑身无力、倦怠思睡、舌质淡、苔白、脉缓滑等。

白术茯苓粥

原料 白术12 g，茯苓15 g，陈皮、砂仁各3 g，生姜皮1 g，粳米100 g。

制法 将上5味药煎汁去渣，加入粳米同煮为稀粥。

用法 每日2次，早、晚温热服。

功效 健脾行水。

适用 脾虚所致妊娠面目、四肢浮肿或遍及全身、小便短少。

白术清眩茶

原料 白术、泽泻各8 g，茶花根皮9 g，菊花6 g，佩兰叶3 g，荷叶蒂5个。

制法 将以上材料洗净入锅，加水适量，用旺火煮沸后弃渣取汁即成。

用法 代茶频饮。

功效 活血，祛痰，除湿，明目，止眩。

适用 头痛、头晕、耳鸣、眼花、身重、头沉等。

白术酒

原料 白术、黄荆实、地骨皮各750 g，菊花500 g，黍米5000 g。

制法 上4味粗捣筛，以水7500 ml，煮取5000 ml，去滓，澄清，取汁酿黍米用曲如常酿法，酒熟压去糟滓，取清酒于瓷器中收藏密封。每服即取。

用法 每服60 ml，续续饮之，令半醉。

功效 补心定气。

适用 中风手足不遂、神识冒昧。

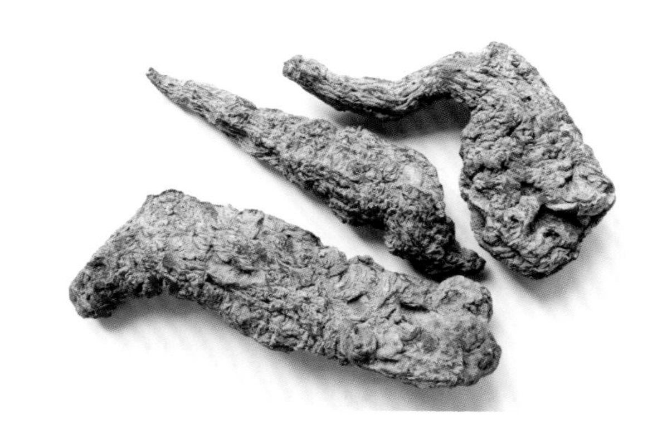

干地黄

别名● 山烟、酒壶花、山白菜。

来源● 本品为玄参科植物地黄的新鲜或干燥块根。

原文● 味甘，寒。主折跌绝筋，伤中，逐血痹，填骨髓，长肌肉，作汤，除寒热积聚，除痹，生者尤良。久服，轻身、不老。一名地髓。生川泽。

性味归经● 鲜地黄：甘、苦，寒。归心、肝、肾经。生地黄：甘，寒。归心、肝、肾经。

附方●

病后虚汗、口干心躁 熟地黄五两，水三盏，煎一盏半，分三服，一日尽。（《太平圣惠方》）

吐血咳嗽 熟地黄末，酒服一钱，日三。（《太平圣惠方》）

鼻出血 干地黄、地龙、薄荷各等份，为末，冷水调下。（《孙兆秘宝方》）

吐血便血 地黄汁六合，铜器煎沸，入牛皮胶一两，待化入姜汁半杯，分三服，便止。或微转一行，不妨。（《太平圣惠方》）

小便尿血、吐血，及耳鼻出血 生地黄汁半升，生姜汁半合，蜜一合，和服。（《太平圣惠方》）

小便血淋 生地黄汁、车前叶汁各三合，和煎服。（《太平圣惠方》）

月水不止 生地黄汁，每服一盏，酒一盏，煎服，日二次。（《千金方》）

妊娠胎动 生地黄捣汁，煎沸，入鸡子白一枚，搅服。（《太平圣惠方》）

产后中风，胁不得转 用生地黄五两研汁，生姜五两取汁，交互相浸一夕，次日各炒黄，浸汁干，乃焙为末。每酒服一方寸匕。（《济生方》）

产后烦闷（乃血气上冲） 生地黄汁、清酒各一升，相和煎沸，分二服。（《集验方》）

诸疮不合 生干地黄三合，白及、白蔹、甘草（生锉）各半两，白芷三分，猪脂半斤（炼）。上六味除脂外，捣罗为末，入脂内熬成膏，候冷，日三、四上涂之。（《圣济总录》地黄膏）

眼暴赤痛 水洗生地黄、黑豆各二两，捣膏。卧时以盐汤洗目，闭目以药厚罨目上，至晓，水润取下。（《圣济总录》）

使用提示● 地黄性凉，脾虚腹泻、胃虚食少者忌食。

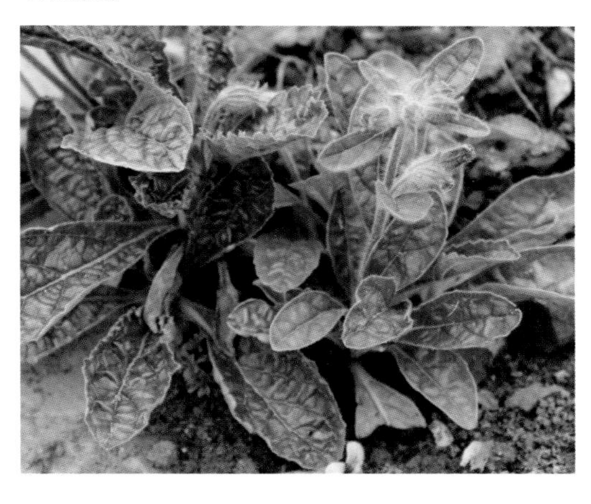

传统药膳

地黄白蜜粥

原料 鲜地黄5000 g，白蜜、酥油、粳米各适量。

制法 将10月份出土的鲜地黄5000 g，洗净捣汁，每500 ml汁入白蜜120 g，熬成膏状收贮，封好备用。将粳米约50 g煮粥，粥熟后加入地黄膏10 g及酥油少许。

用法 每日早、晚空腹食用。

功效 滋阴，养血，润肺。

适用 肺肾阴虚、干咳少痰、骨蒸劳热、咯血、血崩、阴伤、便秘等。

生地黄粥

原料 生地黄汁150 ml，陈仓米30 g。

制法 先将米淘洗干净，再放入锅内，加适量清水煮粥。粥成，加入生地黄汁搅匀即可食用。

用法 每日早、晚分食。

功效 调经止血，安胎。

适用 阴虚发热、消渴、吐血、衄血、血崩、月经不调、胎动不安等。

地黄诃子粥

原料 生地黄汁50 ml，诃子10 g，粳米、小米各50 g，食盐少许。

制法 将诃子碾为细末，先以小米煮粥，将熟，入诃子末及地黄汁再稍煮，加入食盐调匀即可。

用法 每日分2次服食。

功效 凉血止崩。

适用 妇女血热崩漏、血色深红、口干喜饮、头晕面赤、烦躁不寐等。

地黄钩藤粥

原料 鲜地黄40 g，鲜益母草10 g，钩藤5～10 g，生姜2 g，粳米100 g。

制法 将新鲜益母草、鲜地黄和生姜洗净，捣烂绞汁；单煎钩藤取汁液；粳米按常法煮粥，待米熟时加入所取药汁，煮成稀粥即可。

用法 早餐食用。

功效 活血调经，养血滋阴。

适用 眩晕、头胀痛、眼昏花等。

地黄甜鸡

原料 生地黄、饴糖各250 g，龙眼肉30 g，大枣5枚，母鸡1只。

制法 先将母鸡宰杀，整理干净，剖腹除去内脏、剁去爪、翅膀尖，再洗净血水，放入沸水锅内煮片刻备用；然后将生地黄洗净，切成见方的颗粒；龙眼肉撕碎，与生地黄混合均匀，再掺入饴糖调味，一起塞入鸡腹内，将鸡放入篮子中。大枣去核洗净，放入篮子内，灌入米汤封口后，上笼用旺火蒸制2～3小时，等其熟烂即可。

用法 佐餐食用。

功效 温中益气，补精添髓，强壮体质。

适用 身疲乏力、腰膝酸软、不能久立、盗汗、妇女月经不调、不孕等。

地黄蒸乌鸡

原料 生地黄250 g（切丝），饴糖150 g，雌乌鸡1只。

制法 先将鸡去毛及内脏，洗净，将生地黄丝、饴糖和匀，放入鸡腹内缝固，置盆中入蒸锅内蒸熟即可。

用法 佐餐食用。

功效　补气血，益精髓。

适用　气血亏虚骨蒸潮热、疲乏无力者。

地黄蒸鸭

原料　生地黄100 g，枸杞子30 g，山药200 g，白鸭1只（约2000 g），姜、葱、盐、味精、黄酒、清汤、胡椒粉各适量。

制法　先将鸭洗净，去净毛、骨头及内脏，用盐、胡椒粉、黄酒涂沫在鸭体内外，加入葱、姜腌1小时左右。生地黄装入纱布袋，垫在一大碗底；把腌好的鸭肉切成1 cm见方的丁，山药去皮切丁，与枸杞子和匀，放在生地黄布袋上，注入清汤，上笼蒸约2小时，至鸭肉熟烂翻入扣盘中，去除药袋即可食用。

用法　每食适量。

功效　滋肾养阴。

适用　妇女面部之黄褐斑，同时兼有腰膝酸软、形体消瘦、眩晕耳鸣、午后潮热等。

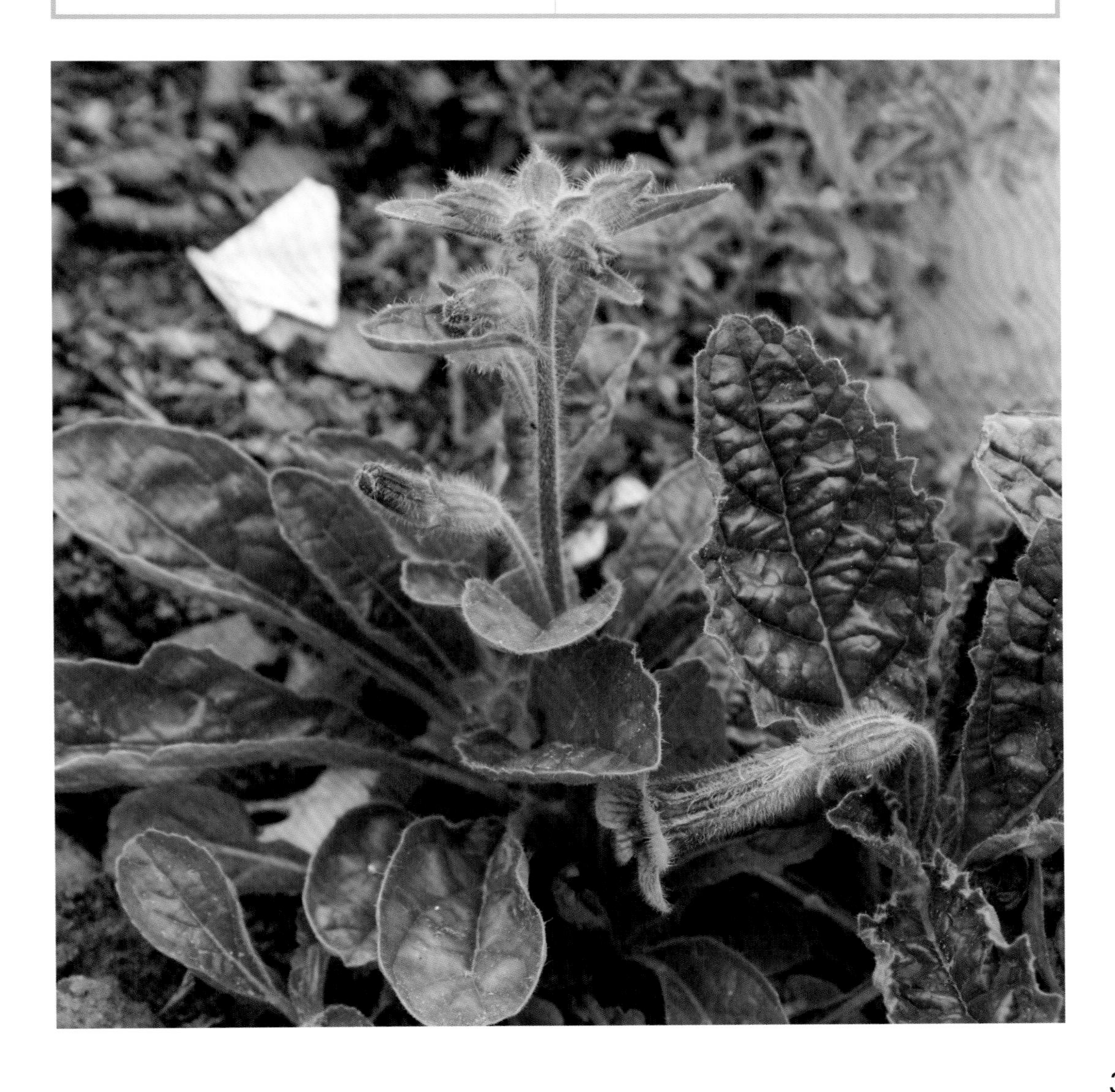

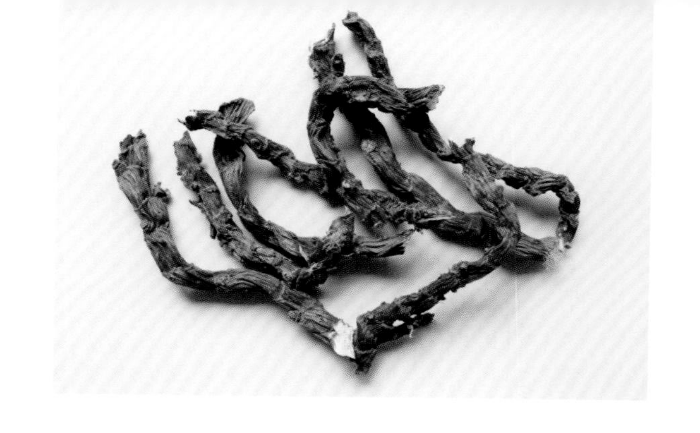

菖蒲

别名 山菖蒲、药菖蒲、金钱蒲、菖蒲叶、水剑草、香菖蒲。

来源 本品为天南星科植物石菖蒲的干燥根茎。

原文 味辛，温。主风寒湿痹，咳逆上气，开心孔，补五脏，通九窍，明耳目，出音声。久服，轻身、不忘、不迷惑、延年。一名昌阳。生池泽。

性味归经 辛、苦，温。归心、胃经。

附方

耳目聪明、益智不忘 甲子日，取菖蒲一寸九节者，阴干百日，为末。每酒服方寸匕，日三服。（《千金方》）

健忘益智 七月七日，取菖蒲为末，酒服方寸匕，饮酒不醉，好事者服而验之，忌铁器。（《千金方》）

癫痫 九节菖蒲（去毛焙干），以木臼杵为细末，不可犯铁器，用黑豮猪心以竹刀批开，砂罐煮汤送下，每日空心服二、三钱。（《医学正传》）

霍乱胀痛 生菖蒲锉四两，水和捣汁，分温四服。（《太平圣惠方》）

诸积鼓胀（食积、气积、血积之类） 石菖蒲八两锉，斑蝥四两去翅足，同炒黄，去斑蝥不同。以布袋盛，拽去蝥末，为末，醋糊丸梧子大。每服三五十丸，温白汤下。治肿胀尤妙。或入香附末二钱。（《奇效方》）

肺损吐血 九节菖蒲末、白面各等份，每服三钱，新汲水下，一日一服。（《圣济总录》）

赤白带下 石菖蒲、补骨脂各等份，炒为末。每服二钱，更以菖蒲浸酒调服，一日一服。（《妇人良方》）

产后崩中、下血不止 菖蒲一两半，酒二盏，煎取一盏，去滓分三服，食前温服。（《千金方》）

耳卒聋闭 菖蒲根一寸，巴豆一粒去心，同捣作七丸。绵裹一丸，塞耳，日一换。一方不用巴豆，用蓖麻仁。（《肘后备急方》）

病后耳聋 生菖蒲汁滴之。（《太平圣惠方》）

风癣有虫 菖蒲末五斤，以酒三升渍，釜中蒸之，使味出。先绝酒一日，每服一升或半升。（《千金方》）

阴汗湿痒 石菖蒲、蛇床子各等份，为末，日搽二三次。（《济急仙方》）

使用提示 阴虚阳亢、汗多、精滑者慎服。

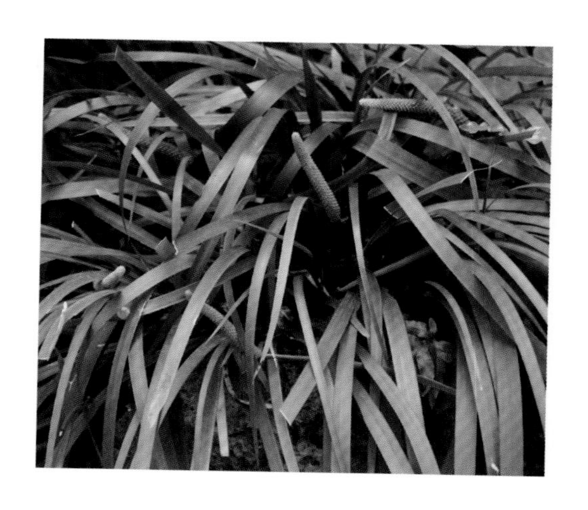

传统药膳

菖蒲五味猪肾粥

原料 菖蒲、五味子各15 g，粳米100 g，葱白、姜丝、食盐、味精、麻油各适量。

制法 菖蒲、五味子水煎2次，每次用水600 ml，煎半小时，2次混合，去渣留汁于锅中；再将粳米淘净；猪肾剖开，除去臊腺，洗净切片；葱白洗净切段。上味和姜丝、食盐一起放入，慢熬成粥，下味精，淋麻油，调匀。

用法 分2次空腹服用。

功效 补肾，益智。

适用 肾虚耳鸣、智力减退。

菖蒲茶

原料 九节菖蒲3 g，大枣肉、酸梅肉各5枚，红砂糖适量。

制法 将上述前3味加水煎汤，再加入红砂糖。

用法 代茶饮。

功效 宁心安神。

适用 惊恐、心悸、失眠、健忘、不思饮食等。

茉莉菖蒲茶

原料 茉莉花、菖蒲各6 g，青茶10 g。

制法 按上述3味药物用量比例加10倍量，研成粗末。每次用20～30 g，放暖水杯中，冲入沸水，加盖闷10分钟后即可。

用法 代茶随意饮用。

功效 理气，化湿，安神。

适用 心悸健忘、失眠多梦、神经官能症等。

菖蒲桂心酒

原料 石菖蒲20 g，磁石、桂心各15 g，木通10 g，羌活、防风各30 g，白酒500 ml。

制法 以上6味，共捣为粗末，用白纱布袋盛之，置于净器中，入白酒浸泡，封口。7日后开封，去掉药袋，过滤去渣备用。

用法 每日2次，每次10 ml。

功效 开窍祛风，纳气潜阳，安神。

适用 耳聋、耳鸣等。

菖根百合饮

原料 菖蒲根、鲜百合各30 g。

制法 菖蒲根洗净，切成小段；鲜百合洗净。同置锅中，加清水700 ml，急火煮开5分钟，改文火煮30分钟，滤渣取汁。

用法 分次食用。

功效 清热和中。

适用 大便干结、小便赤短等。

石菖蒲拌猪心

原料 石菖蒲30 g，猪心1个。

制法 石菖蒲研细末，猪心切片，放入砂锅中加水适量煮熟，每次以石菖蒲粉3～6 g拌猪心。

用法 空腹食，每日1～2次。

功效 化湿豁痰，宁心安神。

适用 心悸、失眠、健忘，以及癫证、狂证、痫证、痴呆等。

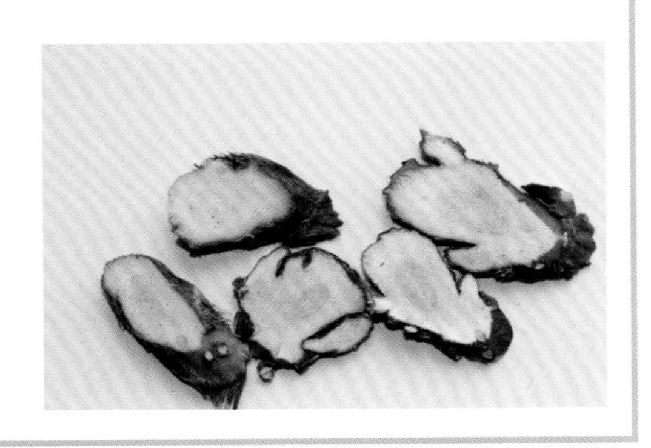

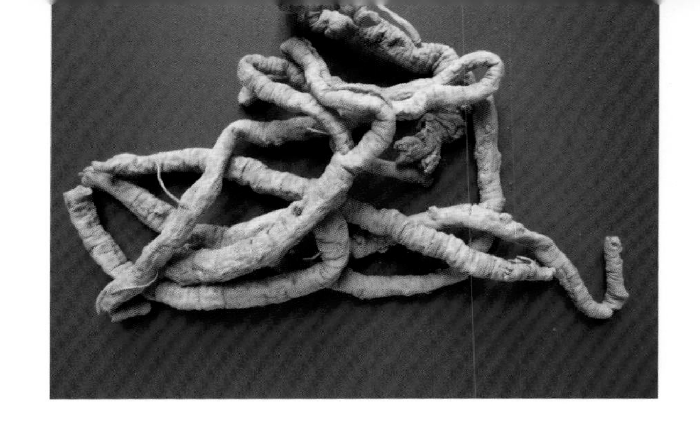

远志

别名 棘菀、细草、小鸡腿、小鸡眼、小草根。

来源 本品为远志科植物远志或卵叶远志的干燥根。

原文 味苦，温。主咳逆伤中，补不足，除邪气，利九窍，益智慧，耳目聪明，不忘，强智倍力。久服轻身不老。叶名小草。一名葽绕，一名细草。生川谷。

性味归经 苦、辛，温。归心、肾、肺经。

附方

脑风头痛不可忍 远志（去心），捣罗为细散，每用半字，先含水满口，即搐药入鼻中，仍揉痛处。（《圣济总录》远志散）

喉痹作痛 远志肉为末，吹之，涎出为度。（《仁斋直指方》）

吹乳肿痛 远志焙研，酒服二钱，以滓敷之。（《袖珍方》）

小便赤浊 远志、甘草水煮半斤，茯神、益智仁各二两，为末，酒糊丸梧子大，每空心枣汤下五十丸。（《普济方》）

使用提示 阴虚火旺、脾胃虚弱者及孕妇慎服。用量不宜过大，以免引起呕恶。

传统药膳

远志枣仁粥

原料 远志肉、炒酸枣仁各10 g，粳米50 g。

制法 如常法煮粥，粥熟时加入远志、酸枣仁稍煮即可。

用法 此粥宜睡前做夜宵服。酸枣仁不能久炒，否则油枯而失去镇静之效。

功效 补肝，宁心，安神。

适用 心肝两虚所致心悸。

远志莲子粥

原料 远志30 g，莲子15 g，粳米50 g。

制法 将远志泡去心皮，与莲子均研成粉末。再煮粳米粥，候熟，入远志和莲子粉，再煮一二沸即可。

用法 随意食用。

功效 补中益气，安神益智，聪耳明目。

适用 心脾两虚型失眠、目昏。

远志牛肉汤

原料 远志9 g，枸杞子20 g，牛肉250 g，姜、葱、食盐、料酒均适量。

制法 将牛肉洗净，用开水煮变色捞出，稍凉。切成3 cm长、2 cm宽的小块备用。锅内放入色拉油，烧至七成热时放姜葱爆香，加水适量，放入牛肉块、远志、枸杞子、食盐，武火烧开，再文火炖1.5 ~ 2小时即成。

用法 佐餐食用。

功效 健脑益智，强骨壮精。

适用 精神倦怠、心悸头晕、不寐健忘、头晕、耳鸣等。

远志酒

原料 远志500 g，白酒2500 ml。

制法 将远志研末，放入酒坛，倒入白酒，密封坛口，每日摇晃1次，7日后即成。

用法 每日1次，每次饮服10 ~ 20 ml。

功效 安神益智，消肿止痛。

适用 健忘、惊悸、失眠。

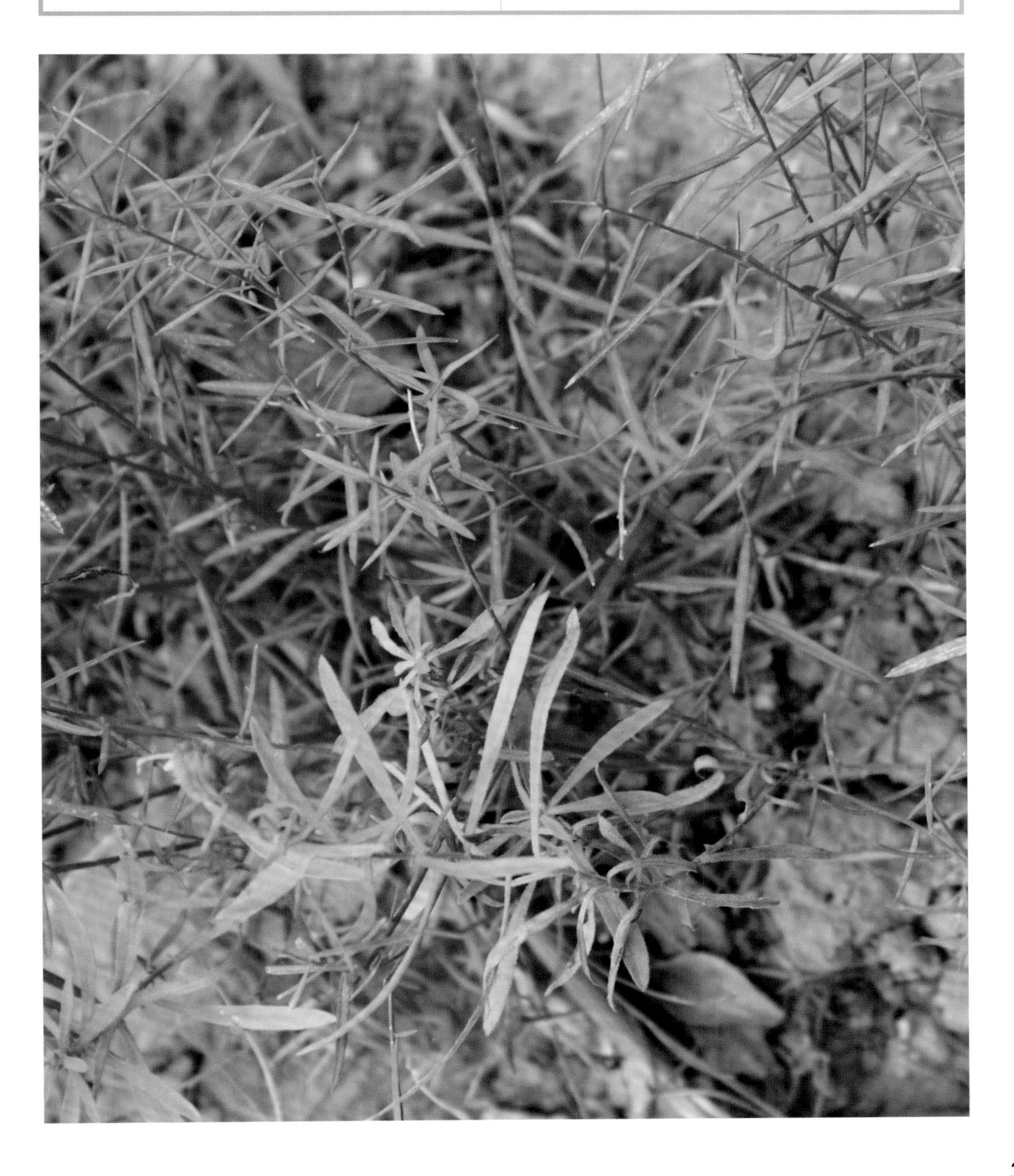

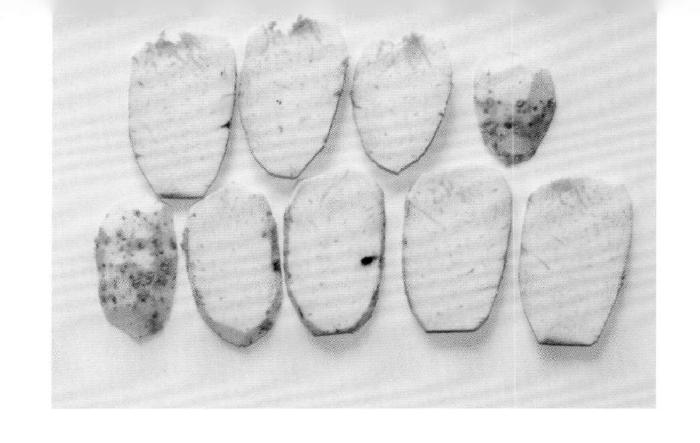

泽泻

别名● **水泽、日鹅蛋、一枝花、如意花。**

来源● 本品为泽泻科植物泽泻的干燥块茎。

原文● 味甘，寒。主治风寒湿痹，乳难，消水，养五脏，益气力，肥健。久服耳目聪明，不饥，延年轻身，面生光，能行水上。一名水泻，一名芒芋，一名鹄泻。生池泽。

性味归经● 甘，寒。归肾、膀胱经。

附方●

水湿肿胀　白术、泽泻各一两，为末，或为丸。每服三钱，茯苓汤下。（《保命集》）

冒暑霍乱　用泽泻、白术、白茯苓各三钱，水一盏，姜五片，灯心十茎，煎八分，温服。（《和剂局方》）

支饮苦冒　用泽泻五两，白术二两，水二升，煮一升，分二服。先以水二升煮二物，取一升，又以水一升，煮泽泻取五合，二汁分再服。病甚欲眩者，服之必瘥。（《深师方》）

肾脏风疮　泽泻、皂荚水煮烂，焙研，炼蜜丸如梧子大。空心温酒下十五至二十丸。（《经验方》）

使用提示● 无湿热及肾虚精滑者忌服。

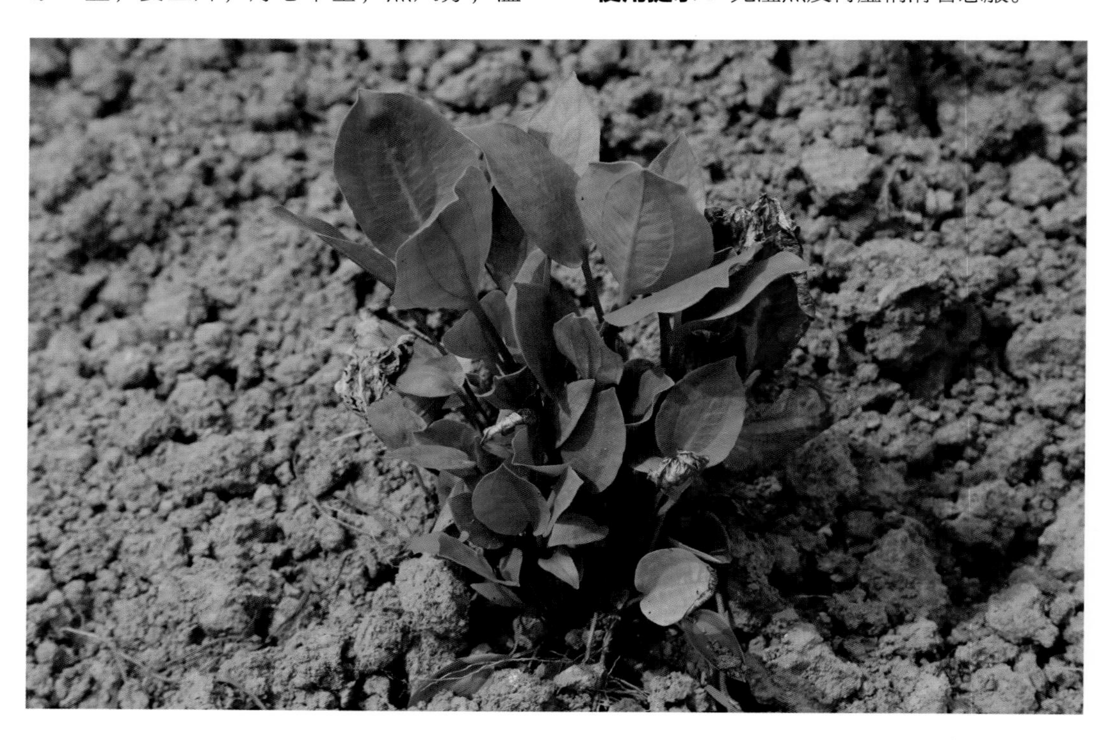

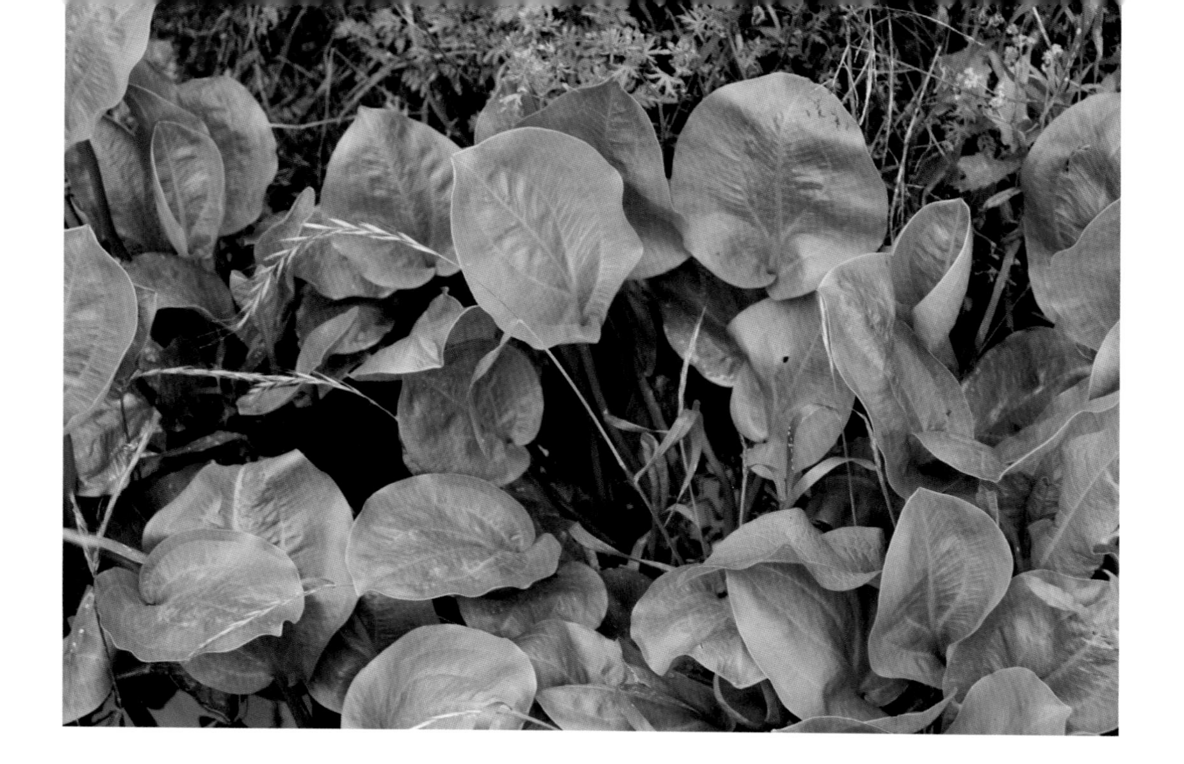

传统药膳

泽泻粥

原料 泽泻粉10 g，粳米50 g。

制法 先将粳米加水500 ml，煮粥，待米开花后，再调入泽泻粉，改用文火稍煮数沸即可。

用法 每日2次，温热服食，3日为1个疗程。不宜久食，可间断食用。

功效 健脾渗湿，利水消肿。

适用 水湿停滞、小便不利、水肿、下焦湿热带下、小便淋涩等。

泽泻薏苡仁瘦肉粥

原料 泽泻30 g，薏苡仁15 g，猪瘦肉60 g。

制法 猪瘦肉洗净，切块；泽泻、薏苡仁洗净。把全部用料放入锅内，加清水适量，武火煮沸后文火煮1.2小时，调味供用（拣去泽泻）。

用法 早餐食用。

功效 健脾，利水，渗湿。

适用 高脂血症、肥胖、糖尿病属脾虚水湿内停者，症见肥胖或水肿、小便不利、体倦身重、头目眩晕、四肢乏力。

泽泻焖水鸭

原料 泽泻、白术各50 g，水鸭1只，食盐适量。

制法 选中型水鸭1只，剥净去肠杂，取肉同白术、泽泻同焖，加盐调味。

用法 服汁及水鸭肉。

功效 祛寒除湿、补脑安神。

适用 头眩长久治疗不见效，发作时日旋地转者。

泽泻炖桂鱼

原料 泽泻10 g，桃仁6 g，桂鱼100 g，调料适量。

制法 将桂鱼去鳞、腮、内脏，与桃仁、泽泻一起，加入葱、姜等佐料，一同炖熟。

用法 食鱼喝汤。

功效 活血化瘀，除湿通窍。

适用 慢性鼻窦炎患者。

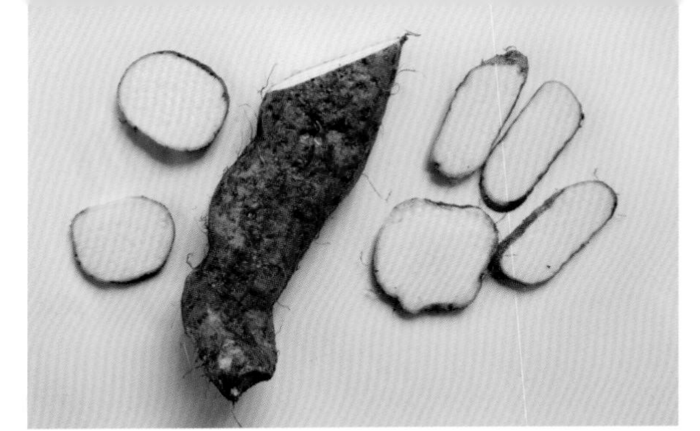

薯蓣（山药）

别名● 山药、土薯、山薯、山芋、玉延。

来源● 本品为薯蓣科植物薯蓣的干燥根茎。

原文● 味甘，小温。主伤中，补虚羸，除寒热邪气，补中益气力，长肌肉。久服耳目聪明，轻身不饥延年。一名山芋。生山谷。

性味归经● 甘，平。归脾、肺、肾经。

附方●

心腹虚胀、手足厥逆，或饮苦寒之剂多、未食先呕、不思饮食　山药半生半炒，为末。米饮服二钱，一日二服，大有功效。忌铁器、生冷。（《普济方》）

小便数多　山药（以矾水煮过）、白茯苓各等份，为末。每水饮服二钱。（《儒门事亲》）

下痢噤口　山药半生半炒，为末。每服二钱，米饮下。（《卫生易简方》）

痰气喘息　生山药捣烂半碗，入甘蔗汁半碗，和匀。顿热饮之，立正。（《简便单方》）

脾胃虚弱、不思饮食　山药、白术各一两，人参七钱半，为末，水糊丸小豆大，每米饮下四五十丸。（《普济方》）

肿毒初起　带泥山药、蓖麻子、糯米各等份，水浸研，敷之即散也。（《普济方》）

项后结核（或赤肿硬痛）　以生山药一挺去皮，蓖麻子二个同研，贴之如神。（《救急易方》）

手足冻疮　山药一截磨泥，敷之。（《儒门事亲》）

使用提示● 山药与甘遂不要一同食用；也不可与碱性药物同服。大便燥结者不宜食用；另外有实邪者忌食山药。

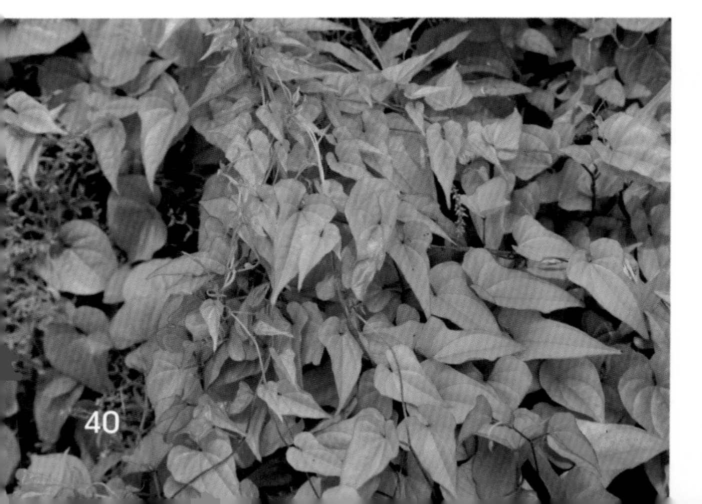

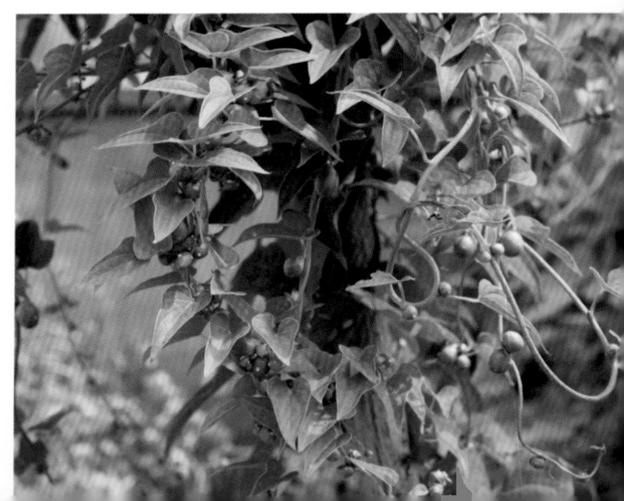

传统药膳

山药粥

原料　山药末30 g，羊肉120 g，粳米90 g，食盐少许。

制法　将羊肉捣烂，入山药末，与粳米、食盐加水共煮作粥。

用法　分2次温服，连服数剂。

功效　养阴益气，健脾补肾。

适用　虚劳骨蒸。

山药羊肉粥

原料　怀山药、羊瘦肉各500 g，粳米适量。

制法　将羊肉、山药入锅内煮烂，再入粳米和水适量，煮粥。

用法　分3日食完。

功效　益气养阴，补脾肺肾。

适用　虚劳羸瘦、虚热劳嗽、脾虚泄泻、消渴、腰膝酸软等。

山药半夏粥

原料　生山药60 g，清半夏30 g，白糖适量。

制法　水煮清半夏半小时，去渣，加入山药末，再煮粥，加入砂糖少许。

用法　作早餐食用。

功效　健脾和胃，降逆止呕。

适用　脾虚气逆、呕吐频繁者。

山药小豆粥

原料　鲜山药60 g，赤小豆50 g。

制法　将山药洗净，去皮、毛，断小块，先用水煮赤小豆至半熟，再放入山药块，煮至熟烂成粥。

用法　每晨空腹服1次，连服数日。

功效　健脾，利水，止泻。

适用　脾虚不运、水肿、尿少、大便稀、腹胀、体倦、舌淡、苔白等。

山药芡实糕

原料　山药、芡实各30 g，云豆60 g，糯米、粳米、白糖各1000 g。

制法　将山药、芡实、粳米、糯米搅拌均匀，用石磨磨成细粉。把云豆洗净、煮烂。将云豆均匀地撒在屉上，待热气上匀后，把磨成的细粉拌白糖，一层一层地撒在云豆上，蒸熟成糕状即可。

用法　每日1次，当早餐食用。

功效　补养脾胃。

适用　遗精白浊、妇女白带等。

山药杏仁糊

原料　山药、粟米各100 g，杏仁50 g，酥油适量。

制法　将山药煮熟；粟米炒成粉；杏仁炒熟，去皮、尖，捣成末。服用时取杏仁末10 g，山药、粟米粉、酥油各适量，用开水调成糊即可。

用法　每日空腹食用。

功效　补中益气，温中润肺。

适用　肺虚久咳、脾虚体弱等。

山药汤圆

原料　生山药100 g，熟鸡油、芝麻面各50 g，炒核桃肉30 g，白糖300 g，糯米600 g。

制法　将生山药洗净，入笼蒸熟，剥去外皮，芝麻炒酥磨成粉状，炒核桃肉压成末。将熟鸡油、核桃肉、芝麻面、白糖和山药泥揉匀成馅料。糯米淘洗干净，与水混合磨成米浆，放入布袋沥干水分，作为汤圆外皮料，包入馅料做成汤圆。入开水中煮熟即可食之。

用法　每食适量。

功效　补肾滋阴。

适用　肾虚精亏所致腰痛无力等。

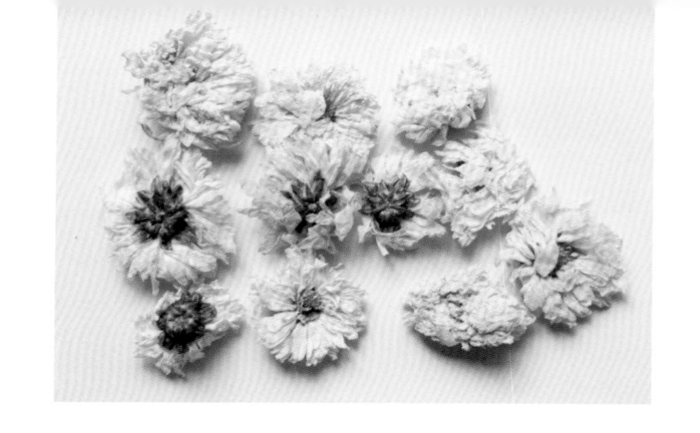

菊花

别名 菊华、秋菊、日精、九华、节花、鞠、金蕊、甘菊。

来源 本品为菊科植物菊的干燥头状花序。

原文 味苦，平。主风，头眩肿痛，目欲脱，泪出，皮肤死饥，恶风湿痹。久服，利血气，轻身、耐老、延年。一名节华。生川泽及田野。

性味归经 辛，甘，苦；微寒。归肺、肝经。

附方

风热头痛 菊花、石膏、川芎各三钱，为末，每服一钱半，茶调下。（《简便方》）

病后生翳 白菊花、蝉蜕各等份，为散，每用二三钱，入蜜少许，水煎服，大人小儿皆宜，屡验。（《救急方》）

疔 白菊花四两，甘草四钱。水煎，顿服，渣再煎服。（《外科十法》菊花甘草汤）

女人阴肿 甘菊苗捣烂煎汤，先熏后洗。（《危氏得效方》）

酒醉不醒 九月九日真菊花为末，饮服方寸匕。（《外台秘要》）

眼目昏花 用甘菊花一斤，红椒去目六两，为末，用新地黄汁和丸梧子大，每服五十丸，临卧茶清下。（《瑞竹堂经验方》）

腰痛 菊花二升，芫花二升，羊踯躅二升。上三味，以醋拌令湿润，分为两剂，内布囊中蒸之，如炊一斗米许顷，适寒温，隔衣熨之，冷即易熨，痛处定即瘥。（《别录》）

使用提示 气虚胃寒、食少泄泻者慎服。

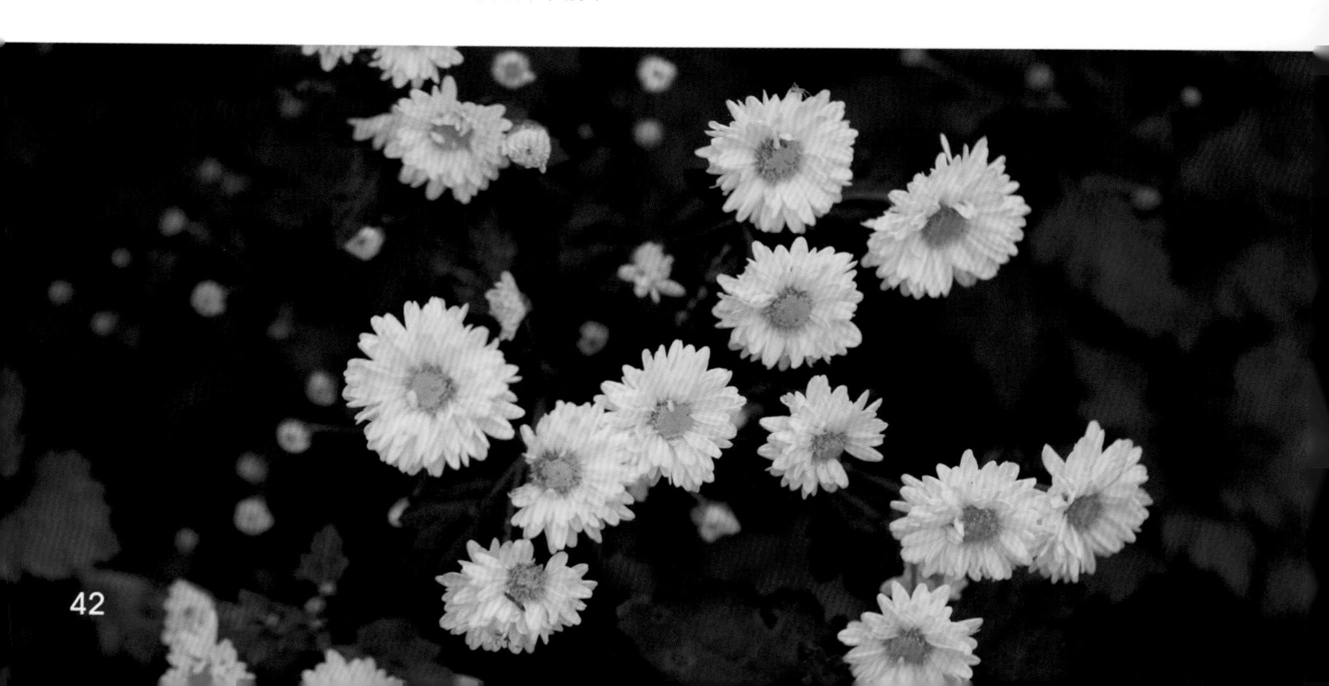

传统药膳

菊花枸杞猪肝粥

原料　菊花、枸杞子各15 g，粳米50 g，猪肝100 g，水800 ml，盐、姜丝、麻油、味精各适量。

制法　水中加入粳米，大火烧开，小火慢熬至粥将成时，再将菊花、枸杞子分别洗净沥干，猪肝洗净切薄片，和姜丝一起放入，继续熬至粥成，下盐、味精，淋麻油，调匀。

用法　分1～2次趁热空腹服用。

功效　明目，健脾益肾。

适用　青少年近视眼、肝肾亏虚。

菊花决明子粥

原料　白菊花瓣10 g（洗净），决明子15 g，粳米100 g，冰糖适量。

制法　先将决明子炒至微香，与洗净的白菊花同入砂锅，加入清水适量，煎至水半量时，去渣留汁，再加入淘洗干净的粳米，及适量清水和冰糖，用旺火烧开后转用小火熬煮成稀粥。

用法　每日早、晚餐服食。

功效　清肝明目，降火通便。

适用　目赤肿痛、视物昏花及高血压病患者。

菊花龙井茶

原料　杭菊6 g，龙井茶2 g。

制法　先将杭菊拣去杂质后与龙井茶同放入大杯中，用沸水冲泡，加盖闷15分钟即可饮用。

用法　代茶，频频饮用，一般可冲泡3～5次，当日喝完。

功效　消炎止咳。

适用　急性结膜炎。

菊槐二花茶

原料　菊花、槐花各10 g。

制法　将上味药放入杯中，加沸水冲泡，加盖，闷10分钟即可饮用。

用法　代茶频饮。

功效　平肝降压，软化血管。

适用　各种高血压病。

菊花茶

原料　菊花10 g，枇杷叶、桑叶各5 g。

制法　将上味药研成粗末，用沸水冲泡代茶饮。

用法　代茶频饮。

功效　可防秋燥。

适用　因秋燥犯肺引起的发热、咽干唇燥、咳嗽等。

菊花炒鸡片

原料　鲜菊花50 g，鸡胸肉250 g，鸡蛋1个，姜、葱、料酒、食盐、糖、麻油、味精各适量。

制法　先将鸡肉洗净切成片，用鸡蛋清、盐、料酒、姜末、葱末拌匀；将食盐、白糖、味精、麻油拌成汁。鸡片放入油锅中翻炒，放入料酒，然后把调料汁及菊花投入锅内稍炒，即可食用。

用法　每日食用。

功效　健脾益气，清热明目。

适用　肝经有热视物不清者。

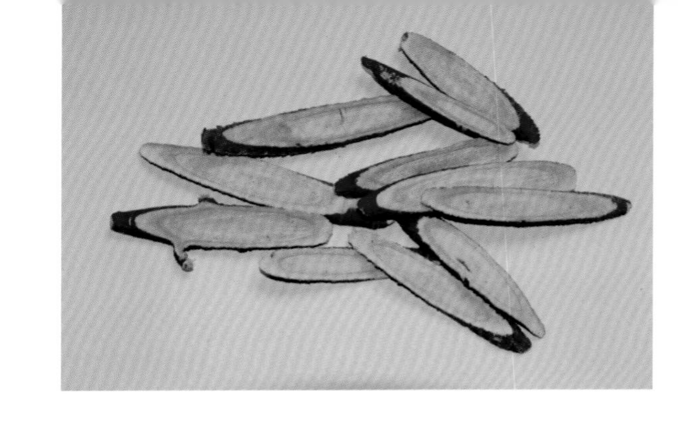

甘草

别名● 密草、国老、棒草、甜草根、粉甘草、红甘草、甜根子。

来源● 本品为豆科植物甘草、胀果甘草或光果甘草的干燥根及根茎。

原文● 味甘，平。主五脏六腑寒热邪气，坚筋骨，长肌肉，倍力，金疮肿，解毒。生川谷。

性味归经● 甘，平。归心、肺、脾、胃经。

伤寒心悸（脉结代者） 甘草二两，水三升，煮一半，服七合，日二服。（《伤寒类要》）

肺热喉痛（有痰热者） 甘草炒二两，桔梗（米泔浸一夜）一两，每服五钱，水一钟半，入阿胶半片，煎服。（《小儿药证直诀》）

肺痿久嗽（涕唾多，骨节烦闷，寒热） 以甘草三两炙，捣为末。每日取小便三合，调甘草末一钱，服之。（《广利方》）

小儿遗尿 大甘草头煎汤，夜夜服之。（《危氏得效方》）

舌肿塞口 甘草煎浓汤，热漱频吐。（《圣济总录》）

乳痈初起 炙甘草二钱，新水煎服，仍令人咂之。（《仁斋直指方》）

阴下湿痒 甘草煎汤，日洗三五度。（《古今录验方》）

代指肿痛 甘草煎汤渍之。（《千金方》）

冻疮发裂 甘草煎汤洗之。次以黄连、黄檗、黄芩末，入轻粉、麻油调敷。（《谈野翁方》）

汤火灼疮 甘草煎蜜涂。（《李楼奇方》）

小儿中蛊 甘草半两，水一盏，煎五分服，当吐出。（《金匮玉函经》）

热嗽 甘草二两，猪胆汁浸五宿，漉出炙香，捣罗为末，炼蜜和丸，如绿豆大，食后薄荷汤下十五丸。（《圣济总录》凉膈丸）

使用提示● 不宜与京大戟、芫花、甘遂同用。不可与鲤鱼同食，同食会中毒。

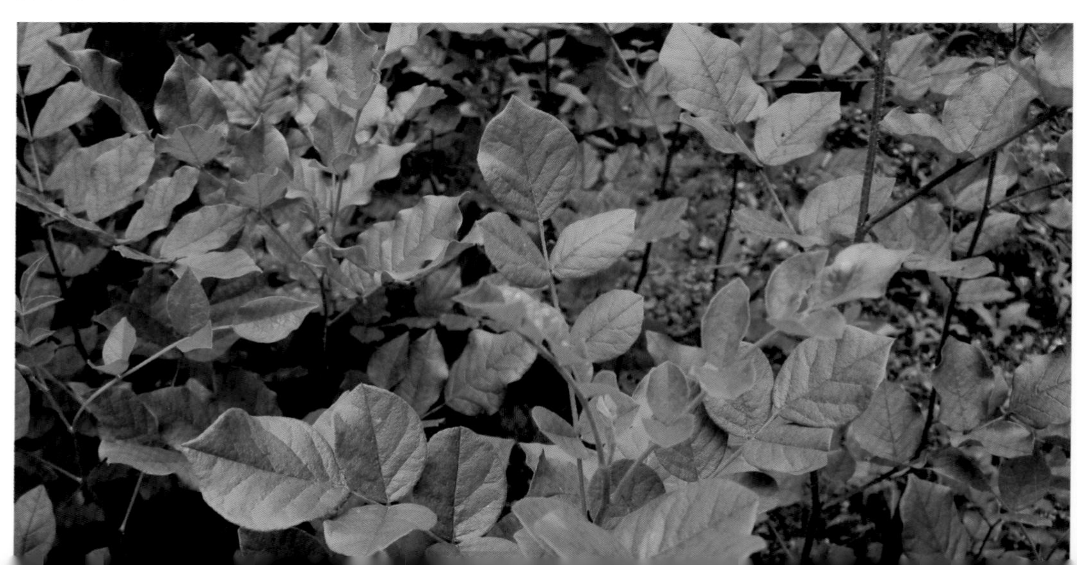

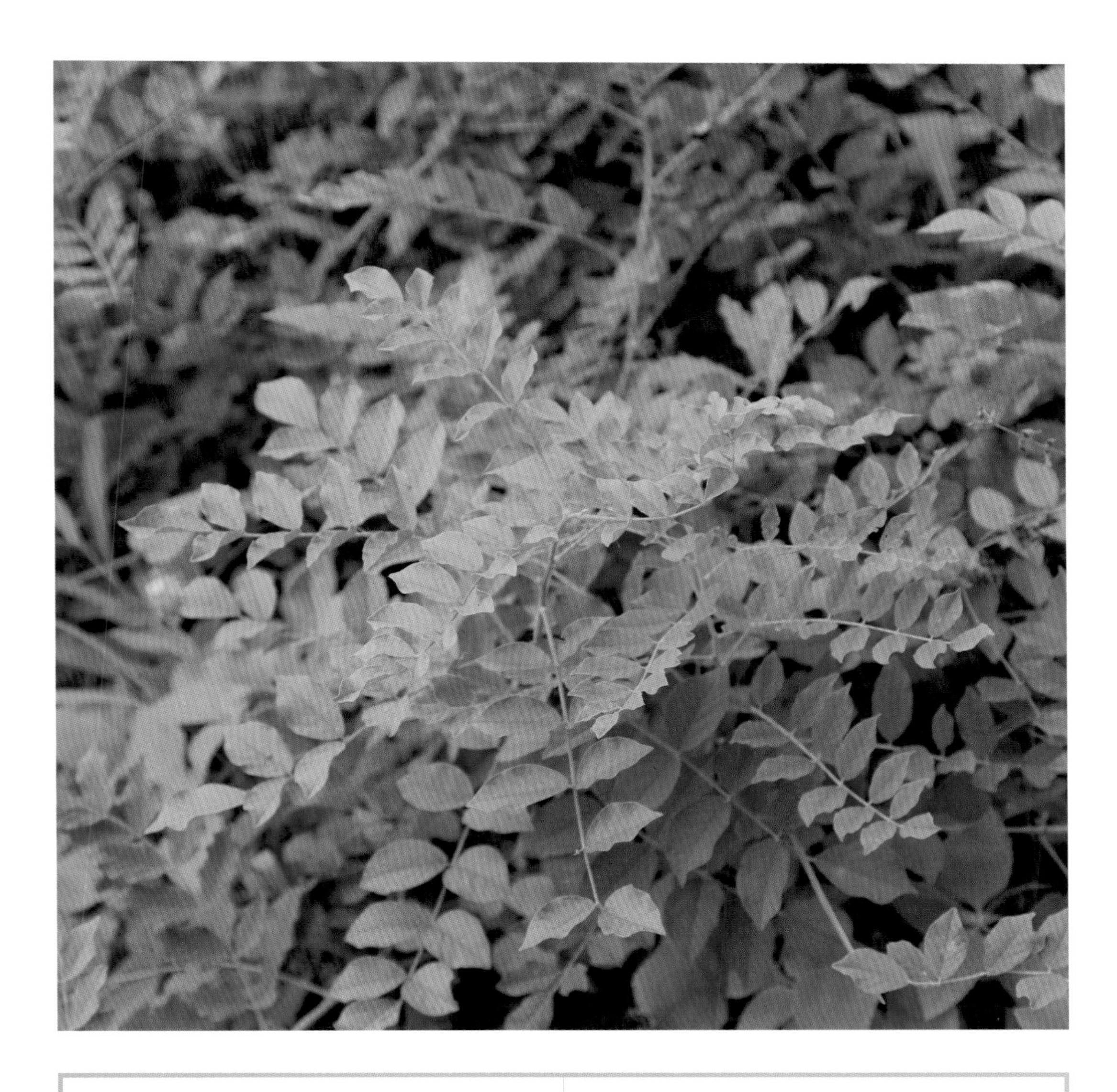

传统药膳

甘麦大枣粥

原料 甘草15 g，小麦100 g，大枣30枚，红糖适量。

制法 将甘草用布包，小麦稍捣一下，加水适量共煮成粥，兑红糖即可。

用法 顿食，每日1次，连服5～7剂。

功效 健脾，养心安神。

适用 精神不振或情志恍惚、情绪易于波动、心中烦乱、睡眠不安等心脾亏虚之症。

甘草栝楼酒

原料 甘草2 g，栝楼1枚，腻粉少许，黄酒1小杯。

制法 将栝楼、甘草等研为粗末，倒入瓷碗中，加黄酒与水1小杯，并下腻粉，置炉火上煎开三五沸后，去渣取汁备用。

用法 每日1剂，睡前外涂患处。

功效 清热解毒，化痰祛瘀，消肿止痛。

适用 热毒侵袭、血瘀痰阻所致之痈疽肿疮、红肿热痛、多日不消者。

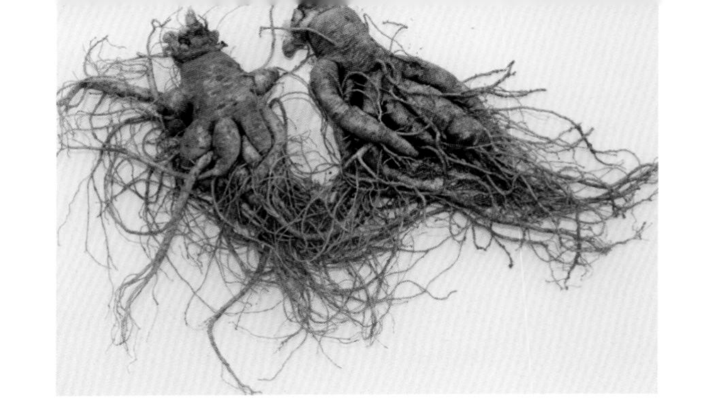

人参

别名● 棒锤、山参、园参。

来源● 本品为五加科植物人参的干燥根及根茎。

原文● 味甘，微寒。主补五脏，安精神，定魂魄，止惊悸，除邪气，明目、开心、益智。久服，轻身、延年。一名人衔，一名鬼盖。生山谷。

性味归经● 甘、微苦，平。归脾、肺、心经。

附方●

开胃化痰（不思饮食，不拘大人小儿） 人参焙二两，半夏姜汁浸焙五钱，为末，飞罗面作糊，丸绿豆大。食后姜汤下三五十丸，日三服。（《太平圣惠方》）

胃寒气满（不能传化，易饥不能食） 人参末二钱，生附子末半钱，生姜二钱，水七合，煎二合，鸡子清一枚，打转空心服之。（《圣济总录》）

脾胃虚弱，不思饮食 生姜半斤取汁，白蜜十两，人参末四两，银锅煎成膏，每米饮调服一匙。（《普济方》）

下痢噤口 人参、莲肉各三钱。以井华水二盏，煎一盏，细细呷之，或加姜汁炒黄连三钱。（《经验良方》）

霍乱烦闷 人参五钱，桂心半钱，水二盏，煎服。（《太平圣惠方》）

妊娠吐水（酸心腹痛，不能饮食） 人参、干姜炮各等份，为末，以生地黄汁和丸梧子大。每服五十丸，米汤下。（《和剂局方》）

产后血运 人参一两，紫苏半两，以童尿、酒、水三合，煎服。（《医方摘要》）

开心益智 人参末一两，炼成豮猪猪油十两，以淳酒和匀。每服一杯，日再服。服至百日，耳目聪明，骨髓充盈，肌肤润泽，日记千言，兼去风热痰病。（《千金方》）

肺虚久咳 人参末二两，鹿角胶炙研一两。每服三钱，用薄荷、豉汤一盏，葱少许，入铫子煎一二沸，倾入盏内。遇咳时，温呷三五口甚佳。（《食疗本草》）

小儿喘咳（发热自汗吐红，脉虚无力者） 人参、天花粉各等份，每服半钱，蜜水调下，以瘥为度。（《经验方》）

衄血不止 人参、柳枝（寒食采者）各等份，为末。每服一钱，东流水服，日三服。无柳枝，用莲子心。（《圣济总录》）

齿缝出血 人参、赤茯苓、麦冬各二钱，水一钟，煎七分，食前温服，日再，苏东坡得此，自谓神奇。后生小子多患此病，予累试之，累如所言。（《试效方》）

筋骨风痛 人参四两，酒浸三日，晒干，土茯苓一斤，山慈菇一两，为末，炼蜜丸梧子大。每服一百丸，食前米汤下。（《经验方》）

蜂虿螫伤 人参末敷之。（《证治要诀》）

使用提示● 不宜与藜芦同用。

传统药膳

人参粥

原料　人参末3 g，粳米100 g，冰糖适量。

制法　将人参末与淘洗干净的粳米同入锅中，加水适量，用大火烧开后改用小火慢煮至粥成，加入冰糖调味即可。

用法　秋、冬两季当早餐食用。

功效　益元气，补五脏，抗衰老。

适用　元气不足引起的老年体弱、五脏虚衰、久病羸瘦、劳伤亏损、食欲不振、慢性腹泻、发慌气短、失眠健忘、性功能减退等。

人参麻雀粥

原料　人参3 g，麻雀5只，小米50 g，食盐、黄酒、葱各适量。

制法　将人参切碎，隔水炖，取浓汁。将麻雀去毛及内脏，洗净细切，下锅煸炒，加入黄酒，稍煮；然后加水及淘洗干净的小米，先用旺火烧开，再改用文火熬煮，待粥熟时兑入人参浓汁，搅匀，加料酒。

用法　每日早餐食用。

功效　益气壮阳，强筋壮骨。

适用　阳虚神疲乏力之人。

人参杏仁粥

原料　人参、杏仁、桑白皮、大枣各50 g，生姜25 g，粳米150 g。

制法　以上材料先加水1500 ml煎至1000 ml，去滓澄清，下米煮粥，欲熟即加入杏仁汁搅匀。

用法　空腹任意食之。

功效　补肺定喘。

适用　伤寒吐下发汗后、虚羸、喘急咳嗽、不思饮食等。

人参猪肾粥

原料　人参1 g，猪肾1对，防风0.5 g，粳米100 g，葱白7根。

制法　将猪肾剖为2片，剔去白筋膜，切细；葱洗净，切去根，切细；人参去芦，研末；粳米洗净。锅内加水适量，下防风熬约20分钟，去滓留汁，下米煮粥，用大火烧沸，改用文火慢熬，待粥将熟时向锅心下肾末，不要搅动，等粥汁稠黏时，再放入参末及葱花，拌匀，稍煮片刻即成。

用法　每食适量。

功效　大补五脏，聪耳明目。

适用　五脏虚弱、气血不足、咳嗽气喘等。

人参银耳鸽蛋汤

原料　人参粉2～4 g，鸽蛋、水发冬菇各15 g，银耳20 g，猪精肉30 g，鸡汤、食盐、鸡油各适量。

制法　将银耳拣净杂质，用热水泡发至松软，鸽蛋打入瓷盘内（勿搅），盘边排好猪肉片、冬菇片，入笼蒸熟，倒入大汤碗内。锅内倒入鸡汤，加食盐、银耳烧开，打净浮沫，银耳熟后加入鸡油和人参粉，再烧开，盛入大汤碗内即成。

用法　佐餐食用。

功效　补气血，益阴阳。

适用　病后体虚之人。

参归炖腰子

原料　人参25 g，当归20 g，猪腰子2个，生姜、葱、食盐、味精各适量。

制法　将人参洗净，切片；当归洗净，切1 cm小节；猪腰洗净切小颗粒，放入砂锅内，锅内加入生姜、葱、食盐及水适量。

将砂锅置武火上烧沸，移文火上炖1小时即成。食用时，可加味精少许。

用法　去药渣，吃腰子。

功效　补益心肾。

适用　心肾虚损引起的自汗、心悸、腰膝酸软者。

人参蒸鸡蛋

原料　人参3 g，鸡蛋1个。

制法　将人参碾末，与鸡蛋调匀，上笼蒸熟即可。

用法　每日1次，连用15日。

功效　养阴养血，补气和中。

适用　年老体弱、形气不足、气血两亏者。

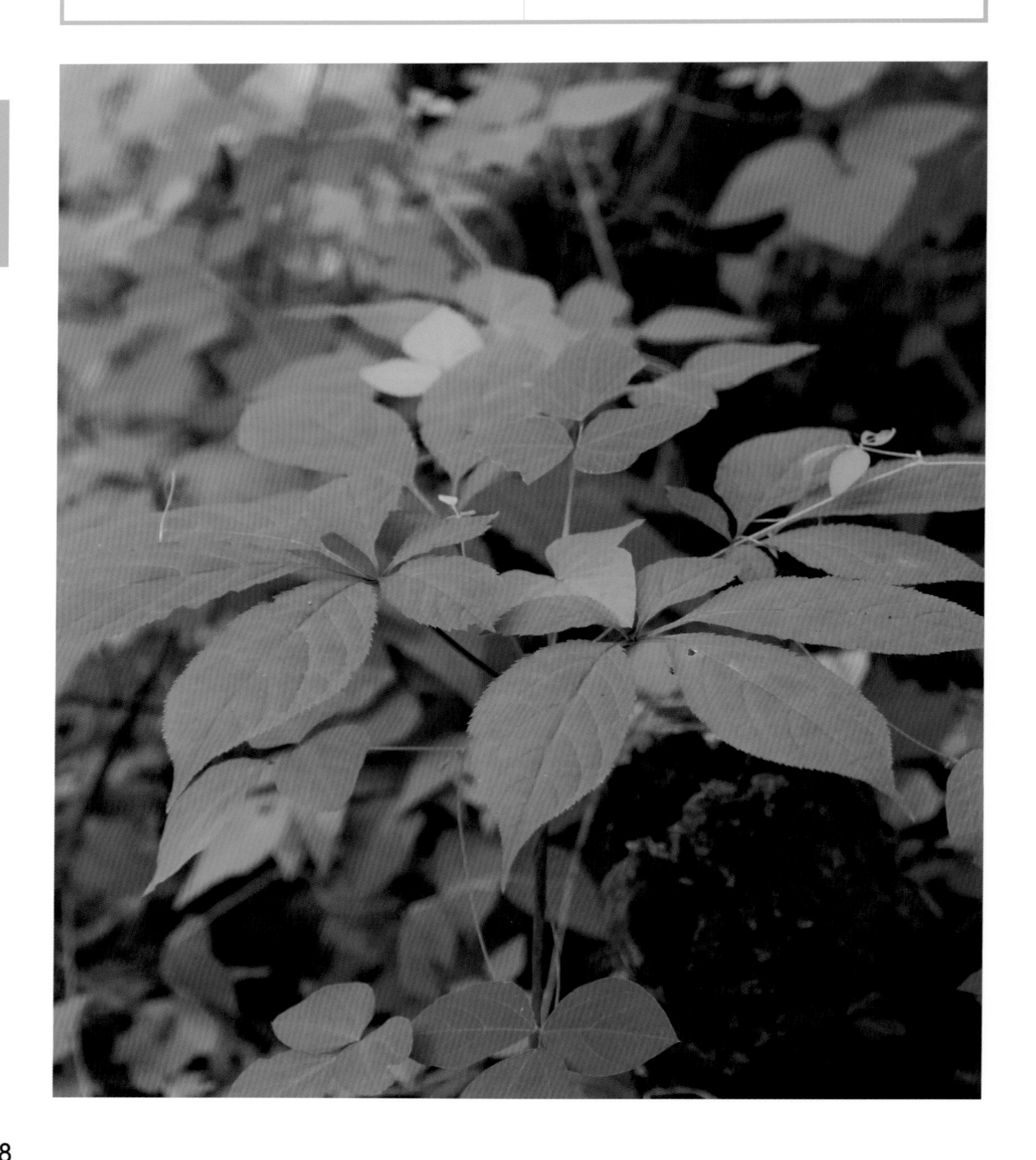

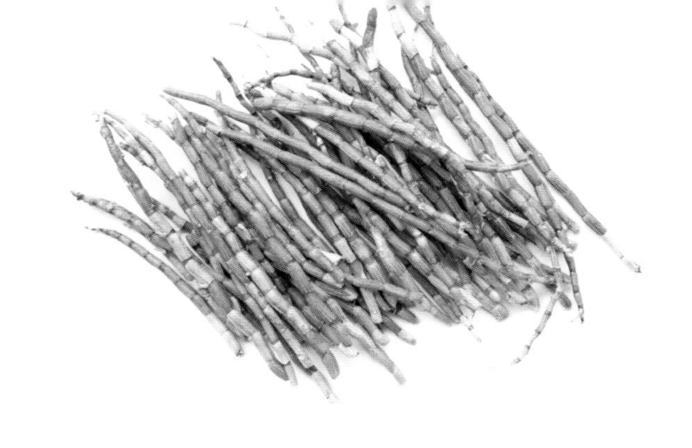

石斛

别名● **石兰、吊兰花、金钗石斛。**

来源● 本品为兰科植物金钗石斛、铁皮石斛或马鞭石斛及其近似种的新鲜或干燥茎。

原文● 味甘，平。主伤中，除痹，下气，补五脏虚劳、羸瘦，强阴。久服，厚肠胃、轻身、延年。一名林兰。生山谷。

性味归经● 甘，微寒。归胃、肾经。

附方●

温热有汗、风热化火、热病伤津、温疟舌苔变黑 鲜石斛三钱，连翘（去心）三钱，天花粉二钱，鲜生地四钱，麦冬（去心）四钱，参叶八分，水煎服。（《时病论》）

中消 鲜石斛五钱，熟石膏四钱，天花粉三钱，南沙参四钱，麦冬二钱，玉竹四钱，山药三钱，茯苓三钱，广皮一钱，半夏一钱五分。甘蔗三两，煎汤代水。（《医醇剩义》）

雀目 石斛、淫羊藿各一两，苍术（米泔浸，切，焙）半两，上三味，捣罗为散，每服三钱匕，空心米饮调服，日再。（《圣济总录》）

使用提示● 热病早期阴未伤者、湿温病未化燥者、脾胃虚寒者（指胃酸分泌过少者），均禁服。

传统药膳

石斛粥

原料 鲜石斛30 g，粳米50 g，冰糖适量。

制法 将石斛加水，久煎取汁约100 ml，去渣；药液、粳米、冰糖一同放入砂锅中，再加水400 ml左右，煮至米开粥稠停火。

用法 每日2次，稍温顿服。

功效 养胃生津，滋阴清热。

适用 脾胃虚弱者。

石斛麦冬茶

原料 石斛、谷芽、麦冬各10 g。

制法 沸水浸泡。

用法 代茶饮。

功效 养阴清热，消食和中。

适用 阴虚胃热、呕逆少食、咽干口渴、舌光少苔。

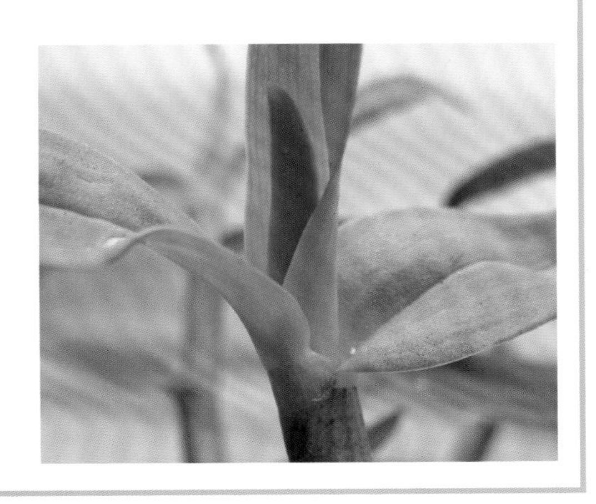

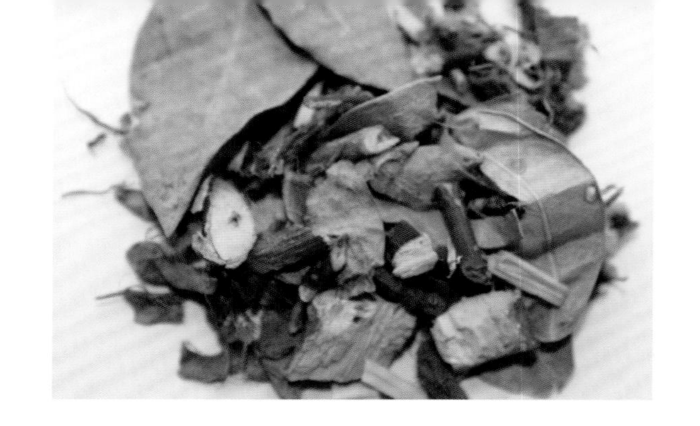

络石

别名● 石龙藤、络石藤。

来源● 本品为夹竹桃科植物络石的干燥带叶藤茎。

原文● 味苦，温。主风热死肌，痈伤，口干舌焦，痈肿不消，喉舌肿闭，水浆不下。久服轻身明目，润泽好颜色，不老延年。一名石鲮，生川谷。

性味归经● 苦，微寒。归心、肝、肾经。

附方●

痈疽焮痛、止痛 用络石茎叶一两，洗酒，勿见火，皂荚刺一两，新瓦炒黄，甘草节半两，大瓜蒌1个，取仁炒香，乳香、没药各三钱。每服二钱，水一盏，酒半盏，慢火煎至一盏，温服。（《外科精要》）

喉痹咽塞、喘息不通、须臾欲绝 络石草二两，切，以水一大升半，煮取一大盏，去滓，细细吃。（《近效方》）

使用提示● 阳虚畏寒、大便溏薄者禁服。

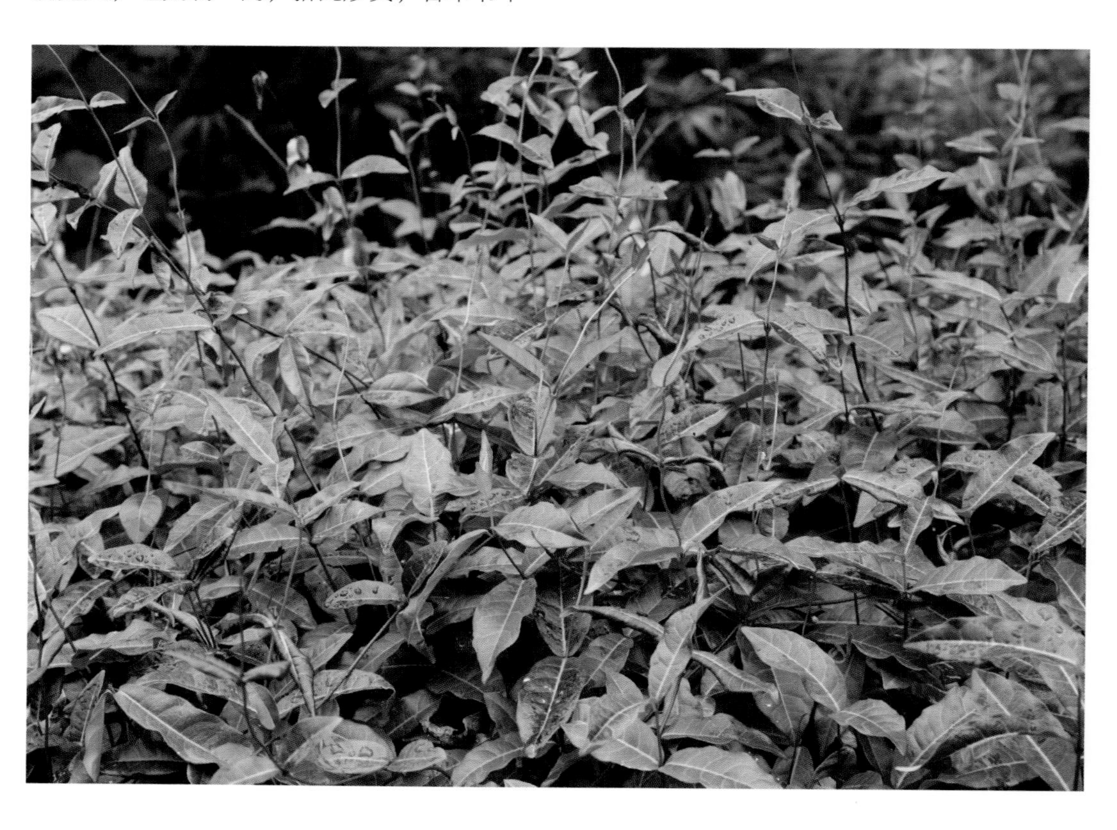

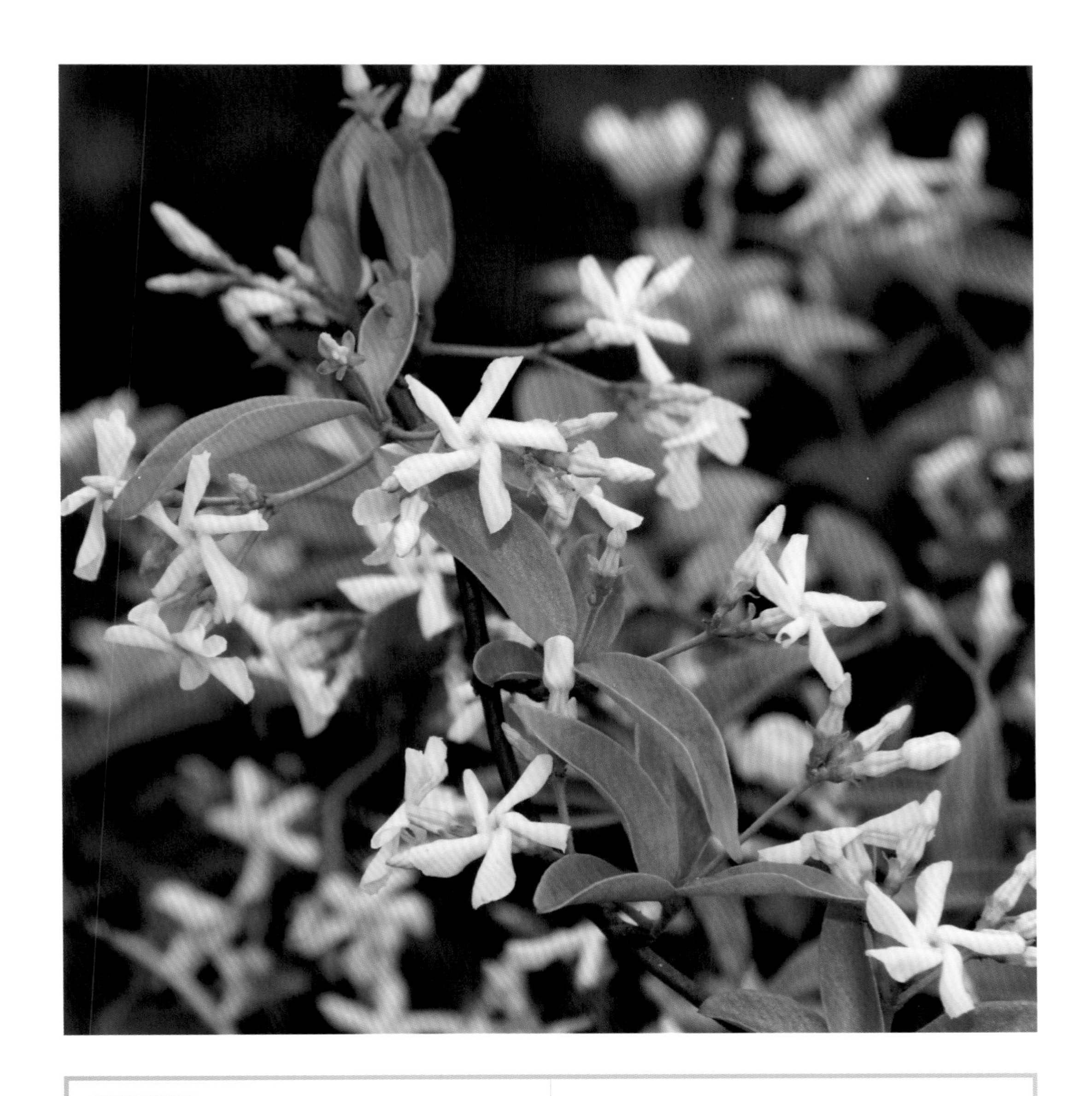

传统药膳

络石藤酒

原料 络石藤24 g，当归40 g，枸杞子50 g，白酒2000 ml。

制法 将前三味捣碎，放入酒坛中，倒入白酒，密封坛口，置于阴凉处，经常摇晃，浸泡10日后去渣即成。

用法 每日2次，每次饮服15 ~ 30 ml。

功效 祛风通络，凉血消肿。

适用 筋骨酸痛、腰膝无力等。

络石藤猪肺

原料 络石藤、地菍各30 g，猪肺200 g。

制法 将上3味同炖。

用法 服汤食肺，每日1剂。

功效 祛风活络，凉血止血，补气益肺。

适用 肺结核。

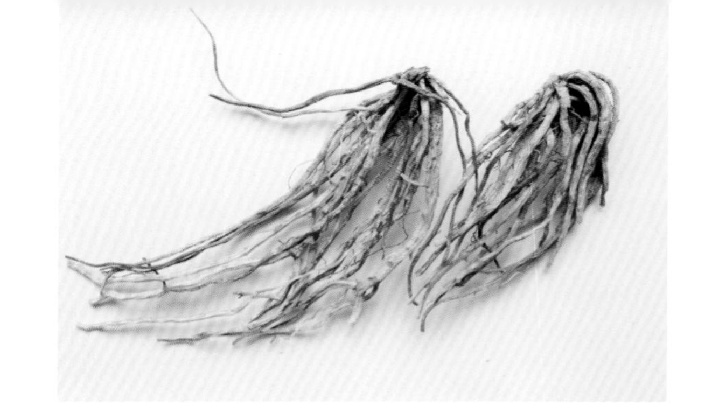

龙胆

别名● 陵游。

来源● 本品为龙胆科植物条叶龙胆、龙胆、三花龙胆或坚龙胆的干燥根及根茎。前三种习称“龙胆”，后一种习称“坚龙胆”。

原文● 味苦，涩。主治骨间寒热，惊痫邪气，续绝伤，定五脏，杀蛊毒。久服益智不忘，轻身耐老。一名陵游。生山谷。

性味归经● 苦，寒。归肝、胆经。

附方●

伤寒发狂 草龙胆为末，入鸡子清、白蜜，化凉水服二钱。（《伤寒蕴要》）

四肢疼痛 山龙胆根细切，用生姜自然汁浸一宿，去其性，焙干捣末，水煎一钱匕，温服之。此与龙胆同类别种，经霜不凋。（《本草图经》）

谷疸劳疸（谷疸因食而得，劳疸因劳而得） 用龙胆一两，苦参三两，为末，牛胆汁和丸梧子大。先食以麦饮服五丸，日三服，不愈稍增。劳疸加龙胆一两，栀子仁三七枚，以猪胆和丸。（《删繁方》）

一切盗汗（妇人、小儿一切盗汗，又治伤寒后盗汗不止） 龙胆草研末，每服一钱，猪胆汁三两点，入温酒少许调服。（《杨氏家藏方》）

小儿盗汗、身热 龙胆草、防风各等份，为末，每服一钱，米饮调下，亦可丸服及水煎服。（《婴童百问》）

咽喉热痛 龙胆擂水服之。（《集简方》）

暑行目涩 生龙胆捣汁合，黄连浸汁一匙，和点之。（《危氏得效方》）

眼中漏脓 龙胆草、当归各等份，为末，每服二钱，温水下。（《鸿飞集》）

卒然尿血不止 龙胆一虎口，水五升，煮取二升半，分为五服。（《姚僧坦集验方》）

使用提示● 脾胃虚寒者不宜用。阴虚津伤者慎用。

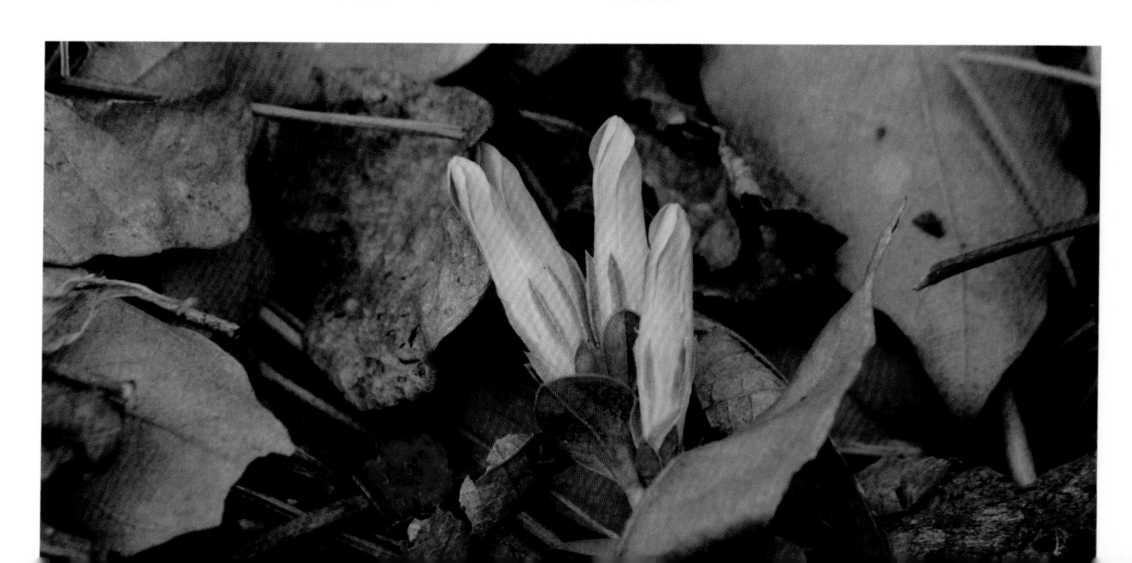

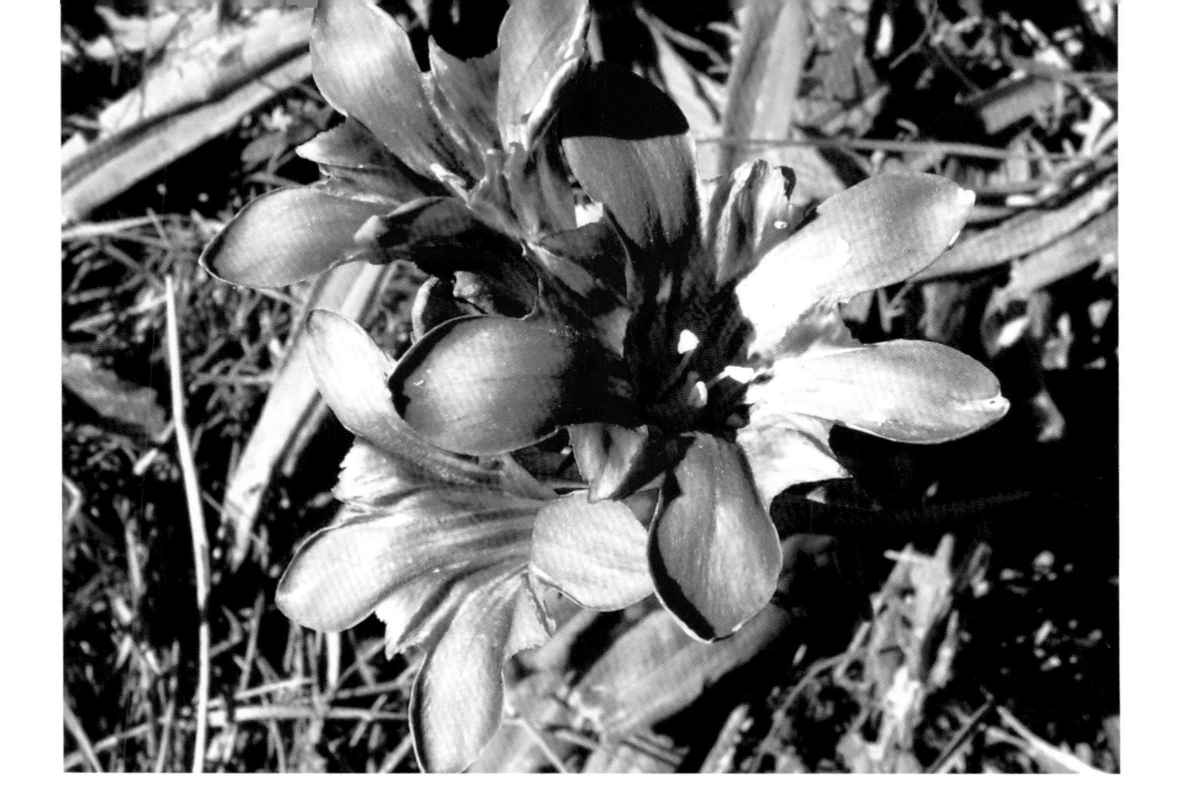

传统药膳

龙胆草粥

原料 龙胆草10 g，竹叶20 g，大米100 g。

制法 先用水煎龙胆草、竹叶，取汁，再加入大米煮成粥。

用法 代早餐食。

功效 泻肝降火，清心除烦。

适用 失眠兼急躁易怒、目赤口苦、小便黄、大便秘结，属于肝郁化火者。

龙胆泻甘粥

原料 龙胆草、车前子、泽泻、栀子、木通、黄芩各15 g，甘草10 g，粳米100 g。

制法 龙胆草、泽泻、车前子、木通、栀子、黄芩、甘草，分别洗净，水煎2次，每次用水700 ml，煎半小时，2次混合，去渣留汁于锅中，再将粳米淘净放入，慢熬成粥。

用法 分2次空腹服。

功效 利大小便。

适用 湿热黄疸、小便短赤。

龙胆蜜蛋茶

原料 龙胆草10 g，蜂蜜30 g，鸡蛋3个。

制法 将龙胆草洗净，加水煎煮，去渣留汁。再将鸡蛋打入龙胆草汁液中，煮成荷包蛋，加入蜂蜜即可。

用法 每日1剂，早、晚空腹食用，连服5日。

功效 泻肝胆实火，除下焦湿热。

适用 痈肿疮毒和阴囊湿疹。

芦荟龙胆茶

原料 龙胆草、芦荟、川芎各1.8 g，半夏、麦冬各3 g。

制法 将以上原料混匀，捣碎成粗末。

用法 水煎代茶。

功效 清热平肝，滋阴活血。

适用 早期高血压病。

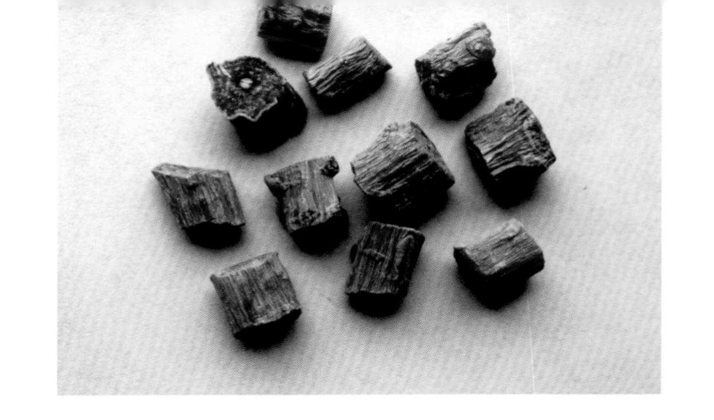

牛膝

别名● 甜川牛膝、甜牛膝、日全牛膝、大牛膝、白牛膝、拐牛膝。

来源● 本品为苋科植物川牛膝的干燥根。

原文● 味苦，酸。主寒湿痿痹，四肢拘挛，膝痛不可屈伸，逐血气，伤热火烂，堕胎。久服，轻身、耐老。一名百倍。生川谷。

性味归经● 甘、微苦，平。归肝、肾经。

附方●

消渴不止、下元虚损 牛膝五两为末，生地黄五升浸之，日曝夜浸，汁尽为度，蜜丸梧子大，每空心温酒下三十丸。久服壮筋骨，驻颜色，黑发，津液自生。（《经验方》）

痢下肠蛊（凡痢下应先白后赤，若先赤后白为肠蛊） 牛膝三两捣碎，以酒一升渍经一宿。每服一两杯，日三服。（《肘后备急方》）

妇人血块 土牛膝根洗切，焙捣为末，酒煎温服，极效。（《本草图经》）

妇人阴痛 牛膝五两，酒三升，煮取一升半，去滓，分三服。（《千金方》）

生胎欲去 牛膝一握捣，以无灰酒一盏，煎七分，空心服。仍以独根土牛膝涂麝香，插入牝户中。（《妇人良方》）

胞衣不出 牛膝八两，葵子三合，水九升，煎三升，分三服。（《延年方》）

产后尿血 川牛膝水煎频服。（《熊氏补遗》）

喉痹乳蛾 新鲜牛膝根一握，艾叶七片，捣和人乳，取汁灌入鼻内。须臾痰涎从口鼻出，即愈。无艾亦可。一方：牛膝捣汁，和陈酢灌之。（《本草纲目》）

口舌疮烂 牛膝浸酒含漱，亦可煎饮。（《肘后备急方》）

牙齿疼痛 牛膝研末含漱，亦可烧。（《千金方》）

卒得恶疮（人不识者） 牛漆根捣敷之。（《千金方》）

使用提示● 孕妇禁用。

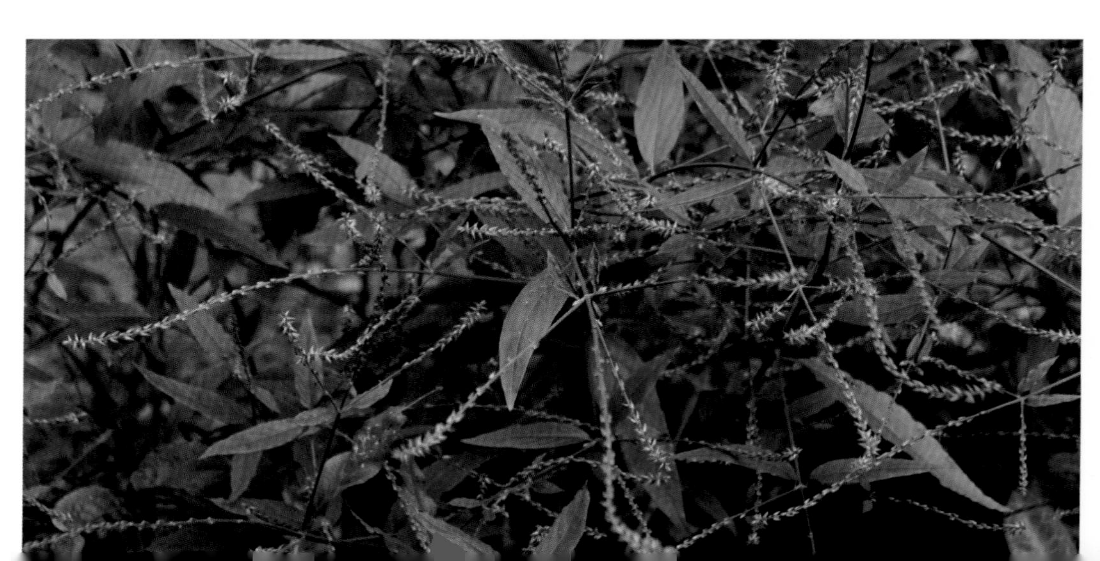

传统药膳

川牛膝炖猪蹄

原料 川牛膝15 g，猪蹄2只，黄酒80 ml。

制法 猪蹄刮净去毛，剖开两边后切成数小块，与牛膝一起放入大炖盅内，加水500 ml，隔水炖至猪蹄熟烂，去牛膝。

用法 食猪蹄肉、喝汤。

功效 活血通经及美肤。

适用 妇女气滞血瘀型闭经。

牛膝煮鹿蹄

原料 牛膝200 g，鹿蹄1具。

制法 与豉汁同煮令烂熟，葱椒调和。

用法 空心食之。

功效 祛风除湿。

适用 脚气及风寒湿痹、四肢挛急、脚肿不可踏地。

牛膝大豆酒

原料 牛膝、生地黄、大豆各500 g。

制法 上味拌匀，同蒸熟后倾出，绢囊贮，以酒15 000 ml浸经宿。

用法 每服30 ~ 50 ml，空心临卧温服。

功效 祛风除湿。

适用 久患风湿痹症、筋挛膝痛、胃气结聚、毒热。

牛膝苡仁酒

原料 牛膝、薏苡仁、赤芍、酸枣仁、炮姜、制附子、柏子仁、石斛各60 g，炙甘草40 g，白酒3000 ml。

制法 以上原料共捣碎，放入酒坛中，倒入白酒，密封坛口，浸泡10日后即成。

用法 每日3次，每次饮服15 ~ 20 ml。

功效 祛风散寒，除湿养肝，回阳补火，舒筋脉，利关节。

适用 手臂麻木不仁、腰膝冷痛、筋脉抽挛、肢节不利、大便溏、精神萎靡。

牛膝天冬酒

原料 牛膝、天冬、秦艽各37.5 g，独活45 g，五加皮、肉桂各30 g，石楠叶、细辛、杜仲、附子、薏苡仁、巴戟天各15 g，白酒5000 ml。

制法 将以上原料加工成粗末，装入纱布袋内，放入酒坛，倒入白酒，浸泡14日即成。

用法 每日3次，每次饮服30 ml。

功效 祛风湿，壮腰膝。

适用 关节疼痛遇寒加重，兼见肢节屈伸挛急、麻木不仁、步履无力的类风湿关节炎。

牛膝酒

原料 牛膝150 g。

制法 以酒1500 ml，渍经3宿。

用法 每于食前，温饮10 ml。

功效 涩肠止痢。

适用 肠蛊痢。

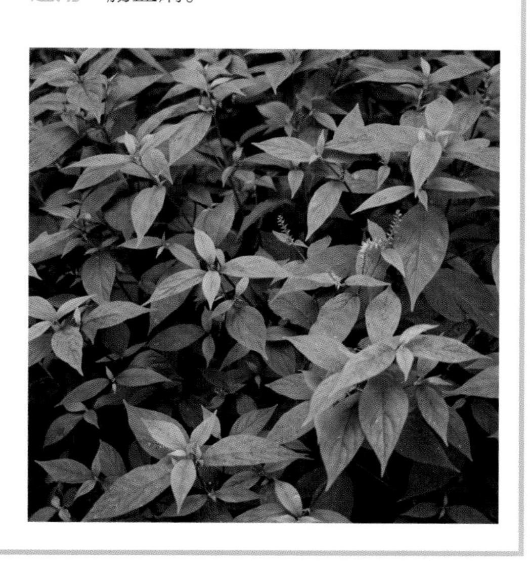

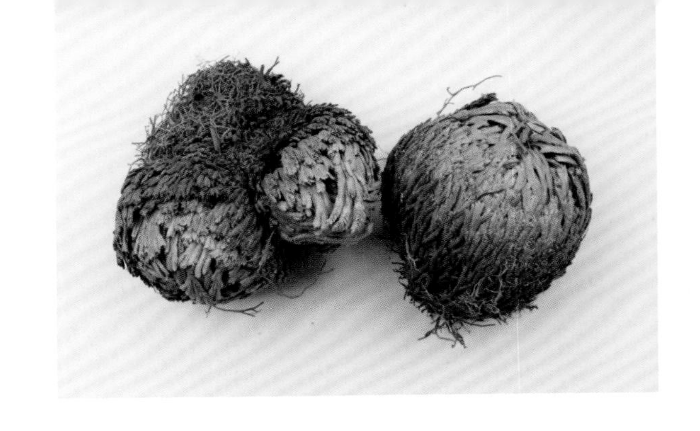

卷柏

别名● 一把抓、老虎爪、长生草、万年松、九死还魂草。

来源● 本品为卷柏科植物卷柏或垫状卷柏的干燥全草。

原文● 味辛，温。主五脏邪气，女子阴中寒热痛，癥瘕，血闭，绝子。久服轻身、和颜色。一名万岁。生山谷。

性味归经● 辛，平。归肝、心经。

附方●

大肠下血 卷柏、侧柏、棕榈各等份，烧存性为末，每服三钱，酒下。亦可饭丸服。（《仁存方》）

远年下血 卷柏、地榆（焙）各等份，每用一两，水一碗，煎数十沸，通口服。（《百一选方》）

妇人血闭成瘕、寒热往来、子嗣不育者 卷柏四两，当归二两（俱浸酒炒），白术、牡丹皮各二两，白芍药一两，川芎五钱，分作七剂，水煎服；或炼蜜为丸，每早服四钱，白汤送。（《本草汇言》）

肠毒下血 卷柏、嫩黄芪各等份，为末，米饮调，每服三钱。（《本草汇言》）

使用提示● 孕妇慎用。

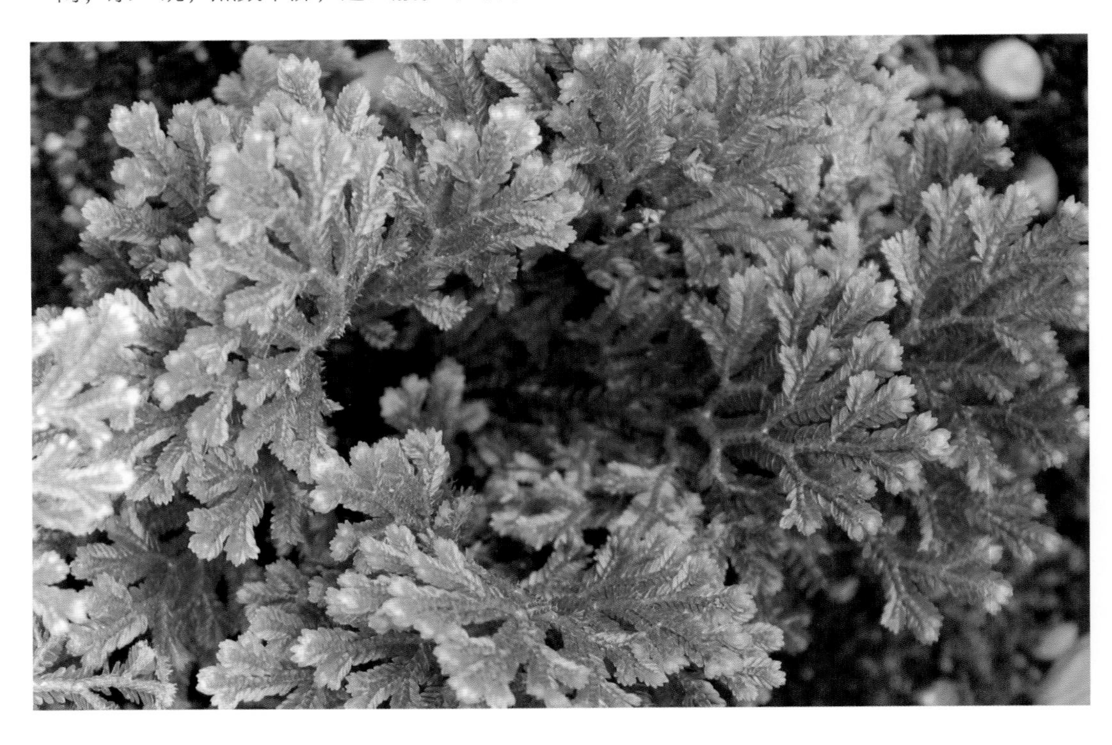

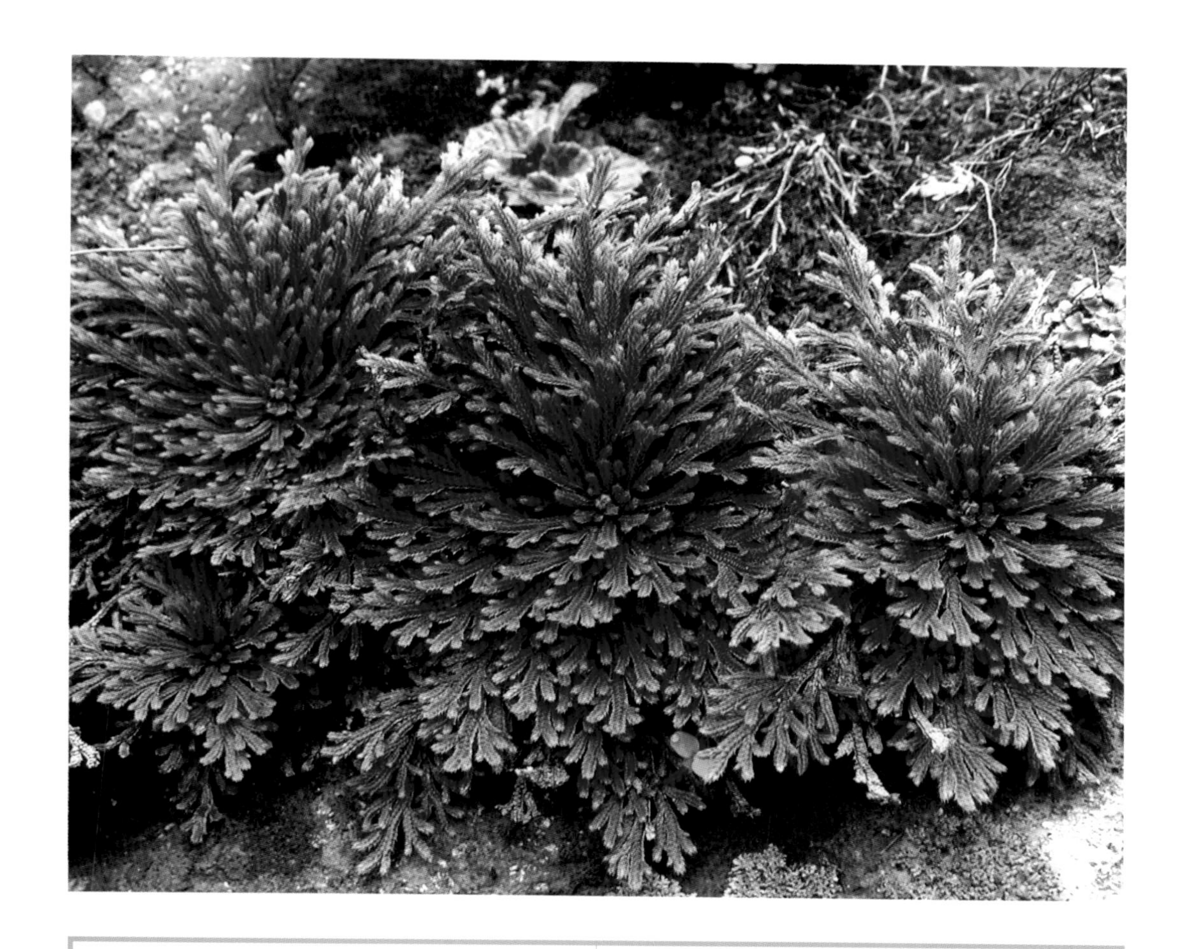

传统药膳

卷柏芹菜鸡蛋汤

原料 鲜卷柏、鲜芹菜各30 g，鸡蛋2个。

制法 鸡蛋煮熟去壳，置瓦锅，放入芹菜、卷柏，加清水浸没药渣，煮熟后去药渣，吃蛋饮汤。

用法 每日1剂，连服2～3剂。

功效 调经止血。

适用 月经过多、功能性子宫出血。

卷柏猪蹄汤

原料 生卷柏5 g，猪蹄250 g，调味品适量。

制法 将卷柏洗净，用纱布包裹，猪蹄洗净，掰成块，与卷柏一同放入锅中，加水炖煮至熟烂，去掉卷柏包，根据个人口味加入调味品即可。

用法 每日1次，连食8～10日。

功效 补筋骨，祛风湿，活血化瘀。

适用 解除产后骨节酸痛。

卷柏炖肉

原料 垫状卷柏（炒焦）30 g，猪瘦肉60 g。

制法 将猪肉切小块，与卷柏加水共炖，肉熟烂即可。

用法 服汤食肉。

功效 止血，补虚。

适用 吐血、便血、尿血。

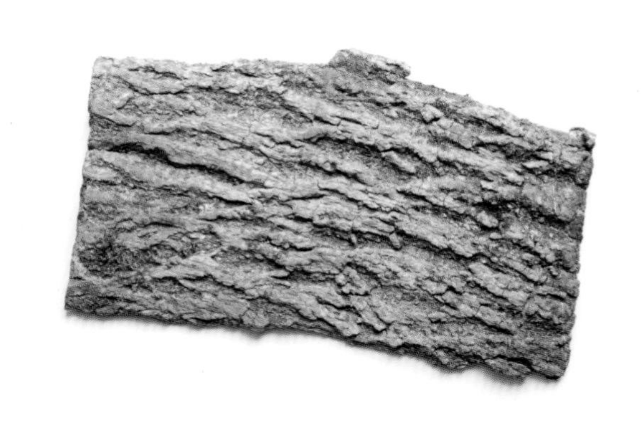

杜仲

别名● 思仙、木绵、思仲、丝连皮、玉丝皮、扯丝片、丝楝树皮。

来源● 本品为杜仲科植物杜仲的干燥树皮。

原文● 味辛，平。主治腰膝痛，补中，益精气，坚筋骨，强志，除阴下痒湿，小便余沥。久服轻身耐老。一名思仙。生山谷。

性味归经● 甘，温。归肝、肾经。

附方●

肾虚腰痛 用杜仲去皮炙黄一大斤，分作十剂。每夜取一剂，以水一大升，浸至五更，煎三分减一，取汁，以羊肾三四个切下，再煮三五沸，如做羹法，和以椒、盐，空腹顿服。（《崔元亮海上方》）

风冷伤肾、腰背虚痛 杜仲一斤（切炒），酒二升，渍十日，日服三合。（《本草纲目》）

病后虚汗及目中流汗 杜仲、牡蛎各等份，为末。卧时水服五匕，不止更服。（《肘后备急方》）

频惯堕胎或三四月即堕者 于两个月前，以杜仲八两（糯米煎汤浸透，炒去丝），续断二两（酒浸焙干）为末，以山药五六两，为末作糊，丸梧子大。每服五十丸，空心米饮下。（《杨起简便方》）

频惯堕胎或三四月即堕者 用杜仲焙研，枣肉为丸。糯米饮下。（《肘后备急方》）

产后诸疾及胎脏不安 杜仲去皮，瓦上焙干，木臼捣末，煮枣肉和，丸弹子大。每服一丸，糯米饮下，日二服。（《胜金方》）

使用提示● 阴虚火旺者慎服。

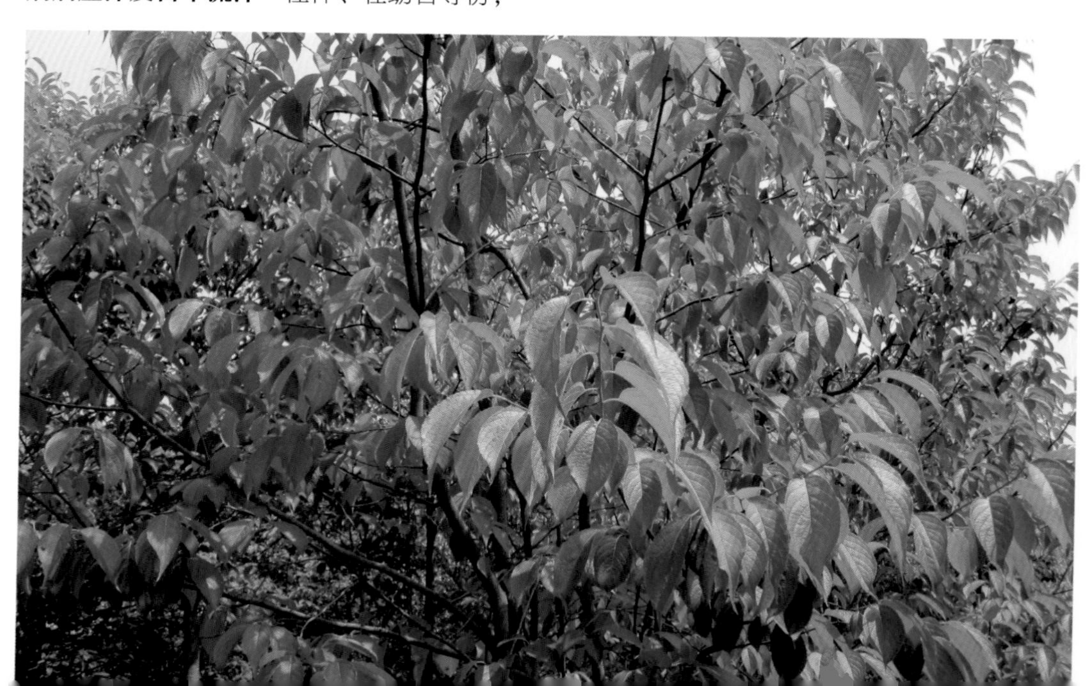

传统药膳

杜仲薏苡仁粥

原料 杜仲18 g，牛膝、桂枝各9 g，薏苡仁60 g，白糖适量。

制法 先将前3味药加水750 ml，煎取汁500 ml，再用药汁将淘洗干净的薏苡仁煮成粥即可。食前加白糖调味。

用法 每日1剂，代早餐服。连用10～15剂。

功效 祛风除湿，活血通络。

适用 风湿阻络、肌肤失养引起的牛皮癣。

杜仲鹌鹑汤

原料 杜仲、山药各30 g，枸杞子15 g，生姜5 g，鹌鹑3只，大枣10枚，盐适量。

制法 鹌鹑去毛、内脏，与杜仲、山药、枸杞子、大枣同煮2～3小时，加食盐调味即可。

用法 每日分2次服食。

功效 补益肝肾，强壮筋骨。

适用 肝肾不足所致之腰膝软弱无力。

杜仲荷叶煨猪肾

原料 杜仲末10 g，猪腰子1枚，荷叶1张。

制法 猪腰子切片，以椒盐淹去腥水，入杜仲末，荷叶包之，煨熟为度。

用法 适量食之，酒下。

功效 补水脏。

适用 肾虚腰痛。

杜仲炒腰花

原料 杜仲20 g，猪腰2个，味精、食盐、植物油、淀粉、料酒、酱油、姜、葱各适量。

制法 将杜仲剪碎，入锅，加清水熬成浓汁约50 ml，加少量淀粉、料酒、酱油、食盐、味精，拌和均匀，备用；猪腰去臊筋膜，切成腰花片，将葱、姜分别切成葱段、姜丝。油锅烧热，先入葱、姜煸炒出香，入腰花片，急火熘炒，再将杜仲药汁混合物倒入，拌匀勾芡即可。

用法 佐餐或当菜，随意服食。

功效 补肾强精。

适用 肾虚不固型遗精。

杜仲寄生茶

原料 杜仲、桑寄生各等份。

制法 上味药共研为粗末。

用法 每次10 g，沸水浸泡饮。

功效 补肝肾，降血压。

适用 高血压而有肝肾虚弱、耳鸣眩晕、腰膝酸软者。

杜仲酒

原料 杜仲、丹参各400 g，川芎250 g。

制法 上药细作，用酒7500 ml，浸5日。

用法 随性多少温饮。

功效 补肝肾。

适用 腰痛。

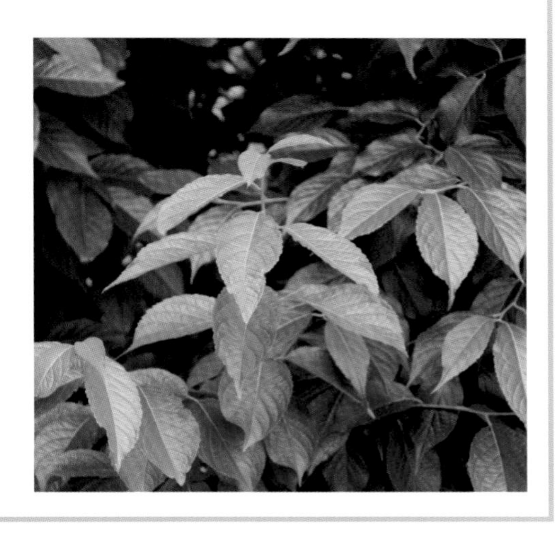

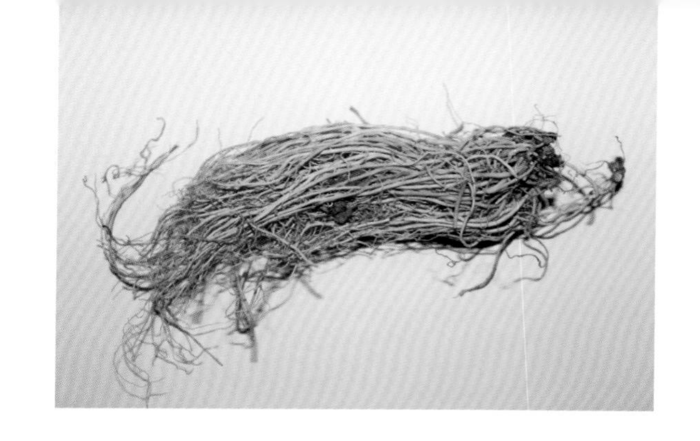

细辛

别名 小辛、细草、少辛、独叶草、金盆草、山人参。

来源 本品为马兜铃科植物北细辛、汉城细辛或华细辛的根及根茎。前二种习称“辽细辛”。

原文 味辛，温。主咳逆，头痛脑动，百节拘挛，风湿、痹痛、死肌。久服，明目、利九窍，轻身、长年。一名小辛。生山谷。

性味归经 辛，温。归心、肺、肾经。

附方

暗风卒倒，不省人事 细辛末，吹入鼻中。（《危氏得效方》）

虚寒呕哕，饮食不下 细辛去叶半两，丁香二钱半，为末。每服一钱，柿蒂汤下。（《本草纲目》）

小儿客忤（口不能言） 细辛、桂心末各等份，以少许纳口中。（《外台秘要》）

小儿口疮 细辛末，醋调，贴脐上。（《卫生家宝方》）

口舌生疮 细辛、黄连各等份，为末掺之，漱涎甚效，名兼金散。一方用细辛、黄蘗。（《三因极一病证方论》）

鼻中息肉 细辛末，时时吹之。（《太平圣惠方》）

诸般耳聋 细辛末，溶黄蜡丸鼠屎大，绵裹一丸塞之，一二次即愈。须戒怒气，名聪耳丸。（《龚氏经验方》）

使用提示 气虚多汗、血虚头痛、阴虚咳嗽者忌服。

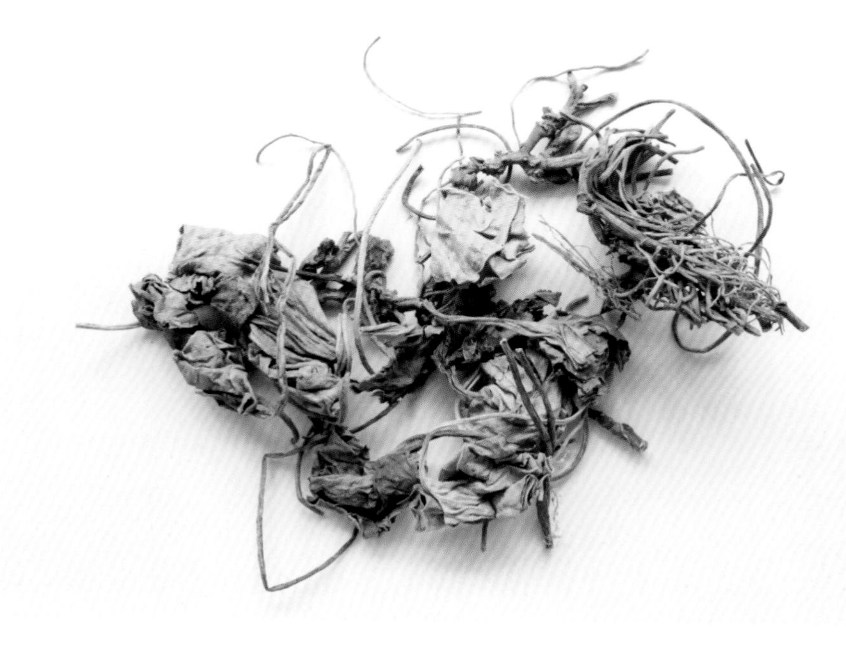

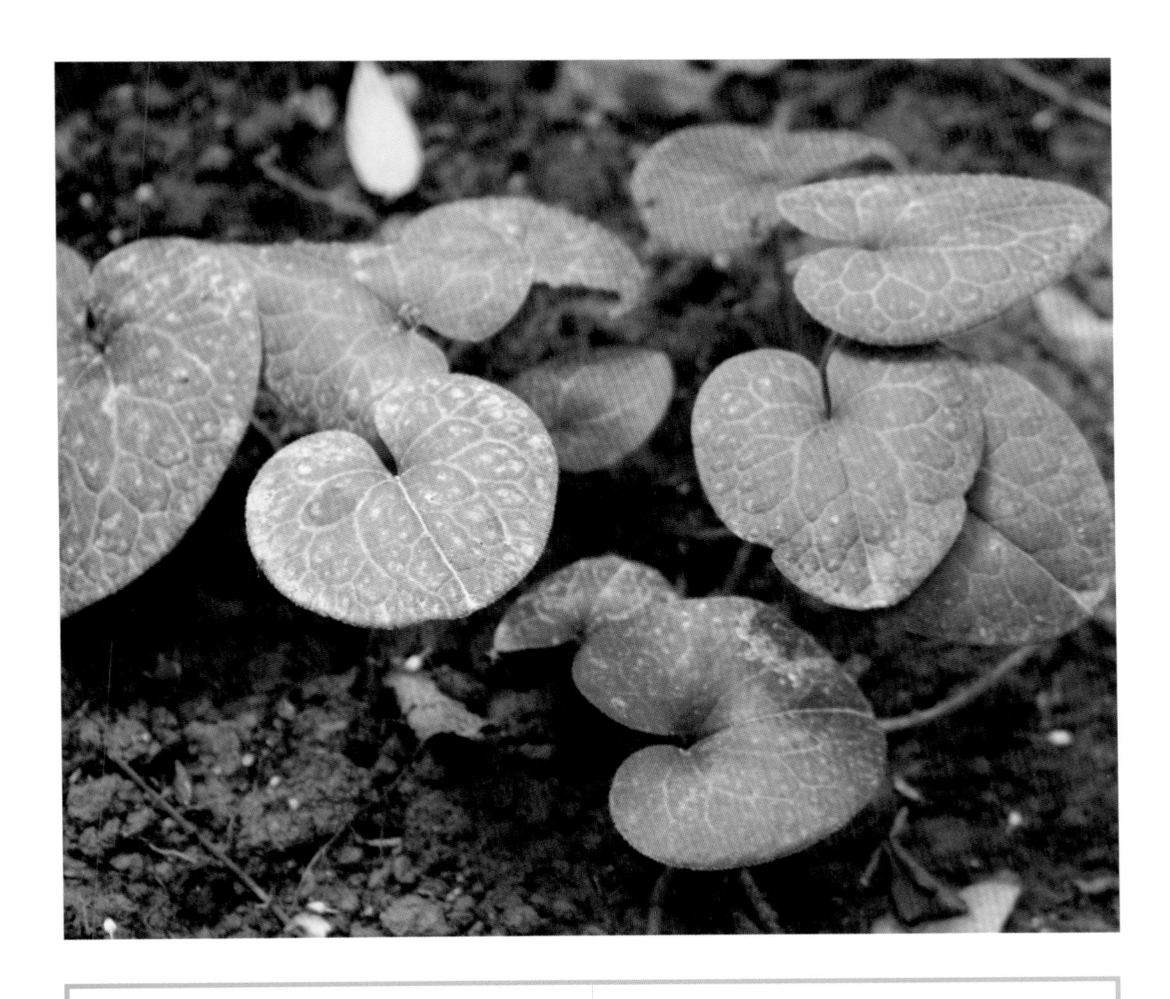

传统药膳

细辛粥

原料 细辛3 g，大米100 g。

制法 将细辛择净，放入锅中，加清水适量，浸泡5～10分钟，水煎取汁，加大米煮为稀粥。

用法 每日1～2剂，连续2～3日。

功效 祛风散寒，温肺化饮，宣通鼻窍。

适用 外感风寒头痛、身痛、牙痛、痰饮咳嗽、痰白清稀、鼻塞等。

细辛茶

原料 细辛3 g。

制法 将细辛放入有盖杯中，用沸水冲泡，加盖，闷15分钟即可。

用法 代茶，频频饮服，一般可冲泡3～5次。

功效 补肾壮阳。

适用 对寒滞肝脉型阳痿尤为适宜。

细辛甘草茶

原料 细辛4 g，炙甘草10 g，绿茶1 g。

制法 将上药加水400 ml，煮沸5分钟，加入茶叶即可。

用法 3次饭后服，每日1剂。

功效 祛风止痛。

适用 风湿性关节痛。

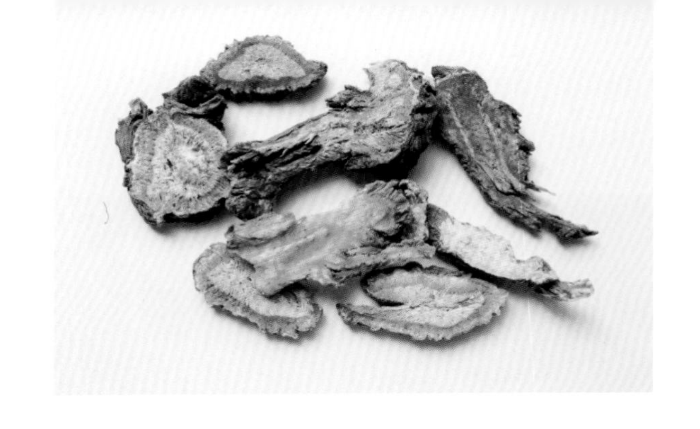

独活

别名 大活、山独活、香独活、川独活、肉独活、巴东独活。

来源 本品为伞形科植物重齿毛当归的干燥根。

原文 味苦，平，无毒。主风寒所出，金创，止痛，贲豚痫痓，女子癥瘕。久服轻身耐老。一名羌活，一名羌青，一名护羌使者。生川谷。

性味归经 辛、苦，微温。归肾、膀胱经。

附方

中风口噤（通身冷，不知人） 独活四两，好酒一升，煎半升服。（《千金方》）

热风瘫痪 独活二斤，构子一升，为末，每酒服方寸匕，日三服。（《广剂方》）

产后腹痛、产肠脱出 独活二两，煎酒服。（《必效方》）

妊娠浮肿、风水浮肿 独活、萝卜子同炒香，只取独活为末，每服二钱，温酒调下，一日一服，二日二服，三日三服。乃嘉兴簿张昌明所传。（《本事方》）

历节风痛 独活、羌活、松节各等份，用酒煮过，每日空心饮一杯。（《外台秘要》）

风牙肿痛 用独活煮酒热漱之。（《肘后备急方》）

风牙肿痛 用独活、地黄各三两，为末，每服三钱，水一盏煎，和滓温服，卧时再服。（文潞公《药准》）

喉闭口噤 独活三两，牛蒡子二两，水煎一钟，入白矾少许，灌之取效。（《圣济总录》）

使用提示 阴虚血燥者慎服。

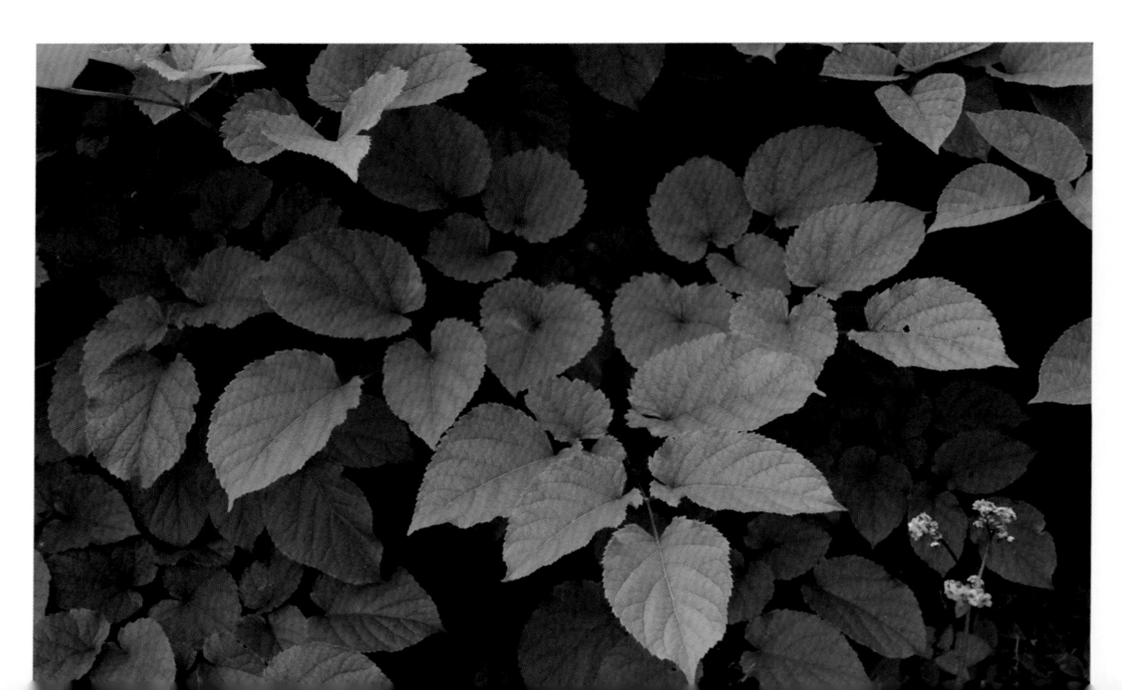

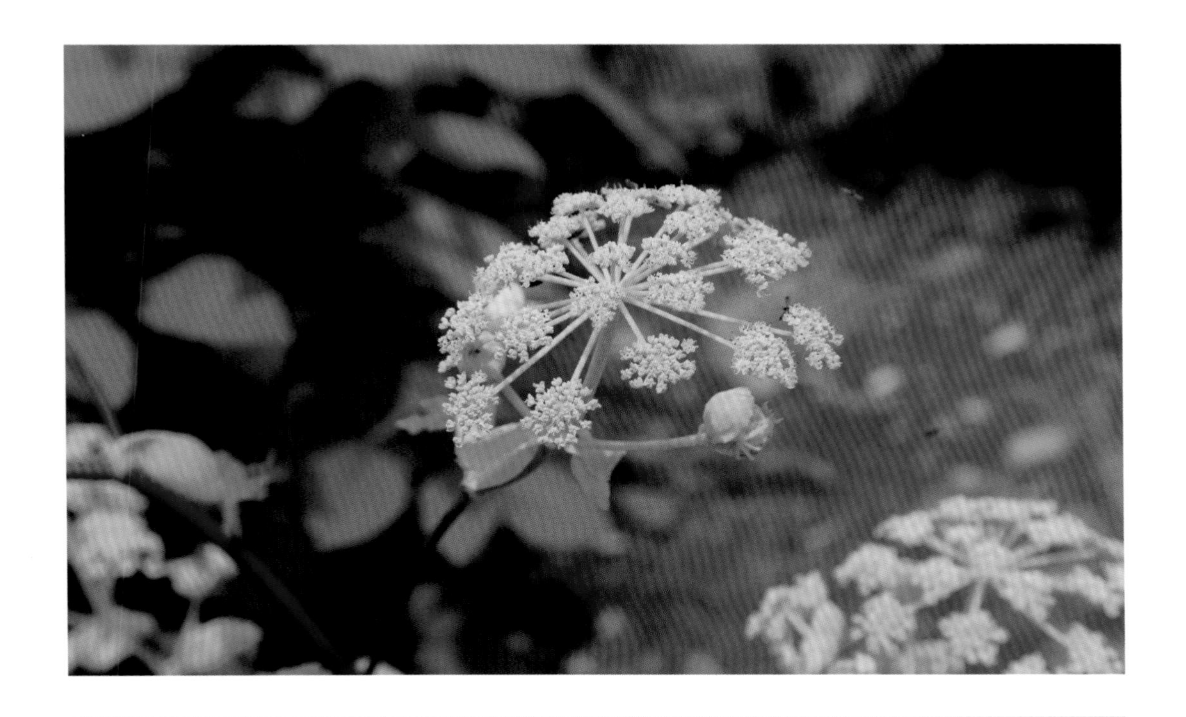

传统药膳

独活蛋

原料 独活60 g，鸡蛋10个。

制法 独活与鸡蛋同入砂锅内，放入适量冷水，文火慢煮，蛋熟剥去皮继续煮半小时，取蛋。

用法 每日1次，每次食蛋2～3个，连食3～4日。

功效 祛风，补虚。

适用 虚风所致眩晕、恶心、视物旋复、不敢睁目等。

独活酒

原料 独活300 g，白酒2500 ml。

制法 将独活放入酒坛，倒入白酒，密封坛口，浸泡10日后即成。

用法 每日3次，每次空腹温饮15～20 ml。

功效 祛风湿，止痛。

适用 腰膝酸软、腿脚沉重疼痛。

独活牛膝酒

原料 独活、牛膝、制附子、防风、肉桂各30 g，川椒、大麻仁各50 g，白酒1500 ml。

制法 将大麻仁炒香，川椒去目及闭口者炒出汗。将上7味药捣细，用净瓶盛之，以白酒浸泡，密封瓶口，3日后去渣即成。

用法 每日2次，每次温饮15～20 ml。

功效 温经和血，除湿止痛。

适用 中风半身不遂、骨节疼痛等。

独活酒

原料 独活25 g，杜仲、丹参各50 g，熟地、川芎、当归各75 g，好酒2500 ml。

制法 上药细作，用好酒于净瓶内浸，密封，重汤煮两时许，取出候冷。

用法 旋暖不拘时饮之，常令微醉。

功效 祛风除湿。

适用 风湿腰痛、湿痹。

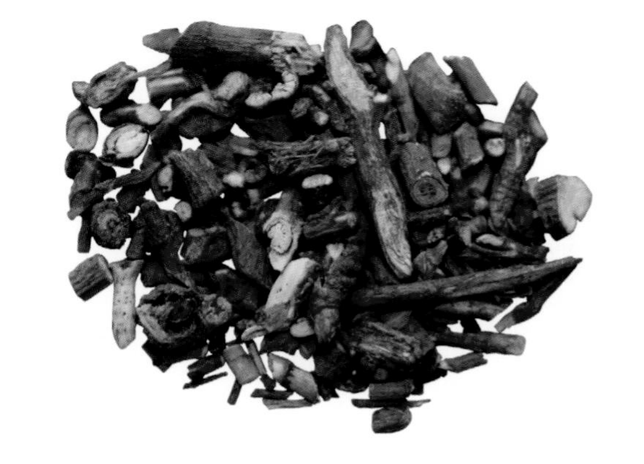

柴胡

别名● 地薰、芷胡、山菜、茹草、柴草。

来源● 本品为伞形科植物柴胡或狭叶柴胡的干燥根。按性状不同，分别习称“北柴胡”及“南柴胡”。

原文● 味苦，平。主心腹肠胃中结气、饮食积聚、寒热邪气，推陈致新。久服，轻身、明目、益精。一名地薰。生川谷。

性味归经● 苦，微寒。归肝、胆经。

附方●

伤寒余热（伤寒之后，邪入经络，体瘦肌热，推陈致新，解利伤寒时气伏暑，仓卒并治，不论长幼） 柴胡四两，甘草一两，每用三钱，水一盏煎服。（《本事方》）

小儿骨热（十五岁以下，遍身如火，日渐黄瘦，盗汗咳嗽烦渴） 柴胡四两、丹砂三两，为末，豮猪胆汁拌和，饭上蒸熟，丸绿豆大。每服一丸，桃仁、乌梅汤下，日三服。（《圣济总录》）

虚劳发热 柴胡、人参各等份，每服三钱，姜、枣同水煎服。（《澹寮方》）

湿热黄疸 柴胡一两，甘草二钱半，作一剂，以水一碗，白茅根一握，煎至十分，任意时时服，尽。（《药秘宝方》）

眼目昏暗 柴胡六铢，决明子十八铢，治筛，人乳汁和敷目上，久久夜见五色。（《千金方》）

积热下痢 柴胡、黄芩各等份，半酒半水煎七分，浸冷，空心服之。（《济急方》）

使用提示● 肝阳上亢、肝风内动、阴虚火旺及气机上逆者忌用或慎用。

传统药膳

柴草粥

原料 柴胡10 g，紫草12 g，粳米50 g。

制法 将柴胡、紫草布包，加水适量，与粳米同煮，待米将熟时，捞出药包，再煮至米熟成粥即可。

用法 顿食，每日1次。

功效 调和肝脾。

适用 肝郁脾虚所致之面部蝴蝶斑。

柴胡粥

原料 柴胡10 g，大米100 g，白糖适量。

制法 将柴胡择净，放入锅中，加清水适量，水煎取汁，再加大米煮粥，待熟时调入白糖，煮一二沸即成。

用法 每日1～2剂，连续3～5日。

功效 和解退热，疏肝解郁，升举阳气。

适用 外感发热、少阳寒热往来、肝郁气滞所致的胸胁乳房胀痛、月经不调、痛经、脏器下垂等。

柴胡疏肝粥

原料 柴胡、香附、白芍、川芎、枳壳、麦芽、甘草各10 g，粳米100 g，白糖适量。

制法 将上7味药煎取浓汁，去渣，粳米淘净，与药汁同煮成粥，加入白糖稍煮即可。

用法 每日2次，温热服。

功效 疏肝解郁，理气宽中。

适用 慢性肝炎、肝郁气滞所致之胁痛低热者。

柴胡青叶粥

原料 柴胡、大青叶各15 g，粳米30 g，白糖适量。

制法 将柴胡、大青叶同放入锅内，加水适量煎煮，去渣取汁，用药汁煮粳米成粥，放入白糖调匀。

用法 每日1次，6日为1个疗程。

功效 疏肝清热。

适用 带状疱疹患者。

柴胡煮鸡蛋

原料 柴胡15 g，陈皮、当归各10 g，鸡蛋1个。

制法 将上4物同入锅中，加水适量，煮至蛋熟，滤取药汁即成。

用法 每日1剂，吃蛋饮汤。

功效 理气行血，透表除疹。

适用 气滞血瘀兼有外邪所致的带状疱疹。

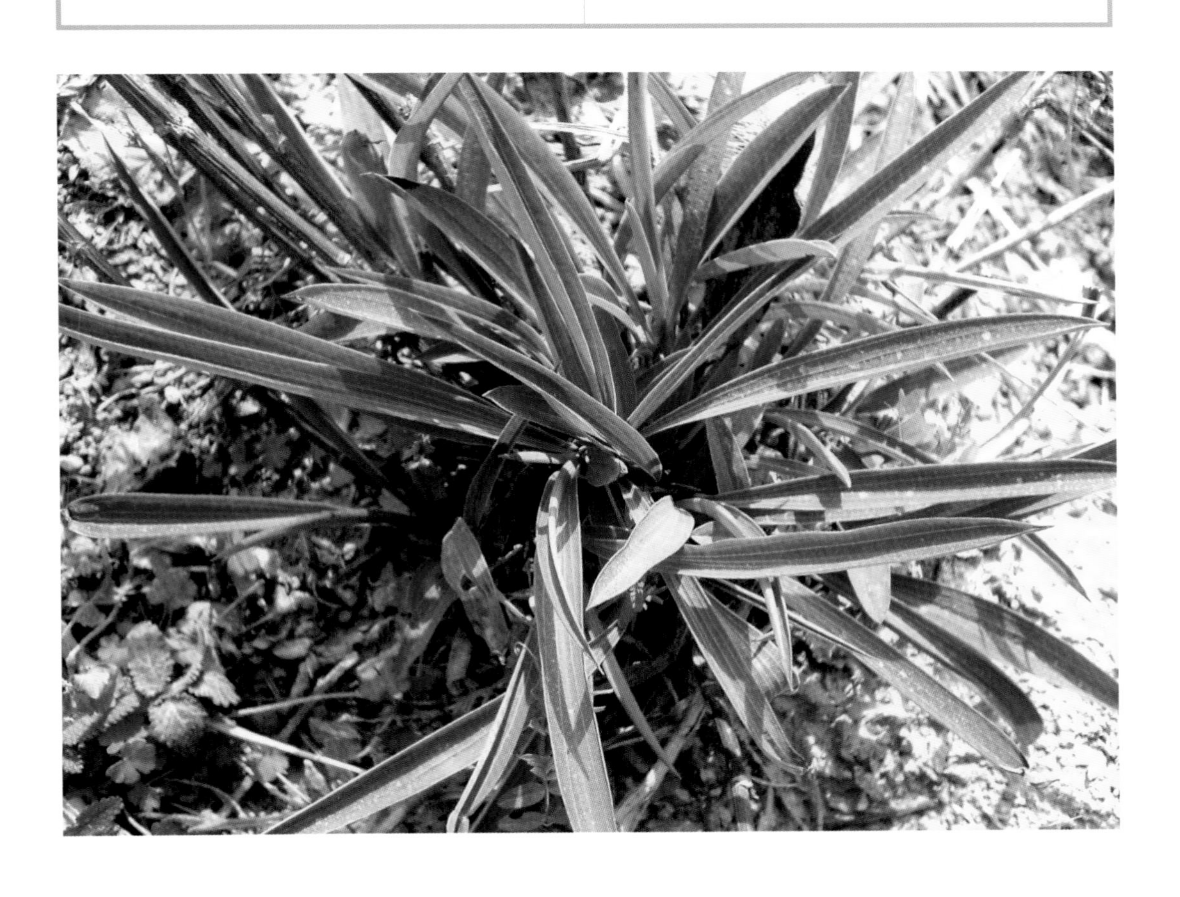

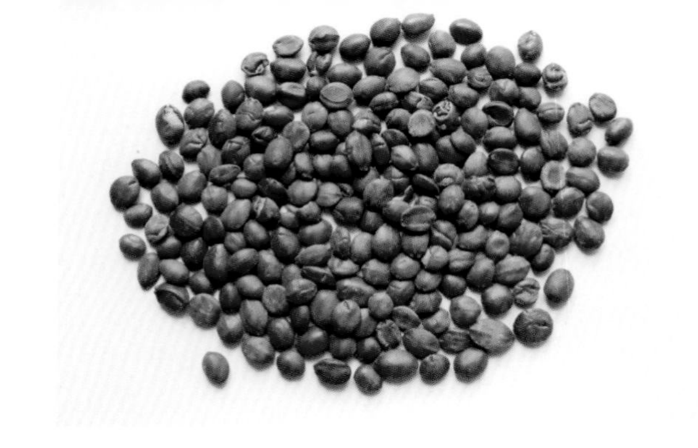

酸枣

别名● **刺枣、山枣、别大枣。**

来源● 本品为鼠李科植物酸枣的干燥成熟种子。

原文● 味酸，平。主治心腹寒热邪结气，四肢酸疼，湿痹。久服安五脏，轻身延年。生川泽。

性味归经● 甘、酸，平。归肝、胆、心经。

附方●

胆风沉睡、胆风毒气、虚实不调、昏沉多睡 用酸枣仁一两（生用），全挺蜡茶二两（以生姜汁涂，炙微焦），为散。每服二钱，水七分，煎六分，温服。（《简要济众方》）

胆虚不眠、心多惊悸 用酸枣仁一两，炒香，捣为散。每服二钱，竹叶汤调下。（《太平圣惠方》）

胆虚不眠、心多惊悸 加人参一两，朱砂半两，乳香二钱半，炼蜜丸服。（《和剂局方》）

振悸不眠 用酸枣仁二升，茯苓、白术、人参、甘草各二两，生姜六两，水八升，煮三升，分服。（《本草图经》）

骨蒸不眠、心烦 用酸枣仁一两，水二盏研绞取汁，下粳米二合煮粥，候熟，下地黄汁一合再煮，分食。（《太平圣惠方》）

睡中汗出 酸枣仁、人参、茯苓各等份，为末，每服一钱，米饮下。（《简便方》）

刺入肉中 酸枣核烧末，水服，立出。（《外台秘要》）

使用提示● 凡有实邪郁火及滑泄症者慎服。

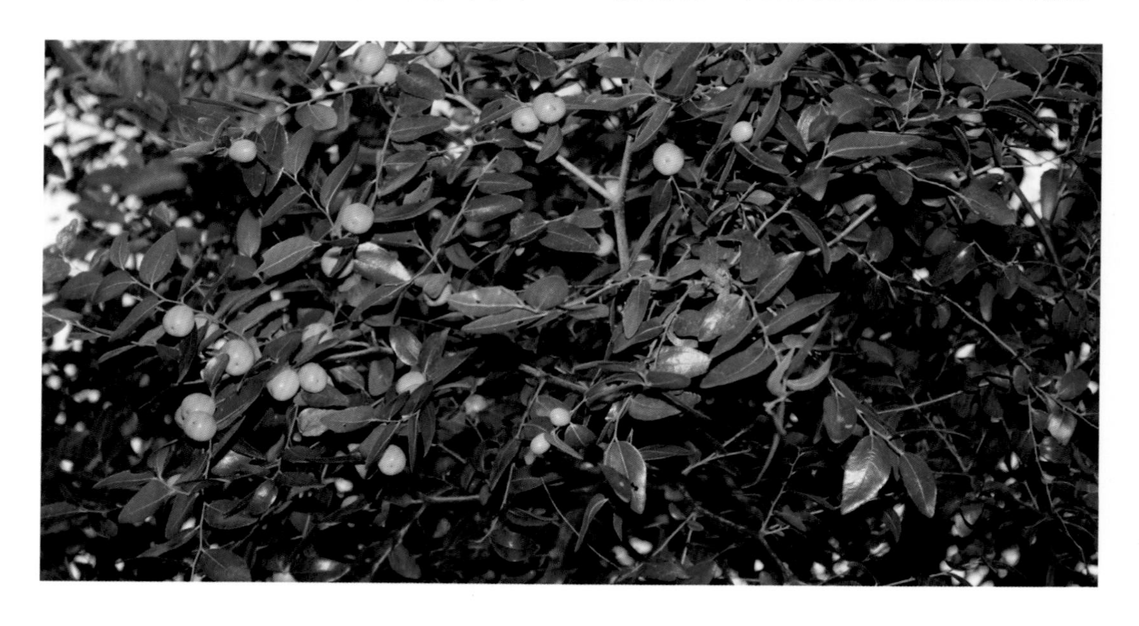

传统药膳

酸枣茱萸粥

原料　酸枣仁15 g，山茱萸肉15～20 g，粳米100 g，白糖适量。

制法　先将山茱萸肉洗净去核，再与酸枣仁共煎，取汁去渣，与粳米同煮粥，待粥将熟时，加入白糖稍煮即可。

用法　每日1～2次，10日为1个疗程。

功效　滋补肝肾，养心安神。

适用　妇女更年期综合征及肝肾不足所致的夜寐不安、面部潮红、手足心热、头晕耳鸣、带下、遗尿、小便频数等。

安神二枣粥

原料　酸枣仁20 g，大枣、核桃仁各30 g，大米60 g。

制法　将大枣、大米洗净，与酸枣仁、核桃仁共煮成粥。

用法　加白糖少许，早、晚服食，常用之。

功效　补虚安神。

适用　心肾亏虚、心悸、失眠、心烦等。

枣仁龙眼粥

原料　酸枣仁30 g，龙眼肉15 g，红糖6 g，粳米80 g。

制法　将酸枣仁、龙眼肉去净灰渣，枣仁捣碎，用双层纱布包好，龙眼肉切成小粒，粳米洗净入锅，掺清水煮成稀粥，加红糖即成。

用法　每服适量。

功效　补血，养胃益脾，安神。

适用　思虑过度、劳伤心脾、暗耗阴血所致的面色萎黄、心悸怔忡、健忘失眠、多梦易惊等。

酸枣仁煎饼

原料　酸枣仁1.5 g，茯神、人参各0.5 g，面、糯米各20 g。

制法　将酸枣仁、茯神、人参研末，入米面中，以水调做煎饼食之，要着肉臛五味。

用法　尽食之。

功效　祛风散热。

适用　风热、心胸烦闷、不得睡卧。

酸枣仁枸杞茶

原料　酸枣仁、枸杞子、甘草各适量。

制法　酸枣仁与枸杞子各半，和甘草以热开水加盖冲闷5分钟。

用法　代茶饮。

功效　能够安神，补血，帮助入眠。

适用　更年期失眠多梦。

酸枣仁酒

原料　酸枣仁、虎骨、桂心、生地黄各15 g，山茱萸、牛膝、萆薢、淫羊藿、天麻、天雄、川芎、肉苁蓉各10 g，桑寄生、甘菊花各7.5 g，羌活5 g。

制法　上药细研，以生绢袋盛，用好酒1500 ml，于净瓷瓶中浸。密封瓶口，5日后开取。

用法　每日3～5次，温饮10 ml。

功效　祛风却湿，滋补肝肾。

适用　祛风气、暖脏腑、利脚膝上疼痛、腰痛。

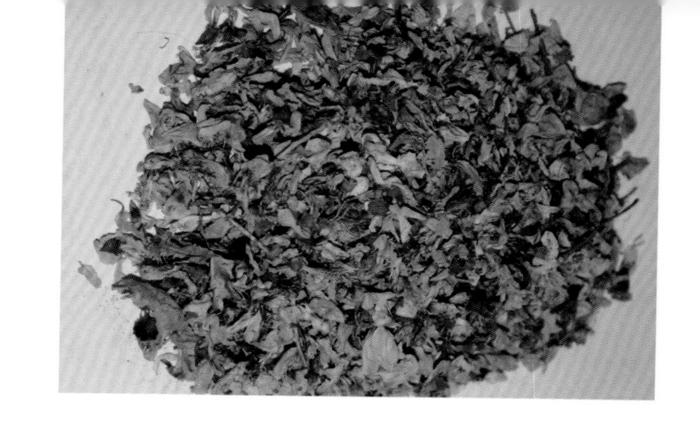

槐实

别名● 槐角、槐豆、槐子、槐连灯、槐连豆、九连灯。

来源● 本品为豆科植物槐的干燥成熟果实。

原文● 味苦，寒。主五内邪气热，止涎唾，补绝伤。五痔，火创，妇人乳瘕，子脏急痛。生平泽。

性味归经● 苦，寒。归肝、大肠经。

附方●

五种肠风泻血（粪前有血名外痔，粪后有血名内痔，大肠不收名脱肛，谷道四面胬肉如奶名举痔，头上有孔名瘘疮，内有虫名虫痔，并皆治之） 槐角（去梗，炒）一两，地榆、当归（酒焙）、防风、黄芩、枳壳（麸炒）各半两，为末，酒糊丸梧子大。每服五十丸，米饮下。（《和剂局方》）

大肠脱肛 槐角、槐花各等份，炒为末，用羊血蘸药，炙熟食之，以酒送下。猪腰子（去皮）蘸炙亦可。（《百一选方》）

内痔外痔 用槐角子一斗，捣汁晒稠，取苦参末，同煎，丸梧子大。每饮服十丸。兼作挺子，纳下部。（《外台秘要》）

大热心闷 槐子烧末，酒服方寸匕。（《千金方》）

使用提示● 脾胃虚寒者及孕妇忌服。

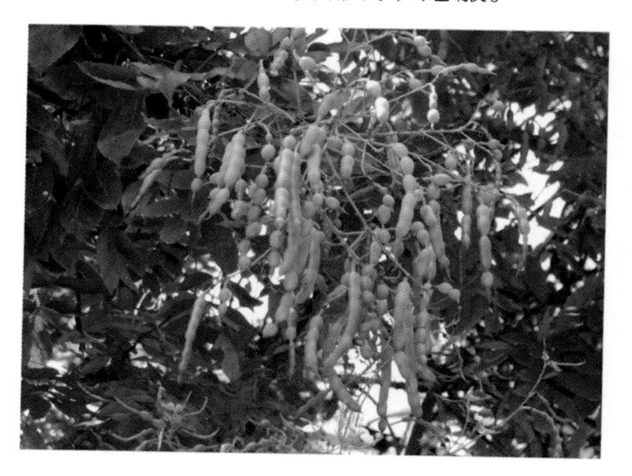

传统药膳

槐角乌龙茶

原料 槐角、冬瓜皮各18 g，乌龙茶3 g，何首乌30 g，山楂肉15 g。

制法 将以上4味药共煎去渣，用药汤冲沏乌龙茶。

用法 代茶饮用。

功效 消脂减肥。

适用 肥胖症。

槐角茶

原料 槐角500 g。

制法 槐角每日取3～5粒泡水喝，泡出的水呈金黄色。

用法 代茶饮。

功效 润肠通便。

适用 习惯性便秘。

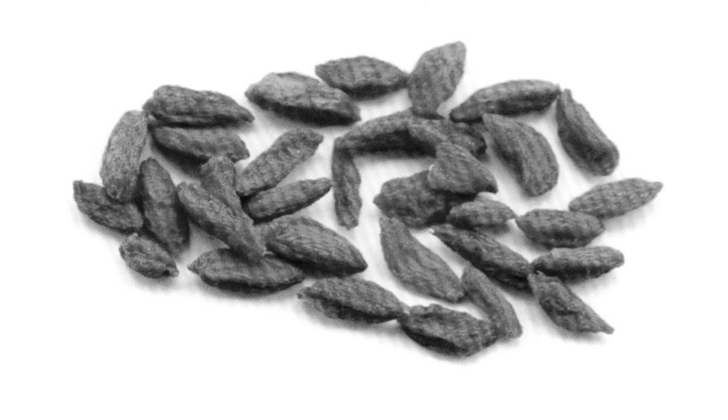

枸杞

别名● 西枸杞、白刺、山枸杞、白疙针。

来源● 本品为茄科植物宁夏枸杞的果实。

原文● 味苦，寒。主五内邪气，热中消渴，周痹。久服坚筋骨，轻身耐老。一名杞根，一名地骨，一名枸忌，一名地辅。生平泽。

性味归经● 甘，平。归肝、肾经。

附方●

一切痈疽 用枸杞三十斤（春夏用茎、叶，秋冬用根、实），以水一石，煮取五斗，以滓再煮取五斗，澄清去滓，再煎取二斗，入锅煎如锡收之。每早酒服一合。（《千金方》）

肝虚冲感下泪 用生枸杞子五升捣破，绢袋盛，浸好酒二斗中，密封（勿泄气），二七日。服之任性，勿醉。（《外台秘要》）

变白、耐老轻身 用枸杞子二升（十月壬癸日，面东采之），以好酒二升，瓷瓶内浸三七日。乃添生地黄汁三升，搅匀密封。至立春前三十日，开瓶。每空心暖饮一盏，至立春后髭发却黑。勿食芜荑、葱、蒜。（《经验方》）

目赤生翳 枸杞子捣汁，日点三五次，神验。（《肘后备急方》）

注夏虚病 枸杞子、五味子研细，滚水泡，封三日，代茶饮效。（《摄生方》）

虚劳苦渴（骨节烦热，或寒） 用枸杞根白皮（切）五升，麦冬三升，小麦二升，水二斗，煮至麦熟，去滓。每服一升，口渴即饮。（《千金方》）

吐血不止 枸杞根、枸杞子、枸杞皮为散，水煎。日日饮之。（《圣济总录》）

小便出血 新地骨皮洗净，捣自然汁（无汁则以水煎汁）。每服一盏，入酒少许，食前温服。（《简便方》）

带下脉数 枸杞根一斤，生地黄五斤，酒一斗，煮五升。日日服之。（《千金方》）

风虫牙痛 枸杞根白皮，煎醋漱之，虫即出。亦可煎水饮。（《肘后备急方》）

痈疽恶疮（脓血不止） 地骨皮不拘多少，洗净，刮去粗皮，取细白穰。以粗皮同骨煎汤洗，令脓血尽。以细穰贴之，立效。有一朝士，腹胁间病疽经岁。或以地骨皮煎汤淋洗，出血一二升，家人惧，欲止之。病者曰，疽似少快。更淋之，用五升许，血渐淡乃止。以细穰贴之，次日结痂愈。（唐慎微《经史证类备急本草》）

瘰疽出汗（着手、足、肩、背，累累如赤豆） 用枸杞根、葵根叶煮汁，煎如饴。随意服之。(《千金方》)

五劳七伤 庶事衰弱，枸杞叶半斤（切），粳米二合，豉汁和，煮作粥。日日食之良。(《经验方》)

使用提示● 外邪实热、脾虚有湿及泄泻者忌服。

传统药膳

枸杞粥

原料　枸杞30 g，大米60 g。

制法　先将大米煮成粥，然后加枸杞再煮5分钟即可。

用法　每日1～2次，每次1碗，可常服。

功效　滋补肝肾，明目养脑。

适用　肝肾阴虚引起的头晕目涩、腰膝酸软等。

枸杞羊肾粥

原料　枸杞叶250 g（或枸杞30 g），粳米100 g，羊肉60 g，羊肾50 g，葱白少许，食盐适量。

制法　将羊肾剖开，去其筋膜，洗净切碎；羊肉洗净切碎。先将洗净的枸杞叶煎煮取汁，用枸杞汁与羊肾、羊肉、粳米、葱白同煮成粥，加食盐调匀即可。

用法　趁热食用，经常服食。

功效　温肾阳，益精血。

适用　肾虚引起的头晕目眩、视力减退、腰膝酸软无力。

枸杞萝卜羊肉汤

原料　枸杞15 g，羊肉500 g，胡萝卜1000 g，生姜20 g，葱、食盐、花椒、味精各适量。

制法　将胡萝卜洗净，去皮，切块；羊肉去筋膜，洗净，入沸水中氽一下去除血水，切块；生姜洗净切片。将萝卜、羊肉、枸杞、生姜同入砂锅，加适量水炖煮，先武火烧沸，再用文火炖煮至羊肉熟烂后，加入各调料即成。

用法　佐餐用，每日1～2次。

功效　强身健体，补肾壮阳。

适用　肾阳虚引起的腰膝酸软、阳痿遗精者。

枸杞猪肉汤

原料　枸杞15 g，猪瘦肉250 g，葱段、黄酒、食盐、胡椒粉、猪肉汤各适量。

制法　枸杞去杂质洗净；猪肉切成丝炒至白色，加入黄酒、葱、姜、食盐煸炒，注入肉汤，放入枸杞，煮至肉熟烂，出锅加入胡椒粉、味精即成。

用法　佐餐食用，每日1～2次。

功效　降脂减肥。

适用　高脂血症、肥胖者食用，一般人食之可防止血脂升高、肥胖。

枸杞菊花茶

原料　枸杞、菊花各10 g，绿茶5 g。

制法　枸杞洗净，加水500 ml，烧开后倒入茶杯内，加入菊花、绿茶，盖好，温浸半小时。

用法　代茶饮。

功效　降脂。

适用　脂肪肝。

枸杞炖鸡

原料　枸杞50 g，小母鸡1只，黄酒、食盐各适量。

制法　将小母鸡宰杀，去毛及内脏，洗净，枸杞洗净，与小母鸡同放入炖盅内，加黄酒和清水适量，置小火上慢炖约3小时，直至汤浓肉熟烂，加盐调味即成。

用法　佐餐食用。

功效　补血养颜，滋养强壮。

适用　体虚、血少、妇女产后虚损、病后虚弱等。

枸杞百合羹

原料　枸杞、百合各15 g，鸡蛋黄1个，冰糖适量。

制法　枸杞、百合加水适量，同煮稠烂，加入搅碎的鸡蛋黄和冰糖，再煮沸片刻即可。

用法　每日服食2次，可常用。

功效　补肝肾，安心神。

适用　肾阴不足引起的心悸、失眠。

枸杞洋葱炖牛肉

原料　枸杞6 g，洋葱片150 g，牛肉100 g，马铃薯块、胡萝卜块、番茄汁、豌豆荚、食盐、奶油、味精、面粉、胡椒粉各适量。

制法　将牛肉洗净后切成小方块，撒上盐与胡椒粉，再撒上面粉拌和。炒锅烧热，放入奶油熬热，下牛肉块炒成茶色，加入50 g洋葱片，随即倒入番茄汁，并加热水适量，倒入洗净的枸杞，盖上锅盖，煮沸后改用小火煮2小时，其间依次加入胡萝卜块、马铃薯块、豌豆荚，最后加入洋葱片100 g。离火前加入食盐、味精调味即可。

用法　佐餐食用。

功效　补脑益智，强筋壮骨。

适用　头晕目眩、视力减退、精神疲乏、腰膝酸软、遗精、健忘等。

枸杞沙苑炖鸡子

原料　枸杞、沙苑子、韭菜籽各30 g，雄鸡子12粒。

制法　雄鸡子洗净，挑去筋膜，用开水拖过。沙苑子、枸杞、韭菜籽洗净，与鸡子一齐放入炖盅内，加清水适量，炖盅加盖，文火隔开水炖2小时，调味供用，也可加少量酒调服。

用法　佐餐食用。

功效　补肾益精。

适用　肾阳衰虚之人。

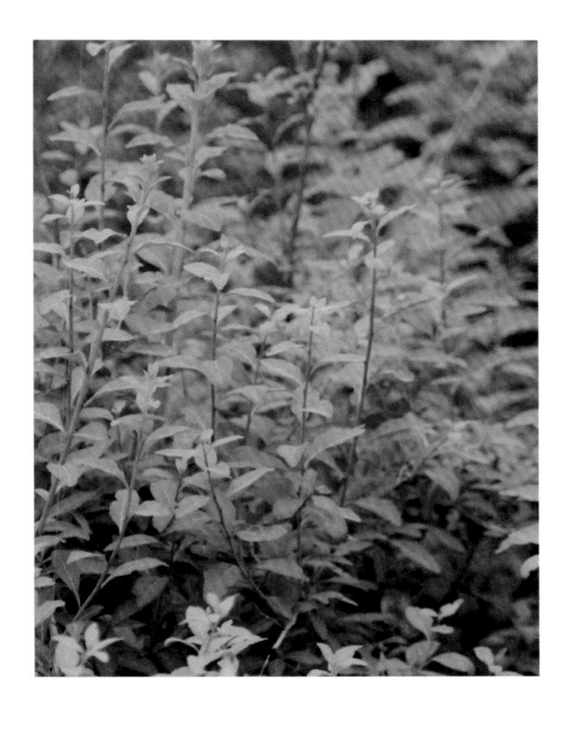

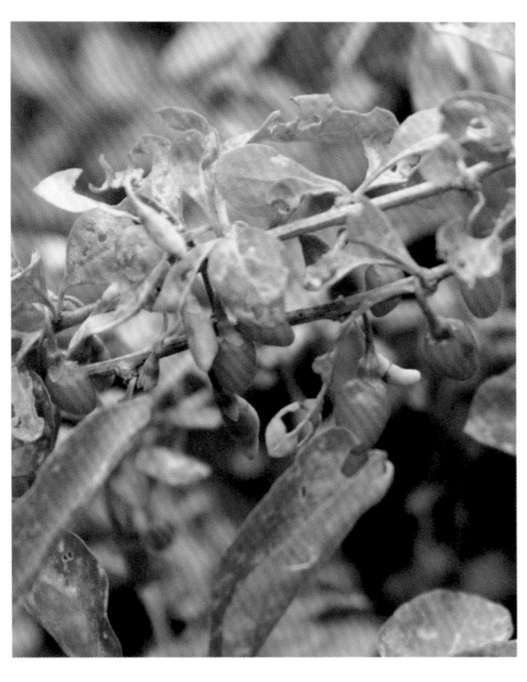

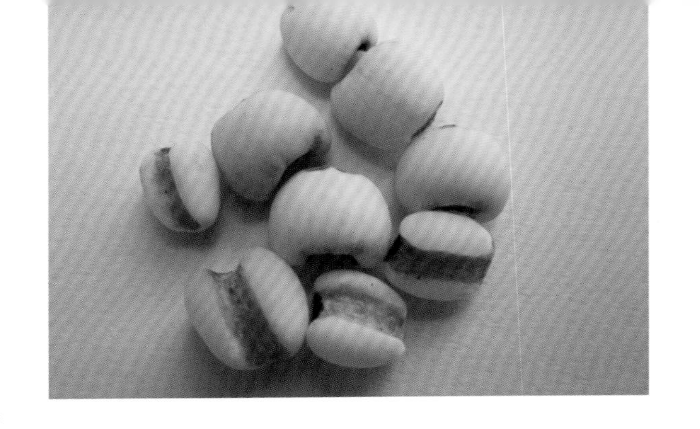

薏苡仁

别名 苡米、薏米、苡仁、起实、米仁、土玉米、回回米、六谷子、薏珠子。

来源 本品为禾本科植物薏苡的干燥成熟种仁。

原文 味甘，微寒。主治筋急拘挛不可屈伸，风湿痹，下气。久服轻身益气。其根下三虫。一名解蠡。生平泽。

性味归经 甘、淡，凉。归脾、胃、肺经。

附方

冷气 用薏苡仁舂熟，炊为饭食，气味欲如麦饭乃佳。或煮粥亦可。（《广济方》）

久风湿痹、胸中邪气、筋脉拘挛 薏苡仁为末，同粳米煮粥，日日食之，良。

风湿身疼（日晡剧者） 薏苡仁、甘草各一两，麻黄三两，杏仁十枚，以水四升，煮取二升，分再服。（《金匮要略》）

水肿喘急 用郁李仁二两研，以水滤汁，煮薏苡仁饭，日二食之。（《独行方》）

沙石热淋（痛不可忍） 用玉秫，即薏苡仁也，子、叶、根皆可用，水煎热饮。夏月冷饮。以通为度。（《杨氏经验方》）

消渴饮水 薏苡仁十五两，大附子十枚炮，为末。每服方寸匕，日三。（《张仲景方》）

肺痿咳唾（脓血） 薏苡仁十两杵破，水三升，煎一升，酒少许，服之。（《梅师集验方》）

肺痈咳唾（心胸甲错者） 以淳苦酒煮薏苡仁令浓，微温顿服。肺有血，当吐出愈。（《范汪方》）

肺痈咯血 薏苡仁三合捣烂，水二大盏，煎一盏，入酒少许，分二服。（《济生方》）

痈疽不溃 薏苡仁一枚，吞之。（《姚僧坦集验方》）

喉卒痈肿 吞薏苡仁二枚，良。（《外台秘要》）

痈疽不溃 薏苡仁一枚，吞之。（《姚僧坦集验方》）

孕中有痈 薏苡仁煮汁，频频饮之。（《妇人良方补遗》）

使用提示 脾虚无湿、大便燥结者及孕妇慎服。

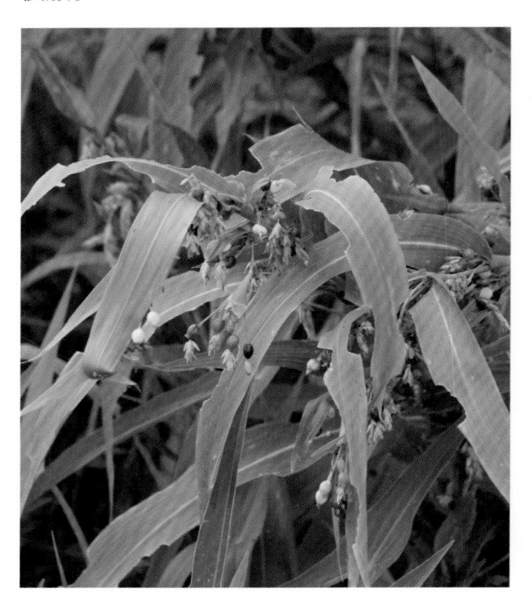

传统药膳

薏苡仁粥

原料 薏苡仁60 g，葱白、荆芥、豆豉各10 g，薄荷6 g。

制法 水煎薄荷、荆芥、葱白、豆豉等，取汁，入薏苡仁，煮作粥。

用法 空腹食之。

功效 祛风湿，缓急止痛。

适用 中风、筋脉挛急、不可屈伸及风湿等。

冬瓜薏仁粥

原料 薏苡仁50 g，冬瓜150 g。

制法 将冬瓜切成小块，与薏苡仁加水共煮，至熟为度。

用法 早餐食用。

功效 健脾利湿，消脂减肥。

适用 肥胖症。

绿豆苡仁粥

原料 薏苡仁80 g，绿豆50 g。

制法 将绿豆及薏苡仁入砂锅内，加水适量，置武火上煮沸，改文火熬，待其烂熟成粥即成。

用法 早餐食用。

功效 清热解毒，凉血止血。

适用 血热或热毒内蕴所致的小儿紫癜。

苡仁大枣粥

原料 薏苡仁50 g，糯米100 g，大枣10个，红糖20 g。

制法 将薏苡仁浸泡，淘洗净，糯米淘洗净，大枣洗净去核，切成四瓣。糯米、苡仁下锅，掺清水烧开后，加入大枣，煮成粥，放入红糖食之。

用法 每日2次。

功效 健脾益气，养血安神。

适用 脾胃虚弱、食少便溏、体虚羸弱、气血不足、贫血、紫癜等。

薏苡仁白糖粥

原料 薏苡仁50 g，白糖、水各适量。

制法 薏苡仁加适量水以文火煮成粥，再加白糖搅匀。

用法 早餐食用。

功效 健脾补肺，清热利湿。

适用 湿热毒邪所致肌肤型扁平疣、痤疮等。

苡仁二豆羹

原料 薏苡仁、赤小豆、绿豆各30 g，湿淀粉、水各适量。

制法 将薏苡仁、绿豆、赤小豆同入砂锅，加水适量略浸泡，大火煮沸后改小火煨至三者熟烂，汤汁浓稠后，以湿淀粉勾芡成羹。

用法 早、晚各1次分服。

功效 除湿止痒。

适用 皮肤瘙痒症。

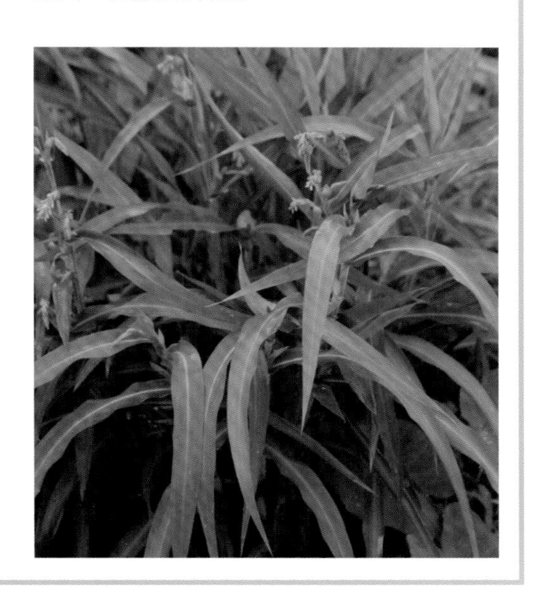

车前子

别名● **车前实、虾蟆衣子、猪耳朵穗子、凤眼前仁。**

来源● 本品为车前科植物车前或平车前的干燥成熟种子。

原文● 味甘，寒，无毒。主气癃，止痛、利水道小便，除湿痹。久服轻身耐老。一名当通。生平泽。

性味归经● 甘，微寒。归肝、肾、肺、小肠经。

附方●

小便血淋、作痛　车前子晒干为末，每服二钱，车前叶煎汤下。（《普济方》）

石淋作痛　车前子二升，以绢袋盛，水八升，煮取三升，服之，须臾石下。（《肘后备急方》）

老人淋病，身体热甚　车前子五合，绵裹煮汁，入青粱米四合，煮粥食。常服明目。（《奉亲养老书》）

孕妇热淋　车前子五两，葵根切一升，以水五升，煎取一升半，分三服，以利为度。（《梅师集验方》）

滑胎易产　车前子为末，酒服方寸匕。不饮酒者，水调服。（《妇人良方》）

横产不出　车前子末，酒服二钱。（《子母秘录》）

阴下痒痛　车前子煮汁频洗。（《外台秘要》）

久患内障　车前子、干地黄、麦冬各等份，为末，蜜丸如梧子大，服之。累试有效。（《太平圣惠方》）

补虚明目　车前子、熟地黄酒蒸焙各三两，菟丝子酒浸五两，为末，炼蜜丸梧子大。每温酒下三十丸，日二服。（《和剂局方》）

风热目暗、涩痛　车前子、宣州黄连各一两，为末。食后温酒服一钱，日二服。（《太平圣惠方》）

使用提示● 凡内伤劳倦、阳气下陷、肾虚精滑及内无湿热者慎服。

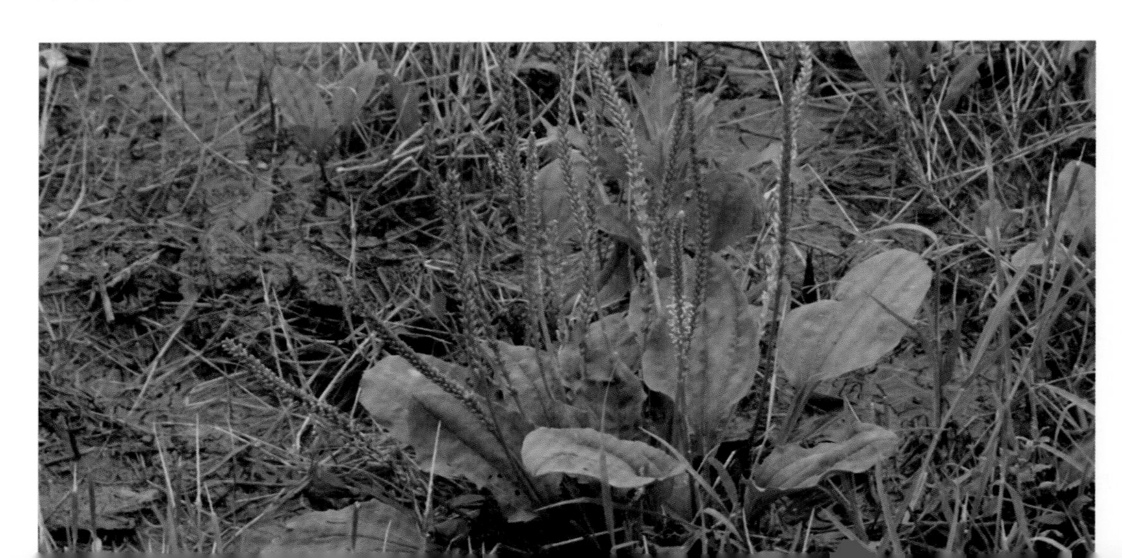

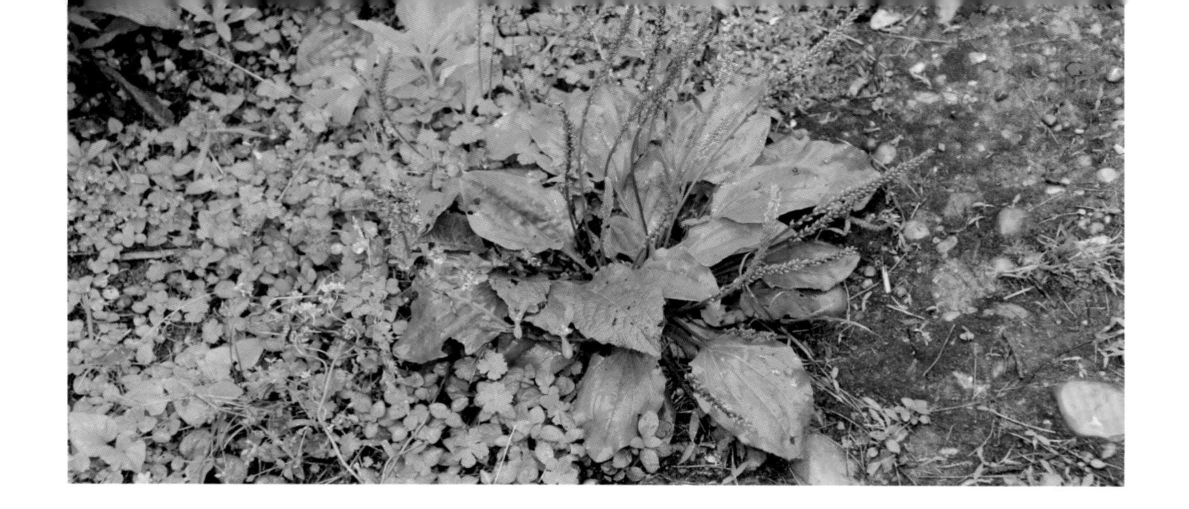

传统药膳

车前子粥

原料 车前子12 g，粳米50 g。

制法 将车前子用纱布包好，放入砂锅，加水200 ml，中火煎至100 ml去药袋，加入粳米，再加水400 ml，小火煮至粥成。

用法 温热食用，每日2次。

功效 养肝明目，利水消肿，祛痰止咳。

适用 球结膜水肿、目赤肿痛、高血压病、高脂血症、老年慢性支气管炎等。

车前木棉粥

原料 车前子15 ~ 30 g，木棉花30 g，粳米100 g。

制法 将车前子用布包好与木棉花同煎，去渣，再加入粳米同煮成粥即可。

用法 温热食用，每日2次。

功效 泻肝补脾，利水消肿。

适用 急性肠炎、尿道炎、膀胱炎等。

车前子茶

原料 炒车前子10 g，红茶3 g。

制法 将2味药用沸水冲泡浓汁，加盖闷10分钟即可。

用法 每日1 ~ 2剂，分2次温服。

功效 健脾利水，抗菌消炎，敛肠止泻。

适用 脾虚水泻、胃肠炎。

车前糯米粥

原料 车前叶10 ~ 15 g，糯米50 g。

制法 将车前叶洗净，切碎，煮汁后去渣，加入糯米煮成粥。

用法 不拘时适量食用。

功效 清热利尿。

适用 小儿急性腹泻及小便不通等。

车前冬瓜汤

原料 车前草30 g，茵陈15 g，冬瓜500 g。

制法 将车前草、茵陈布包，与冬瓜（切块）煎煮至熟。

用法 吃瓜喝汤，每日1次，连服3日。

功效 利水通淋。

适用 湿热下注所致之妊娠小便淋沥涩痛。

车前枸杞荠菜汤

原料 车前叶、荠菜、枸杞叶各30 g，白糖适量。

制法 将车前叶、枸杞叶、荠菜分别洗净、切碎，共入锅中，加适量水煎煮，去渣取汁约500 ml，加入白糖调味即成。

用法 每日1 ~ 2剂，7日为1个疗程。

功效 清肝明目。

适用 目赤涩痛、夜盲症等。

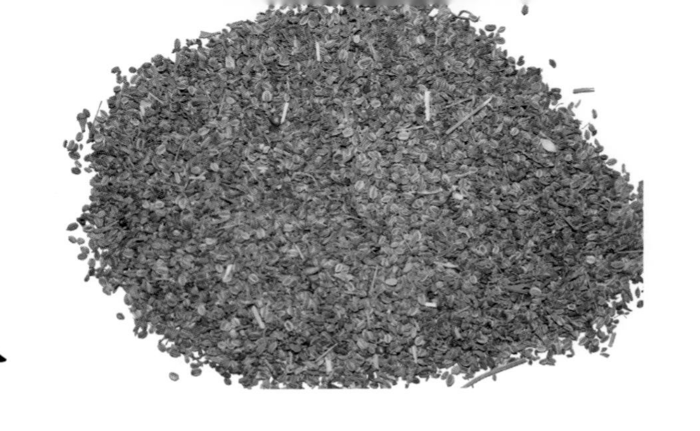

蛇床子

别名● 蛇米、蛇粟、野茴香、野胡萝卜子。

来源● 本品为伞形科植物蛇床的干燥成熟果实。

原文● 味苦，平。主妇人阴中肿痛，男子阳痿，湿痒，除痹气，利关节，癫痫恶疮。久服轻身。一名蛇粟，一名蛇米。生川谷。

性味归经● 辛、苦，温；有小毒。归肾经。

附方●

痔疮肿痛（不可忍） 蛇床子煎汤熏洗。（《简便方》）

小儿癣疮 蛇床子杵末，和猪脂涂之。（《千金方》）

风虫牙痛 用蛇床子、烛烬，同研，涂之。（《千金方》）

小儿恶疮 蛇床子三分，腻粉三分，黄连一分（去须）。上药捣细罗为散，每使时，先以温盐汤洗疮令净，拭干，以生油涂之。（《圣惠方》）

妇人阴痒 蛇床子一两，白矾二钱，煎汤频洗。（《集简方》）

冬月喉痹（肿痛，不可下药者） 蛇床子烧烟于瓶中，口含瓶嘴吸烟，其痰自出。（《太平圣惠方》）

阳事不起 蛇床子、五味子、菟丝子各等份，为末，蜜丸梧子大。每服三十丸，温酒下，日三服。（《千金方》）

产后阴脱、妇人阴痛 绢盛蛇床子，蒸热熨之。又法：蛇床子五两，乌梅十四个，煎水，日洗五六次。（《千金方》）

大肠脱肛 蛇床子、甘草各一两，为末，每服一钱，白汤下，日三服，并以蛇床末敷之。（《经验方》）

小儿甜疮（头面耳边连引，流水极痒，久久不愈者） 蛇床子一两，轻粉三钱，为细末，油调搽之。（《普济方》）

使用提示● 下焦有湿热，或肾阴不足、相火易动及精关不固者忌服。

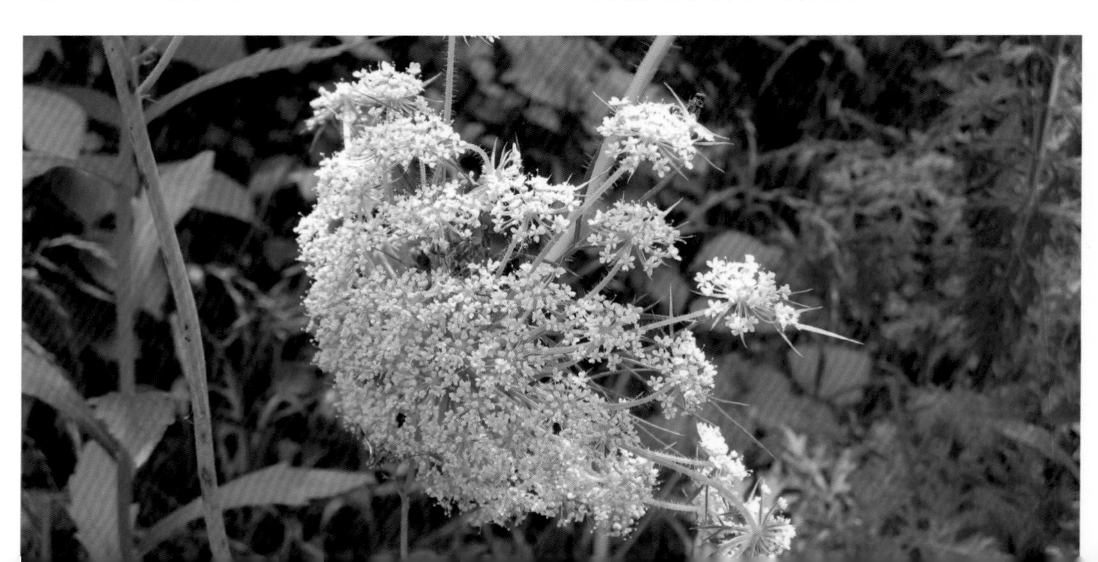

传统药膳

蛇床子炖麻雀

原料 蛇床子15 g，生姜12 g，大蒜6 g，麻雀5只，花椒、酱油、味精、食盐、葱各适量。

制法 将麻雀去毛及肠杂，洗净备用；生姜切片；蛇床子去净灰尘装入麻雀腹中，放碗内，并加入生姜、葱、大蒜、酱油、花椒等，隔水炖熟，至熟后去掉药渣，锅中放油，加入调料略炖煮即成。

用法 食肉饮汤，每日1次。

功效 补肾壮阳，生精补髓。

适用 肾阳虚型畸形精子过多症。

蛇床子苦参汤

原料 蛇床子30 g，苦参、地肤子各15 g，苍术、黄柏各12 g，忍冬藤、半枝莲各30 g。

制法 取上药煎水，洗外阴。

用法 每日1剂，分2次服。

功效 清热利湿解毒。

适用 子宫颈癌。

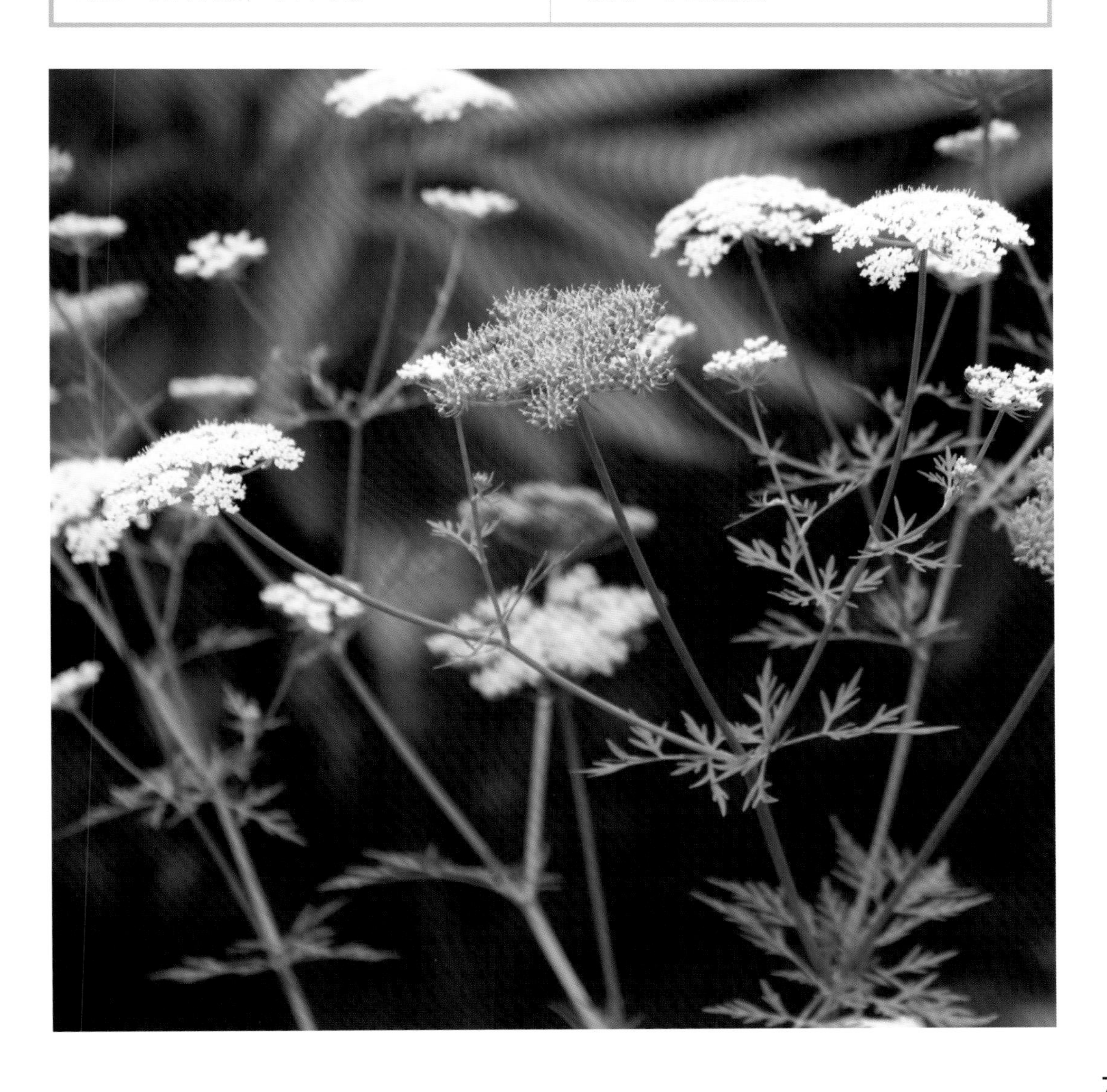

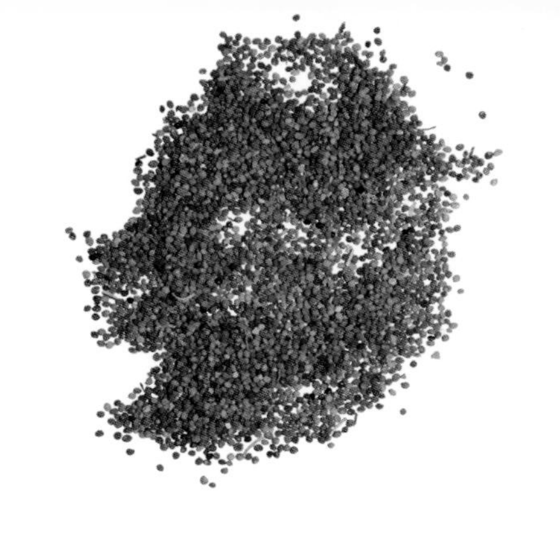

菟丝子

别名 黄丝、豆寄生、金黄丝子、马冷丝、巴钱天、黄鳝藤。

来源 本品为旋花科植物菟丝子的干燥成熟种子。

原文 味辛，平。主续绝伤，补不足，益气力，肥健。汁，去面皯。久服，明目、轻身、延年。一名菟芦。生川泽。

性味归经 甘，温。归肝、肾、脾经。

附方

消渴不止 菟丝子煎汁，任意饮之，以止为度。（《事林广记》）

阳气虚损 用菟丝子、熟地黄各等份，为末、酒糊丸梧子大。每服五十丸。气虚，人参汤下；气逆，沉香汤下。（《简便方》）

阳气虚损 用菟丝子，酒浸十日，水淘，杜仲焙研蜜炙一两，以薯蓣末酒煮糊丸梧子大。每空心酒下五十丸。（《经验方》）

白浊遗精（治思虑太过，心肾虚损，真阳不固，渐有遗沥，小便白浊，梦寐频泄） 菟丝子五两，白茯苓三两，石莲肉二两，为末，酒糊丸梧子大。每服三五十丸，空心盐汤下。（《和剂局方》）

小便淋沥 菟丝子煮汁饮。（《范汪方》）

小便赤浊、心肾不足、精少血燥、口干烦热、头晕怔忡 菟丝子、麦冬各等份，为末，蜜丸梧子大，盐汤每下七十丸。（《本草纲目》）

腰膝痛疼或顽麻无力 菟丝子（洗）一两，牛膝一两，同入银器内，酒浸一寸，五分，暴为末，将原酒煮糊丸梧子大，每空心酒服三二十丸。（《经验方》）

肝伤目暗 菟丝子三两，酒浸三日，暴干为末，鸡子白和丸梧子大。空心温酒下二十丸。（《太平圣惠方》）

身面卒肿洪大 用菟丝子一升，酒五升，渍二三宿。每饮一升，日三服。不消再造。（《肘后备急方》）

妇人横生 菟丝子末，酒服二钱。另加车前子等份煎服。（《太平圣惠方》）

谷道赤痛、痔如虫咬 菟丝子熬黄黑，为末，鸡子白和涂之。（《肘后备急方》）

使用提示 阴虚火旺者忌用。

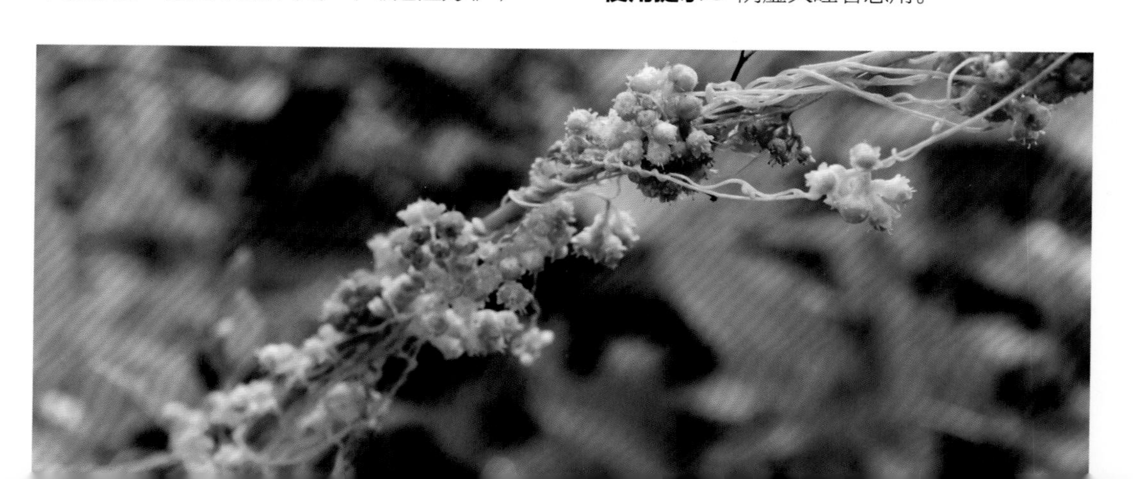

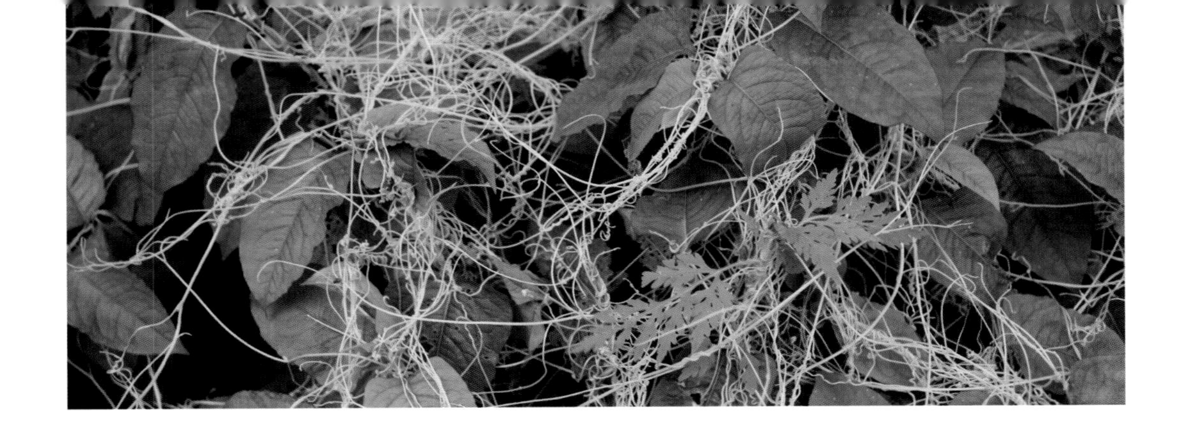

传统药膳

菟丝细辛粥

原料 菟丝子15 g，细辛5 g，粳米100 g，白糖适量。

制法 菟丝子洗净后捣碎，和细辛水煎，去渣，取汁，入米煮粥。

用法 粥熟时加白糖即可。

功效 温补肾阳。

适用 肾虚型鼻流清涕、喷嚏频频、鼻痒不适、腰膝酸软、形寒肢冷、鼻炎等。

菟丝子粥

原料 菟丝子60 g，粳米100 g，白糖适量。

制法 菟丝子研碎，放入砂锅内，加入水300 ml，用小火煎至200 ml，去渣留汁，加入粳米后再加水300 ml及白糖，用小火煮成粥。

用法 早、晚分服。

功效 补肾益精，养肝明目。

适用 肝肾不足所致的腰膝筋骨酸痛、腿脚软弱无力和阳痿遗精、呓语、小便频数、尿有余沥、头晕眼花、视物不清、耳鸣耳聋及妇女带下、习惯性流产等。

菟丝子羊脊骨汤

原料 菟丝子18 g，肉苁蓉25 g，羊脊骨（连尾）1条。

制法 将菟丝子酒浸3日，晒干，捣末；肉苁蓉酒浸一宿；羊脊骨洗净、斩块。把肉苁蓉、羊脊骨放入锅内，加清水适量，文火煮2 ~ 3小时，调入菟丝子末，调味即可。

用法 空腹酌量服食。

功效 补肝肾，益精髓，强筋骨。

适用 肝肾不足所致之腰椎肥大。

菟丝子蛋饼

原料 菟丝子10 g，鸡蛋1个，油适量。

制法 先将菟丝子洗净，烘干研成细粉末，再将鸡蛋去外壳打入菟丝子粉内，调匀。净锅置于旺火上加油烧热，倒入菟丝子鸡蛋糊煎炸成饼即可。

用法 佐餐食用。

功效 补肝明目。

适用 肝血不足所致的视物模糊者。

菟丝鸡肠饼

原料 菟丝子25 g，面粉250 g，公鸡肠1具，食盐、菜油、大蒜、生姜、葱各适量。

制法 将菟丝子研粉；公鸡肠洗净破开，放入锅内，加火焙干，然后粉碎成细粉待用。将面粉放入盆内，再将鸡肠、菟丝子粉倒入，混合均匀，加水适量，和成面团。将调料放入面团内，做成饼子，烙熟即成。

用法 每日1次，每次吃饼100 g。

功效 补肾缩尿。

适用 中老年人尿频、多尿等。

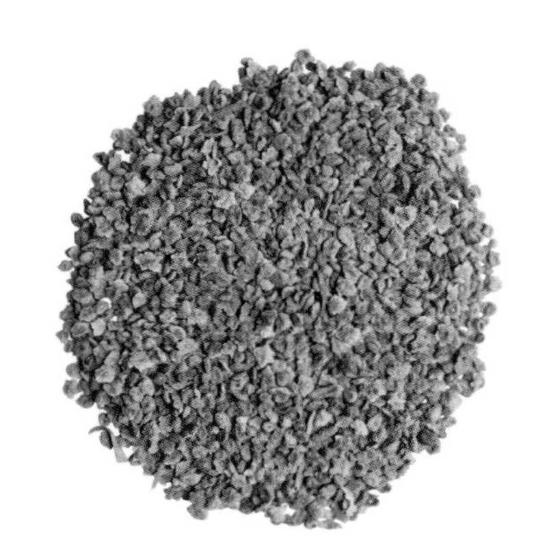

地肤子

别名 扫帚子、扫帚菜子。

来源 本品为藜科植物地肤的果实。

原文 味苦，寒。主治膀胱热，利小便，补中益精气。久服耳目聪明，轻身耐老。一名地葵。生平泽。

性味归经 甘，苦寒。归肾、膀胱经。

附方

胁下疼痛 地肤子为末，酒服方寸匕。（《寿域神方》）

肢体疣目 地肤子、白矾各等份，煎汤频洗。（《寿域神方》）

疝气危急 地肤子即落帚子，炒香研末，每服一钱，酒下。（《简便方》）

风热赤目 地肤子焙一升，生地黄半斤，取汁和做饼，晒干研末。每服三钱，空心酒服。（《太平圣惠方》）

目痛眯目（凡目痛及眯目中伤有热瞑者） 取地肤子白汁，频注目中。（《外台秘要》）

雷头风肿，不省人事 地肤子同生姜研烂，热冲酒服，取汁即愈。（《圣济总录》）

久疹腰痛（积年，有时发动） 六月、七月取地肤子，干末。酒服方寸匕，日五六服。（《肘后备急方》）

血痢不止 地肤子五两，地榆、黄芩各一两，为末，每服方寸匕，温水调下。（《太平圣惠方》）

妊娠患淋、热痛酸楚、手足烦疼 地肤子十二两，水四升，煎二升半，分服。（《子母秘录》）

使用提示 恶螵蛸。

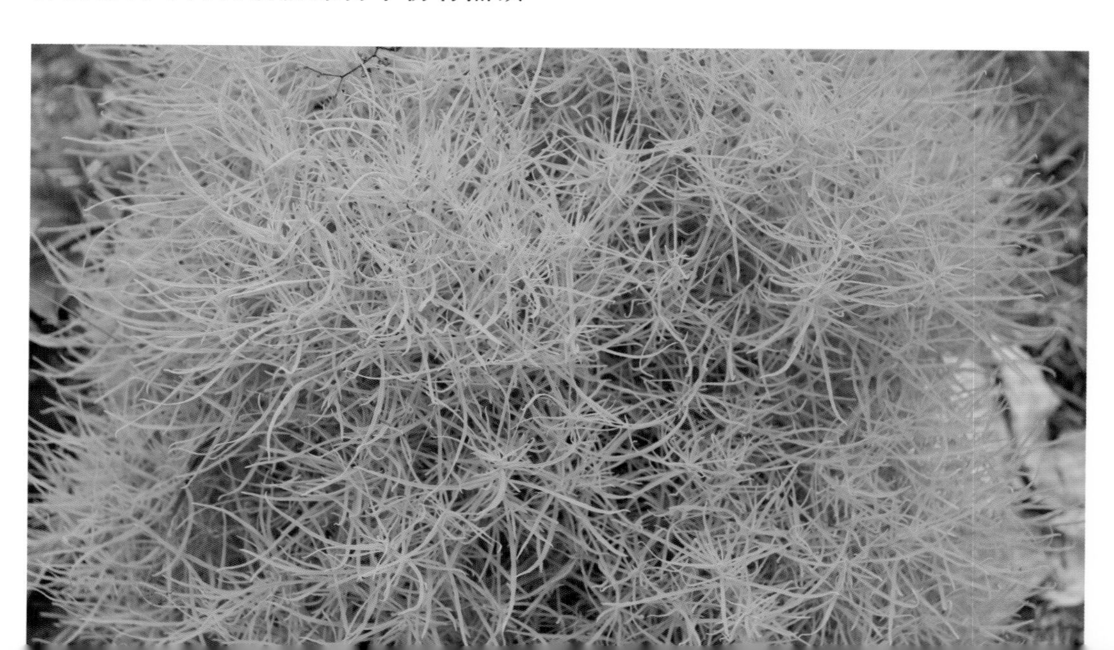

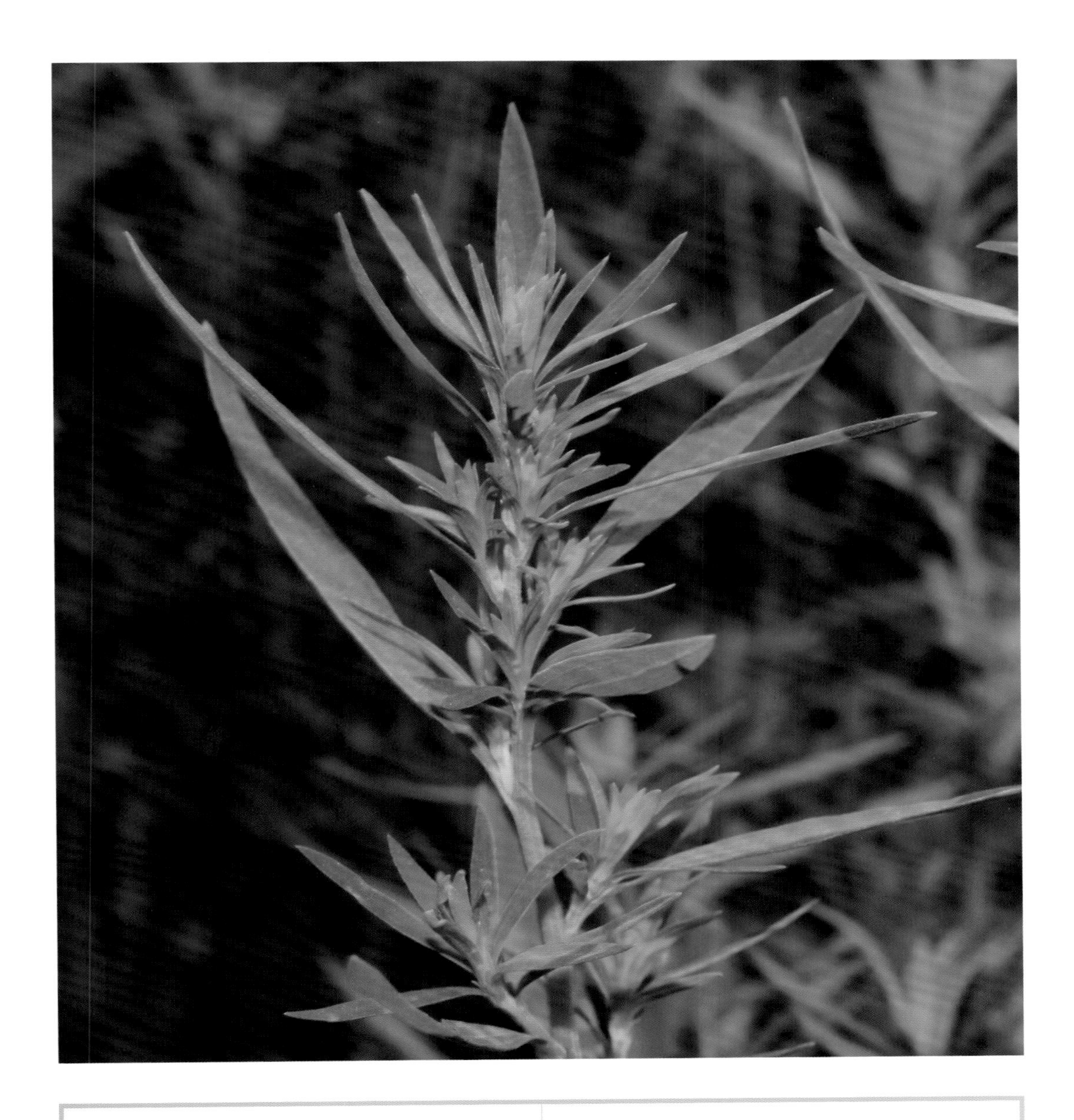

传统药膳

连翘地肤子土茯苓汤

原料 地肤子、土茯苓、连翘各20 g，荆芥、当归、黄柏、苍术、白鲜皮各10 g，生甘草6 g。

制法 水煎取药汁。

用法 口服，每日1剂，分2次服。

功效 清热解毒。

适用 脓疱疮。

石楠肤子酒

原料 石楠叶（去粗茎）、地肤子、独活、当归各50 g。

制法 将上药捣罗为末，收贮备用。每次取末5～6 g，用酒一盏，同煎数沸，候温。

用法 连末空腹饮服，每日3次。

功效 清热解毒。

适用 风毒瘾疹。

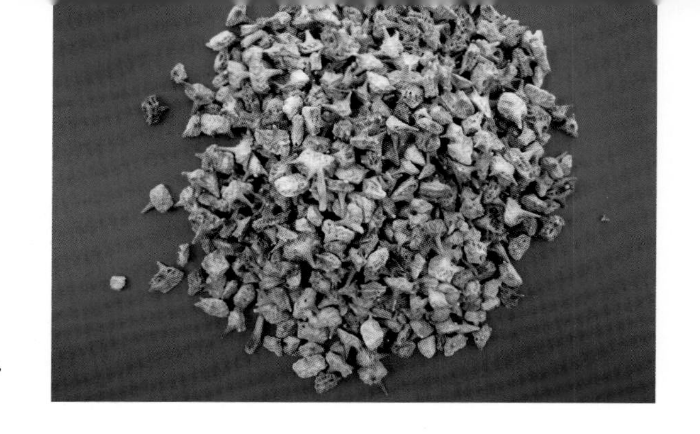

蒺藜子

别名● 刺蒺藜、白蒺藜、硬蒺藜

来源● 本品为蒺藜科植物蒺藜的干燥成熟果实。

原文● 味苦，温。主恶血，破癥结积聚喉痹，乳难。久服长肌肉，明目轻身。一名旁通，一名屈人，一名止行，一名豺羽，一名升推。生平泽。

性味归经● 辛、苦，微温；有小毒。归肝经。

附方●

腰脊引痛 蒺藜子捣末，蜜和丸胡豆大，酒服二丸，日三服。（《外台秘要》）

通身浮肿 杜蒺藜日日煎汤洗之。（《太平圣惠方》）

卒中五尸 蒺藜子捣末，蜜丸胡豆大，每服二丸，日三服。（《肘后备急方》）

大便风秘 蒺藜子炒一两，猪牙皂荚去皮酥炙五钱，为末。每服一钱，盐茶汤下。（《普济方》）

月经不通 杜蒺藜、当归各等份，为末，米饮每服三钱。（《儒门事亲》）

催生下衣（难产，胎在腹中，并包衣不下及胎死者） 蒺藜子、贝母各四两，为末，米汤服三钱。少顷不下，再服。（《梅师集验方》）

蛔虫心痛、吐清水 七月七日采蒺藜子阴干，烧作灰，食服方寸匕，日三服。（《外台秘要》）

三十年失明 蒺藜于七月七日收，阴干捣散。食后水服方寸匕，日二。（《外台秘要》）

牙齿动摇、疼痛及打动者 土蒺藜去角生研五钱，淡浆水半碗，蘸水入盐温漱，甚效。或以根烧灰，贴牙即牢固也。（《御药院方》）

牙齿出血、不止、动摇 白蒺藜末，旦旦擦之。（《道藏经》）

打动牙痛 蒺藜子或根为末，日日揩之。（《瑞竹堂经验方》）

面上瘢痕 蒺藜子、山栀子各一合，为末，醋和，夜涂旦洗。（《救急方》）

白癜风疾 白蒺藜子六两，生捣为末，每汤服二钱，日二服，一月绝根，服至半个月，白处见红点，神效。（《孙真人食忌》）

一切疔肿 蒺藜子一升，熬捣，以醋和封头上，拔根。（《外台秘要》）

使用提示● 血虚气弱者及孕妇慎服。

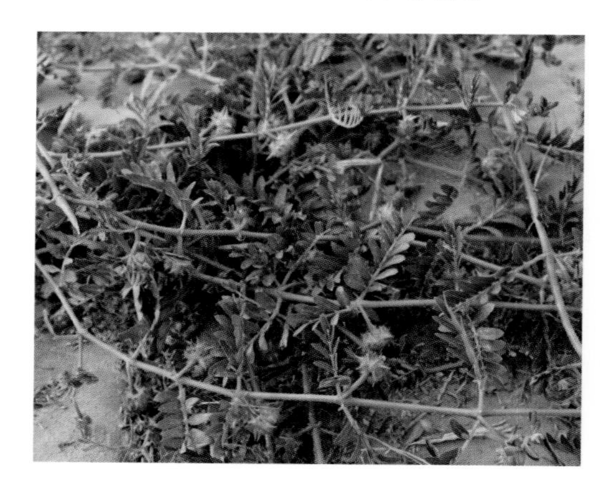

传统药膳

蒺藜子甲鱼汤

原料 蒺藜子、菟丝子各30 g，甲鱼1000 g，植物油10 ml，姜10 g，盐4 g。

制法 杀死甲鱼后，剖腹留肝、胆，去肠杂，洗净，切大块备用；菟丝子、蒺藜子洗净。油锅烧热，放姜、甲鱼块，翻炒几分钟，放适量水，再焖炒几分钟，盛砂锅内；将菟丝子、沙苑蒺藜也放砂锅内；放清水以把甲鱼浸没为准，大火煮沸，改小火炖熟烂，加盐少许，弃药渣即成。

用法 佐餐食用。

功效 滋肝肾阴，补肾阳虚。

适用 神经衰弱、频繁遗精，或因劳累引起的遗精等。

蒺藜蘸猪肝

原料 蒺藜子60 g，猪肝1个，盐少许。

制法 先将蒺藜子除去杂质，放锅中炒焦，研成细末备用。再将猪肝洗净，放锅内加水、盐，煮至用筷子扎猪肝不出血为度，捞出切薄片即成。

用法 每日2次，用猪肝蘸蒺藜末食之，亦可代主食用。

功效 滋补阴血，平肝潜阳。

适用 精血不足等引起的白癜风。

蒺藜烩豆腐

原料 蒺藜子15 g，青豌豆100 g，猪肉200 g，豆腐2块，胡萝卜4条，香菇5朵，虾米少许，鸡汤少许。

制法 将蒺藜子洗净，捣碎后煎出汁待用；用麻油起锅，把剁碎的猪肉炒一遍调味后盛起；将胡萝卜洗净切丝，冬菇泡软后切丝，虾米最好用酒泡一下；用麻油起锅，放入豆腐用大火不停地翻炒，用锅铲将豆腐压碎，再放入胡萝卜、豌豆、冬菇、虾米、猪肉、鸡汤和蒺藜子汁，调味后勾芡即成。

用法 佐餐食用。

功效 补肾虚，清肝明目。

适用 肾虚、视力衰退。

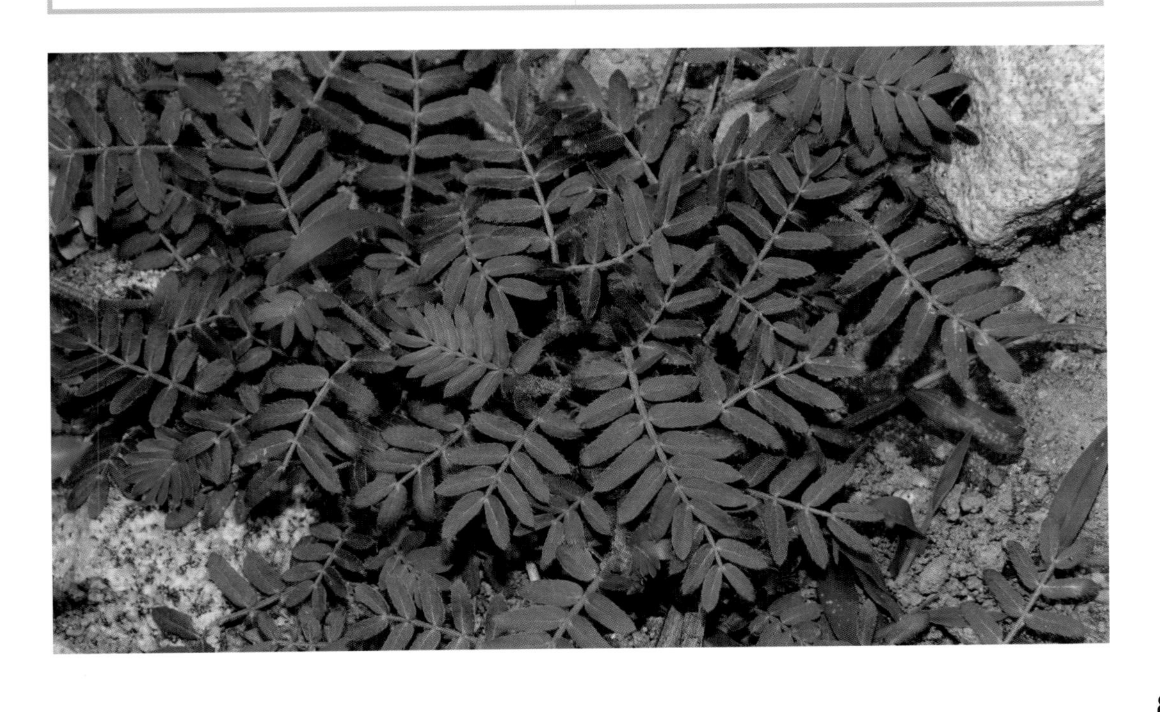

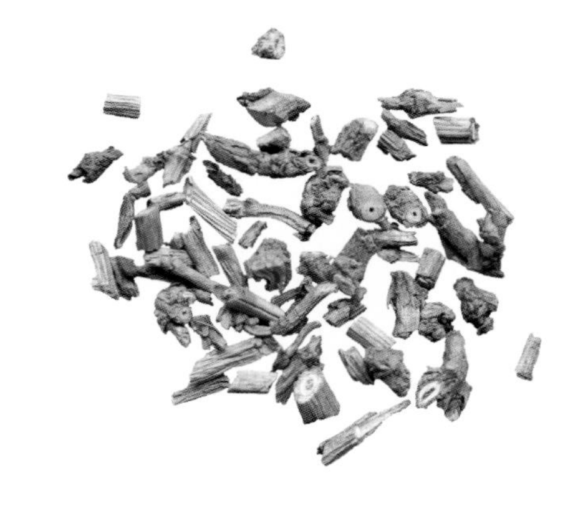

茜根

别名● **金草、地血、四轮草、小活血、血见愁、过山藤、红根仔草。**

来源● 本品为茜草科植物茜草的干燥根及根茎。

原文● 味苦，寒。主治寒湿风痹，黄疸。补中。生山谷。

性味归经● 苦，寒。归肝经。

附方●

鼻血不止　茜根、艾叶各一两，乌梅肉二钱半，为末，炼蜜丸梧子大。每乌梅汤下五十丸。（《本事方》）

心痹心烦、内热　茜根煮汁服。（《伤寒类要》）

黑髭乌发　茜草一斤，生地黄三斤，取汁，以水五大碗，煎茜绞汁，将滓再煎三度，以汁同地黄汁，微火煎如膏，以瓶盛之，每日空心温酒服半匙，一月髭发如漆也。忌萝卜、五辛。（《圣济总录》）

蝼蛄漏疮　茜根（烧灰）、千年石灰各等份，为末，油调敷之。（《儒门事亲》）

脱肛不收　茜根、石榴皮各一握，酒盏，煎七分，温服。（《太平圣惠方》）

预解疮疹（时行疮疹正发，服此则可无患）　茜根煎汁，入少酒饮之。（《奇效良方》）

使用提示● 血少者忌用。

传统药膳

茜草酒

原料　鲜茜草根30～60 g，白酒1000 ml。

制法　洗净，浸入白酒中，7日后可服用。

用法　每日1次，空腹热服。第1次喝七八成醉，盖被取汗，以后酌减。

功效　祛风止痛。

适用　关节疼痛。

茜根红花酒

原料　茜草根15 g，红花3 g，糯米酒适量。

制法　以糯米酒代水煎煮茜草根、红花。

用法　早、晚2次分服，每日1剂，连服10日。

功效　调经活血。

适用　闭经。

茜草高粱茶

原料　茜草、茶叶、高粱穗、红糖各15 g。

制法　将上药放入盛有开水的保温瓶内，浸泡30分钟后，倒入茶杯，代茶饮用。

用法　每日1剂，分数次饮服。

功效　凉血，降压。

适用　高血压。

二草生地粥

原料 茜草15 g，通草6 g，生地黄30 g，小米50 g。

制法 上味药洗净加水煎煮，去渣留汁，将小米放入药液中，煎煮成粥即可。

用法 空腹食用。

功效 利尿通淋，凉血止血。

适用 尿路感染、湿热下注型血淋。

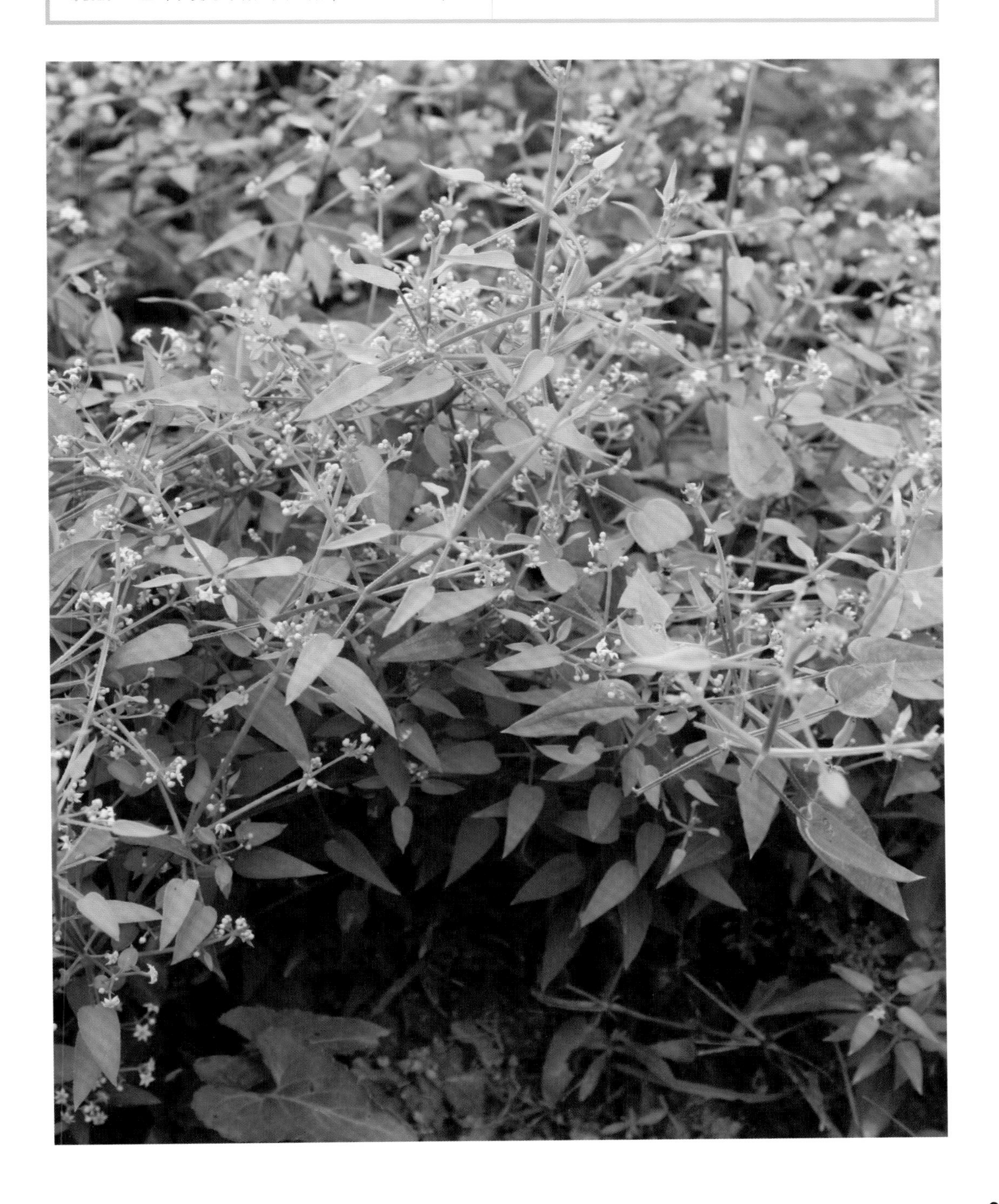

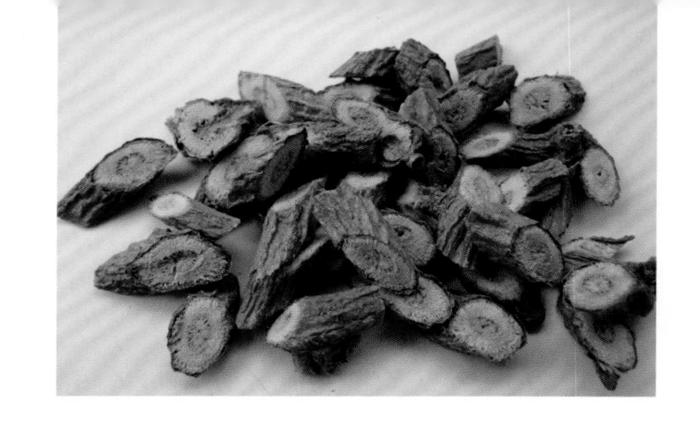

白英

别名● 白草、白毛藤、葫芦草、排风藤、毛风藤、毛秀才、毛千里光、金线绿毛龟。

来源● 本品为茄科茄属植物白英的全草或根。

原文● 味甘，寒。主寒热、八疸、消渴，补中益气。久服，轻身、延年。一名谷菜。生山谷。

性味归经● 苦，微寒，有小毒。归肝、胃经。

附方●

目赤头旋、眼花面肿、风热上攻 白英子（焙）、甘草（炙）、菊花（焙）各一两，为末，每服二钱，卧时温水下。（《圣济总录》）

使用提示● 体虚无湿热者忌用。

传统药膳

白英瘦肉汤

原料 干白英、猪苓各20 g，大枣30 g，赤小豆50 g，猪瘦肉150 g。

制法 将瘦肉，洗净，切块；赤小豆用清水浸泡半日，至发涨为度，洗净备用；其他用料洗净。将全部用料放入锅内，加清水适量，文火煮1.5 ~ 2小时即成。

用法 调味供食用。

功效 清利湿毒。

适用 膀胱癌属于湿热浊毒下注、迫血妄行者。症见血尿反复出现（色鲜红）、小便短赤（不痛）、尿频尿急、口苦口腻、舌红、苔白黄微腻、脉弦数。

白英慈石酒

原料 白石英、磁石各180 g，白酒800 ml。

制法 将白石英打碎；磁石煅，醋淬5遍。加工成粗末，盛于纱布袋中，用酒浸泡，10日后开封，去药袋过滤，备用。

用法 每日2次，每次10 ml。

功效 补肾，祛风，通窍。

适用 肾虚、耳鸣、风湿肢节疼痛。

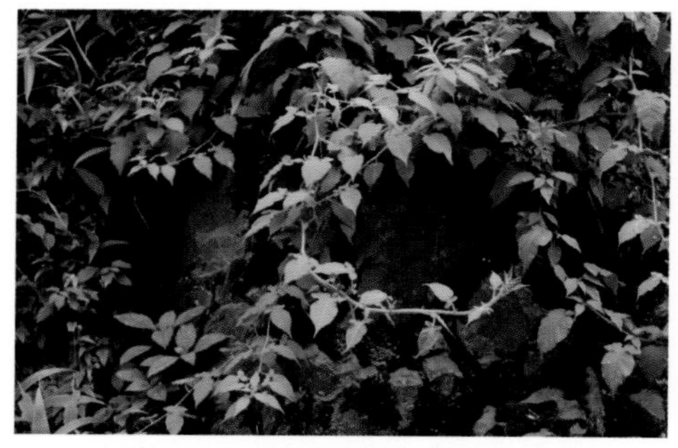

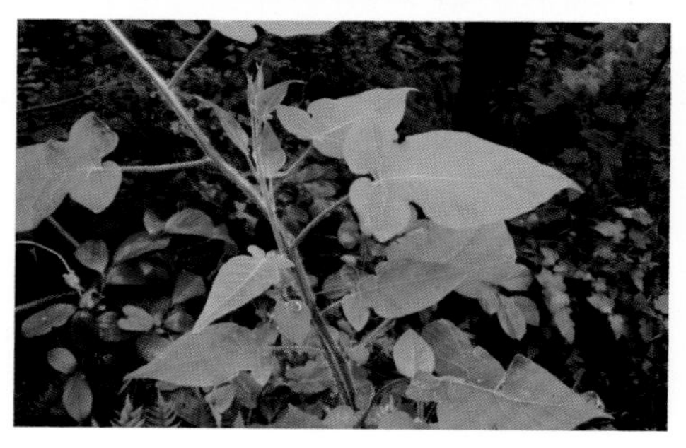

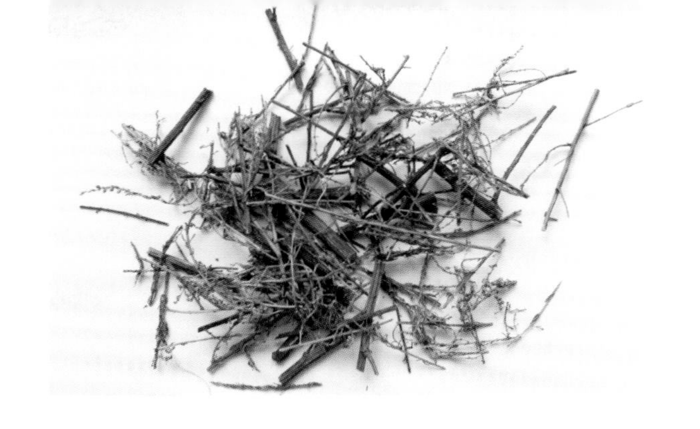

茵陈蒿

别名● **臭蒿、茵陈、婆婆蒿。**

来源● 本品为菊科植物滨蒿或茵陈蒿的干燥地上部分。

原文● 味苦，无毒。主风湿寒热邪气，热结黄疸。久服轻身、益气、耐老。生丘陵坡岸上。

性味归经● 苦、辛，微寒。归脾、胃、肝、胆经。

附方●

遍身风痒生疮疥　用茵陈煮浓汁洗之，立瘥。（《千金方》）

风疾挛急　茵陈蒿一斤，秫米一石，曲三斤，和匀，如常法酿酒服之。（《圣济总录》）

疸黄如金，好眠吐涎　茵陈蒿、白鲜皮各等份，水二钟，煎服，日二服。（《三十六黄方》）

男子酒疸　茵陈蒿四根，栀子七个，大田螺1个，连壳捣烂，以百沸白酒一大盏，冲汁饮之，秘方也。（《本草纲目》）

眼热赤肿　山茵陈、车前子各等份，煎汤调“茶调散”服数服。（《仁斋直指方》）

使用提示● 非因湿热引起的发黄患者忌服。

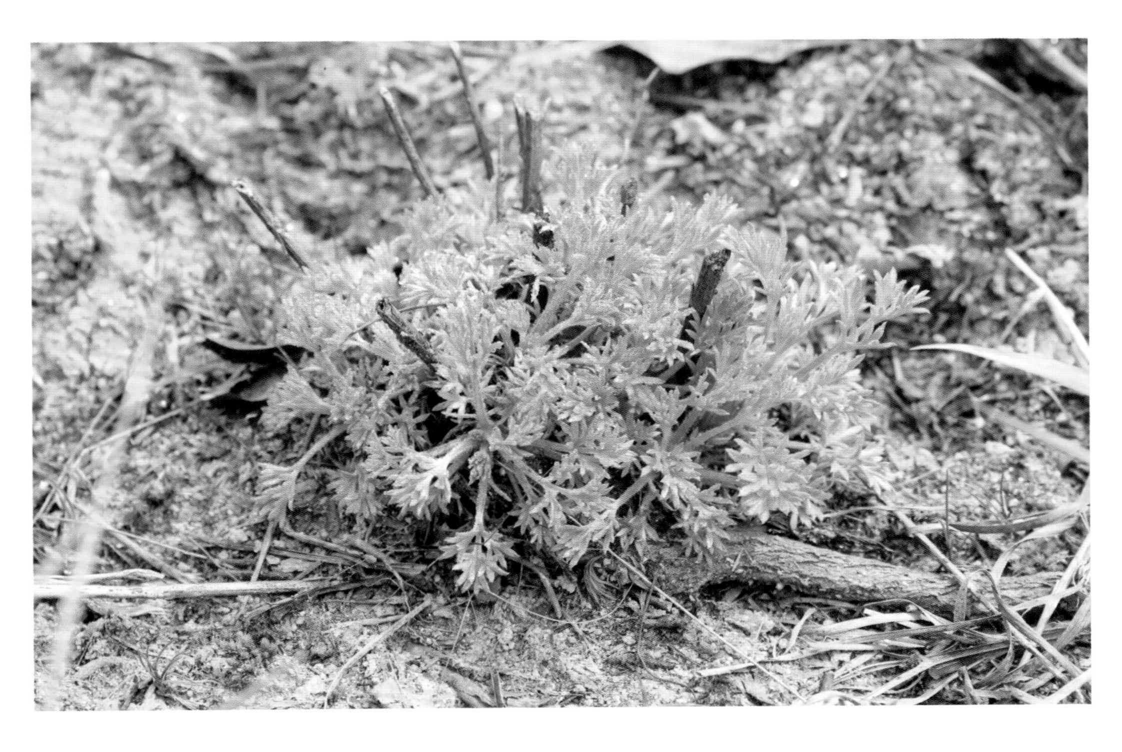

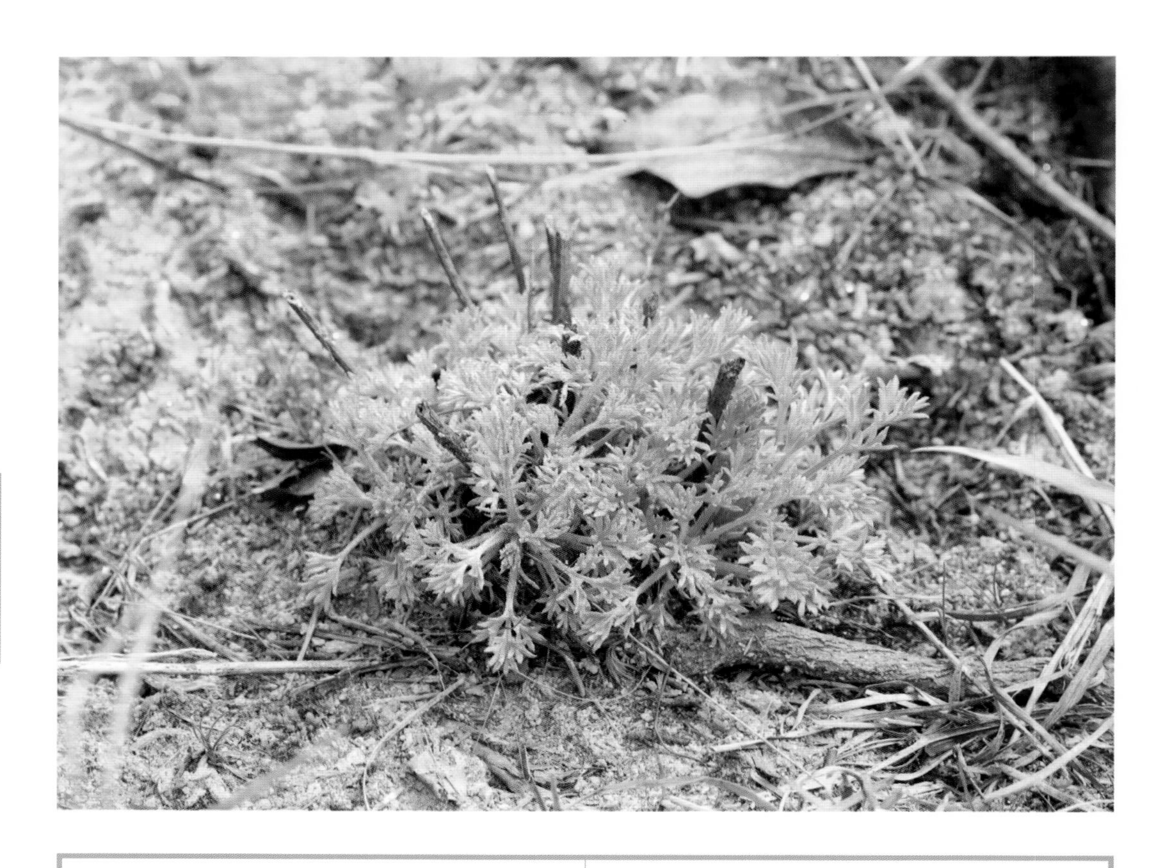

传统药膳

茵陈大枣粥

原料 茵陈9 g，大枣200 g。

制法 将上味药水煎。

用法 食枣饮汤。

功效 清热，利湿，保肝。

适用 慢性肝炎、肝硬化。

茵陈粥

原料 茵陈蒿、粳米各30～60 g，白糖适量。

制法 先将茵陈洗净，水煎取汁，去渣，以汁入粳米煮粥，欲熟时再加入白糖，稍煮一二沸即可。

用法 每日2～3次，每次适量。

功效 清利湿热，利胆退黄。

适用 湿热黄疸。

茵陈薏米粥

原料 茵陈30 g，薏苡仁60 g。

制法 将茵陈煎煮去渣，加入薏苡仁煮至粥熟即可。

用法 每日2～3次。

功效 利胆消炎。

适用 急性胆囊炎患者。

茵陈丹参茶

原料 茵陈30 g，丹参60 g，红糖适量。

制法 将上味放入盛有开水的保温瓶内，浸泡20分钟，取汁代茶饮用。

用法 每日1剂，频频饮用。连服20～30日见效。

功效 清利湿热，退黄疸。

适用 急性黄疸型肝炎。

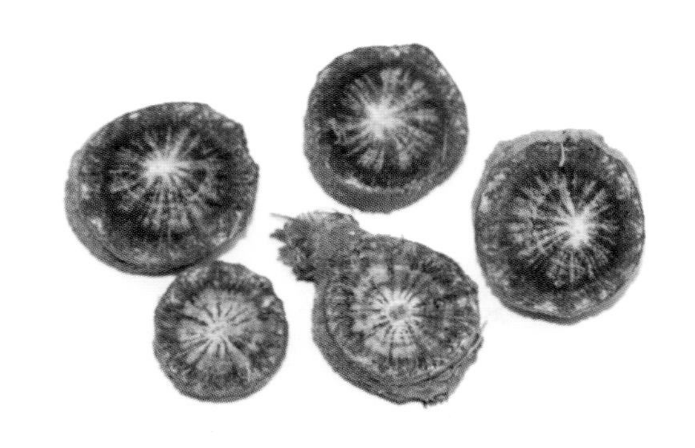

漏芦

别名● 野兰、狼头花、和尚头、华州漏芦、禹州漏芦、独花山牛蒡。

来源● 本品为菊科植物祁州漏芦的干燥根。

原文● 味苦、咸，寒。主皮肤热，恶疮疽痔，湿痹，下乳汁。久服轻身益气，耳目聪明，不老延年。一名野兰。生山谷。

性味归经● 苦，寒。归胃经。

附方●

腹中蛔虫 漏芦为末，以饼臛和方寸匕，服之。（《外台秘要》）

小儿无辜、疳病肚胀、或时泻痢、冷热不调 以漏芦一两，杵为散，每服一钱，以猪肝一两，入盐少许，同煮熟，空心顿食之。（《太平圣惠方》）

劳泻痢 漏芦一两，艾叶（炒）四两，为末，米醋三升，入药末一升，同熬成膏，入后末和丸梧子大，每温水下三十丸。（《圣济总录》）

历节风痛、筋脉拘挛 用漏芦麸炒半两，地龙去土炒半两，为末，生姜二两取汁，入蜜三两，同煎三五沸，入好酒五合，盛之。每以三杯，调末一钱，温服。（《圣济总录》）

白秃头疮 五月收漏卢草，烧灰，猪油和涂之。（《圣济总录》）

使用提示● 孕妇慎用。

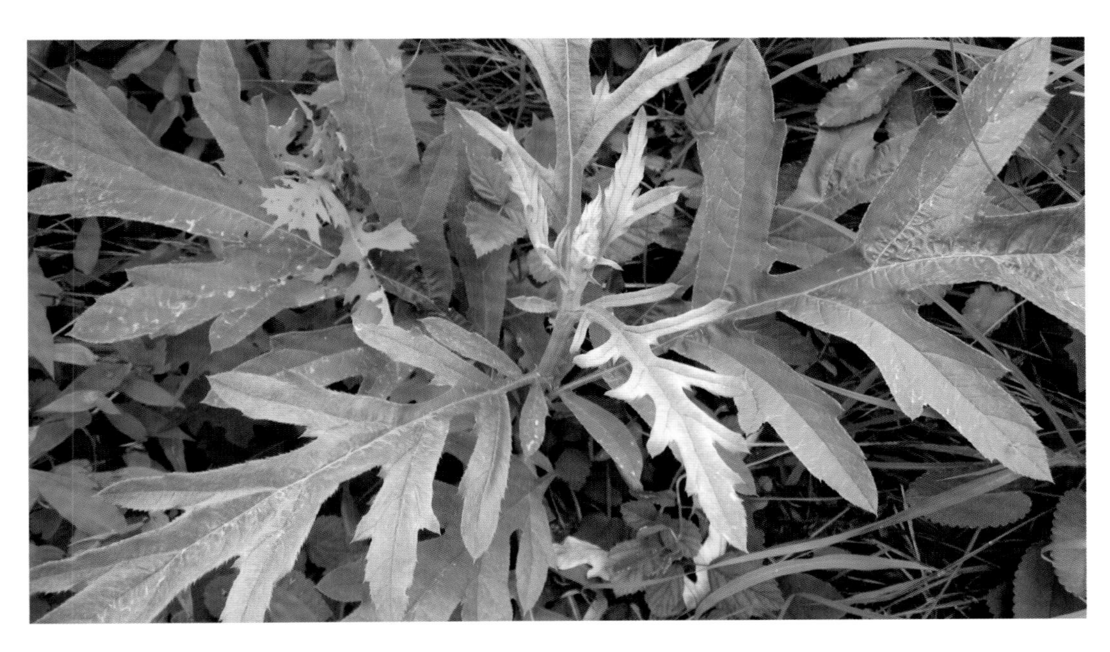

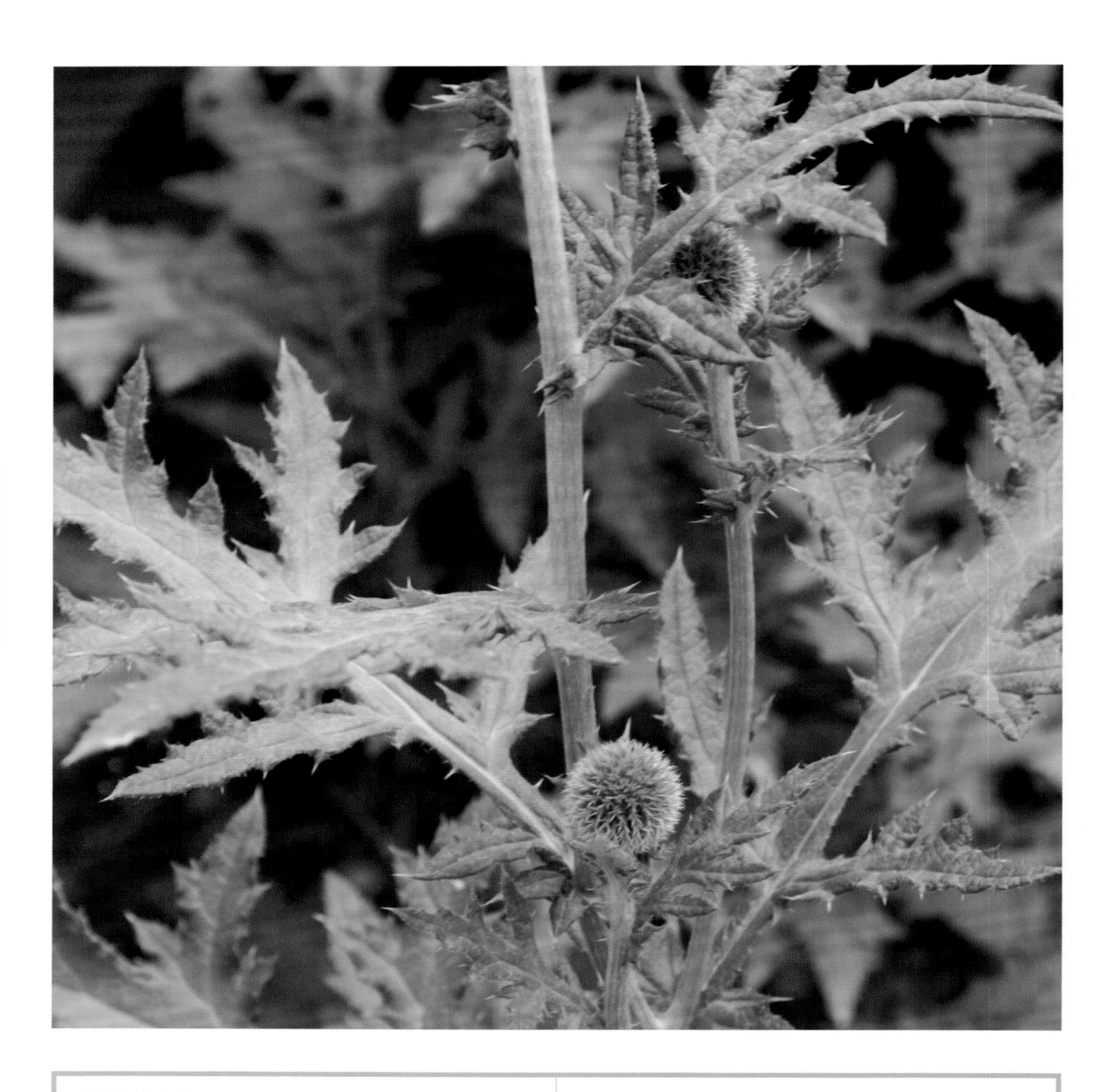

传统药膳

漏芦鸡蛋

原料 漏芦100 g，鸡蛋10 g。

制法 将漏芦洗净，放入锅中，加一大碗清水，煮熬15分钟后去掉药渣，烧开，打入鸡蛋即成。

用法 每日1次。

功效 催乳。

适用 产后无奶、乳汁不通者。

漏芦猪蹄粥

原料 漏芦10 g，通草3 g，粳米100 g，猪蹄1只，葱白、味精、食盐各适量。

制法 将猪蹄洗净，斩成块，通草、漏芦放入锅中，加清水适量熬煮成浓汁，去渣取汁；热锅，放入猪蹄、药汁、粳米、葱白，加清水适量炖煮至肉熟烂，加入味精、食盐调味即可。

用法 佐餐食用。

功效 通乳汁，利血脉。

适用 产后无奶、乳汁不通者。

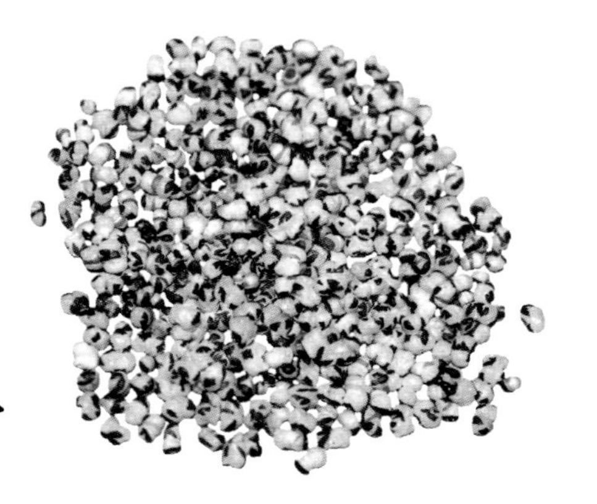

王不留行

别名 奶米、不母留、大麦牛、王母牛。

来源 本品为石竹科植物麦蓝菜的干燥成熟种子。

原文 味苦，平。主治金疮，止血、逐痛，出刺，除风痹内寒。久服轻身耐老增寿。生山谷。

性味归经 苦，平。归肝、胃经。

附方

鼻衄不止 王不留行花连茎叶一起阴干，浓煎汁温服，立效。（《指南方》）

粪后下血 王不留行末，水服一钱。（《圣济总录》）

金疮亡血 用王不留行十分，八月八日采之；蒴藋细叶十分，七月七日采之；桑东南根白皮十分，三月三日采之。川椒三分，甘草十分，黄芩、干姜、芍药、厚朴各二分。以前三味烧存性，后六味为散，合之。每大疮饮服方寸匕，小疮但粉之。产后亦可服。（《金匮要略》）

妇人乳少，因气郁者 王不留行、穿山甲炮、龙骨、瞿麦穗、麦冬各等份，为末。每服一钱，热酒调下，后食猪蹄羹，仍以木梳梳乳，一日三次。（《卫生宝鉴方》）

头风白屑 王不留行、香白芷各等份，为末，干掺，一夜篦去。（《太平圣惠方》）

痈疽妒乳、月蚀白秃，及面上久疮、去虫止痛 用王不留行、东南桃枝、东引茱萸根皮各五两，蛇床子、牡荆子、苦竹叶、蒺藜子各三升，大麻子一升。以水二斗半，煮取一斗，频频洗之。（《千金方》）

误吞铁石、骨刺不下危急者 王不留行、黄檗各等份，为末，汤浸蒸饼，丸弹子大，青黛为衣，线穿挂风处。用一丸，冷水化灌之。（《百一选方》）

疔肿初起 王不留行子为末，蟾酥丸黍米大，每服一丸，酒下，汗出即愈。（《集简方》）

使用提示 孕妇及月经过多者禁服。

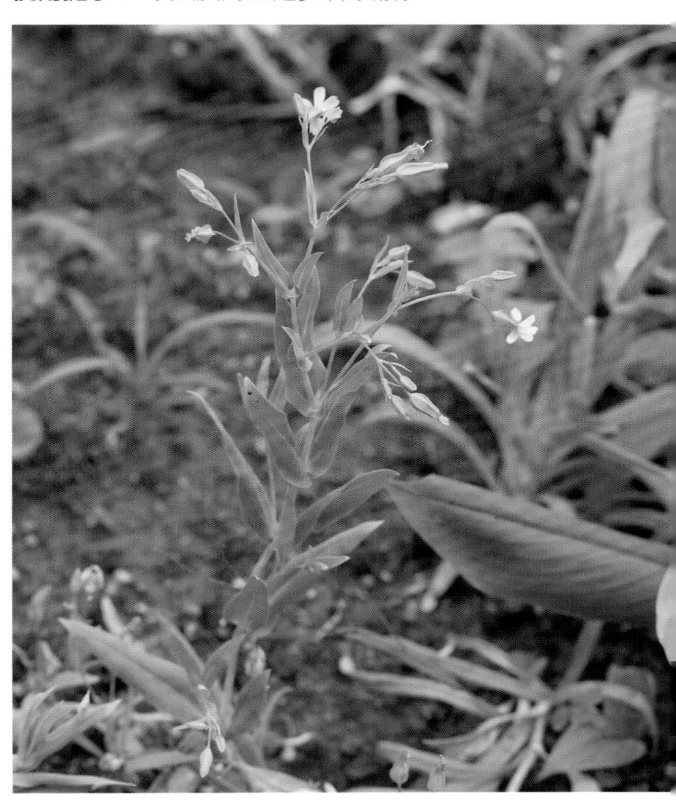

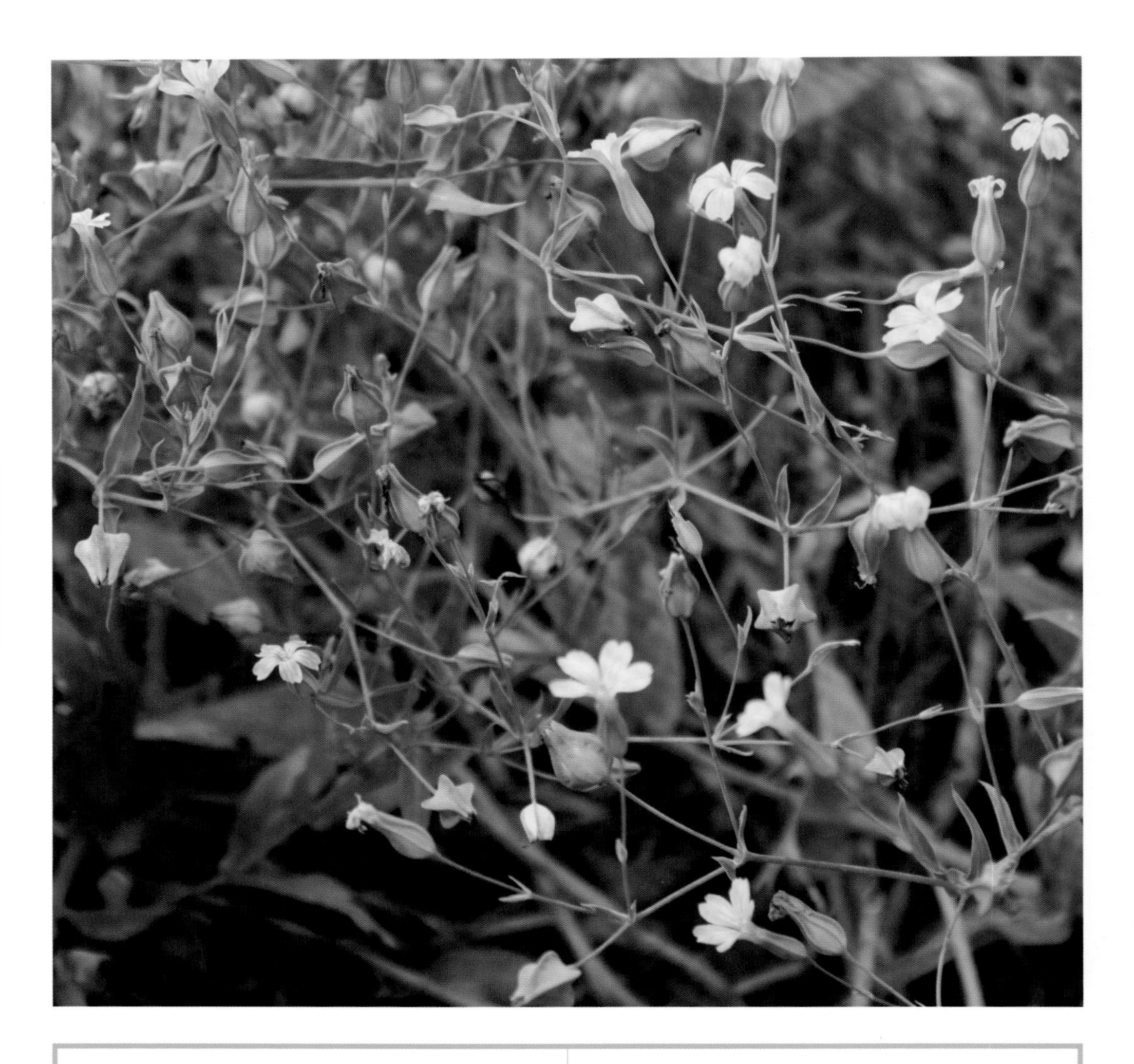

传统药膳

王不留行炖猪蹄

原料 王不留行12 g，猪蹄3～4个，调味料适量。

制法 将王不留行用纱布包裹，和洗净的猪蹄一起放进锅内，加水及调味料煮烂即可食用。

用法 佐餐食用。

功效 活血通经，催乳。

适用 产后乳汁不足者。

王不留行蒸虾

原料 王不留行、桑椹各30 g，海虾100 g。

制法 先将洗净的王不留行、桑椹投入砂锅，加入清水二碗，用小火约煲20分钟，滤去药渣。再放入海虾，煮滚至虾熟透即成。食时调好盐、味精。

用法 佐餐食用。

功效 活血通经，下乳消痈，利尿通淋，止血，补益肝肾，息风滋阴。

适用 经行不畅、产后乳少、痈肿疔毒、胃虚食少、肝肾阴亏等。

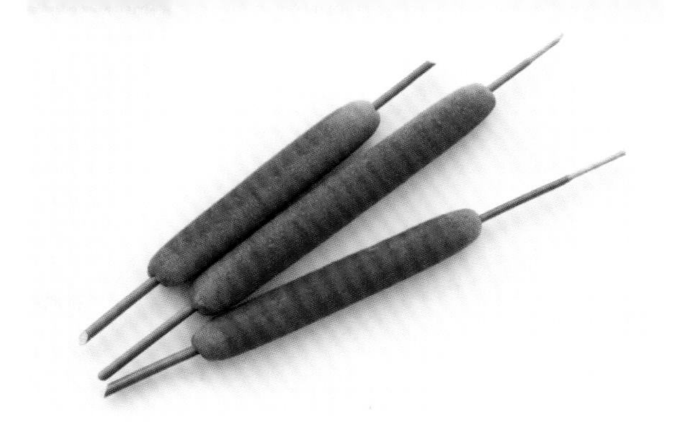

蒲黄

别名 蒲黄、蒲棒、水蜡烛、毛蜡烛。

来源 本品为香蒲科植物水烛香蒲、东方香蒲丁或同属植物的干燥花粉。

原文 味甘，平，主治心腹膀胱寒热，利小便，止血，消瘀血。久服轻身，益气力，延年神仙。生池泽。

性味归经 甘，平。归肝、心包经。

附方

重舌生疮 蒲黄末敷之，不过三上瘥。（《千金方》）

坠伤扑损，瘀血在内，烦闷者 蒲黄末，空心温酒服三钱。（《塞上方》）。

瘀血内漏 蒲黄末二两，每服方寸匕，水调下，服尽止。（《肘后备急方》）

肠痔出血 蒲黄末方寸匕，水服之，日三服。（《肘后备急方》）

脱肛不收 蒲黄和猪脂敷，日三五度。（《子母秘录》）

胞衣不下 蒲黄二钱，井水服之。（《集验方》）

产后血瘀 蒲黄三两，水三升，煎一升，顿服。（《梅师集验方》）

关节疼痛 蒲黄八两，熟附子一两，为末。每服一钱，凉水下，日一。（《肘后备急方》）

阴下湿痒 蒲黄末，敷三四度瘥。（《千金方》）

聤耳出脓 蒲黄末掺之。（《太平圣惠方》）

口耳大衄 蒲黄、阿胶炙各半两，每用二钱，水一盏，生地黄汁一合，煎至六分，温服。急以帛系两乳，止乃已。（《太平圣惠方》）

耳中出血 蒲黄炒黑研末，掺入。（《简便方》）

使用提示 孕妇慎用。

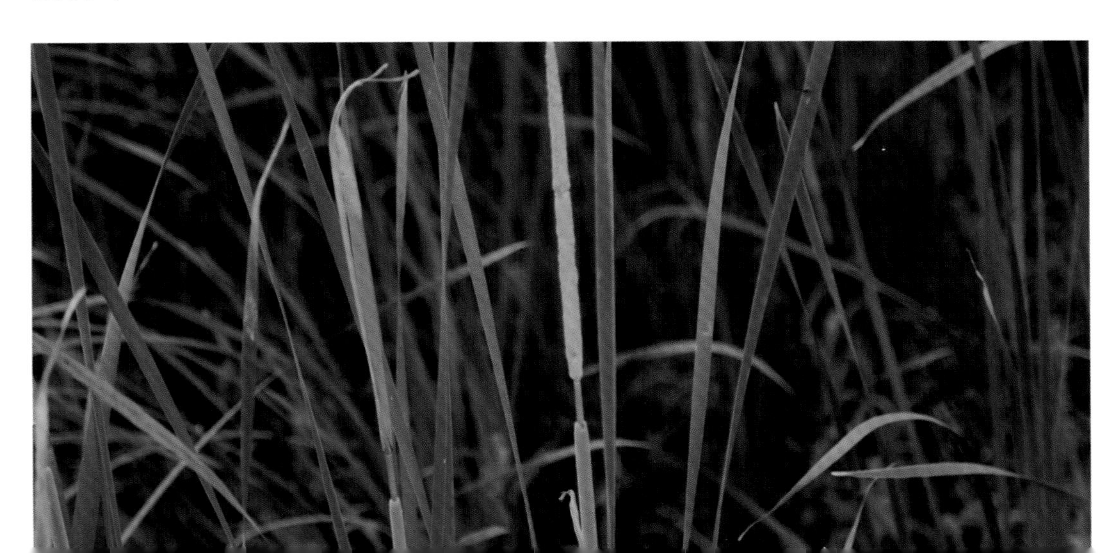

传统药膳

蒲黄粥

原料 蒲黄10 g，大米100 g，白糖适量。

制法 将蒲黄择净，用布包，放入锅中，加清水适量浸泡5～10分钟，水煎取汁，加大米煮粥，待粥熟时调入白糖，再煮一二沸即成。或将蒲黄3 g研为细末，待粥熟时调入粥中服食，每日1剂，连续3～5日。

功效 收敛止血，行血去瘀。

适用 咯血、吐血、衄血、崩漏、便血、尿血、创伤出血及心腹疼痛、产后瘀痛、恶露不净、痛经等。

蒲黄茶

原料 蒲黄100 g，红茶6 g。

制作 用水煎，去渣用汁，每日1剂，随意饮完。

服法 每日1剂，随意饮完。

功效 活血散瘀。

适用 产后心闷昏厥、恶露不下。

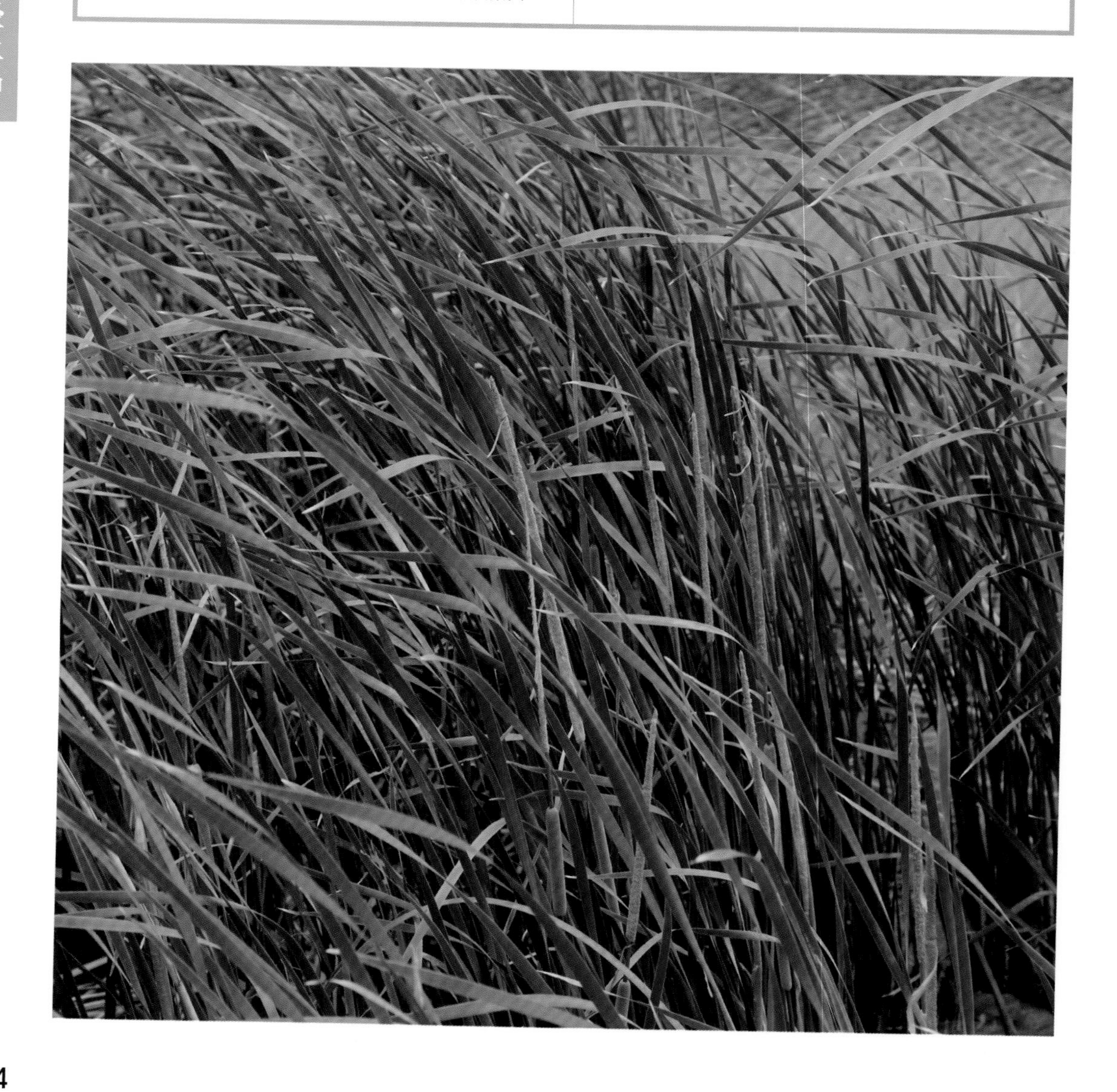

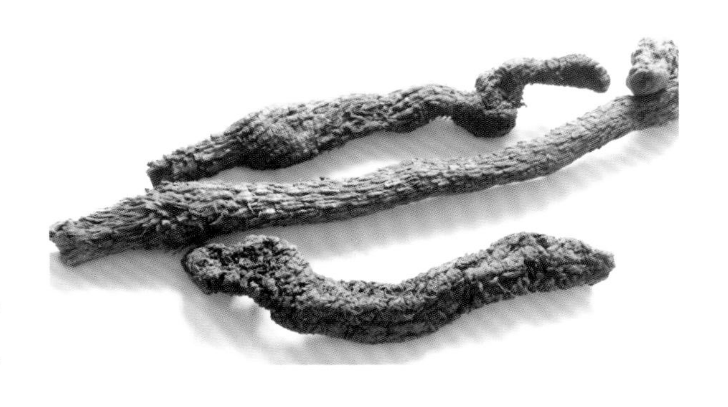

肉苁蓉

别名● 寸芸、苁蓉、地精。

来源● 本品为列当科植物肉苁蓉或管花肉苁蓉的干燥带鳞叶的肉质茎。

原文● 味咸。主五劳七伤，补中，除茎中寒热痛，养五脏，强阴，益精气，多子，妇人癥瘕。久服轻身。生山谷。

性味归经● 甘、咸，温。归肾、大肠经。

附方●

补益劳伤、精败面黑　用苁蓉四两，水煮令烂，薄细切，研精羊肉，分为四度，下五味，以米煮粥空心食。（《药性论》）

肾虚白浊　肉苁蓉、鹿茸、山药、白茯苓各等份，为末，米糊丸梧子大，每枣汤下三十丸。（《圣济总录》）

汗多便秘（老人虚人皆可用）　肉苁蓉酒浸焙二两，研沉香末一两，为末，麻子仁汁打糊，丸梧子大。每服七十丸，白汤下。（《济生方》）

消中易饥　肉苁蓉、山茱萸、五味子为末，蜜丸梧子大，每盐酒下二十丸。（《医学指南》）

破伤风病、口噤身强　肉苁蓉切片晒干，用一小盏，底上穿定，烧烟于疮上熏之，累效。（《卫生总录》）

传统药膳

肉苁蓉羊肉粥

原料　肉苁蓉30 g，羊肉150 g，粳米100 g，食盐、味精各适量。

制法　羊肉洗净切片，与肉苁蓉、粳米同煮成粥，加食盐、味精调味即可。

用法　早、晚温热食用。

功效　补肾益精，收敛滑泄。

适用　遗精、滑精。

肉苁蓉粥

原料　肉苁蓉10 g，羊肉20 g，粳米50 g。

制法　先将肉苁蓉放入砂锅，加水，煮烂，去渣留浓汁；再加入粳米、羊肉，煮至粥熟，然后加葱、姜、食盐、味精等调味，略煮一二沸即成。

用法　每日1剂，分2次服完。

功效　补肾益精，健脾温阳，润肠通便。

适用　肾阳亏虚，精血不足所致之腰膝冷痛、四肢不温、阳痿滑精、便秘难解、久病体虚等。

苁蓉煮羊肾

原料　肉苁蓉30 g，羊肾1对，调料适量。

制法　将羊肾剥去筋膜细切，用酱油、淀粉、黄酒拌匀稍腌渍；肉苁蓉加水适量煮

20分钟，去渣留汁。再入羊肾同煮至水沸，加葱、姜、食盐、味精、香油等调味即可。

用法 佐餐食用。

功效 温阳通便。

适用 便秘。

肉苁蓉汤

原料 肉苁蓉90 g，白酒适量。

制法 把肉苁蓉浸白酒中，洗去鳞甲，切片，用水三碗，煎作一碗。

用法 可加少许调味品，顿服，连服数日。

功效 填精补虚。

适用 高年血液枯槁、大便燥结、胸中作闷等。

苁蓉炖羊肉

原料 肉苁蓉15 g，新鲜精羊肉250 g。

制法 先将肉苁蓉拣杂，洗净，切成片；再将精羊肉洗净，放清水中浸泡30分钟，入沸水锅焯片刻，取出后，切成羊肉片，放入砂锅，加水适量，大火煮沸，撇去浮沫，烹入料酒，加苁蓉片、葱花、姜末，改用小火炖1小时，加盐、味精、胡椒粉适量，小火炖煮至沸，即成。

用法 佐餐当菜，当日吃完。

功效 润肠通便。

适用 阳虚型习惯性便秘。

苁蓉炖牛鞭

原料 肉苁蓉20 g，牛鞭1个，葱花、料酒、盐、姜末、味精各适量。

制法 将肉苁蓉洗净，切片，备用。牛鞭洗净，用温开水泡软，切成若干段或小块，倒入砂锅中，加水适量，先用大火煮沸，撇去浮沫，烹入料酒，加入肉苁蓉片混合均匀，再改用小火炖1小时，加葱花、姜末、盐、味精等，继续煮至沸即成。

用法 佐餐或当菜，随量服食，当日吃完。

功效 补肾壮阳。

适用 肾阳虚弱型性欲低下等。

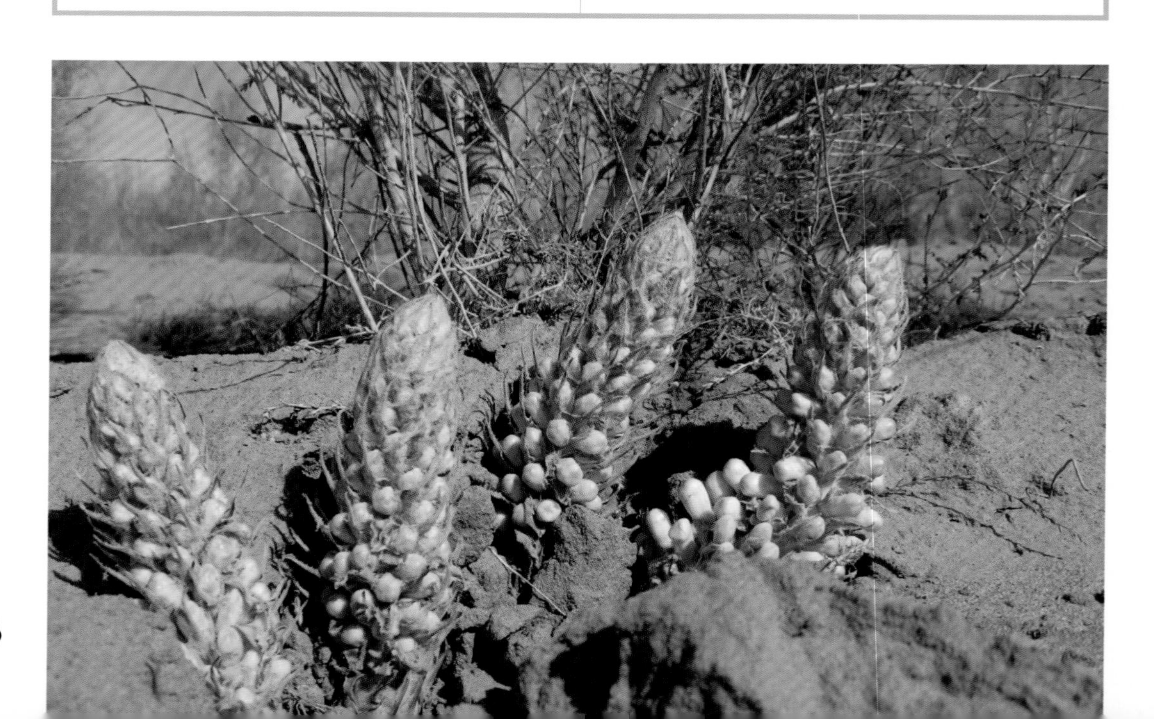

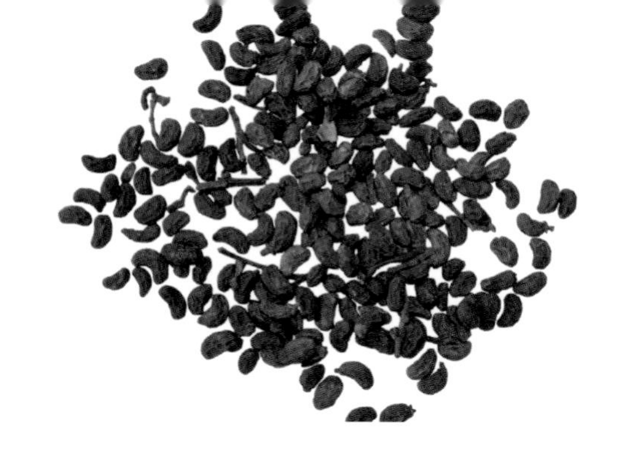

女贞实

别名● 女贞子、冬青子、爆格蚤、白蜡树子、鼠梓子。

来源● 本品为木犀科植物女贞的干燥成熟果实。

原文● 味苦，平。主补中安五脏，养精神，除百疾。久服肥健、轻身、不老。生川谷。

性味归经● 甘、苦，凉。归肝、肾经。

附方●

肾受燥热，淋浊溺痛，腰脚无力，久为下消　女贞子四钱，生地六钱，龟板六钱，当归、茯苓、石斛、花粉、萆薢、牛膝，车前子各二钱，大淡菜三枚。水煎服。（《医醇胜义》女贞汤）

口舌生疮，舌肿胀出　取女贞叶捣汁含浸吐涎。

使用提示● 本品虽补而不腻，但性凉。故脾胃虚寒泄泻及肾阳虚者慎用。

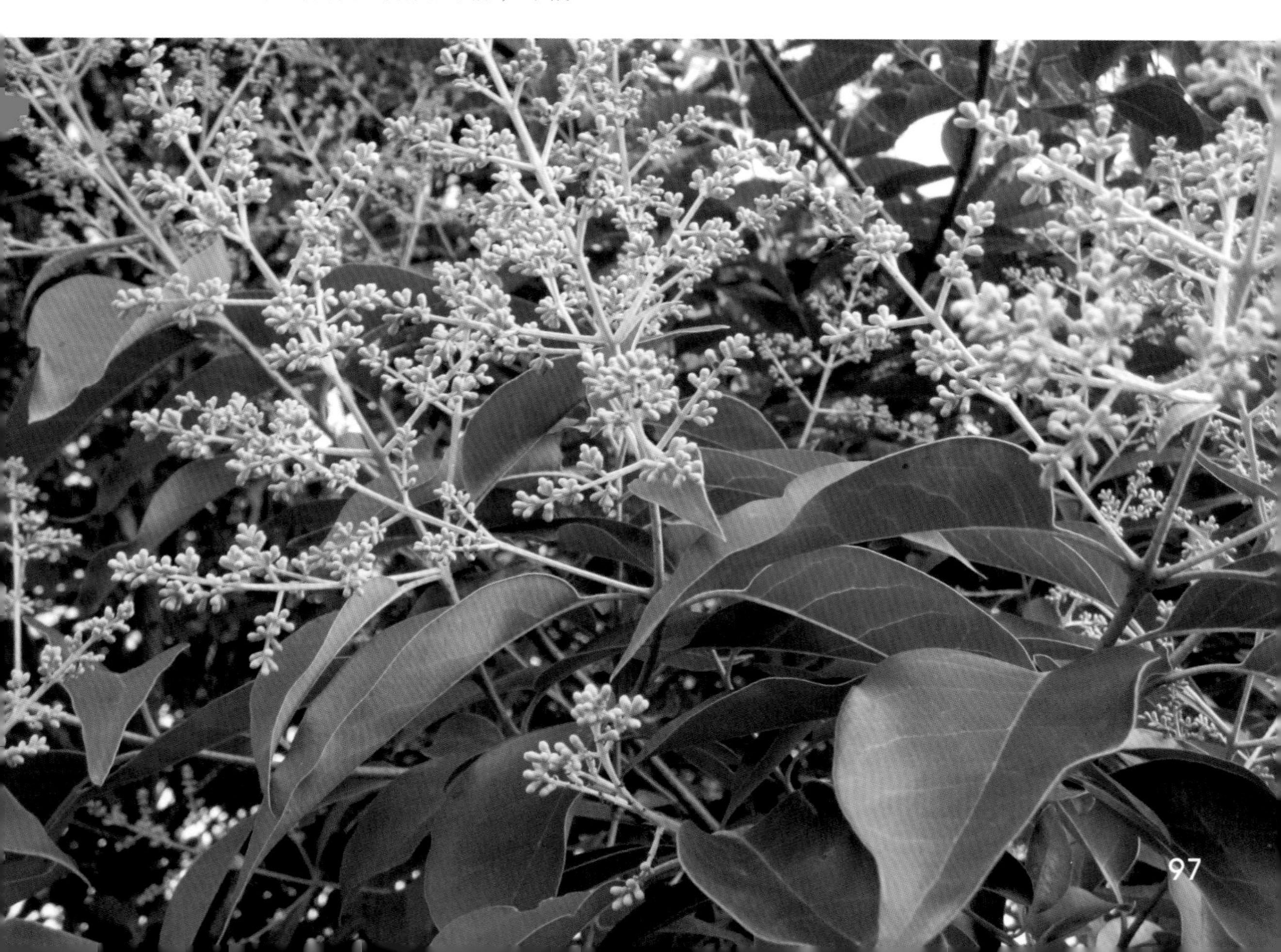

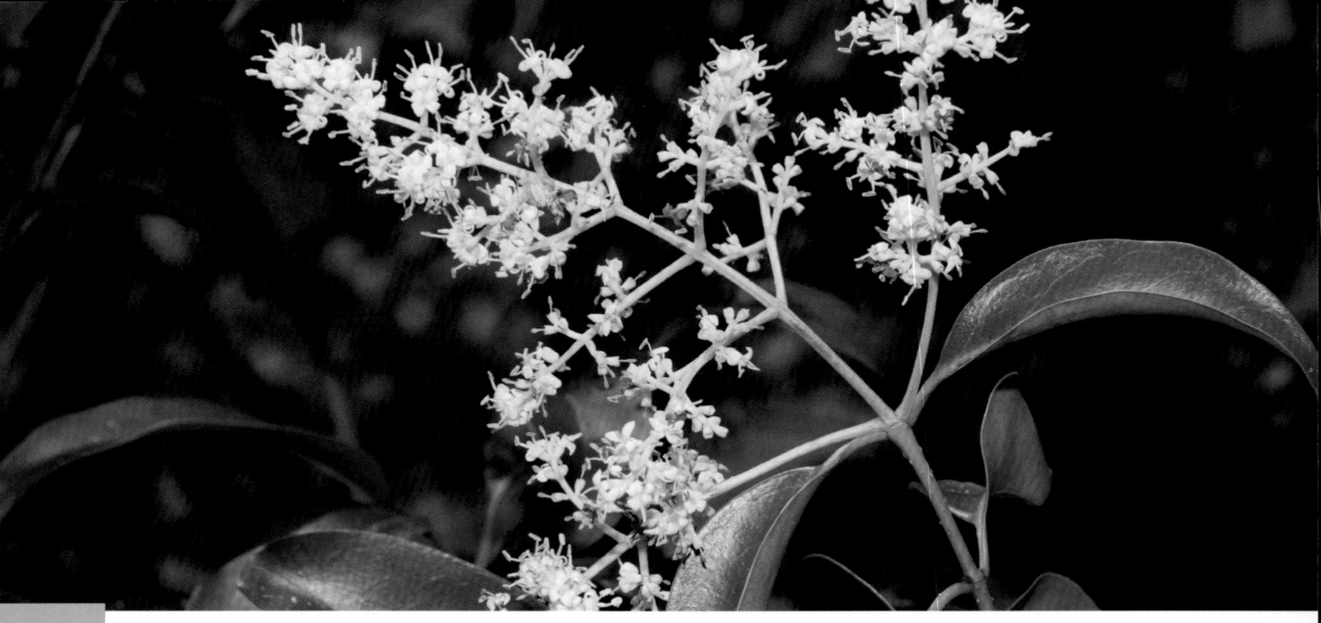

传统药膳

女贞子粥

原料 女贞子15 g，大米100 g，白糖适量。

制法 将女贞子洗净，放入锅中，加清水适量，水煎取汁，再加大米煮粥，待熟时调入白糖，再煮一二沸即成。

用法 每日1剂。

功效 滋补肝肾，明目养阴。

适用 肝肾阴虚所致的头目眩晕、视物昏花、眼目干涩、视力减退、腰膝酸软、须发早白、胁肋疼痛等。

贞杞猪肝

原料 女贞子、枸杞各30 g，猪肝250 g，姜、葱、香油、酱油、蒜、醋各适量。

制法 猪肝洗净，用牙签在猪肝上随意刺透10余次；葱、姜切片；蒜捣成泥；女贞子、枸杞洗净，放入砂锅内加水适量，用小火煮30分钟后放入猪肝，继续煮30分钟，取出猪肝切片装盘，用酱油、香油、醋、葱、姜调汁，淋在猪肝上即可。

用法 佐餐用，每日1～2次。

功效 滋补肝肾。

适用 化疗或放疗后所致的白细胞减少。

女贞子炖肉

原料 女贞子100 g，猪肉500 g，调料适量。

制法 猪肉切成小块，女贞子装纱布袋，扎紧口，同放砂锅内，加水适量，炖至肉熟烂，入调料。

用法 每日分次食100 g肉，连用10～15日。

功效 补肾益精明目。

适用 肝肾阴虚型近视眼。

女贞桑椹旱莲酒

原料 女贞子80 g，桑椹、墨旱莲各100 g，黄酒1000 ml。

制法 将女贞子、捣烂的桑椹和捣为粗末的墨旱莲同装入细纱布袋中，扎紧袋口，置入装有黄酒的瓷坛内，加盖密封置阴凉处，每日摇动数次。浸泡15日后，去掉药袋即可饮用。

用法 每日1次，每次20 ml，晚上空腹温饮。

功效 补益肝肾，凉血滋阴，乌发延年。

适用 肝肾阴虚引起的须发早白。

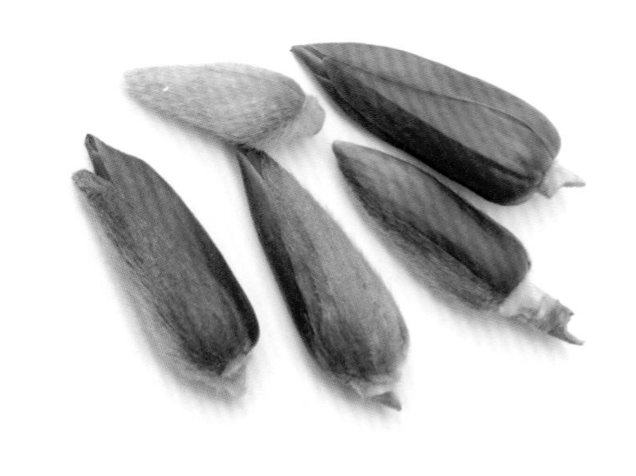

辛夷

别名 木兰、春花、木笔花、望春花、紫玉兰、白玉兰、二月花、广玉兰。

来源 本品为木兰科植物望春花、玉兰或武当玉兰的干燥花蕾。

原文 味辛，温。主五脏身体寒热，风头脑痛，面皯。久服下气，轻身明目，增年能老。一名辛矧，一名侯桃，一名房木。生川谷。

性味归经 辛，温。归肺、胃经。

附方

鼻渊 辛夷半两，苍耳子二钱半，香白芷一两，薄荷叶半钱，一并晒干，为细末。每服二钱，用葱、茶清食后调服。（《济生方》）

鼻漏、鼻孔中长出一块 辛夷（去毛）、桑白皮（蜜炙）各四两，栀子一两，枳实、桔梗、白芷各二两，共为细末，每服二钱，淡萝卜汤调服。（《疡医大全》）

鼻内窒塞不通，不得喘息 辛夷、川芎各一两，细辛（去苗）七钱半，木通半两，共为细末。每用少许，绵裹塞鼻中，湿则易之。五七日瘥。（《证治准绳》）

鼻塞不知香味 皂角、辛夷、石菖蒲各等份，为末，绵裹塞鼻中。（《梅氏验方新编》）

鼻内作胀或生疮（此系酒毒者多） 辛夷一两，川黄连五钱，连翘二两，俱微炒，研为末，每饭后服三钱，白汤下。（《缪氏方选》）

齿牙作痛或肿或牙龈腐烂 辛夷一两，蛇床子二两，青盐五钱，共为末掺之。（《本草汇言》）

头面肿痒如虫行（此属风痰） 辛夷一两，白附子、半夏、天花粉、白芷、僵蚕、玄参、赤芍各五钱，薄荷八钱，分作十剂服。（《古今医准》）

头眩昏冒欲呕（此属寒痰） 辛夷一两，制半夏、胆星、天麻、干姜、川芎各八钱，为末，水泛为丸，每晚服三钱，白汤下。（《本草汇言》）

使用提示 阴虚火旺者忌服。

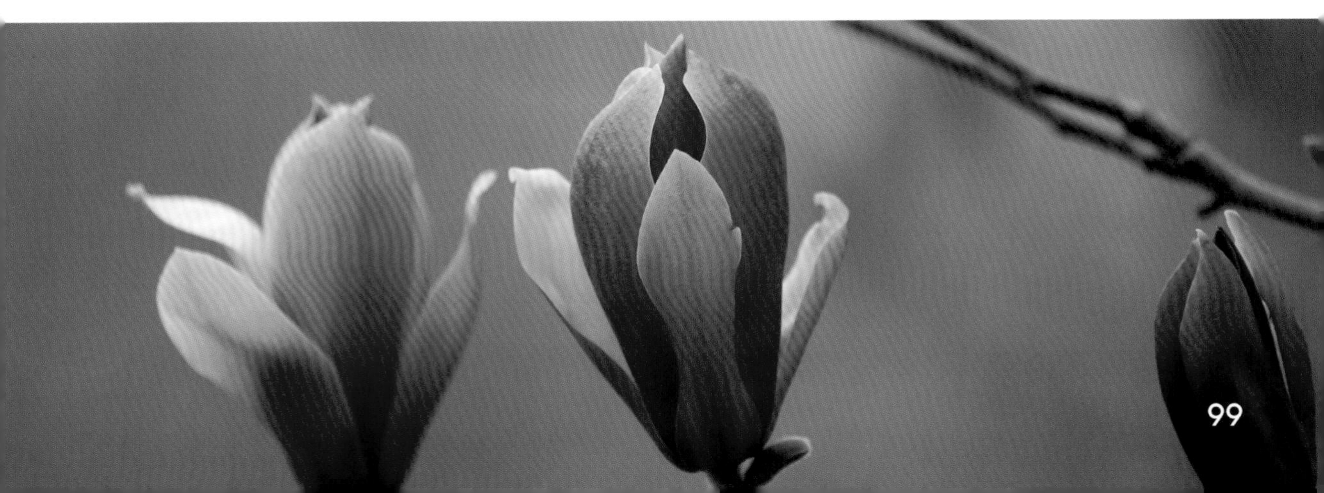

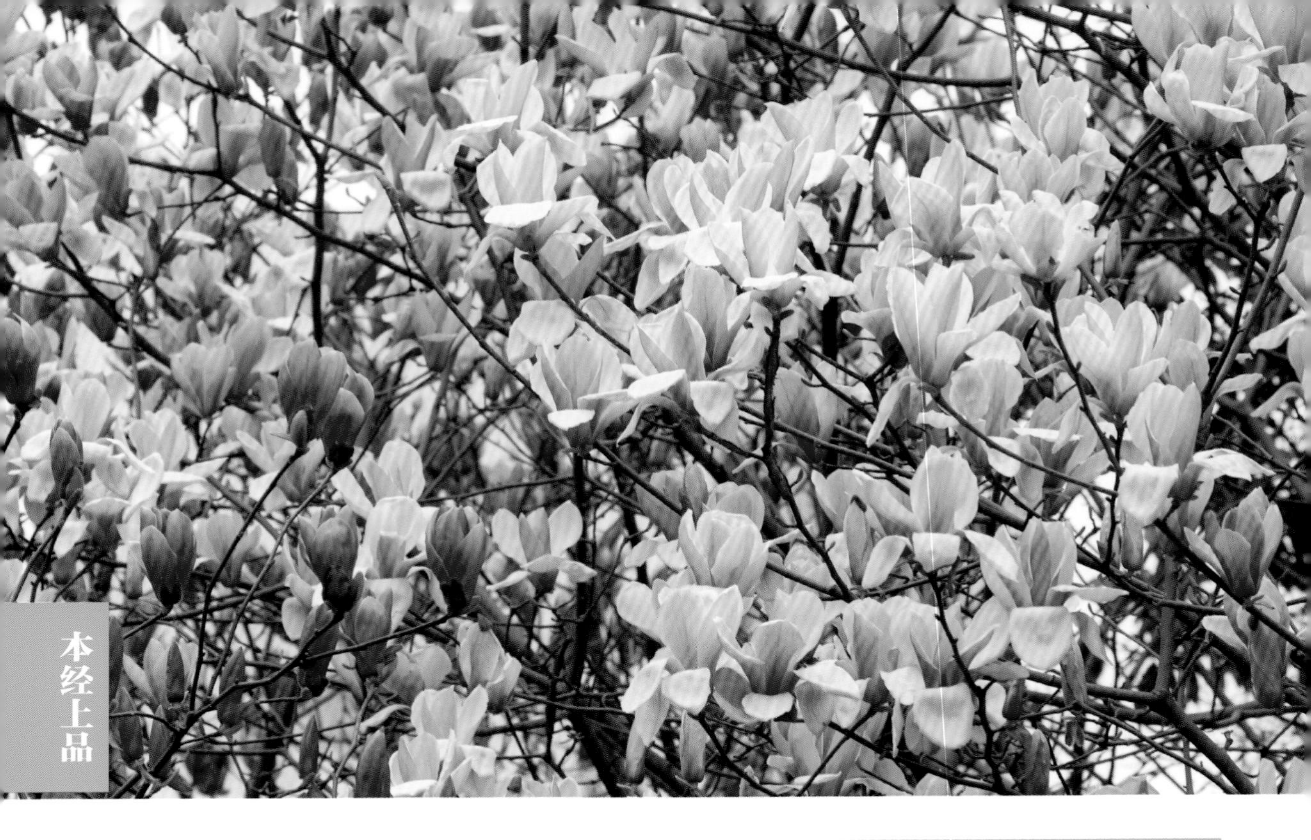

传统药膳

辛夷菊花茶

原料　辛夷、菊花各15 g。

制法　将辛夷、菊花用滚开水浸15分钟。

用法　代茶饮。

功效　通窍消炎。

适用　鼻炎、鼻窦炎。

辛夷苏叶茶

原料　辛夷花6 g，紫苏叶9 g，姜、葱各适量。

制法　上2味共制成粗末，用纱布包好，以沸水冲泡。

用法　每日1剂，代茶频饮。

功效　疏散风寒，宣通鼻窍。

适用　鼻炎、鼻窦炎。

辛夷热红茶

原料　辛夷花3 g，红茶2 g，红糖15 g。

制法　先将辛夷花拣去杂质，晒干，与红茶同放入杯中，再用刚煮沸的水冲泡，加盖闷15分钟，加入适量红糖，拌匀即成。

用法　代茶，频频饮用。一般可冲泡3～5次，红糖视冲泡次数分配。

功效　消炎通窍。

适用　风寒型单纯性慢性鼻炎。

辛夷煎蛋

原料　辛夷花15 g，鸡蛋2个。

制法　先将鸡蛋洗净，入沸水锅煮熟，待凉，去壳；将辛夷花拣杂，放入砂锅，加清水浸泡片刻，煎煮15分钟，过滤取汁，回入砂锅，放入熟鸡蛋，用小火煮15分钟即成。

用法　早、晚2次分服，每日1剂。

功效　消炎通窍。

适用　风热型单纯性慢性鼻炎。

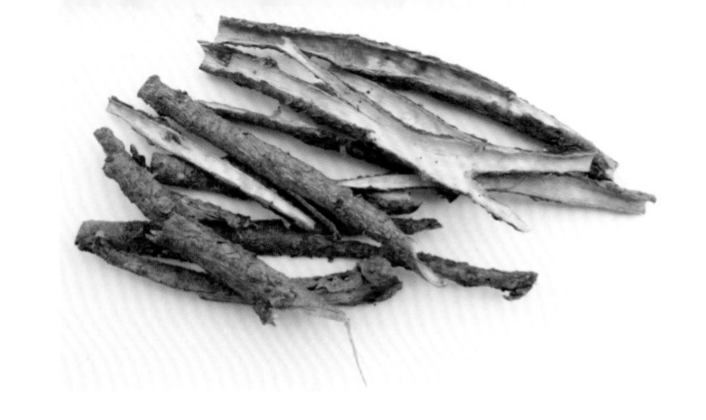

榆皮

别名● 榆树皮、榆根白皮。

来源● 本品为榆科植物榆树的树皮、根皮的韧皮部。

原文● 味甘，平。主大小便不通，利水道，除邪气。久服轻身不饥。其实尤良。一名零榆。生山谷。

性味归经● 甘，微寒。归肺、脾、膀胱经。

附方●

虚劳白浊　榆白皮二升，水二斗，煮取五升，分五服。（《千金方》）

小便气淋　榆枝、石燕子煎水，日服。（《普济方》）

五淋涩痛　榆白皮阴干焙研，每以二钱，水五合，煎如胶，日二服。（《普济方》）

渴而尿多（非淋也）　用榆皮二片，去黑皮，以水一斗，煮取五升，一服三合，日三服。（《外台秘要》）

身体暴肿　榆皮捣末，同米做粥食之，小便利即消。（《肘后备急方》）

临月易产　榆皮焙为末，临月，日三服方寸匕，令产极易。（《本草别说》）

堕胎下血不止　榆白皮、当归（焙）各半两，入生姜，水煎服之。（《普济方》）

胎死腹中或母病欲下胎　榆白皮煮汁，服二升。（《子母秘录》）

身首生疮　榆白皮末，油和涂之，虫当出。（《子母秘录》）

火灼烂疮　榆白皮嚼涂之。（《千金髓》）

小儿虫疮　榆皮末和猪脂涂绵上，覆之，虫出立瘥。（《千金方》）

小儿瘰疬　榆白皮生捣如泥，封之，频易。（《必效方》）

小儿秃疮　醋和榆白皮末涂之，虫当出。（《产乳方》）

使用提示● 脾胃虚寒者慎服。

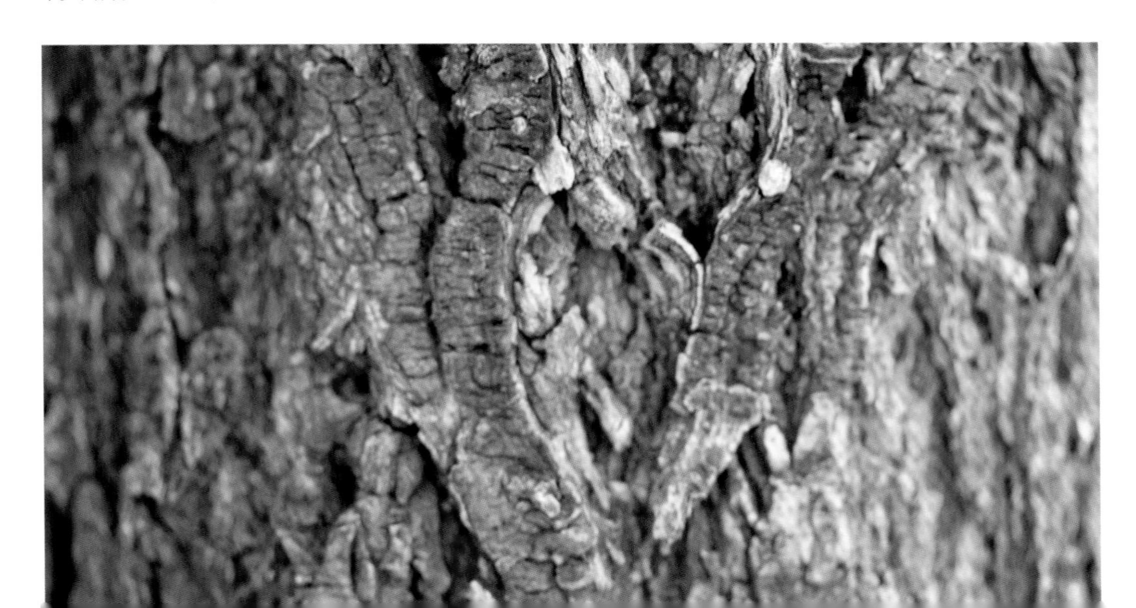

本经上品

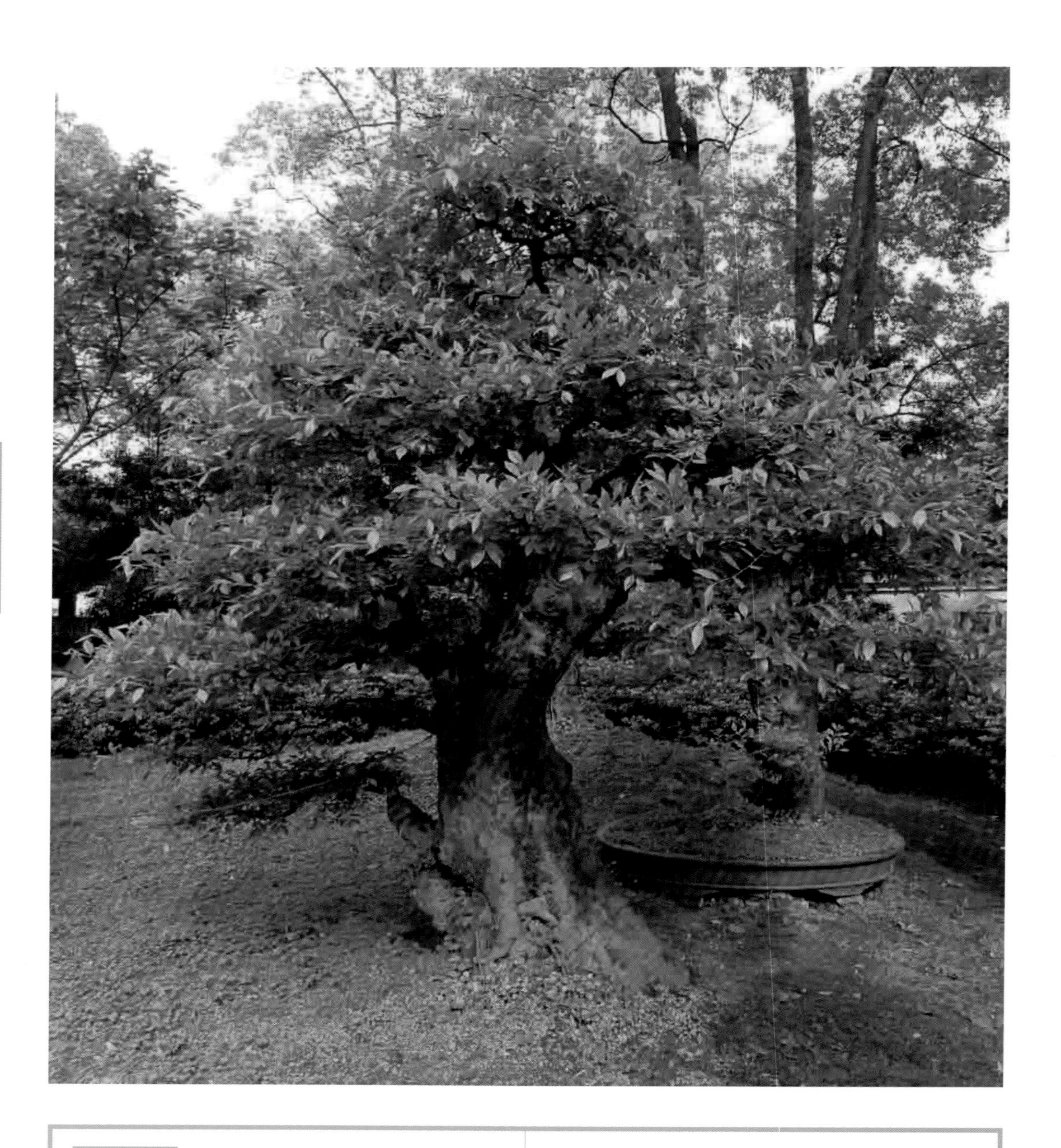

传统药膳

榆皮粥

原料　榆皮30 g（捣屑），粳米50 g。

制法　先煎榆皮去渣取汁，再入米煮成粥。

用法　早餐食用。

功效　利水，通淋，消肿。

适用　身体肿大。

榆皮粥

原料　榆皮30 g，杂米60 g。

制法　将榆皮捣屑，投入杂米，加水煮粥，以米熟烂为宜。

用法　顿服之，连服数剂。

功效　利水消肿，补虚。

适用　身体暴肿。

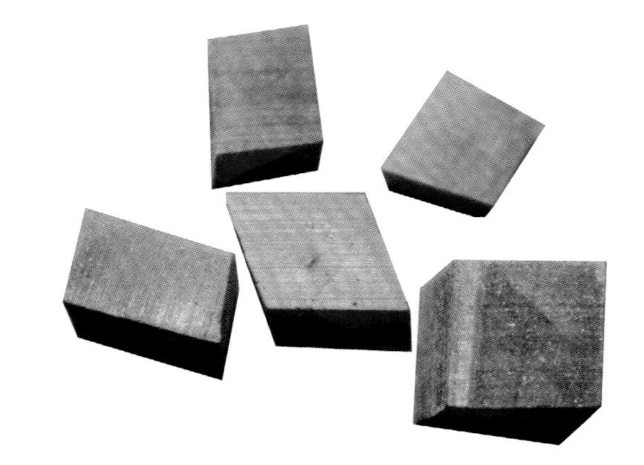

阿胶

别名● 驴皮胶。

来源● 本品为马科动物驴的干燥皮或鲜皮经煎煮、浓缩制成的固体胶。

原文● 味甘，平。主心腹内崩，劳极洒洒如疟状，腰腹痛，四肢酸疼，女子下血，安胎。久服轻身益气。一名傅致胶。

性味归经● 甘，平。归肺、肝、肾经。

附方●

摊缓偏风（治摊缓风及诸风、手脚不遂、腰脚无力） 驴皮胶微炙熟。先煮葱豉粥一升，别又以水一升，煮香豉二合，去滓入胶，更煮七沸，胶烊如饧，顿服之。乃暖，吃葱鼓粥。如此三四剂即止。若冷吃粥，令人呕逆。（《广济方》）

肺风喘促（涎朝眼窜） 用透明阿胶切炒，以紫苏、乌梅肉（焙研）各等份，水煎服之。（《仁斋直指方》）

吐血不止 用阿胶（炒）二两，蒲黄六合，生地黄三升，水五升，煮三升，分服。（《千金翼方》）

大人、小儿吐血 用阿胶（炒）、蛤粉各一两，朱砂少许，为末。藕节捣汁，入蜜调服。（《经验方》）

妊娠尿血 阿胶炒黄为末，食前粥饮下二钱。（《太平圣惠方》）

妊娠下血不止 用阿胶末二两，生地黄半斤捣汁，入清酒二升，分三服。（《梅师经验方》）

妊娠胎动 用阿胶（炙研）二两，香豉一升，葱一升，水三升，煮取一升，入胶化服。（《删繁方》）

妊娠胎动 用阿胶（炒）、熟艾叶各二两，葱白一升，水四升，煮一升，分服。（《产宝》）

久嗽经年 阿胶（炒）、人参各二两，为末。每用三钱，豉汤一盏，葱白少许，煎服，日三次。（《圣济总录》）

使用提示● 胃弱便溏者慎用。

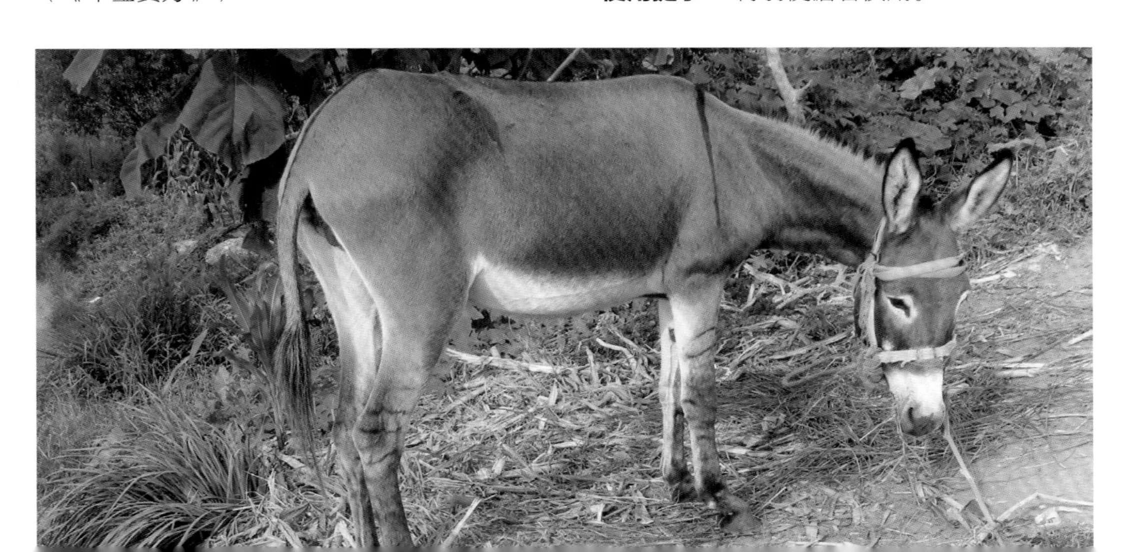

传统药膳

阿胶糯米粥

原料 阿胶20～30 g，糯米100 g，红糖15 g。

制法 先将糯米淘洗净，入锅加清水煮沸，待粥熟时放入捣碎的阿胶粒，边煮边搅均匀，加入红糖食之。

用法 每食适量。

功效 滋阴补虚，益肺安胎，养血止血。

适用 血虚咳嗽、久咳咯血、吐血、衄血、大便出血、月经过多、胎动不安等。

阿胶桑白粥

原料 阿胶、桑白皮各15 g，糯米100 g，红糖8 g。

制法 将桑白皮水煎2次，去渣取汁。糯米淘净入锅内，加水煮10分钟，倒入药汁、阿胶，粥熟后加入红糖即可。

用法 早餐温热食用。

功效 补血滋阴，润燥清肺。

适用 血虚、阴虚久咳、咯血、崩漏、便血等。

胶地糯米粥

原料 阿胶20 g，生地黄15 g，糯米60 g，干姜6 g。

制法 先煎生地黄、干姜，取药液熬糯米；阿胶捣末，粥熟时加入阿胶末，再搅匀即可。

用法 早、晚空腹餐食，连服数日。

功效 补血益阴，补虚止痢。

适用 久痢、休息痢、身瘦、口干、心烦、下痢、腹痛、舌红苔少、脉细数等。

阿胶粥

原料 阿胶15 g，糯米60 g，龙骨末、艾叶末各1 g。

制法 先将阿胶炙黄为末，再以水共煮其余物做粥。

用法 空腹食，每日1剂。

功效 养血，止血。

适用 妊娠下血。

阿胶鲤鱼汤

原料 阿胶珠、糯米各50 g，鲤鱼1条（约200 g）。

制法 将鲤鱼治净，加水1500 ml，与阿胶、糯米同煮30分钟后，入葱、姜、盐各少许，熟后食之。

用法 吃肉喝汤，每日1次。

功效 健脾益气，养血安胎。

适用 气血两亏，胎元不固所致之胎动不安。

阿胶参枣汤

原料 阿胶15 g，红参10 g，大枣10枚。

制法 阿胶、红参、大枣同放于大瓷碗中，注入300 ml清水，盖好，隔水蒸1小时即可。

用法 分2次食参喝汤。

功效 滋阴补血。

适用 气血两虚、头晕心悸、出血过多引起的贫血。

蛋黄阿胶酒

原料 鸡蛋黄4个，阿胶40 g，米酒500 ml，盐适量。

制法 将鸡蛋磕破，按用量取蛋黄；将米酒倒入坛里，置文火上煮沸，下入阿胶，化尽后放入蛋黄、盐，拌匀。最后煮数沸即离火，待冷后贮入净器中即成。

用法 早、晚各1次，随量温饮。

功效 补虚养血，滋阴润燥。

适用 体虚乏力、血虚萎黄、虚劳咳嗽、吐血便血等。

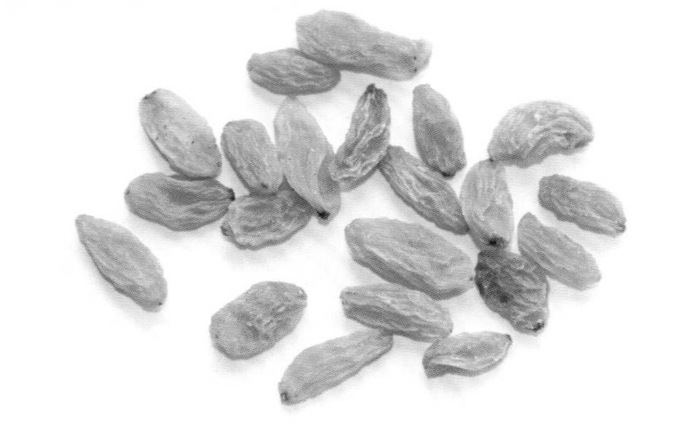

葡萄

别名● 蒲桃、草龙珠。

来源● 本品为葡萄科植物葡萄的果实。

原文● 味甘，平。主筋骨湿痹，益气，倍力，强志，令人肥健，耐饥忍风寒。久食轻身，不老延年，可做酒。生山谷。

性味归经● 甘、微酸，平。归肾、肝、胃经。

附方●

热淋涩痛 葡萄（捣取自然汁）、生藕（捣取自然汁）、生地黄（捣取自然汁）、白沙蜜各五合，每服一盏，石器温服。（《太平圣惠方》）

胎上冲心 葡萄煎汤饮之，即下。（《太平圣惠方》）

强肾 琐琐葡萄、人参各一钱，火酒浸一宿，清晨涂手心，摩擦腰脊，能助膂力强壮，若卧时摩擦腰脊，力能助肾坚强，服之尤为得力。（《本经逢原》）

吹乳 葡萄一枚，于灯焰上燎过，研细，热酒调服。（《圣济总录》）

牙龈肿痛、势欲成痈者 葡萄干去核，填满焰硝煅之。焰过，取置地上成炭，研末擦之，涎出，任吐自瘥。（《医级宝鉴》）

使用提示● 不宜过食，内热者慎食。

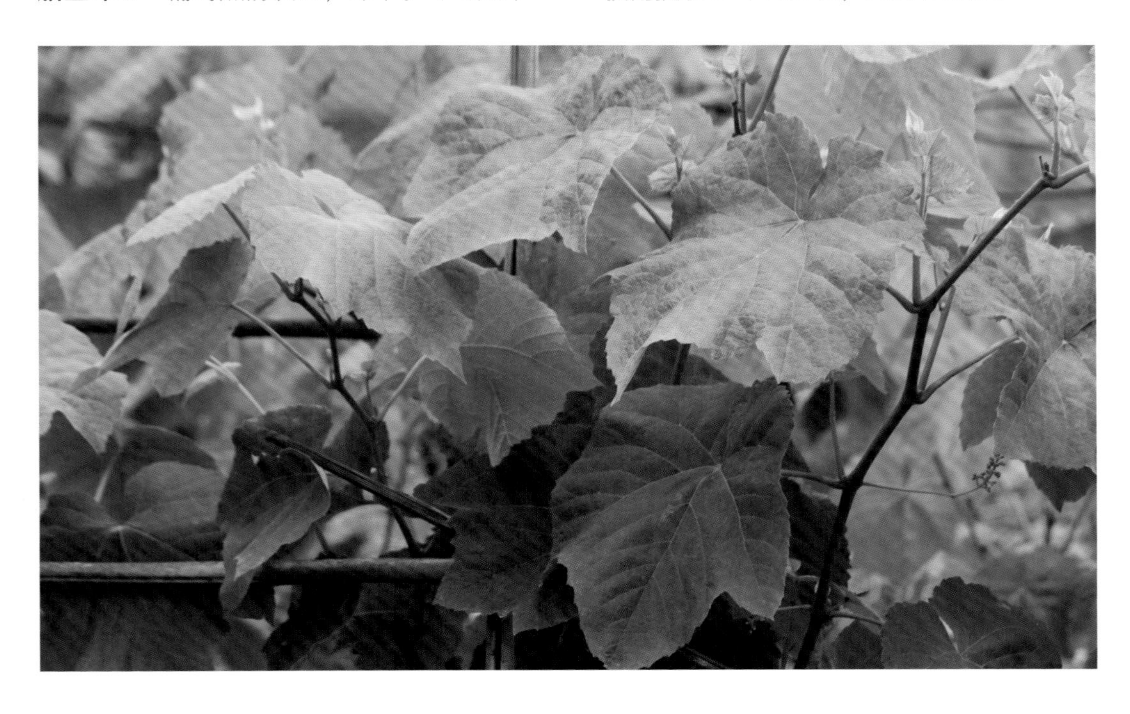

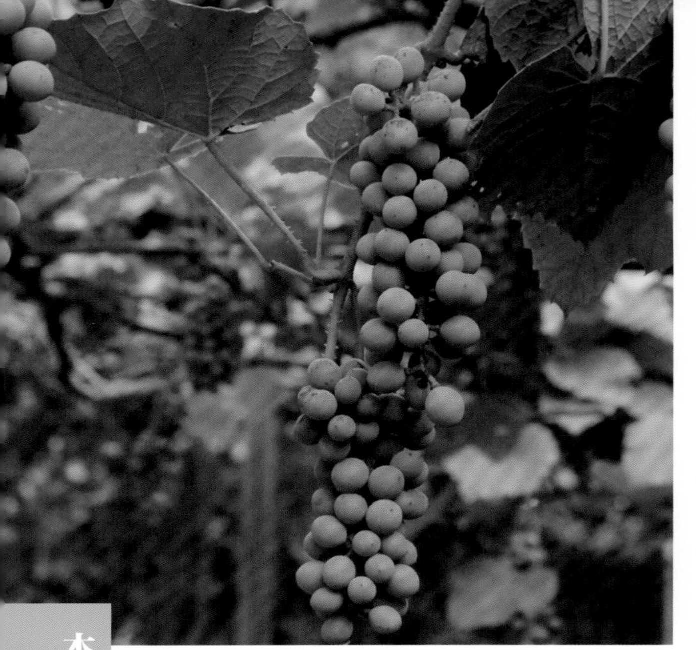
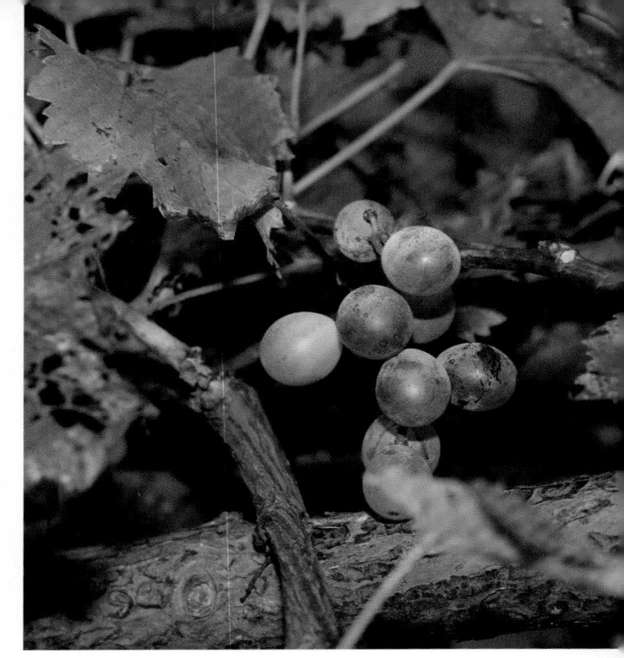

传统药膳

山莲葡萄粥

原料 生山药（切片）、莲子肉、葡萄干各50 g，白糖少许。

制法 同煮熬成粥，加糖食用；亦可同蒸烂成泥，加糖食用。

用法 早餐食用。

功效 补中健身，益脾养心。

适用 心脾不足引起的怔忡心悸、腹胀便清、面色黄白、乏力倦怠、形体瘦弱等症。

葡萄小枣糯米粥

原料 葡萄干、小红枣各50 g，糯米100 g，冰糖适量。

制法 糯米加水1000 ml，烧开后，将葡萄干（洗净）、小红枣（去核）和冰糖一起放入，小火慢熬成粥。

用法 空腹分2次服。

功效 养心除烦，益血开胃，清热止渴。

适用 气血两亏、脾胃虚弱、食欲不振。

拔丝葡萄

原料 葡萄500 g，芝麻5 g，鸡蛋清3个，面粉、白糖、素油、淀粉、红绿丝各适量。

制法 将葡萄去皮，裹上面粉。鸡蛋清放入汤盘内，用筷子打成糊，加入淀粉调匀。将芝麻去杂后洗净，沥干，放入锅内炒香。炒锅放素油烧热，用筷子夹着葡萄挂上蛋糊，放入油锅内，颠翻数次，撒上芝麻、红绿丝，盛在盘内即可。

用法 日常佐餐食用。

功效 滋阴生津，补气血，强筋骨，利小便。

适用 美容养颜。

葡萄酒

原料 葡萄干250 g，糯米1250 g，神曲适量。

制法 将葡萄干与适量神曲研为细末，把糯米煮熟放冷后与神曲、葡萄干末合在一起，加水10000 ml，搅匀，倒入瓮中覆盖，酿成酒。

用法 不拘时，随意温饮。

功效 补脾胃，驻颜色。

适用 日常保健，有减肥、美容的作用。

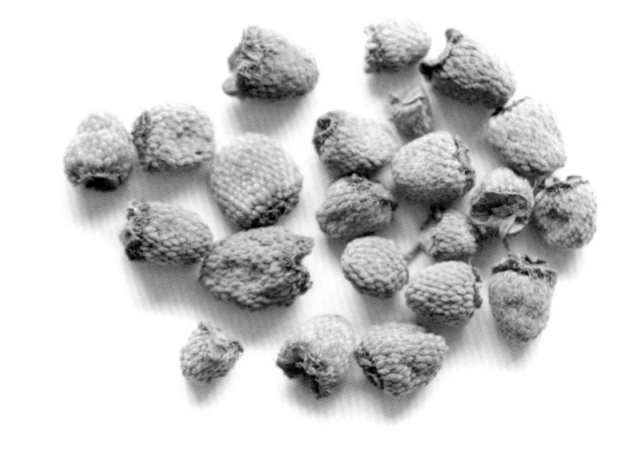

蓬蘽（覆盆子）

别名● 覆盆子。

来源● 本品为蔷薇科植物华东覆盆子的干燥果实。

原文● 味酸，平。主安五藏，益精气，长阴令坚，强志倍力，有子。久服轻身不老。一名覆盆。生平泽。

性味归经● 甘、酸，温。归肾、膀胱经。

附方●

阳事不起　覆盆子，酒浸焙研为末，每旦酒服三钱。（《集简方》）

下焦虚实寒热　枸杞子八两，菟丝子八两（酒蒸，捣浆），五味子二两（研碎），覆盆子四两（酒洗，去目），车前子二两（扬净）。上药，俱择精新者，焙晒干，共为细末，炼蜜丸，梧桐子大。每服空心九十丸、上床时五十丸，白沸汤或盐汤送下，冬月用温酒送下。（《摄生众妙方》）

肺虚寒　覆盆子，取汁作煎为果，仍少加蜜，或熬为稀汤，点服。（《本草衍义》）

使用提示● 肾虚火旺、小便短赤者慎服。

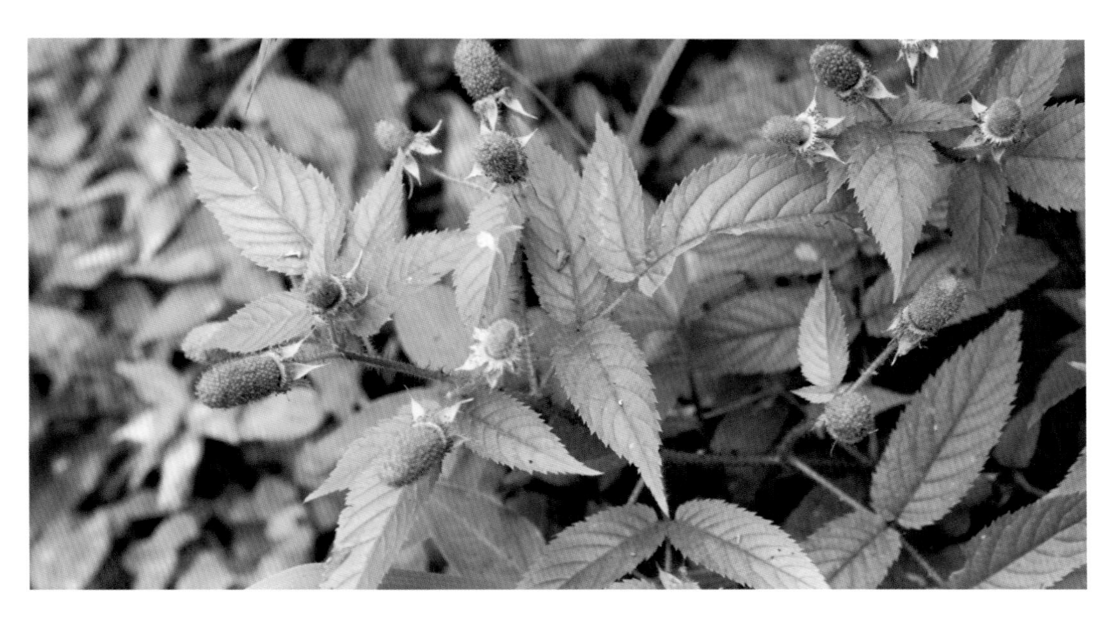

传统药膳

四子麻雀粥

原料 覆盆子粉、枸杞子粉、五味子粉、菟丝子粉各2 g，粳米60 g，麻雀5只，葱白、生姜、盐各适量，白酒少许。

制法 麻雀去毛、内脏，洗净，用白酒炒，然后与粳米同煮粥，粥将成时加药末及调味品，煮至粥成。

用法 空腹食用，每日2次。

功效 温补肾阳，收敛固精。

适用 中老年人肾阳虚。

党参覆盆子大枣粥

原料 党参、覆盆子各10 g，大枣20枚，粳米100 g，白糖适量。

制法 将党参、覆盆子放入锅内，加适量清水煎煮，去渣取汁；粳米淘洗干净。将药汁与大枣、粳米煮粥，粥熟加入白糖调味即成。

用法 早餐食用。

功效 补气养血，固摄乳汁。

适用 产后气血虚弱所致的乳汁自出。

覆盆益智肚

原料 覆盆子、益智仁各15 g，猪小肚100 g，盐适量。

制法 用盐加水将猪小肚内外壁洗净，切块，与覆盆子、益智仁同入大砂锅内，加适量清水，旺火煮沸，打去浮沫，改用文火煮至小肚烂熟即可。

用法 饮汤吃肚，每日2次，1日内服完，连服1周。

功效 补肾缩尿。

适用 老、幼肾虚的失固、多尿或尿不禁。

覆盆酒

原料 覆盆子不拘量，酒适量。

制法 将覆盆子用酒浸泡后，焙干研为细末。

用法 每日以酒送服9 g。

功效 补肾壮阳。

适用 阳痿。

巴戟二子酒

原料 巴戟天、覆盆子、菟丝子各15 g，米酒250 ml。

制法 将巴戟天、菟丝子、覆盆子用米酒浸泡，7日后即可服用。

用法 每日2次，每次10 ml。

功效 益肾涩精，利小便。

适用 肾虚所致精液异常、滑精、小便频数、腰膝冷痛等。

覆盆子绿茶

原料 覆盆子15 g，绿茶适量。

制法 将覆盆子、绿茶2味泡茶。

用法 不拘时温服。

功效 益肾涩精。

适用 遗精、小便频数、阳痿等。

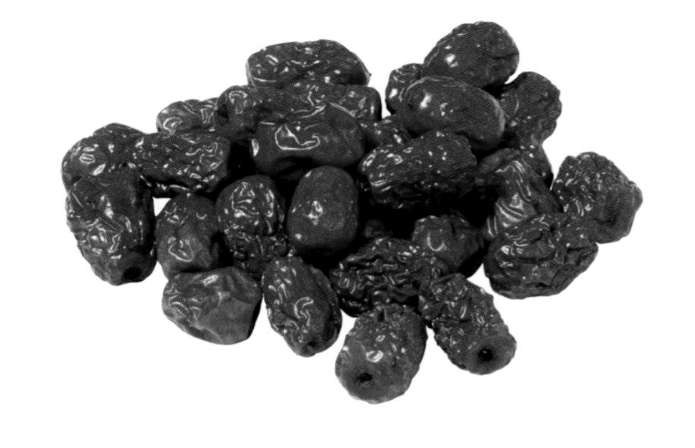

大枣

别名● 红枣、小枣。

来源● 本品为鼠李科植物枣的果实。

原文● 味甘，平。主心腹邪气，安中养脾，助十二经，平胃气，通九窍，补少气少津液，身中不足，大惊，四肢重。和百药。久服轻身长年。叶覆麻黄，能令出汗。生平泽。

性味归经● 甘，温。归脾、胃经。

附方●

调和胃气 以干枣去核，缓火逼燥为末。量多少入少生姜末，白汤点服。调和胃气甚良。（《本草衍义》）

小肠气痛 大枣一枚去核，用斑蝥一枚去头、翅，入枣内，纸包煨熟，去蝥食枣，以桂心、荜澄茄汤下。（《仁斋直指方》）

伤寒热病后、口干咽痛、喜唾 大枣二十枚，乌梅十枚，捣入蜜丸。含一杏仁，咽汁甚效。（《千金方》）

妊娠腹痛 大枣十四枚，烧焦为末，以小便服之。（《梅师集验方》）

烦闷不眠 大枣十四枚，葱白七茎，水三升，煮一升，顿服。（《千金方》）

大便燥塞 大枣一枚去核，入轻粉半钱缚定，煨熟食之，仍以枣汤送下。（《直指》）。

耳聋鼻塞，不闻音声、香臭者 取大枣十五枚去皮核，蓖麻子三百枚去皮，和捣。绵裹塞耳、鼻，日一度。三十余日，闻声及香臭也。先治耳，后治鼻，不可并塞。（《食疗方》）

久服香身 用大枣肉和桂心、白瓜仁、松树皮为丸，久服之。（《食疗本草》）

诸疮久坏不愈者 枣膏三升，煎水频洗，取愈。（《千金方》）

食椒闭气 京枣食之即解也。（《百一选方》）。

使用提示● 凡患有湿痰、积滞、齿病、虫病者，均不相宜。糖尿病患者切忌多食。

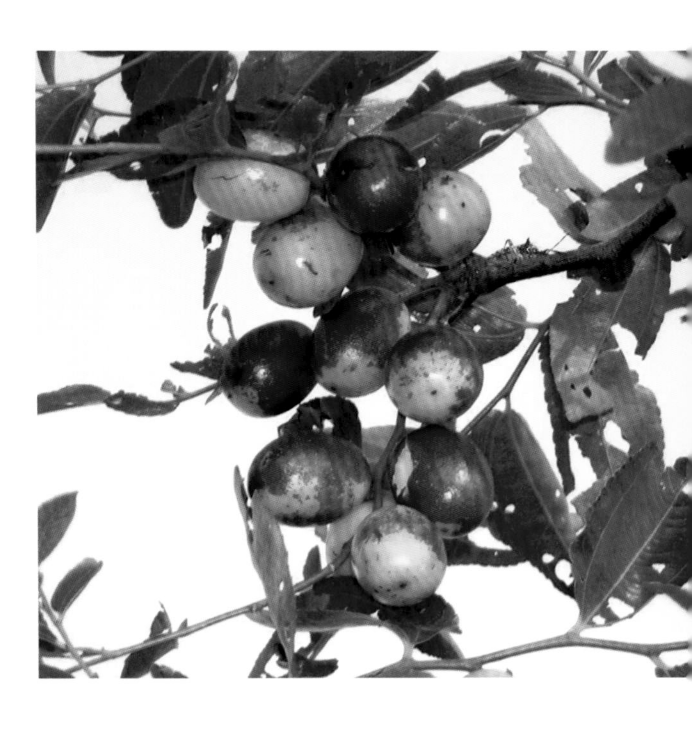

传统药膳

大枣健脾粥

原料　大枣10～15枚，粳米50～100 g，砂糖适量。

制法　将大枣浸泡片刻，洗净，同粳米置于砂锅内熬成粥。

用法　每日早、晚餐食用。

功效　清凉消暑，甜润健脾。

适用　食欲不振、消化不良、睡眠不实、心绪不宁等体质虚弱者及脾虚反胃、贫血、产后乳汁不通或乳少等。

大枣百合汤

原料　大枣50 g，百合30 g，白糖适量。

制法　大枣、百合洗净，加清水800 ml，小火慢熬至酥烂，加入白糖溶化。

用法　分1～2次服用。

功效　清热，利湿，止咳平喘。

适用　肺结核日久、咳嗽、食欲不振。

大枣芹菜根汤

原料　大枣、芹菜根各50 g。

制法　大枣去核，芹菜根洗净，加水500 ml，共煎至300 ml。

用法　分1～2次食枣，喝汤。

功效　减脂降压。

适用　高血压、血清胆固醇升高、冠心病。

大枣炖泥鳅

原料　大枣20枚，泥鳅250 g，盐、植物油各适量。

制法　先将大枣洗净，放入温水中浸泡片刻，去核后备用；将泥鳅养在清水盆中，滴数滴植物油，每日换水1次，待排除肠内污物，约3日后用温水洗净，剖杀，去除内脏，与大枣同放入砂锅，加水适量，用小火炖至泥鳅熟烂，加盐少许，拌匀即成。

用法　佐餐或当菜，随意服食。

功效　祛湿止痒。

适用　血虚生风型皮肤瘙痒症。

胡椒大枣茶

原料　胡椒7粒，大枣3枚。

制法　将2味药放入砂锅内，加水500 ml，煎沸15分钟，取汁代茶饮用。

用法　每日1剂，分2次服，连用25～35日。效果明显。

功效　祛寒，养血，健胃。

适用　虚寒性胃痛。

大枣炖香菇

原料　大枣10枚，干香菇20只，黄酒、盐、姜片、味精、素油各适量。

制法　将大枣、香菇用温水泡发并洗净。取有盖的炖盅1只，放入澄清过滤的泡发香菇的水、香菇、大枣、盐、味精、黄酒、姜片、素油少量，盖上盅盖，上笼蒸炖1小时左右，出笼即成。

用法　佐餐食用。

功效　补中益气。

适用　嫩肤养颜及气血不足虚证、脾胃虚弱等。

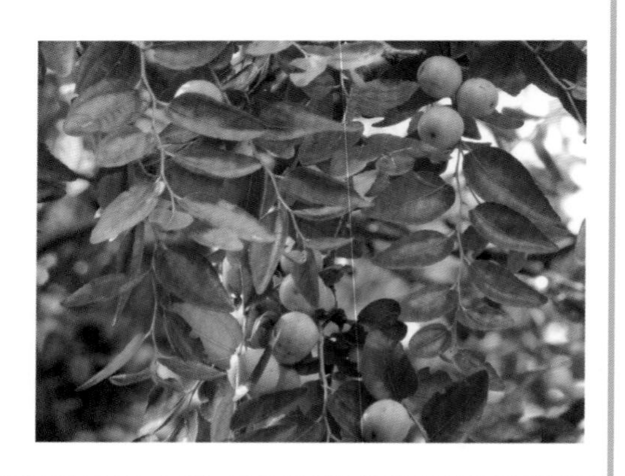

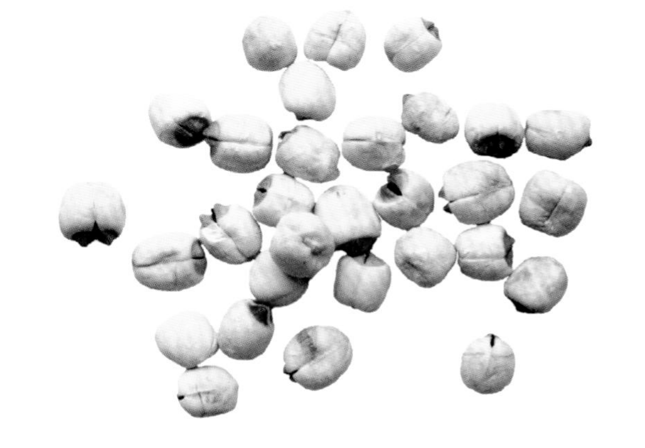

藕实茎

别名 莲实、莲子、泽芝、莲蓬子。

来源 本品为睡莲科植物莲的干燥成熟种子。

原文 味甘，平。补中养神，益气力，除百疾。久服轻身耐老，不饥延年。一名水芝丹。生池泽。

性味归经 甘，平。归心、脾、肾。

附方

补虚益损 用莲实半升，酒浸二宿，以猪肚1个洗净，入莲实在内，缝定煮熟，取出晒干为末，酒煮米糊丸梧子大。每服五十丸，食前温酒送下。（《医学发明》）

白浊遗精 石莲肉、龙骨、益智仁各等份，为末，每服二钱，空心米汤饮下。（《本草图经》）

白浊遗精 用莲肉、白茯苓各等份，为末，白汤调服。（《普济方》）

心虚赤浊 用石莲肉六两，炙甘草一两，为末，每服一钱，灯心汤下。（《仁斋直指方》）

哕逆不止 石莲肉六枚，炒赤黄色，研末，冷熟水半盏和服，便止。（《本草图经》）

眼赤作痛 莲实去皮研末一盏，粳米半升，以水煮粥，常食。（《普济方》）

小儿热渴 莲实二十枚炒，浮萍二钱半，生姜少许，水煎，分三服。（《圣济总录》）

反胃吐食 石莲肉为末，入少许肉豆蔻末，米汤调服之。（《仁斋直指方》）

使用提示 中满痞胀、大便秘结者禁服。

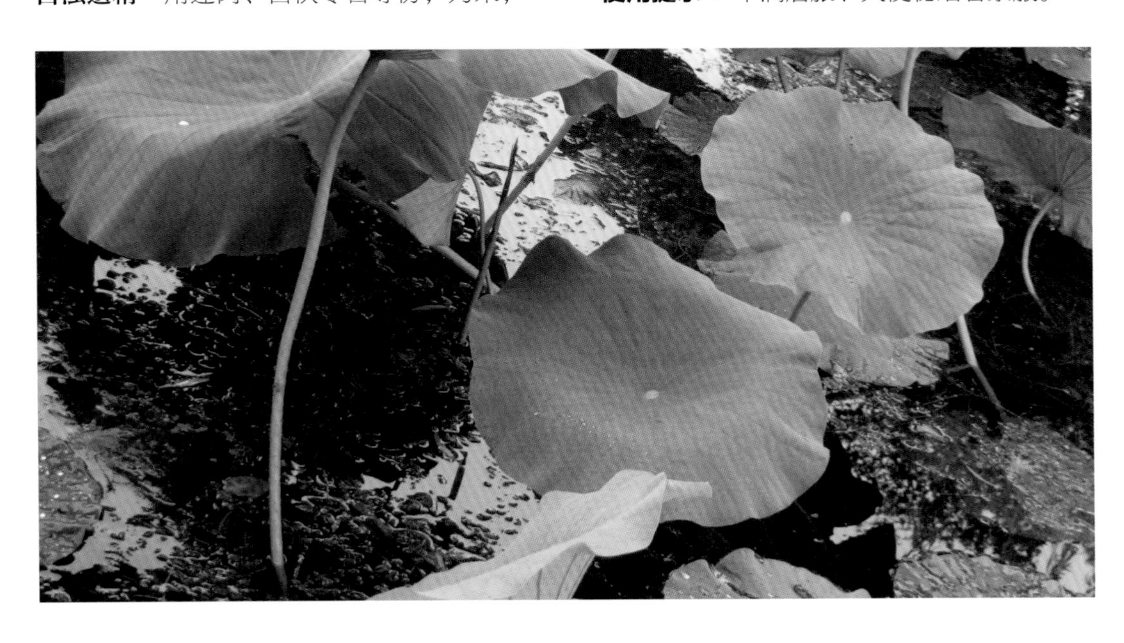

传统药膳

莲子粥

原料 莲子、糯米各50 g，白糖100 g。

制法 将莲子去皮、去心，细切，煮烂；将糯米淘洗干净，锅内加水煮粥，待粥将熟时下莲子末，继续煮烂，加白糖停火起锅。

用法 热食，每食适量。

功效 补脾止泻，益肾固精，安神养心。

适用 夜寐多梦、遗精、久痢、虚泻、妇人崩漏带下。

莲实粥

原料 嫩莲实30 g，粳米100 g。

制法 将嫩莲实水发，去皮，抽去莲心，洗净，放入锅中水煎煮至熟烂，备用。粳米洗净，加清水煮成稀粥，倒入莲实，搅匀即成。

用法 每日早、晚温热服食。

功效 补脾益胃，养心安神。

适用 脾胃虚弱、食欲减退、小便淋浊、妇女带下、虚烦不眠等。

莲子猪肚

原料 猪肚1个，莲子50粒，香油、食盐、葱、生姜、蒜各适量。

制法 猪肚洗净，内装水发莲子（去心），用线缝合，放入锅内，加清水炖熟透；捞出晾凉，将猪肚切成细丝，同莲子放入盘中。将香油、盐、葱、生姜、蒜与猪肚丝拌匀即成。

用法 可单服，也可佐餐。

功效 健脾益胃，补虚益气。

适用 食少、消瘦、泄泻、水肿等。

莲粉兔肉

原料 莲子粉、山药粉、白茯苓粉各适量，兔肉250 g，味精、料酒、食盐各适量。

制法 将莲子粉、白茯苓粉、山药粉混匀，调成干粉糊；把兔肉洗净，切成小方块，用料酒、味精、食盐等调腌渍。将兔肉块裹干粉糊投入油锅内，炸至金黄色为度。

用法 食用，常食之。

功效 补益气血。

适用 久病或年老体弱、气血亏虚等。

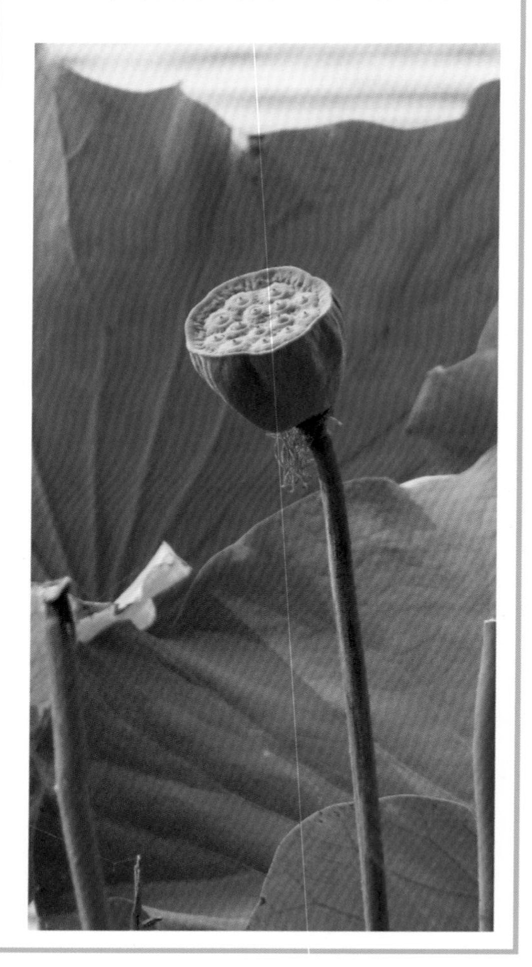

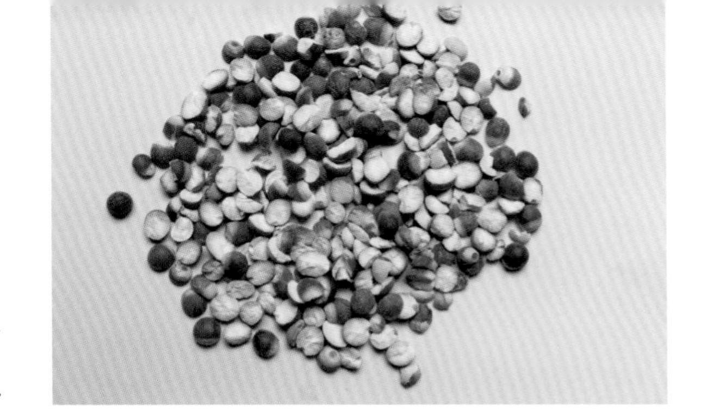

鸡头实

别名● 芡实。

来源● 本品为睡莲科植物芡的干燥成熟种仁。

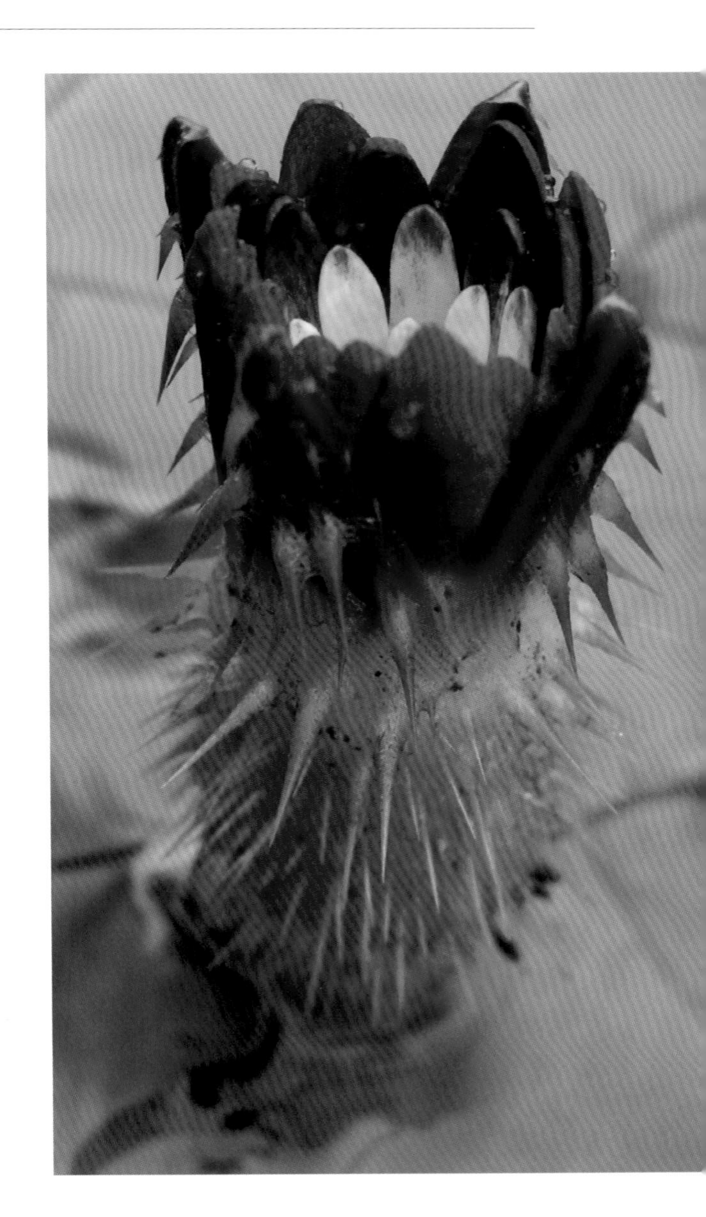

原文● 味甘，平。主湿痹，腰脊膝痛，补中，除百疾，益精气，强志，耳目聪明。久服轻身不饥，耐老神仙。一名雁喙实。生池泽。

性味归经● 甘、涩，平。归脾、肾经。

附方●

益精气、强志意、利耳目 鸡头实三合，煮熟去壳，粳米一合，煮粥，日日空心食。（《经验方》）

思虑、色欲过度、损伤心气、小便数、遗精 用秋石、白茯苓、鸡头实、莲肉各二两，为末，蒸枣和，丸梧子大。每服三十丸，空心盐汤送下。（《永类钤方》）

浊病 用鸡头实粉、白茯苓粉，黄蜡化蜜和，丸梧桐子大，每服百丸，盐汤下。（《摘玄方》）

使用提示● 凡外感前后、疟痢疳痔、气郁痞胀、溺赤便秘、食不运化及新产后皆忌之。

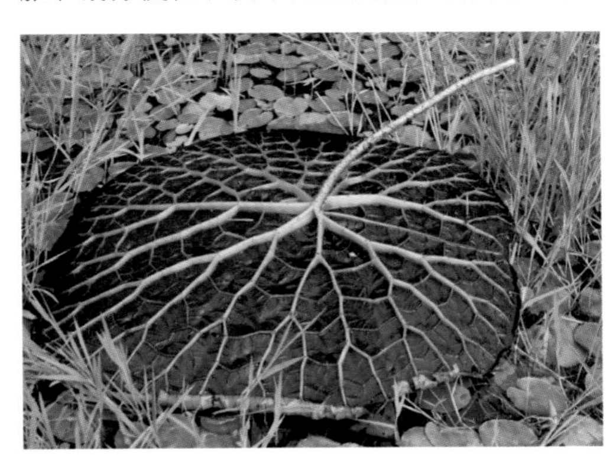

传统药膳

鸡头实粥

原料　鸡头实60 g，粳米100 g。

制法　将鸡头实洗净，煮熟，晒干或烘干，研粉备用。粳米淘净后入锅，加水适量煮粥，待煮至半熟时调入鸡头实粉，拌和均匀，用小火煮成稠粥，加少量白糖即成。

用法　早、晚2次分服。

功效　益肾固精。

适用　肾虚不固型遗精。

鸡头实糯米粥

原料　鲜鸡头实100 g（干品50 g），糯米适量。

制法　鸡头实、糯米共同煮粥。

用法　每日2～3次。

功效　健脾调中，固肾清热。

适用　尿频失禁。

鸡头实核桃粥

原料　鸡头实粉30 g，核桃肉15 g，大枣7枚，糖适量。

制法　将核桃肉打碎；大枣去核；鸡头实粉用凉开水打成糊状，放入滚开水中搅拌，再入核桃肉、大枣，煮成粥，加糖食用。

用法　每日1次，可作点心，连用半个月。

功效　益气温肾，止带。

适用　赤白带下等。

鸡头实圆肉粥

原料　鸡头实、桂圆肉各15 g，白糖、粳米各60 g，白莲子6 g。

制法　莲子洗净去心；鸡头实去壳，洗净，捣碎；粳米淘洗干净后，加入莲子、鸡头实、桂圆肉同入锅，加适量水煮粥，粥成后加入白糖溶化后即成。

用法　每日1次，可常食。

功效　补益心脾，养血安神。

适用　心脾两虚引起的失眠多梦、心悸、健忘者。

鸡头实烧鸭

原料　鸡头实120 g，鸭子1只，味精、食盐、酱油、料酒、葱段、姜片、胡椒粉各适量。

制法　鸭子宰杀洗净，入沸水焯一下待用；鸡头实去杂质洗净。将鸡头实装入鸭腹内，入锅注入适量清水，煮沸，撇去浮沫，加入食盐、味精、料酒、酱油、葱段、姜片，改用小火烧至鸭肉烂熟，撒入胡椒粉出锅即成。

用法　佐餐食用。

功效　滋阴清热，补血行水，养胃生津，补肾固津，健脾止泻，祛湿止带。

适用　糖尿病、脾虚水肿、肾虚遗精等。

鸡头实莲子鸡

原料　鸡头实、莲子各50 g，糯米100 g，乌骨鸡1只（约500 g）。

制法　将乌骨鸡去毛杂、洗净，将莲子、鸡头实、糯米放入鸡腹中，用线缝口，放在砂锅内，加水适量，用文火炖烂熟，调味即可。

用法　佐餐食用。

功效　健脾补肾，除湿止带。

适用　赤白带下等。

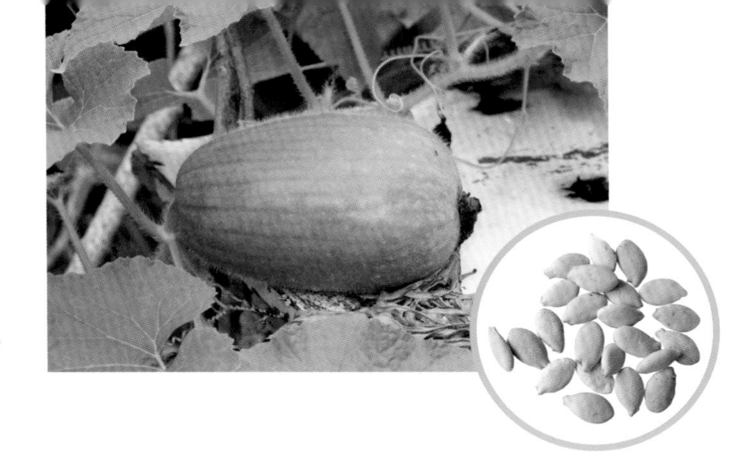

白瓜子

别名 甘瓜子。

来源 本品为葫芦科植物冬瓜的种子。

原文 味甘，平。主令人悦泽，好颜色，益气不饥。久服轻身耐老。瓜蒂，味苦寒。主大水，身面四肢浮肿，下水，杀蛊毒，欬逆上气；食诸果不消，病在胸腹中，皆吐下之。一名土芝。生平泽。

性味归经 甘，寒。归肺、大肠、小肠、膀胱经。

附方

男子五劳七伤，明目 白瓜子七升，绢袋盛，搅沸汤中三遍，暴干；以酢五升浸一宿，暴干；治下筛。酒服方寸匕，日三服之。（《千金方》）

悦泽面容 白瓜仁五两，桃花四两，白杨皮二两，为末，食后饮服方寸匕，日三服。欲白加瓜仁，欲红加桃花。三十日面白，五十日手足俱白。一方有橘皮，无杨皮。（《肘后备急方》）

多年损伤不瘥者 白瓜子末，温酒服之。（《孙真人方》）

消渴不止、小便多 用白瓜子、麦冬、黄连各二两，水煎饮之，冬瓜苗叶俱治消渴，不拘新干。（《摘玄方》）

男子白浊 白瓜子炒为末，每空心米饮服五钱。（《救急易方》）

使用提示 久服寒中。

传统药膳

冬瓜豆腐汤

原料 白瓜子30 g，豆腐500 ~ 1000 g。

制法 将豆腐切成块，与白瓜子同入砂锅内，加适量水煮20分钟即可。

用法 佐餐食用。

功效 化痰止咳。

适用 咳嗽多痰、慢性气管炎。

白瓜子粉

原料 白瓜子500 g。

制法 将白瓜子烘干研末。

用法 每服50 g，每日2次。

功效 养血滋阴。

适用 眩晕、头胀痛、眼昏花等。

白瓜子酒

原料 白瓜子1000 g，黄酒2500 ml。

制法 白瓜子炒黄研碎，放于酒坛内，倒入黄酒，密封坛口，浸泡10日后即成。

用法 每日2次，每次15 ~ 20 ml。

功效 祛湿利尿，解毒消炎，滋阴补肾。

适用 妇女带下、肾虚尿浊等。

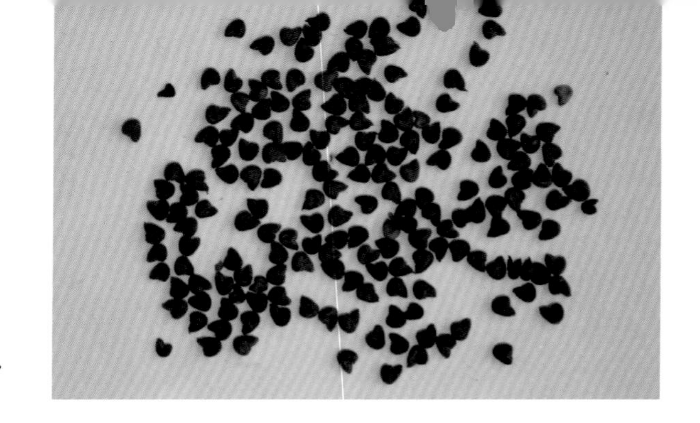

冬葵子

别名 冬葵果。

来源 本品系蒙古族习用药材，为锦葵科植物冬葵的干燥成熟果实。

原文 味甘，寒滑，无毒。主五脏六腑寒热，羸瘦，五癃，利小便。久服坚骨，长肌肉，轻身延年。

性味归经 甘、涩，凉。归肝、肺、小肠、膀胱经。

附方

大便不通 冬葵子三升，水四升，煮取一升服。不瘥更作。（《肘后备急方》）

大便不通 冬葵子为末、人乳汁各等份，和服立通。关格胀满，大小便不通，欲死者。（《太平圣惠方》）

大便不通 冬葵子二升，水四升，煮取一升，纳猪脂一丸如鸡子，顿服。（《肘后备急方》）

大便不通 冬葵子为末，猪脂和丸梧子大。每服五十丸，效止。（《千金方》）

小便血淋 冬葵子一升，水三升，煮汁，日三服。（《千金方》）

妊娠患淋 冬葵子一升，水三升，煮二升，分服。（《千金方》）

产后淋沥、不通 冬葵子一合，朴消八分，水二升，煎八合，下消服之。（《集验方》）

妊娠水肿、身重、小便不利、洒淅恶寒、起即头眩 冬葵子、茯苓各三两，为散。饮服方寸匕，日三服。小便利则愈。若转胞者，加发灰，神效。（《金匮要略》）

胎死腹中 冬葵子为末，酒服方寸匕。若口噤不开，灌之，药下即苏。（《千金方》）

胞衣不下 冬葵子一合，牛膝一两，水二升，煎一升服。（《千金方》）

血痢产痢 冬葵子为末，每服二钱，入腊茶一钱，沸汤调服，日三。（《太平圣惠方》）

便毒初起 冬葵子末，酒服二钱。（《儒门事亲》）

伤寒劳复 冬葵子二升，粱米一升，煮粥食，取汗立安。（《太平圣惠方》）

使用提示 脾虚肠滑者忌服，孕妇慎服。

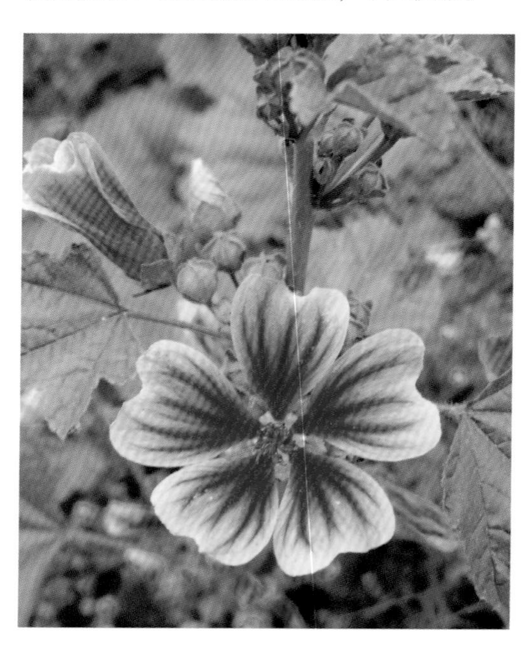

传统药膳

冬葵子粥

原料　冬葵子30 g，天麻子60 g，粳米90 g。

制法　先研2味药，以水1000 ml，淘后取汁，再和粳米煮粥，加适量葱白煮熟。

用法　温热食之。

功效　通淋。

适用　五淋、小便涩少疼痛。

冬葵赤豆汤

原料　冬葵子15 g，玉米须60 g，赤小豆100 g，白糖适量。

制法　将玉米须、冬葵子煎水取汁，加入赤小豆煮成汤，再加入白糖调味。

每次　每日2次，吃豆喝汤。

功效　利胆除湿，利水消肿。

适用　水湿停滞型脂肪肝。

冬葵子酒

原料　冬葵子30 g，牛膝15 g，酒250 g。

制法　将前2味药入酒内浸泡3 ~ 5日。

用法　每次空心服10 ~ 30 g。

功效　利水，活血。

适用　产后尿闭。

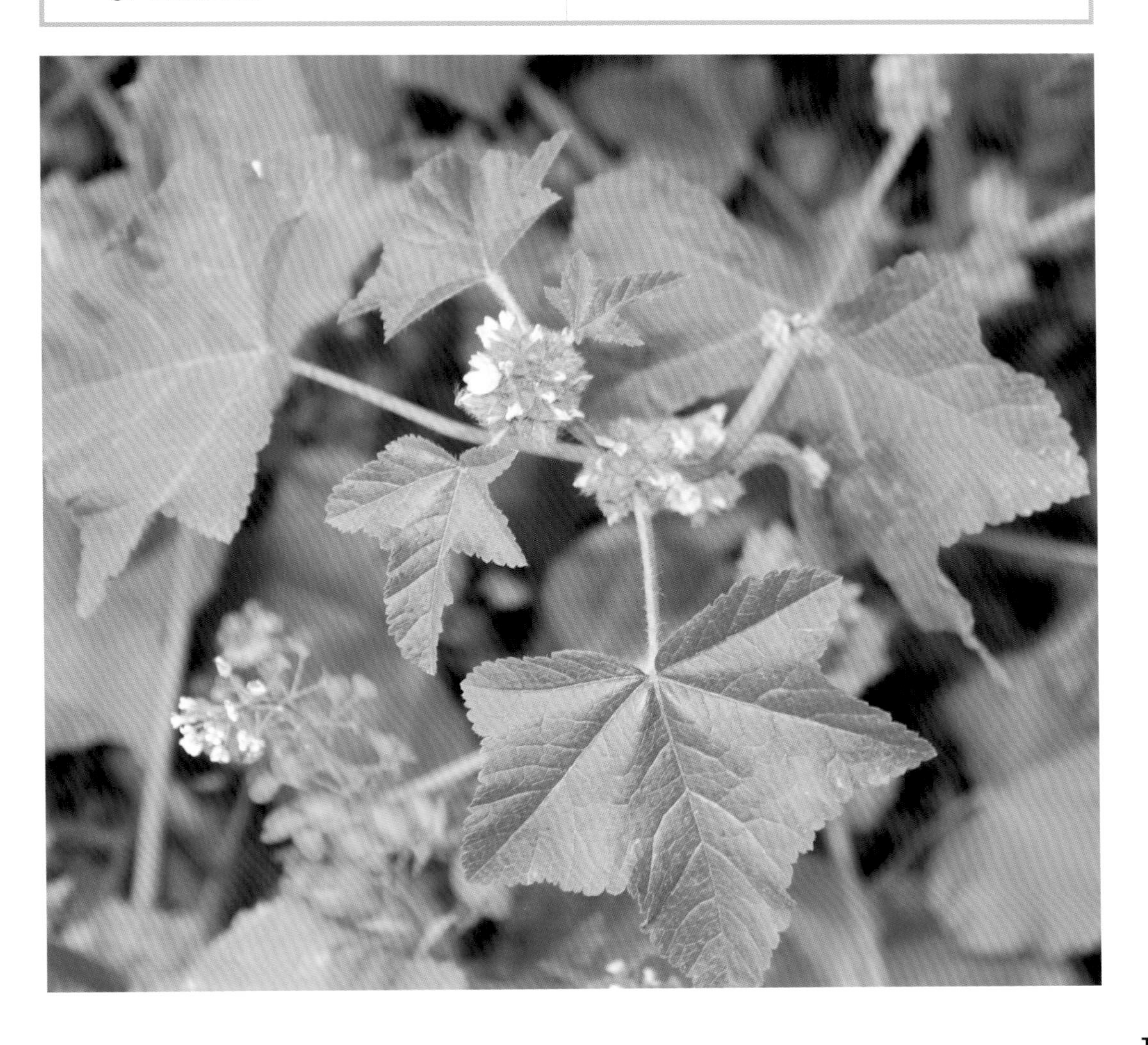

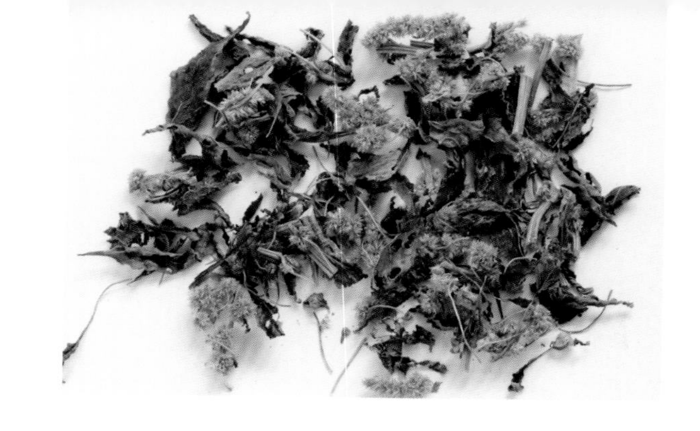

苋实

别名 苋子、苋菜子。

来源 本品为苋科植物苋的种子。

原文 味甘，寒。主青盲明目，除邪，利大小便，去寒热。久服益气力，不饥轻身。一名马苋。生川泽。

性味归经 甘，寒。归肝、大肠、膀胱经。

附方

利大、小便 苋实为末半两，分二服，新汲水下。（《太平圣惠方》）

使用提示 本品有毒。茎叶：脾弱易泻者及孕妇不宜。一般认为不能与甲鱼、龟肉同食。

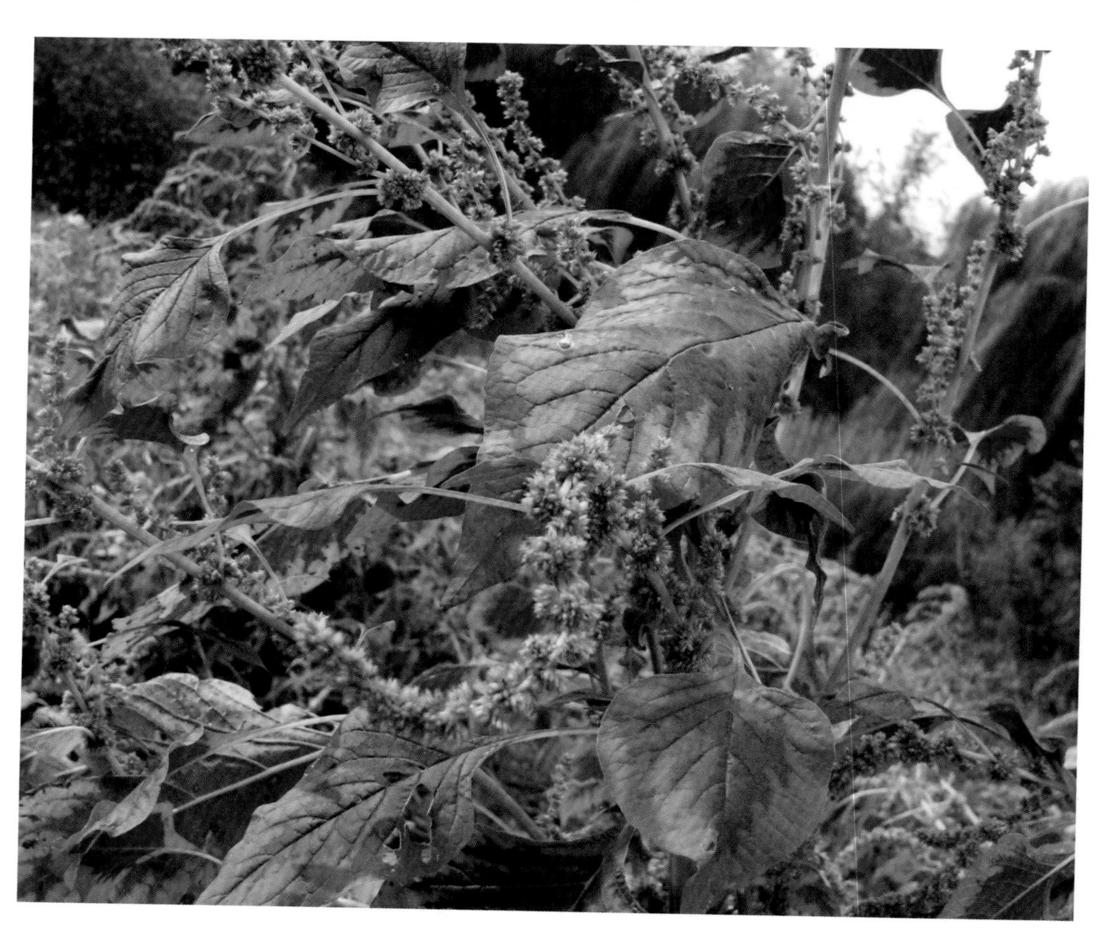

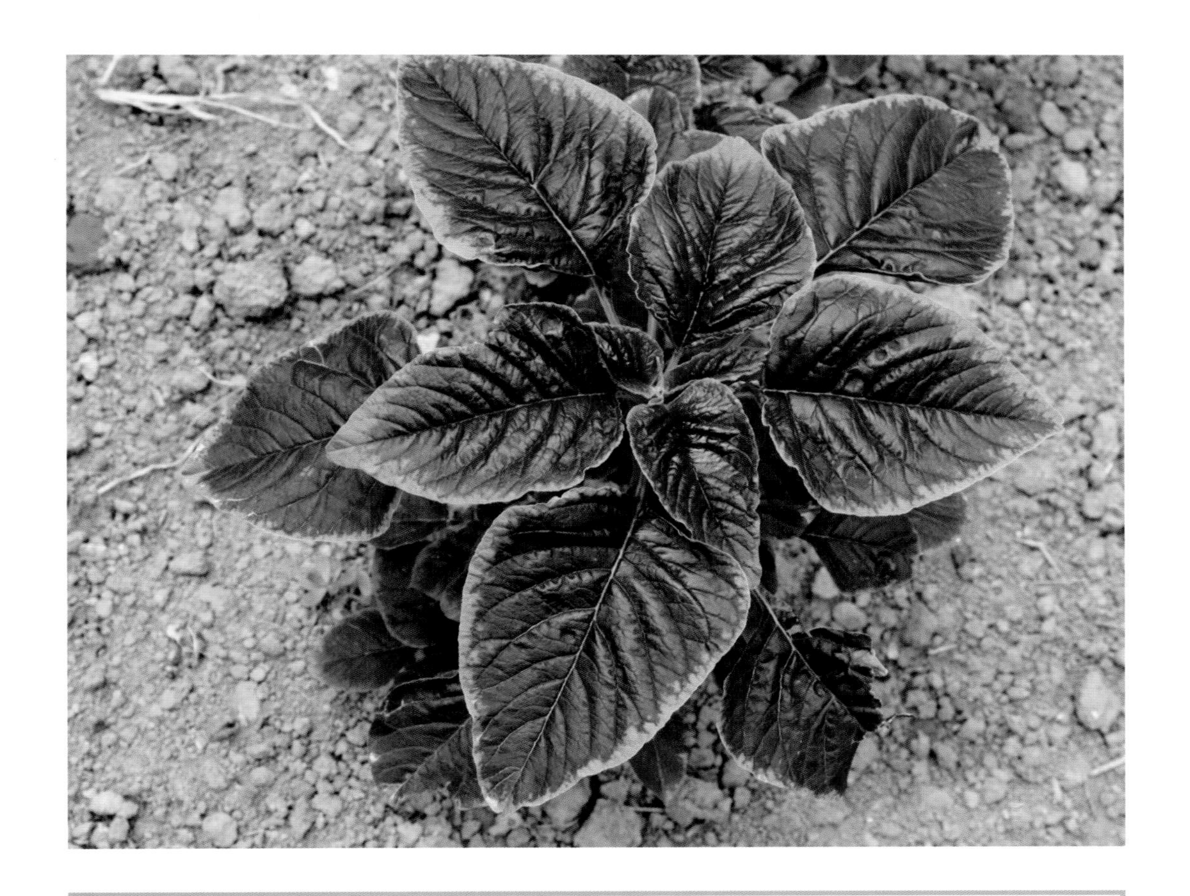

传统药膳

苋实粥

原料 苋实60 g，粳米100 g。

制法 将苋实洗净，同粳米一同放入锅中，加适量水煮成粥，加少量油、盐食用。

用法 早、晚食用。

功效 止泻，止痢。

适用 痢疾脓血。

苋实煲老鸭

原料 苋实100 ~ 120 g，老鸭1只。

制法 先将鸭宰杀洗净，再将苋实放入鸭腹内，加水小火煮2小时，加少许盐服食。

用法 佐餐食用。

功效 滋阴养胃，健脾利水。

适用 脾胃虚弱。

苋实海蜇汤

原料 苋菜300 g，海蜇100 g，姜、葱、食盐各5 g，素油30 ml。

制法 把海蜇洗净，切成丝；苋菜洗净，切5 cm长的段，姜切片，葱切段。把炒锅置大火上烧沸，再加入素油，烧六成熟时加入姜、葱爆香，下入海蜇、苋菜、食盐，加水500 ml，用武火煮沸，小火煮10分钟即成。

用法 每日2次，每次吃海蜇50 g，随意吃苋菜喝汤。

功效 清热利湿，行水滑肠。

适用 急性黄疸型肝炎小便不利。

苦菜

别名 堇菜、苦苣。

来源 本品菊科苦苣菜的全草。

原文 味苦，寒。主五脏邪气，厌谷胃痹。久服安心益气，聪察少卧，轻身耐老。一名荼草，一名选。生川谷。

性味归经 苦，寒。归心、脾、胃经。

附方

血淋尿血 苦菜一把，酒、水各半煎服。（《资生经》）

血脉不调 苦菜晒干，为末。每服二钱，温酒下。（《卫生易简方》）

妇人乳结红肿疼痛 紫苦菜捣汁水煎，点水酒服。（《滇南本草》）

对口恶疮 野苦菜擂汁一钟，入姜法一匙，和酒服，以渣敷，一二次即愈。（《经验方》）

壶蜂叮螫 苦菜汁涂之，良。（《摘玄方》）

使用提示 脾胃虚寒者忌之。

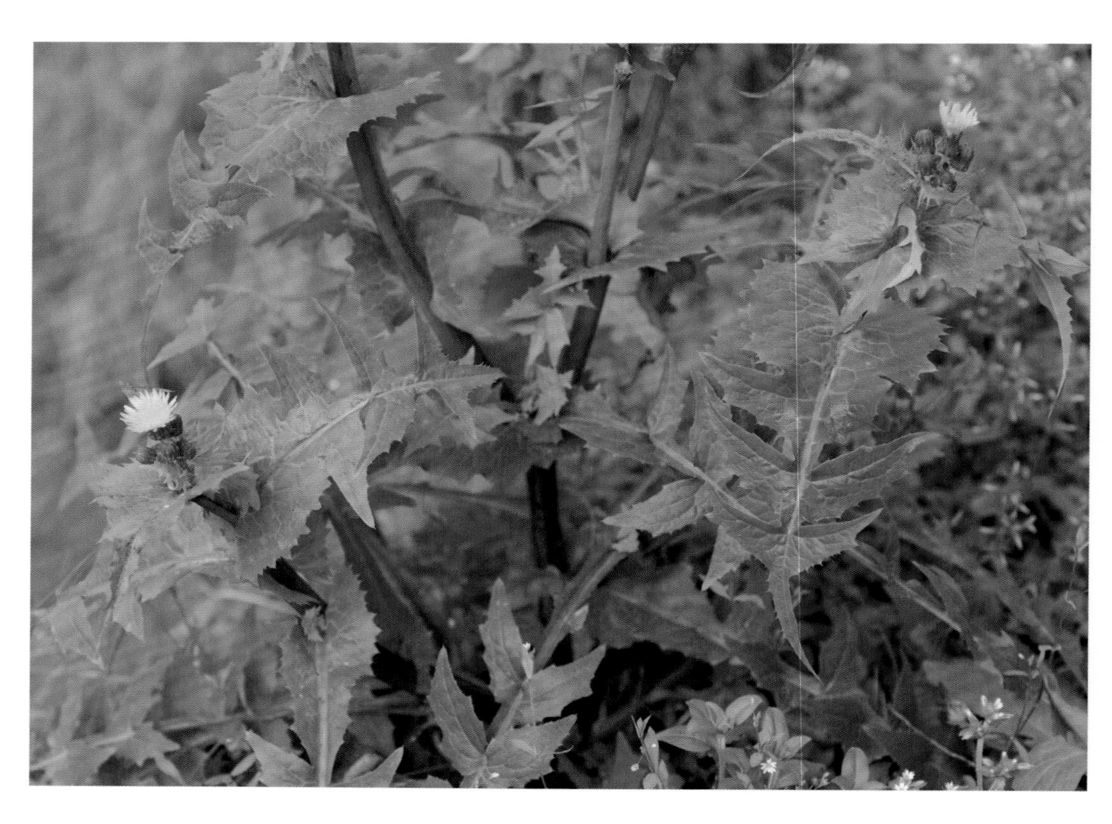

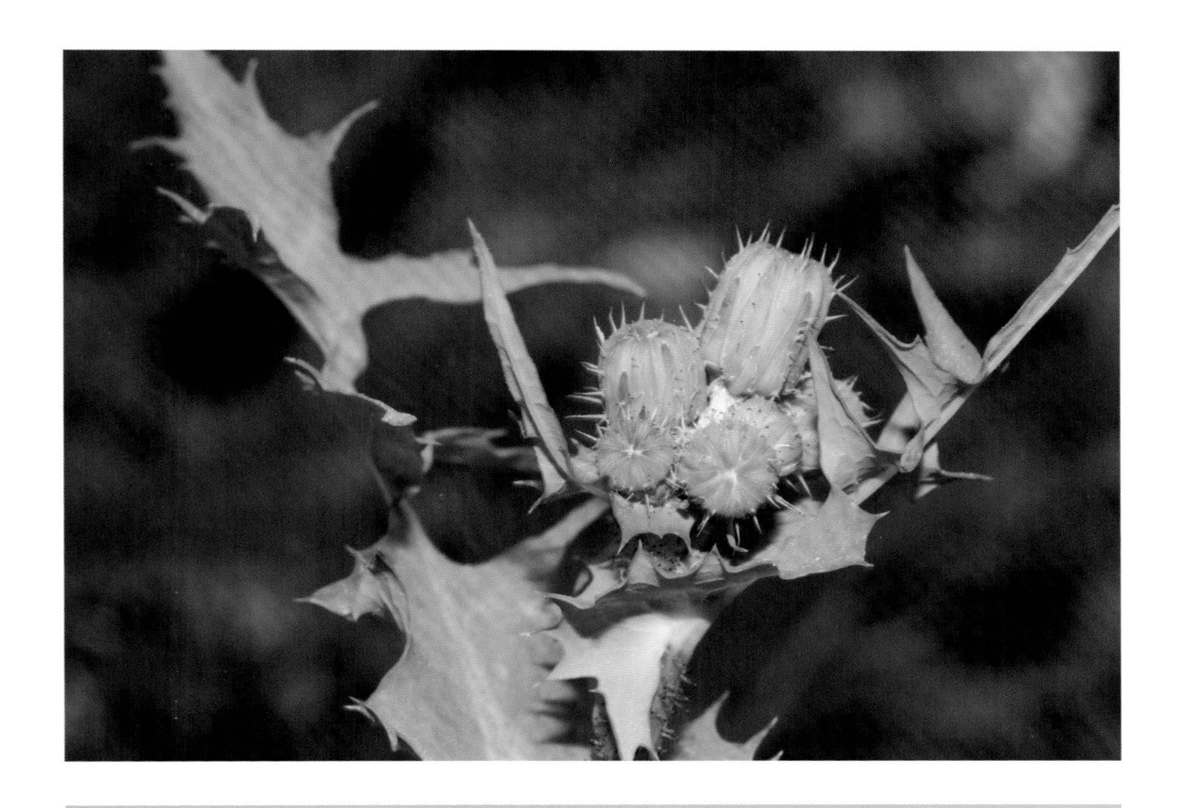

传统药膳

凉拌苦菜

原料 苦菜500 g，食盐、味精、蒜泥、麻油各适量。

制法 将苦菜去杂洗净，入沸水锅焯透，捞出洗去苦味，挤干水，切碎，放盘内，加入食盐、味精、蒜泥、麻油，食时拌匀。

用法 佐餐食用。

功效 清热，解毒，凉血。

适用 痢疾、黄疸、血淋、痔瘘、疔肿等。

苦菜肉

原料 苦菜、酢浆草各30 g，猪肉250 g。

制法 将苦菜、酢浆草洗净，与猪肉（切小块）加水共炖，肉熟烂为度。

用法 佐餐食用。

功效 清热，解毒，补虚。

适用 肝硬化。

苦菜肝

原料 苦菜30 g，猪肝60 g。

制法 将苦菜洗净，切碎，与猪肝加水共炖。

用法 食菜吃肝。

功效 清热，补肝。

适用 小儿疳积。

苦苣茶

原料 苦菜1把，茶叶适量。

制法 苦菜洗净，与茶叶共同水煎煮。

用法 代茶饮用。

功效 清热利尿。

适用 尿血。

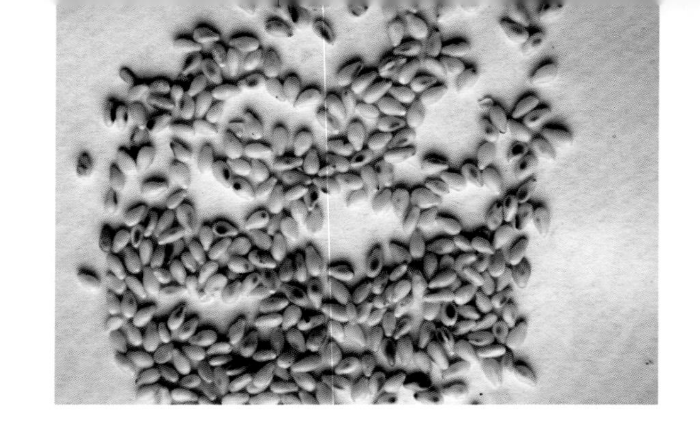

胡麻

别名● 芝麻。

来源● 本品为胡麻科植物脂麻的干燥成熟种子。

原文● 味甘，平，无毒。主伤中虚羸，补五内，益气力，长肌肉，填脑髓。久服轻身不老。叶名青蘘，一名巨胜。生川谷。

性味归经● 甘，平。归肝、肾、大肠经。

附方●

白发返黑　胡麻九蒸九晒，研末，枣膏丸，服之。（《千金方》）

热淋　用胡麻子、蔓菁子各五合，炒黄，装袋中，以水三升浸泡，每饭前取服一钱。

牙齿痛肿　胡麻五升，水一斗。煮汁五升，含漱吐之。（《肘后备急方》）

使用提示● 脾虚便溏者慎服。

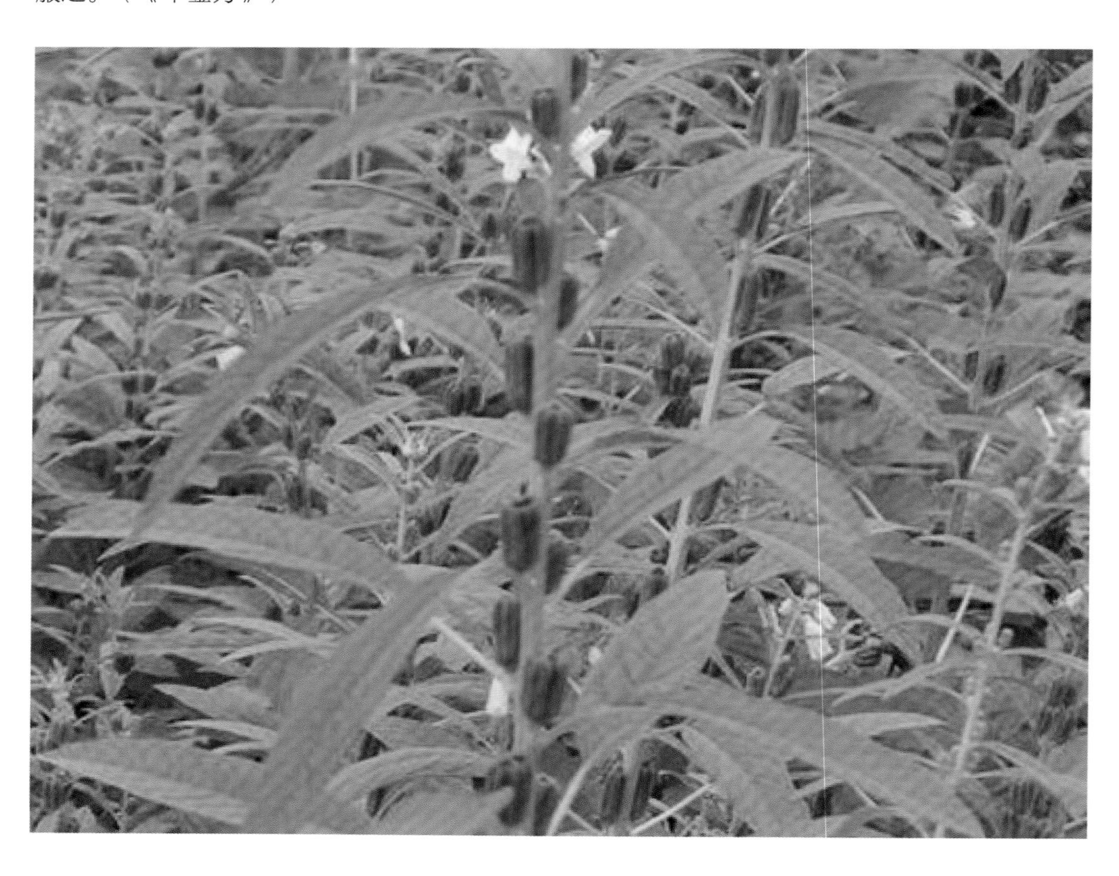

传统药膳

芝麻核桃粥

原料 黑芝麻50 g，核桃仁100 g，大米适量。

制法 黑芝麻、核桃仁捣碎，大米洗净，加水适量煮成粥。

用法 每食适量。

功效 补肾润燥，健脑和中。

适用 脑萎缩。

芝麻粥

原料 黑芝麻30 g，粳米100 g。

制法 先将黑芝麻晒干，炒熟研碎，再与粳米同煮做粥。

用法 早餐食用。

功效 补肝，润五脏。

适用 身体虚弱、头发早白、大便干燥、头晕目眩、贫血等。

黑芝麻粥

原料 黑芝麻、桑椹各60 g，白糖10 g，粳米50 g。

制法 将黑芝麻、桑椹、白糖一同研碎，放入锅中，加适量水，用旺火煮沸，再改用文火熬成稀糊状，调入白糖即成。

用法 每日1剂，分2次服用。

功效 减脂降压。

适用 高血脂、高血压等。

芝麻黑豆泥鳅汤

原料 黑芝麻、黑豆各60 g，泥鳅鱼500 g。

制法 黑豆、黑芝麻洗净，泥鳅放入冷水锅内，加盖，加热烫死，洗净，干水后下油起锅，稍煎黄，铲起。把全部用料放入锅内，加清水适量，大火煮沸后小火煲至黑豆熟透，调味备用。

用法 食泥鳅鱼饮汤，经常服用。

功效 补肾健脾，养血生发。

适用 精血不足所致之须发早白。

黑芝麻牛奶

原料 黑芝麻30 g，鲜牛奶200 ml，白糖10 g。

制法 先将黑芝麻拣杂，洗净，晒干，入锅内用小火炒熟出香，趁热研成细末；将鲜牛奶倒入锅中，加入黑芝麻细末、白糖，用筷子搅匀后小火煨煮，将沸腾时离火，倒入杯中即成。

用法 早餐时随早点一起服食，1次吃完。

功效 益肾，聪耳。

适用 肝肾阴虚型老年耳聋症。

芝麻养血茶

原料 黑芝麻6 g，茶叶3 g。

制法 芝麻炒黄，与茶加水煎煮10分钟。

用法 汤饮并食芝麻与茶叶。

功效 滋补肝肾，养血润肺。

适用 肝肾亏虚、皮肤粗糙、毛发黄枯或早白、耳鸣等。

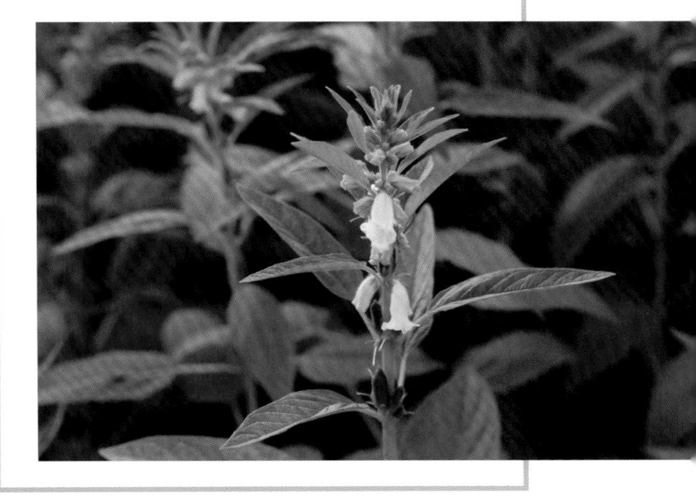

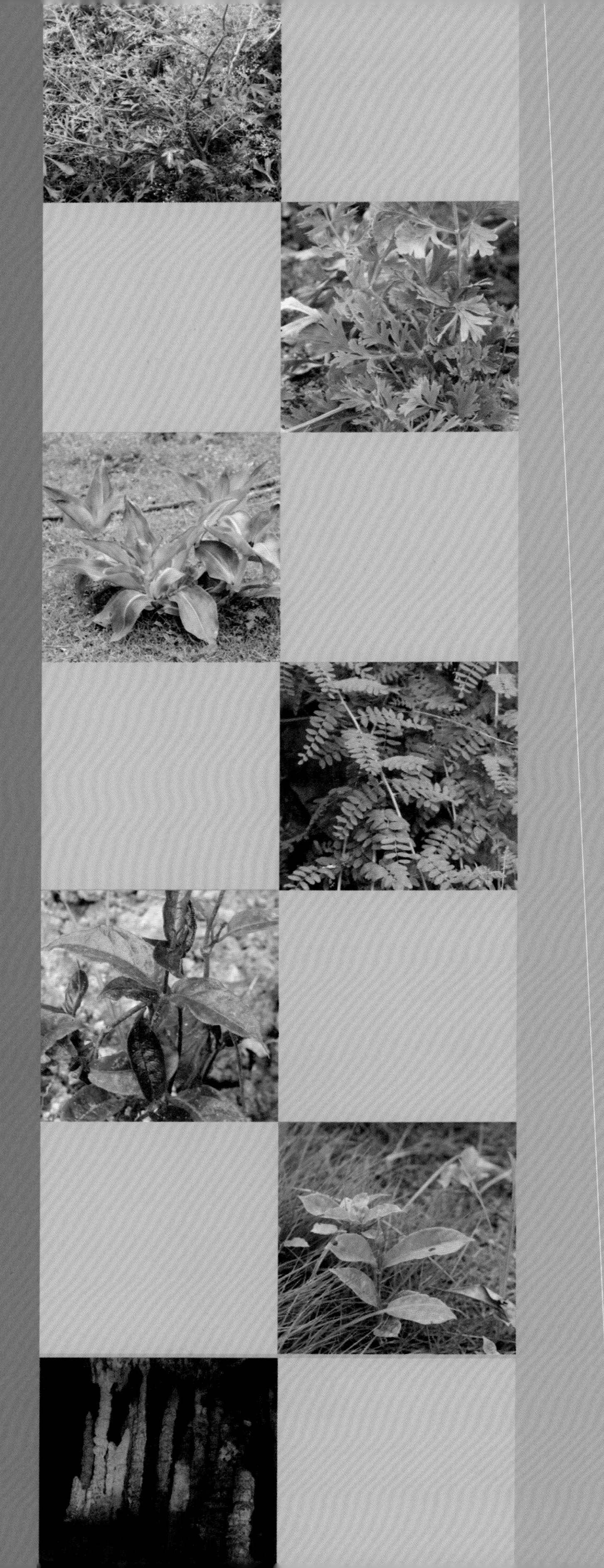

本经中品

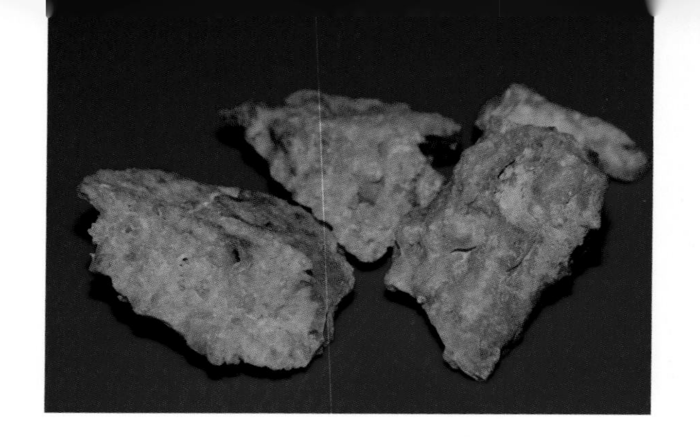

石钟乳

别名● 虚中、夏石、芦石、留公乳、鹅管石、黄砂石。

来源● 本品为碳酸盐类矿物方解石族方解石，主含碳酸钙。

原文● 味甘，温。主咳逆上气，明目益精，安五脏，通百节，利九窍，下乳汁。生山谷。

性味归经● 甘，温。归肺、肾、胃经。

附方●

风虚劳损、腰脚无力，补益强壮 用钟乳粉炼成者三两，以夹练袋盛之，牛乳一大升，煎减三分之一，去袋饮乳，分二服，日一作。不吐不利，虚冷人微溏无苦。一袋可煮三十度，即力尽，别作袋。每煎讫，须濯净，令通气。其滓和面喂鸡，生子食之。此崔尚书方也。（《千金翼方》）

安五脏、通百节、利九窍，主风虚、补下焦、益精明目 钟乳炼成粉五两，以夹练袋盛之，清酒六升，瓶封，汤内煮减三分之二，取出添满，封七日，日饮三合。忌房事、葱、豉、生食、硬食。（《外台秘要》）

一切劳嗽，胸膈痞满 用石钟乳、雄黄、佛耳草、款冬花各等分。为末，每用一钱，安香炉上焚之，以筒吹烟入喉中，日二次。（《宣明》）

肺虚喘急，连绵不息 生钟乳粉光明者五钱，蜡三两化和，饭甑内蒸熟，研丸梧子大。每温水下一丸。（《圣济总录》）

吐血损肺 炼成钟乳粉，每服二钱，糯米汤下，立止。（《十便良方》）

大肠冷滑（不止） 钟乳粉一两，肉豆蔻煨半两，为末，煮枣肉丸梧子大。每服七十丸，空心末饮下。（《济生方》）

乳汁不通 炼成钟乳粉二钱，浓煎漏芦汤调下。或与通草等份为末，米饮服方寸匕，日三次。（《外台秘要》）

使用提示● 阴虚火旺、肺热咳嗽者忌服。

传统药膳

钟乳酒

原料 石钟乳、肉苁蓉、石斛各25 g，附子15 g，甘菊花10 g。

制作 上药细锉，以生绢袋盛，同酒1500 ml，浸泡5日，密封。

用法 每日1次，每次10 ml。

功效 补益元气。

适用 虚损通顺血脉。

钟乳酒

原料 钟乳、薏苡仁、山茱萸各30 g，丹参25 g，杜仲、石斛、牛膝、天冬、黄芪、防风、当归、川芎各20 g，附子、干姜、秦艽各15 g，白酒1500 ml。

制法 上15味药，共为粗末，浸入白酒中，密封3日。

用法 每次15～30 ml，每日2次，连服数日。

功效 祛风湿，补肝肾，调血脉。

适用 风虚劳损、脚疼冷痹、羸瘦挛弱、不能行。

钟乳石琥珀散

原料 钟乳石60 g，冰片3 g，朱砂12 g，琥珀18 g，土茯苓100 g。

制法 将前4味药研粉后分成4包。

用法 每次1包，每日2次，用25 g土茯苓水煎送服。

功效 清热利湿，益肾解毒。

适用 梅毒。

钟乳煮牛奶

原料 钟乳石、菟丝子各30 g，鲜牛奶350 ml。

制法 将钟乳石捣碎，与菟丝子用纱布包好，与鲜奶同入锅，煮沸片刻，去掉钟乳石和菟丝子，加白糖适量。

用法 每日早、晚各1次，连服15日为1个疗程。

功效 益肾气，填肾精。

适用 肾气虚型阳痿。

煨羊肾

原料 钟乳粉0.5 g，羊肾1对。

制法 将羊肾切去脂膜，分为4片，掺粉令匀，再合成一块，用湿纸裹，慢火煨令熟。

用法 空腹食用。

功效 补肾壮阳。

适用 虚损、脚膝无力、阳气不盛。

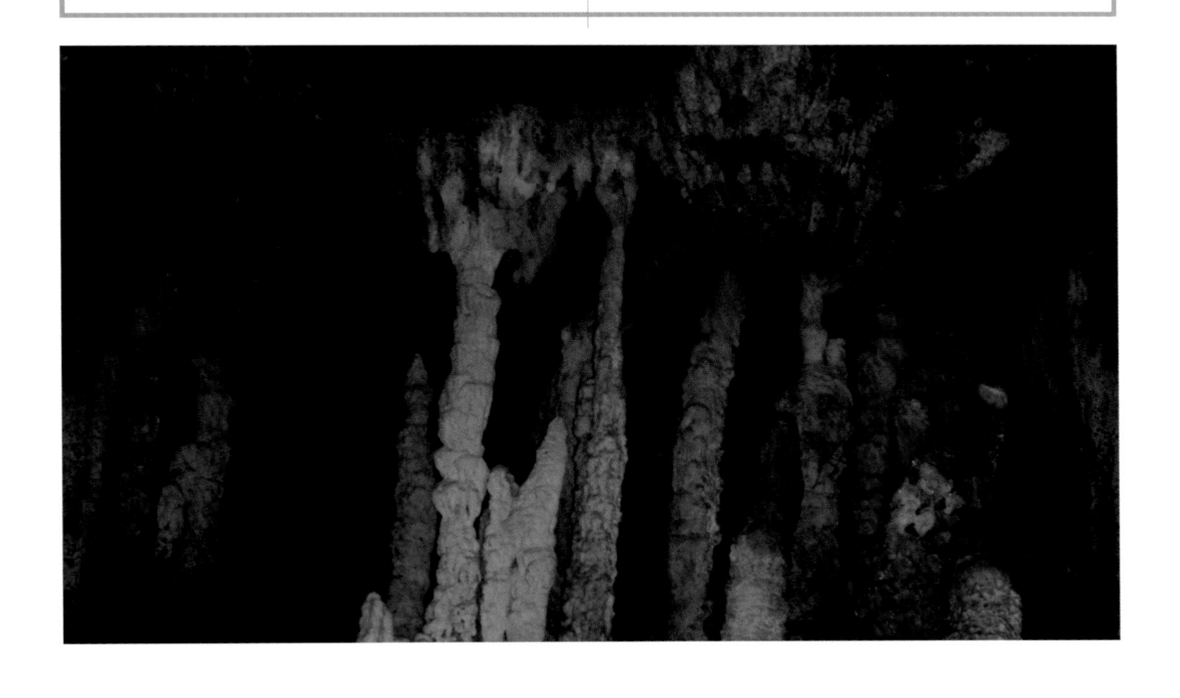

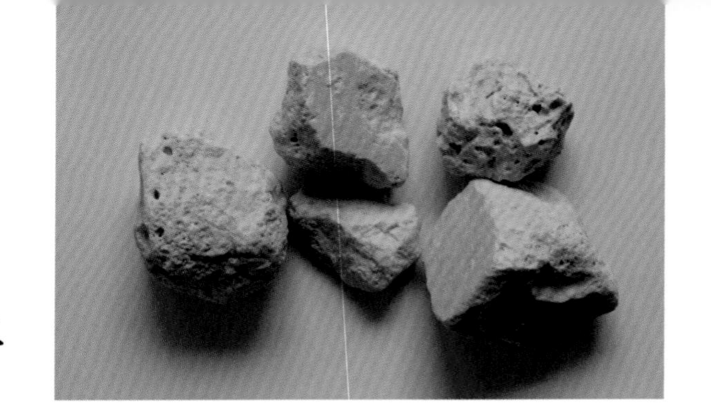

石硫黄

别名● 硫黄。

来源● 本品为自然元素类矿物硫族自然硫。

原文● 味酸，温，有毒。主治妇人阴蚀，疽痔恶血，坚筋骨，除头秃，能化金、银、铜、铁奇物。生山谷中。

性味归经● 酸，温，有毒。归肾、大肠经。

附方●

风毒脚气（痹弱） 硫黄末三两，钟乳五升，煮沸入水，煎至三升，每服三合。又法，牛乳三升，煎一升半，以五合调硫黄末一二服，厚盖取汁，勿见风。未汗再服，将息调理数日，更服。北人用此多效。也可煎为丸服。（《肘后备急方》）

元脏久冷、腹痛虚泄 生硫黄五两，青盐一两，细研，以蒸饼丸绿豆大。每服五丸，空心热酒下，以食压之。（《经验方》）

元脏冷泄、腹痛虚极 硫黄一两，黄蜡化丸梧子大，每服五丸，新汲水下。另方加青盐二钱，蒸饼和丸，酒下。（《普济方》）

气虚暴泄（日夜三二十行，腹痛不止，夏月路行，备急最妙） 用硫黄二两，枯矾半两，研细，水浸蒸饼丸梧子大，朱砂为衣，每服十五至二十丸，温水下，或盐汤任下。（《孙尚药秘宝方》）

伏暑伤冷 硫黄、消石各等份研末，石器炒成砂，再研，糯米糊丸梧子大。每服四十丸，新井水下。（《济生方》）

伤暑吐泻 硫黄、滑石各等份，为末，每服一钱，米饮下，即止。（《救急良方》）

身面疣目 蜡纸卷硫黄末少许，点之，焠之有声，根去。（《普济方》）

疬疡风病（白色成片） 以布拭，醋摩硫黄、附子涂之，或硫黄、白矾擦之。（《集验方》）

小儿聤耳 硫黄末和蜡作挺插之，日二易。（《千金方》）

痈疽不合 石硫黄粉，以箸蘸插入孔中，以瘥为度。（《外台秘要》）

疥疮有虫 硫黄末，以鸡子煎香油调搽，极效。（《救急良方》）

使用提示● 孕妇慎服。

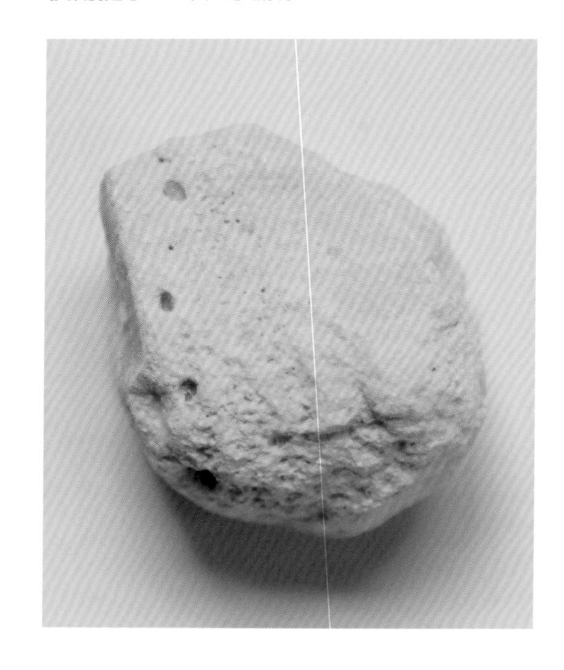

传统药膳

硫黄粥

原料 硫黄0.5 g，大米60 g。

制法 将大米煮作粥，待熟，入硫黄末及酒10 ml，搅令匀，令三沸止。

用法 空心食之。

功效 温中散寒，养胃。

适用 脾胃气弱久冷、不思食饮。

硫黄粥

原料 硫黄末1 g，白米200 g，黄酒适量。

制作 先用米煮成粥，后入硫黄末及酒，搅匀即可。

用法 空腹服食。

功效 补火助阳。

适用 命门火衰、腰膝酸冷、阳痿、腹冷久泻及肾气不纳所致的喘逆。

硫黄丁香蛋

原料 硫黄、丁香各1 g，鸡蛋1个，白酒适量。

制法 先将硫黄、丁香研成细粉，另取鸡蛋打一小孔，把硫黄、丁香粉装入蛋内拌匀，用纸封口，放入饭锅上蒸熟。

用法 空腹饮食，白酒送服。

功效 活血通经，散寒温肾。

适用 寒邪直入肾经、胞脉凝滞所致的经闭。

硫黄茶

原料 硫黄、诃子皮、紫笋茶各9 g。

制法 硫黄研细，与诃子皮、紫笋茶和匀，加水按常法煎茶。

用法 每日1剂。

功效 温肾，止泻。

适用 久泻、五更泻。

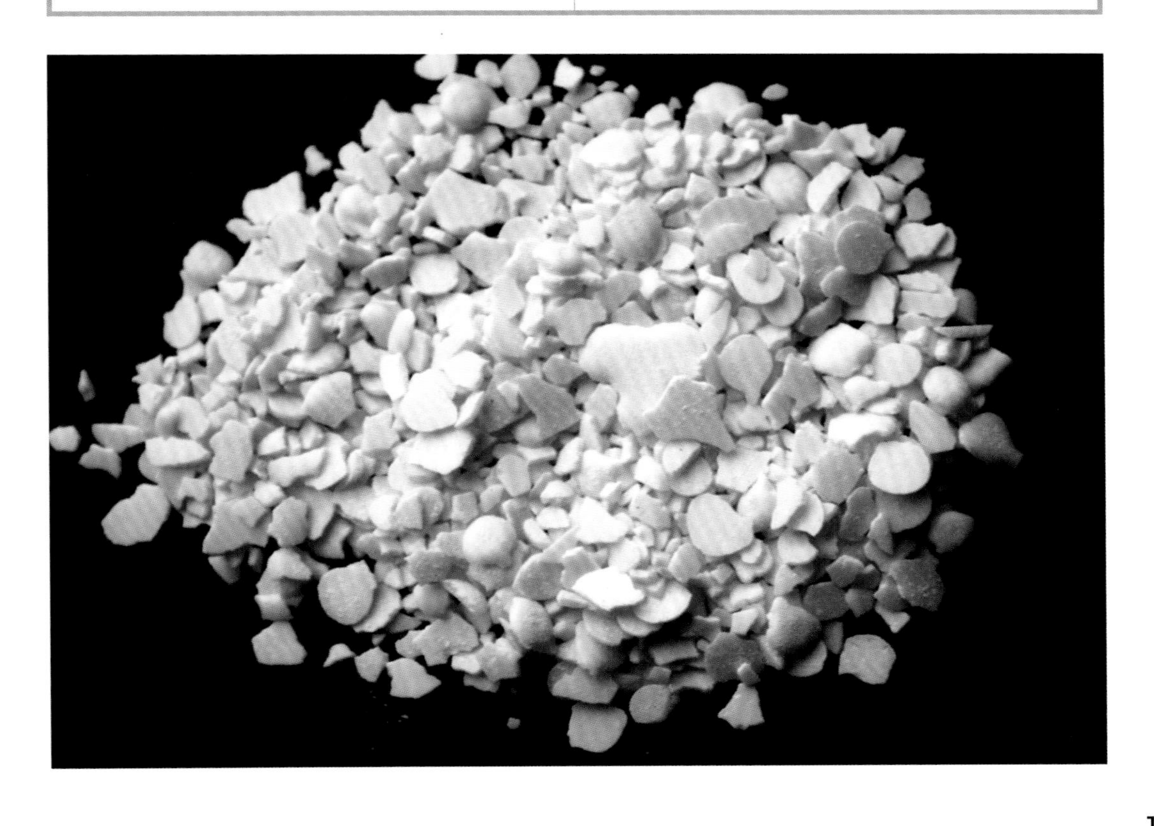

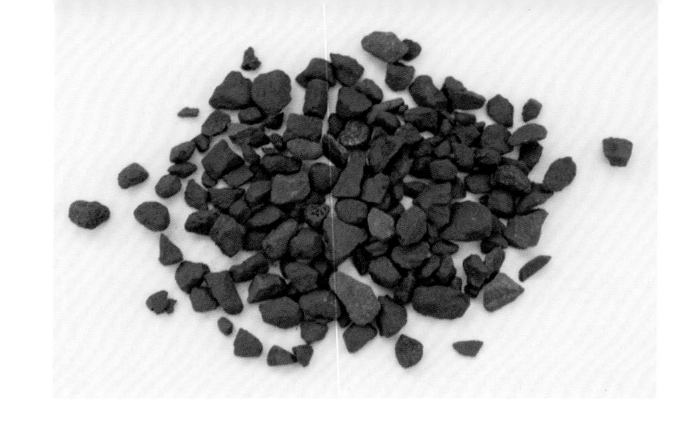

慈石

别名● 磁石、玄石、处石、吸针石。

来源● 本品为氧化物类矿物磁铁矿的矿石。

原文● 味辛，寒。主周痹风湿，肢节中痛，不可持物，洗洗酸痛，除大热烦满及耳聋。一名玄石。生山谷。

性味归经● 辛，寒，无毒。归肾、肝、肺经。

附方●

肾虚耳聋 真磁石一豆大，穿山甲烧存性研一字，新绵塞耳内，口含生铁一块，觉耳中如风雨声即通。（《济生方》）

老人耳聋 磁石一斤捣末，水淘去赤汁，绵裹之，猪肾一具，细切。以水五斤煮石，取二斤，入肾，下盐豉做羹食之。米煮粥食亦可。（《奉亲养老方》）

阳事不起 磁石五斤研，清酒渍二七日，每服三合，日三夜一。（《千金方》）

小儿惊痫 磁石炼水饮之。（《圣济总录》）

金疮血出 磁石末敷之，止痛断血。（《千金方》）

疔肿热毒 磁石末，酢和封之，拔根立出。（《外台秘要》）

诸般肿毒 吸铁石三钱，金银藤四两，黄丹八两，香油一斤，如常熬膏，贴之。（《乾坤秘韫》）

阳痿 磁石2500 g，研细，淡酒浸半个月，每服三合，白日服三次，临睡前服一次。（《千金方》）

使用提示● 恶牡丹、莽草。畏黄石脂。杀铁毒。

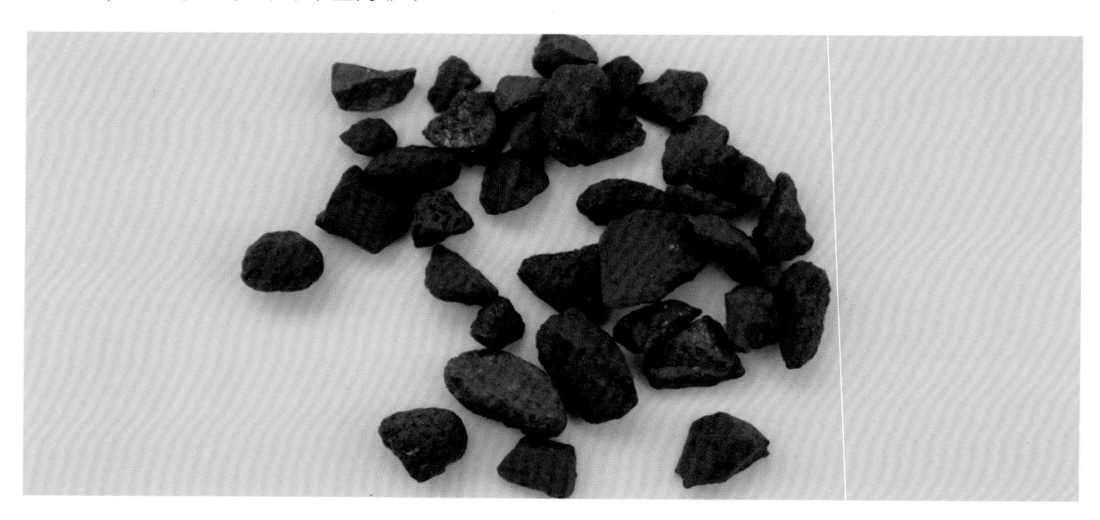

传统药膳

磁石酒

原料 磁石25 g，熟地黄15 g，菖蒲、山茱萸各10 g，防风、木通、远志、薯蓣、蔓荆子、天雄、川芎、甘菊花、肉桂、细辛、茯苓、干姜各5 g，酒1000 ml。

制法 上药拌和，用生绢袋盛，以酒浸，经7个月后可用。

用法 每日任意饮之，以瘥为度。

功效 补肾聪耳。

适用 风虚、耳中闹、耳聋不闻人语声。

磁石木通酒

原料 磁石（捣碎绵裹）15 g，木通250 g，酒5000 ml。

制法 木通、磁石捣细，以绢袋盛，用酒浸泡。

用法 每日2次，冬7日，夏3日后，每取酒3杯饮服。不饮酒者，可适当减量。

功效 补肾，聪耳。

适用 耳聋（常如有风水声）。

磁石粥

原料 磁石3 g，猪肾1对，粳米100 g。

制法 将猪肾洗净，剖开，去内膜，细切；将磁石打碎，先入砂锅内煎煮2小时，然后去渣留汁，再下猪肾及粳米一同煮至粥熟汤稠即可。

用法 每日1剂，分次于空腹时食之，10日为1个疗程，每个疗程间停用3日，再服2个疗程，直至病愈。

功效 益肾开窍，聪耳明目。

适用 肾虚精亏、髓海失养，相火上扰所致腰膝酸软、五心烦热、耳鸣耳聋、头目眩晕、心悸失眠等。

磁石猪肾汤

原料 磁石30 g，远志6 g，猪肾1个，调料适量。

制法 将猪肾洗净切片；磁石、远志用纱布包好，和猪肾一起煲汤，汤成后去磁石、远志，加盐少许调味，饮汤食猪肾。

用法 随餐服用。

功效 补肾壮阳，宁心安神。

适用 阳痿不举或举而不坚、胆怯多疑、心悸易惊、面色苍白、精神不振等。

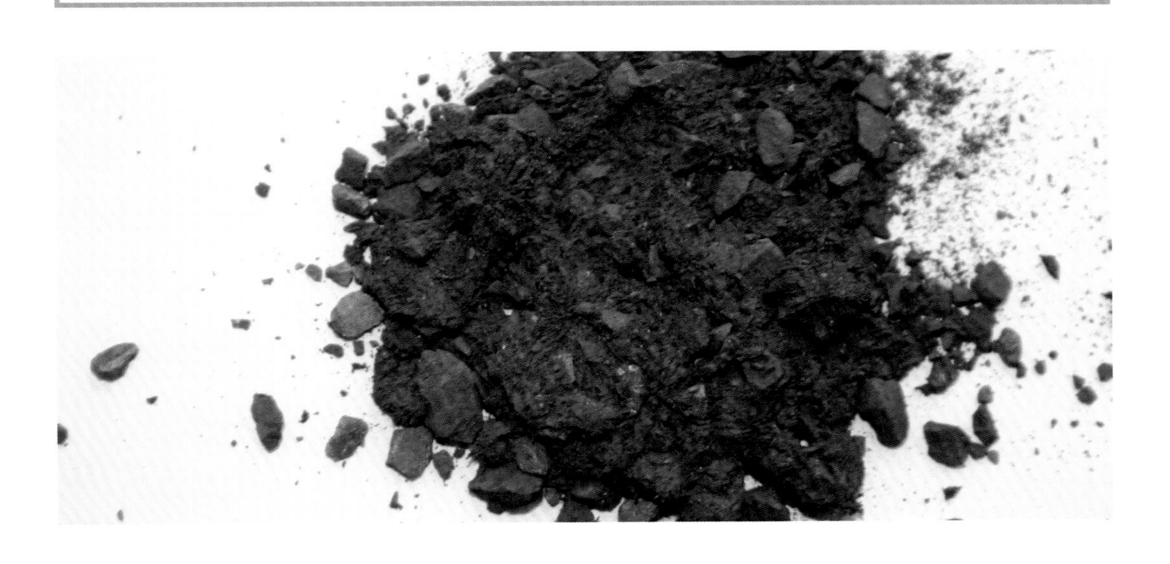

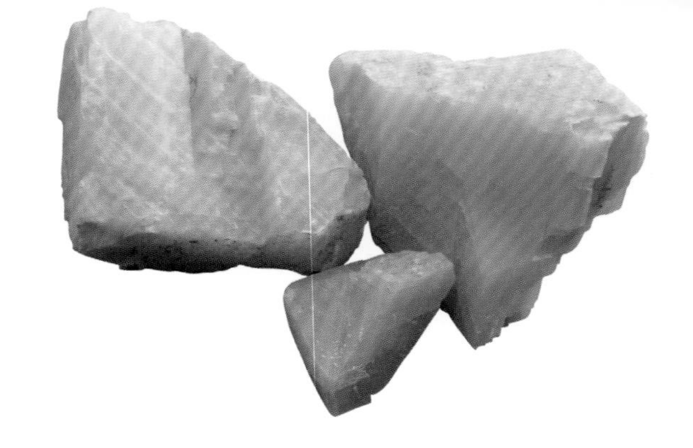

凝水石

别名● 卤盐、寒石、石碱。

来源● 本品为硫酸盐类矿物的自然晶体。

原文● 味辛，寒。主身热，腹中积聚邪气，皮中如火烧，烦满。水饮之。久服不饥。一名白水石。生山谷。

性味归经● 辛、咸，寒。归心、胃、肾经。

附方●

男女转脬，不得小便 凝水石二两，滑石一两，葵子一合，为末，水一斗，煮五升。时服一升，即利。（《永类钤方》）

牙龈出血（有窍） 凝水石粉三两，朱砂二钱，甘草一字，为末。干掺。（《普济方》）

汤火伤灼 凝水石烧研敷之。（《卫生易简方》）

小儿丹毒，皮肤热赤 凝水石半两，白土一分，为末，米醋调涂之。（《经验方》）

消积破气 凝水石三钱，山楂三两，阿魏五钱，半夏（皂荚水制过）一两。为末，以阿魏化醋煮糊丸服。（《摘元方》）

小儿丹毒，皮肤热赤 凝水石五钱，水调和猪胆汁涂之。（《本草汇言》）

虫牙疼痛 花碱填孔内。（《儒门事亲》）

使用提示● 脾胃虚寒者慎服。

传统药膳

凝水石粥

原料 凝水石、牛蒡茎各30 g，白米100 g。

制法 先将凝水石捣碎，以绢袋盛之，水煎取汁1000 ml；次将牛蒡以水煮烂。将2药并汁相和，再煎令沸，去滓，下米煮粥候熟。

用法 空腹食，每日1剂。

功效 清热解毒。

适用 发背、痈疽、毒攻寒热。

凝水石粥

原料 凝水石10 g，粳米30 g，牛蒡根20 g。

制法 上2味，以水2000 ml，煎至1000 ml。去滓，下米煮粥。

用法 温食之。

功效 清心除烦。

适用 心下烦热多渴，恍惚。

凝水石酒

原料 凝水石、白石脂、白石英、矾石、代赭石、石膏、礜石、石楠、芒硝、天雄（炮裂，去皮脐）、石韦、附子（炮裂，去皮脐）、续断、常山、白术、芫花、防风（去叉）、黄连（去须）、黄芩（去黑心）、麻黄（去根节）、大黄（炒）、山茱萸、熟地黄、玄参、杏仁（汤浸，去皮、尖、双仁）、蔄茹、半夏（汤洗7遍，焙）、狼毒、菖蒲、藜芦、蜈蚣（炒）、前胡（去芦头）、龙胆、甘草（炙）、菟丝子（酒浸1宿，焙）、桔梗（锉，炒）、芍药、秦艽（去苗土）、白芷、紫菀（去苗）、远志（去心）、卷柏各30 g。

制法 上药锉如麻豆，盛以绢袋，用水30000 ml，七月七日曲1500 g，黍米3000 g做饭，依常法酿酒，春、秋7日，冬10日，夏3日，酒成。

用法 每服半鸡蛋壳，每日3次。并晒囊中药滓，更捣筛，每服方寸匕，酒送下。以体暖为度。

功效 补虚劳，调月经。

适用 八风、十二痹、偏枯不遂、宿食虚冷、五劳七伤及妇人产后余疾、月水不调。

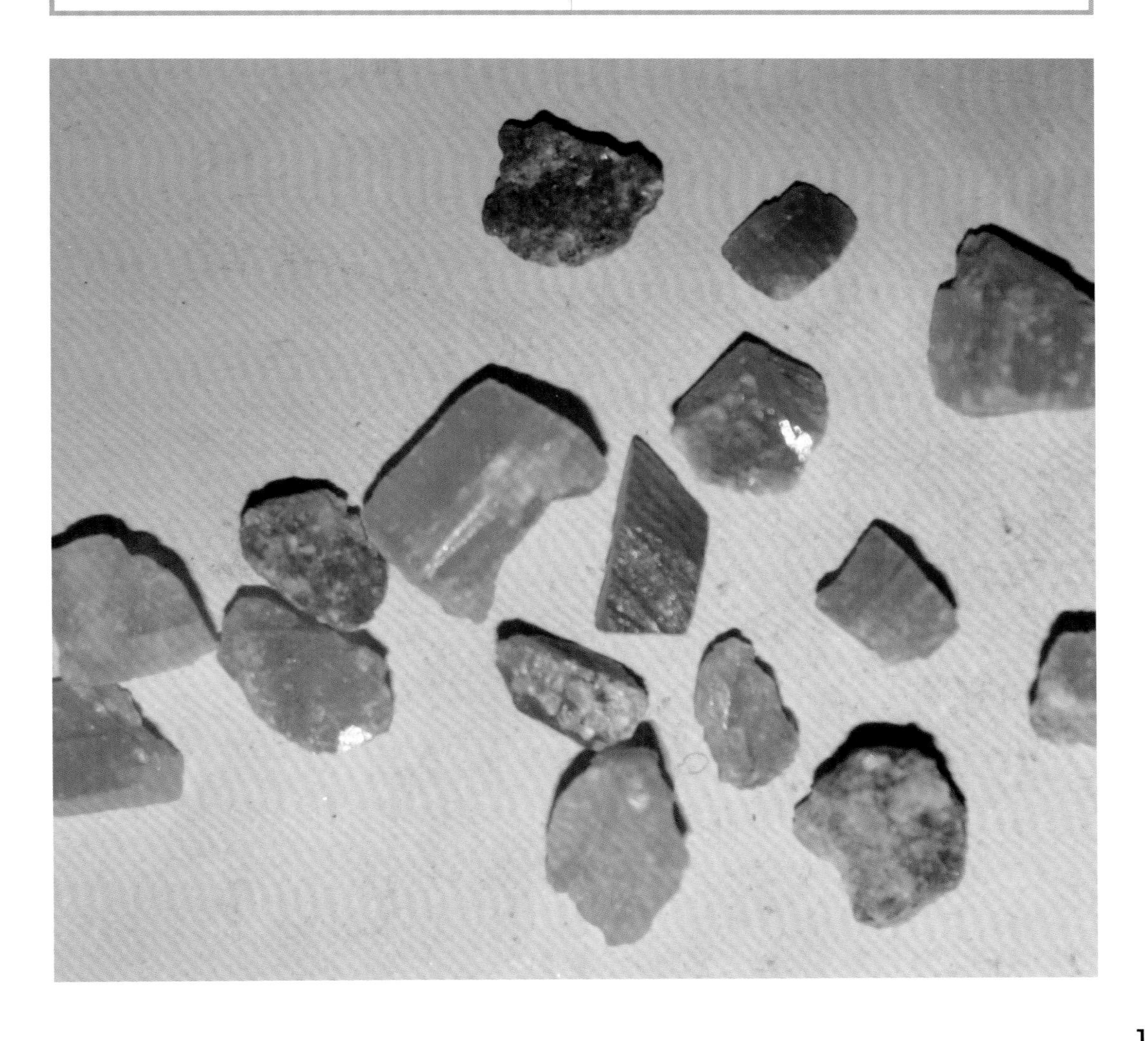

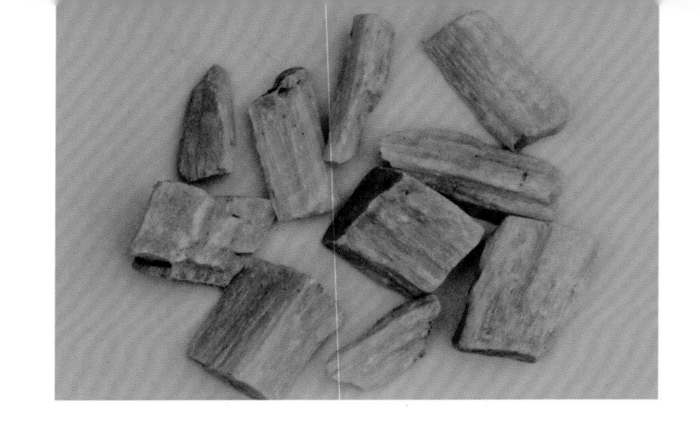

石膏

别名● 凝水石、细石、细理石。

来源● 本品为硫酸盐类矿物硬石膏族石膏，主含含水硫酸钙。

原文● 味辛，微寒。主中风寒热，心下逆气惊喘，口干舌焦不得息，腹中坚痛，除邪鬼，产乳，金创。生山谷。

性味归经● 甘、辛，大寒。归肺、胃经。

附方●

小儿身热　石膏一两、青黛一钱，为末，糕糊丸龙眼大。每服一丸，灯心汤化下。（《普济方》）

热盛喘嗽　石膏二两，炙甘草半两，为末。每服三钱，生姜、蜜调下。（《普济方》）

鼻衄头痛、心烦　石膏、牡蛎各一两，为末，每新汲水服二钱。并滴鼻内。（《普济方》）

小便卒数（非淋，令人瘦）　石膏半斤捣碎，水一斗，煮五升。每服五合。（《肘后备急方》）

油伤火灼，痛不可忍　石膏末敷之，良。（《梅师集验方》）

湿温多汗，妄言烦渴　石膏、炙甘草等分为末。每服二钱匕，浆水调下。（庞安时《伤寒论》）

使用提示● 脾胃虚寒及血虚、阴虚发热者忌服。

传统药膳

石膏粳米汤

原料　生石膏、粳米各60 g。

制法　上2味，加水三大碗，煎至米熟烂，约得清汁两大碗。

用法　趁热饮用。

功效　清热泻火，除烦止渴。

适用　外感二三日后，身体壮热，不恶寒而心中烦热；或温热病、邪热气分、壮热头痛、口干烦渴、脉洪大有力者。

石膏粳米粥

原料　石膏40 g，粳米60 g，金银花20 g，知母15 g。

制法　先将上3味药放锅中，加水适量，煎取汁500 ml，然后把药汁复置锅中，倒入淘洗干净的粳米，以武火煮沸，再改用文火煮至粥成即可。

用法　每日1次，代早餐用，7日为1个疗程。

功效　清热泄火，凉血解毒，消斑。

适用　气分热盛所致的酒渣鼻。

石膏豆豉粥

原料　生石膏60 g，葛根25 g，淡豆豉、麻黄各1.5 g，荆芥5 g，生姜3片，葱白3

茎，粳米100 g。

制法 将生石膏、葛根、淡豆豉、荆芥、麻黄、生姜等洗净入锅，煎取汁。滤去药渣，澄清去沉淀。粳米淘洗净入锅，加清水煮开后，与药汁、生姜、葱白煮成粥食用。

用法 早餐食用。

功效 发汗，清热。

适用 感冒引起的高热不退、肺热喘急、头痛、烦躁、失眠、口渴、咽干等。

石膏煮猪肝

原料 石膏末3 g，猪肝1片。

制法 将猪肝切成薄片，撒石膏末在上，再合为一体，于砂锅内煮熟。

用法 切食之，每日1次。

功效 养肝，清热，明目。

适用 雀目夜昏，百治不效。

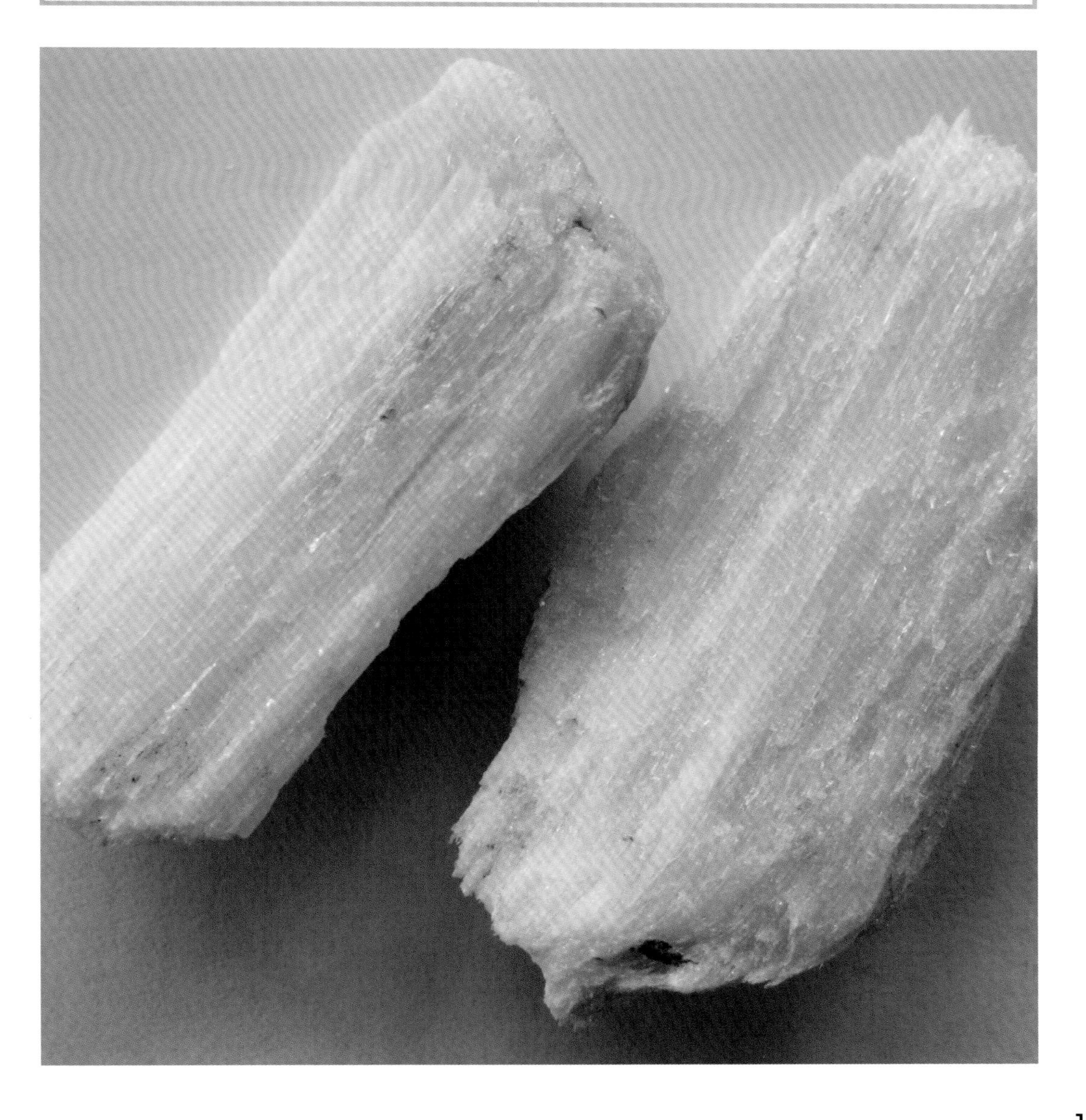

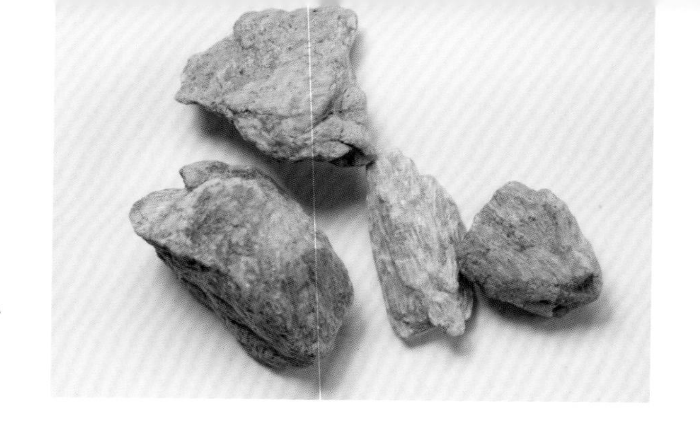

阳起石

别名● 羊起石、白石。

来源● 本品为硅酸盐类阳起石或阳起石石棉的矿石。

原文● 味酸，无毒。主崩中漏下，破子脏中血，癥瘕结气，寒热腹痛，无子，阴痿不起，补不足。一名白石。生奇山山谷。

性味归经● 咸，温。归肾经。

附方●

丹毒肿痒 阳起石煅研，新水调涂。（《儒门事亲》）

元气虚寒、精滑不禁、大腑溏泄、手足厥冷 阳起石（煅研）、钟乳粉各等份，酒煮附子末同面糊丸梧子大，每空心米饮服五十丸，以愈为度。（《济生方》）

阴痿阴汗 阳起石煅为末，每服二钱，盐酒下。（《普济方》）

使用提示● 阴虚火旺者忌服。

传统药膳

阳起石粥

原料 阳起石10 g，大米50 g，白糖适量。

制法 将阳起石择净，放入锅中，加清水适量，浸泡5～10分钟后水煎取汁，再加大米煮粥，待熟时调入白糖，再煮一二沸服食。

用法 每日1剂。

功效 温肾壮阳。

适用 肾阳不足所致的肾虚阳痿、遗精、女子宫冷不孕、腰膝冷痛等。

阳起石牛肾粥

原料 阳起石30 g，牛肾1个，粳米50 g。

制法 牛肾洗净切成小块，把阳起石用三层纱布包裹，加水五碗煎约1小时，取澄清煎液，然后加入牛肾及粳米，煮粥，加油、盐及葱白调味。

用法 每日1次，连服5日。

功效 温肾益精。

适用 肾虚腰痛虚冷、阳痿、夜尿频等。

兴阳酒

原料 阳起石、淫羊藿各30 g，米酒500 g。

制法 将淫羊藿、阳起石在米酒中浸泡15～25日。

用法 每次20～30 ml，每晚1次。

功效 补肾壮阳。

适用 阳虚所致的阳痿、遗精、早泄、腰胫酸软、畏寒等。

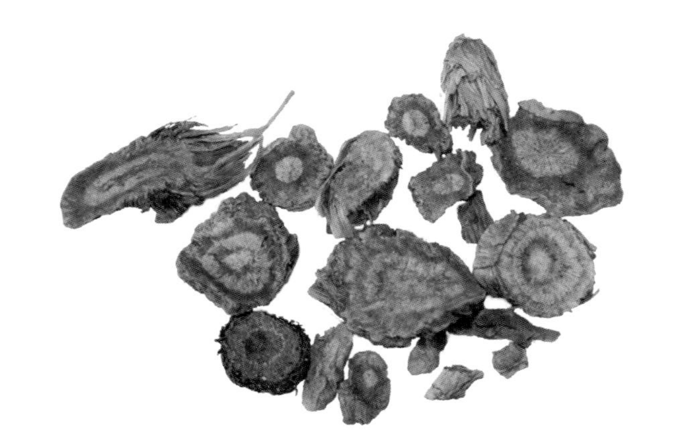

防风

别名● 山芹菜、白毛草。

来源● 本品为伞形科植物防风的干燥根。

原文● 味甘，温，无毒。主大风眩痛，恶风风邪，目盲无所见，风行周身，骨节疼痛，烦满。久服轻身。一名铜芸。生川泽。

性味归经● 辛、甘，温。归膀胱、肝、脾经。

附方●

自汗不止 防风用麸炒，猪皮煎汤下。(《朱氏集验方》)

消风顺气（老人大肠秘涩） 防风、枳壳麸炒一两，甘草半两，为末，每食前白汤服二钱。(《简便方》)

偏正头风 防风、白芷各等份，为末，炼蜜丸弹子大。每嚼一丸，茶清下。(《普济方》)

破伤中风、牙关紧急 天南星、防风各等份，为末，每服二三匙，童子小便五升，煎至四升，分二服，即止也。(《经验后方》)

妇人崩中 用防风去芦头，炙赤为末，每服一钱，以面糊酒调下，更以面糊酒投之，此药累经效验。一方，加炒黑蒲黄等份。(《经验方》)

使用提示● 阴虚火旺、血虚发痉者慎用。

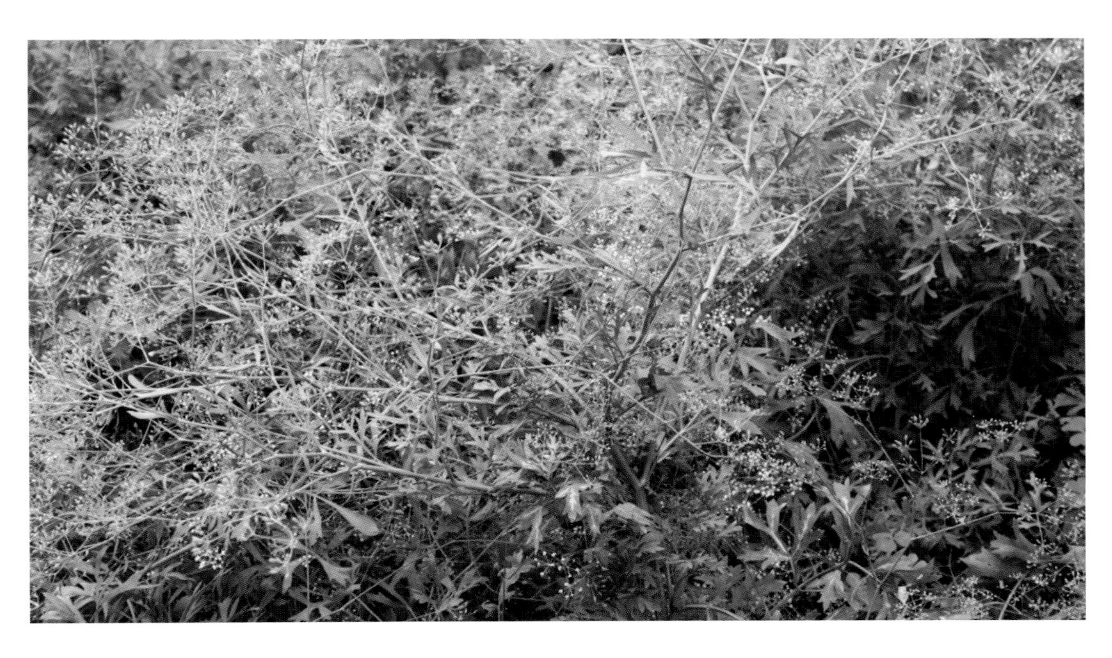

传统药膳

防风粥

原料 防风10～15 g，粳米30～60 g，葱白2茎。

制法 先以防风、葱白，水煎取汁，去渣；另用粳米煮粥，待粥将熟时加入药汁，煮成稀粥。

用法 趁热温服。

功效 祛风解表，散寒止痛。

适用 头身疼痛、骨节酸痛、头风头痛等。

藿香荆芥防风粥

原料 藿香、荆芥各5 g，防风10 g，粳米50 g。

制法 将荆芥、防风、藿香共入锅中，水煎去渣取汁，再同粳米煮为稀粥。

用法 每日1剂，连用3～5日为1个疗程。

功效 驱邪解表，和胃止呕。

适用 外邪犯胃引起的呕吐。

防风薏苡仁粥

原料 防风10 g，薏苡仁30 g。

制法 将防风、薏米洗净，加入适量水煮成粥即可。

用法 每日1次，连服1周。

功效 清热除痹。

适用 各类风湿关节炎患者。

防薏茶

原料 防风10 g，生薏米30 g，白糖适量。

制法 将2味药加适量水煎汤，再加糖即可。

用法 每日1剂，不拘时代茶饮。

功效 疏风利水，消肿。

适用 急性肾炎或慢性肾炎急性发作。

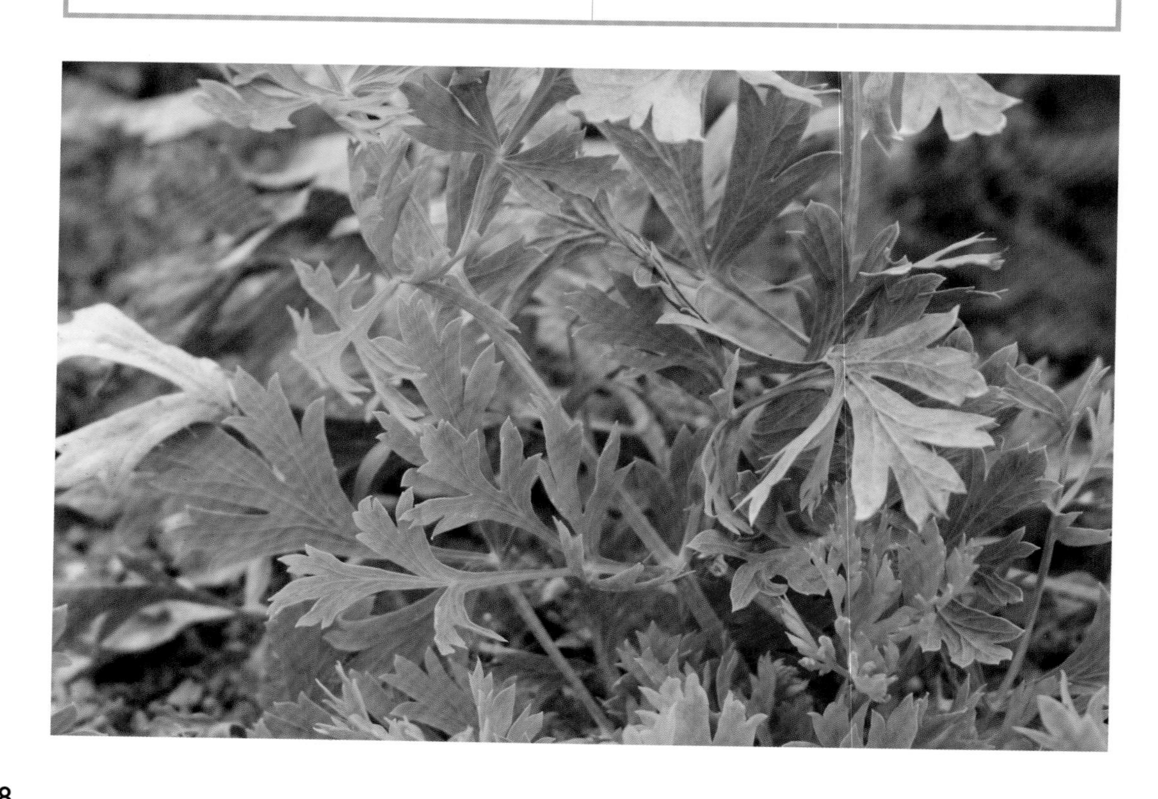

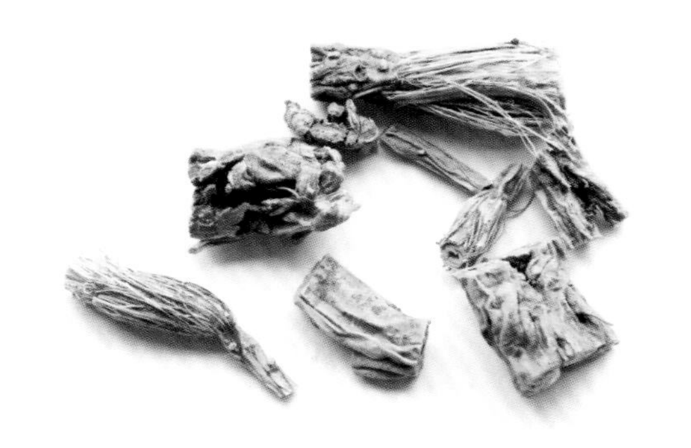

秦艽

别名● 秦胶、秦纠、大艽、西大艽、西秦艽。

来源● 本品为龙胆科植物秦艽、麻花秦艽、粗茎秦艽或小秦艽的干燥根。前三种按性状不同分别习称“秦艽”和“麻花艽”，后一种习称“小秦艽”。

原文● 味苦，平。主寒热邪气，寒湿风痹肢节痛，下水利小便。生山谷。

性味归经● 辛、苦，平。归胃、肝、胆经。

附方●

暴泻引饮 秦艽二两，炙甘草半两，每服三钱，水煎服。（《太平圣惠方》）

伤寒烦渴，心神燥热 秦艽一两，牛乳一大盏，煎六分，分作二服。（《太平圣惠方》）

胎动不安 秦艽、炙甘草、鹿角胶（炒）各半两，为末。每服三钱，水一大盏，糯米五十粒，煎服。又方，秦艽、阿胶（炒）、艾叶各等份，如上煎服。（《太平圣惠方》）

疮口不合 秦艽为末掺之。（《仁斋直指方》）

背痛连胸 秦艽一钱五分，天麻、羌活、陈皮、当归、川芎各一钱，炙甘草五分，生姜三片，桑枝三钱（酒炒），水煎服。（《医学心悟》）

消渴、除烦躁 秦艽二两（去苗），甘草三分（炙微赤，锉）。以上原料，捣筛为散。每服四钱，以水一中盏，入生姜半分，煎至六分，去滓，不计时候温服。（《太平圣惠方》）

小便艰难、胀满闷 秦艽一两（去苗），以水一大盏，煎取七分，去滓，食前分作二服。（《太平圣惠方》）

使用提示● 久痛虚羸、溲多、便滑者忌服。

传统药膳

秦艽桂枝酒

原料 秦艽、牛膝、川芎、防风、肉桂、独活、茯苓、杜仲、五加皮、丹参、制附子、石斛、麦冬、地骨皮、炮姜、薏苡仁、火麻仁各等份。

制法 捣碎后置容器中，加入白酒密封浸泡7 ~ 10日后，过滤去渣即成。

用法 不拘时随意饮用。

功效 祛风除湿，舒筋活络。

适用 久坐湿地、风湿痹痛、腰膝虚冷等。

秦艽木瓜酒

原料 秦艽、川芎、草乌、川乌、羌活、郁金各10 g，木瓜20 g，全蝎2 g，鸡血藤、透骨草各30 g；苔黄脉数者郁金加至20 g，选加徐长卿30 g，六月雪15 g，忍冬藤20 g。

制法 将上药浸入1000 ml60度白酒中，15日后服用。

用法 每次1小杯，每日2次。

功效 祛风通络，化瘀止痛。

适用 肩周炎。

秦艽酒

原料 秦艽、五加皮、天冬、附子、牛膝、桂心各15 g，杜仲、巴戟天、细辛、石楠各10 g，薏苡仁20 g，独活30 g，白酒1000 ml。

制法 以12味药为粗末，入白酒中浸泡5日，口密封。

用法 每次10～30 ml，每日2次，连服数日。

功效 祛风湿，补肝肾，强筋骨。

适用 四肢风、手臂不收、髀脚疼弱或有拘急、挛缩屈指、偏枯痿辟、不仁顽痹者。

秦艽奶

原料 秦艽20 g，牛奶500 ml。

制法 把秦艽与牛乳同煮，去渣。

用法 温食，每日2次。

功效 补虚，解毒，燥湿，利胆。

适用 黄疸、心烦热、口干、尿黄少等病症。

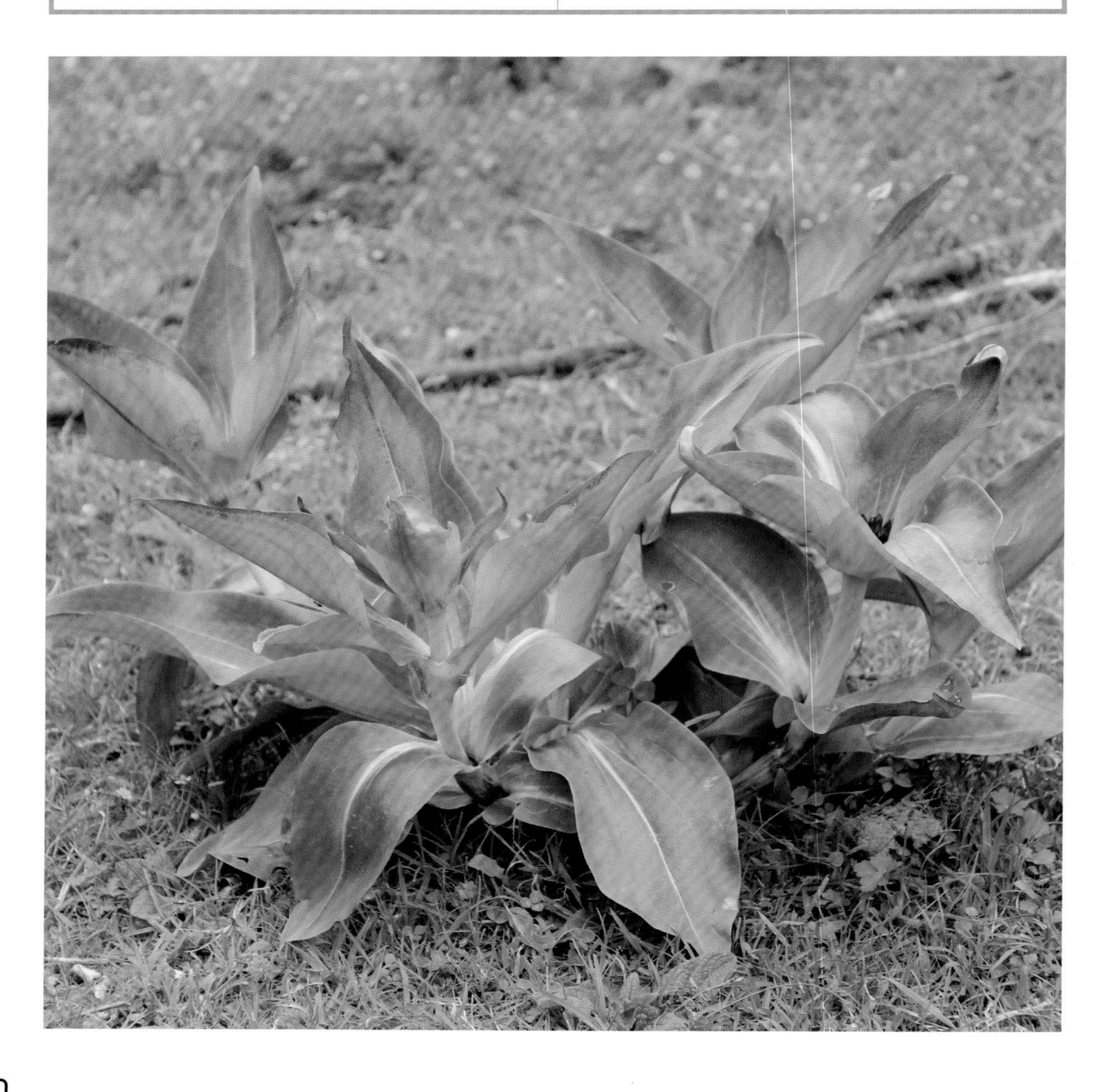

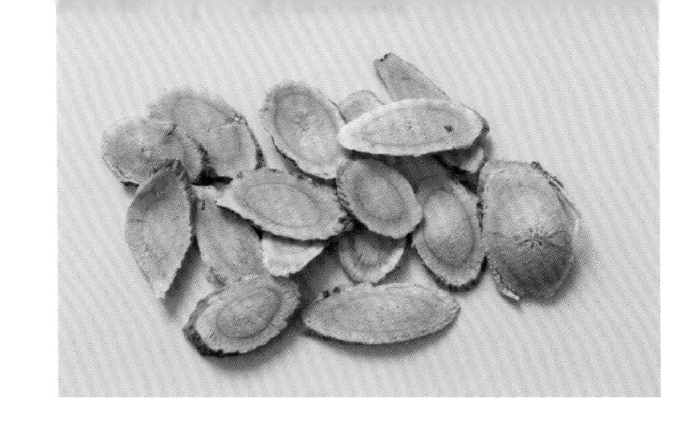

黄芪

别名● 箭芪、红芪、绵芪、独芪、白皮芪。

来源● 本品为豆科植物蒙古黄芪或膜荚黄芪的干燥根。

原文● 味甘，微温。主痈疽久败疮，排脓止痛，大风癞疾，五痔鼠瘘，补虚，小儿百病。一名戴糁。生山谷。

性味归经● 甘，温。归肺、脾经。

附方●

酒疸黄疾（心下懊痛，足胫满，小便黄，饮酒发赤黑黄斑，由大醉当风，入水所致） 黄芪二两，木兰一两，为末，酒服方寸匕，日三服。（《肘后备急方》）

气虚白浊 黄芪盐炒半两，茯苓一两，为末，每服一钱，白汤下。（《经验良方》）

肠风泻血 黄芪、黄连各等份，为末，面糊丸绿豆大，每服三十丸，米饮下。（《篋中秘宝方》）

尿血沙淋，痛不可忍 黄芪、人参各等份，为末，以大萝卜1个，切一指厚，四五片，蜜二两，淹炙令尽，不令焦，点末食无时，以盐汤下。（《永类钤方》）

阴汗湿痒 绵黄芪，酒炒为末，以熟猪心蘸末食。（《济急仙方》）

痈疽内固 黄芪、人参各一两，为末，入真龙脑一钱，用生藕汁和丸绿豆大，每服三十丸，温水下，日三服。（《普济本事方》）

使用提示● 表实邪盛、气滞湿阻、食积停滞、痈疽初起或溃后热毒尚盛等实证，以及阴虚阳亢者，均须禁服。

传统药膳

黄芪熟地鸡肉粥

原料 黄芪、熟地黄各30 g，粳米200 g，母鸡肉250 g，食盐、麻油各适量。

制法 将黄芪、熟地黄入锅中，加水适量，煎取汁，与母鸡肉及淘洗干净的粳米同入锅，加水适量，用大火烧沸后转用小火熬煮成稀粥，加麻油、食盐调味即成。

用法 每日分数次食用。

功效 补中益气，补血益精，补肾滋阴。

适用 遗尿、夜多小便、下腹冷痛等。

黄芪牛肉粥

原料 鲜牛肉、粳米各100 g，黄芪10 g，胡椒粉、精豆粉、味精、葱、姜、食盐、水各适量。

制法 鲜牛肉洗净去筋膜，和姜一起绞烂，加豆粉、胡椒粉、食盐、味精调匀备用；姜、葱洗净，姜切片，葱切花。将粳米洗净，入锅，加适量水，用旺火烧开一段时间，加入黄芪（布包），并改用文火煨至软糯时，捞出用布包，再加入牛肉馅、姜片搅散，继续用中火煮至肉熟软，再加入葱花、味精即成。

用法 每日分2次温食。
功效 益气血，健脾胃。
适用 气血亏损体弱怕冷之人。

黄芪猪肝汤

原料 猪肝500 g，黄芪60 g，盐适量。
制法 将猪肝洗净，切成薄片；黄芪切成片后放入纱布袋，与猪肝片同放入锅内，加水适量，用大火烧沸后转用小火煨熟，去药袋不用，稍加盐调味即成。
用法 佐餐食用。
功效 益气，养血，通乳。
适用 产后气血虚所致的乳汁少、面色苍白、气短自汗、乏力怠惰等。

灵芝黄芪汤

原料 黄芪、灵芝、鸡血藤、黄精各15 g，盐适量。
制法 将灵芝、黄精、鸡血藤、黄芪洗净，放入砂锅中，加水适量浸渍2小时，用小火煎煮50～60分钟，取汁；药渣再加水适量，煎煮40分钟，取汁，合并药汁即可。
用法 早、晚分服。
功效 补气养血。
适用 白细胞减少、气血两虚、纳食减少、身倦乏力、面色少华等。

黄芪炖鲈鱼

原料 黄芪30 g，鲈鱼1条，食盐、黄酒、味精、花椒、鸡汤、葱段、姜片、素油各适量。
制法 将黄芪浸润后洗净，然后切成片；把鲈鱼去鳞、鳃和内脏，然后洗净，放入热油锅煎至色金黄，再放入黄芪、食盐、黄酒、味精、花椒、鸡汤、葱段、姜片，用大火烧沸后转用小火炖至鱼肉熟烂，拣去葱段、姜片、黄芪即可。
用法 佐餐食用。
功效 补气养血，健脾行水。
适用 气血两虚、眩晕、心悸健忘、面色无华，以及手术后促进伤口生肌愈合等。

黄芪蒸鸡

原料 童鸡（未曾生蛋者）1只，黄芪30 g。
制法 将鸡杀之，去毛及内脏，塞入黄芪，隔水蒸之，待熟取出。
用法 加调味品佐餐食之。
功效 大补气血，养阴填精。
适用 肺痨、产后亏虚、年老羸弱等症，亦疗虚证水肿。

黄芪炖乌骨鸡

原料 黄芪50 g，乌骨鸡1只，姜、葱、食盐、料酒、花椒、味精各适量。
制法 黄芪洗净，用温水浸软，切片备用；乌骨鸡宰杀，去毛及内脏，放入沸水中氽3分钟，捞出后用凉水洗去血沫。将黄芪及葱段、姜片、花椒塞入鸡腹内，然后将鸡放入汤盆，加入适量水、料酒、食盐，将汤盆置锅中隔水炖至鸡肉熟烂，再取出汤盆，调入味精即成。
用法 佐餐食用。
功效 益气补血，调经。
适用 产后、病后、年老体弱属气血虚者。

黄芪猪肉羹

原料 黄芪30 g，枸杞子、当归各10 g，猪瘦肉100 g，大枣10枚，食盐少许。

制法 将猪肉洗净切成薄片，与黄芪，大枣、当归、枸杞子一并入锅，加水适量炖汤，肉将熟时加入少许食盐调味。

用法 食肉喝汤。

功效 补益气血。

适用 中风后遗症、伴肢体痿、手足麻木、半身不遂者。

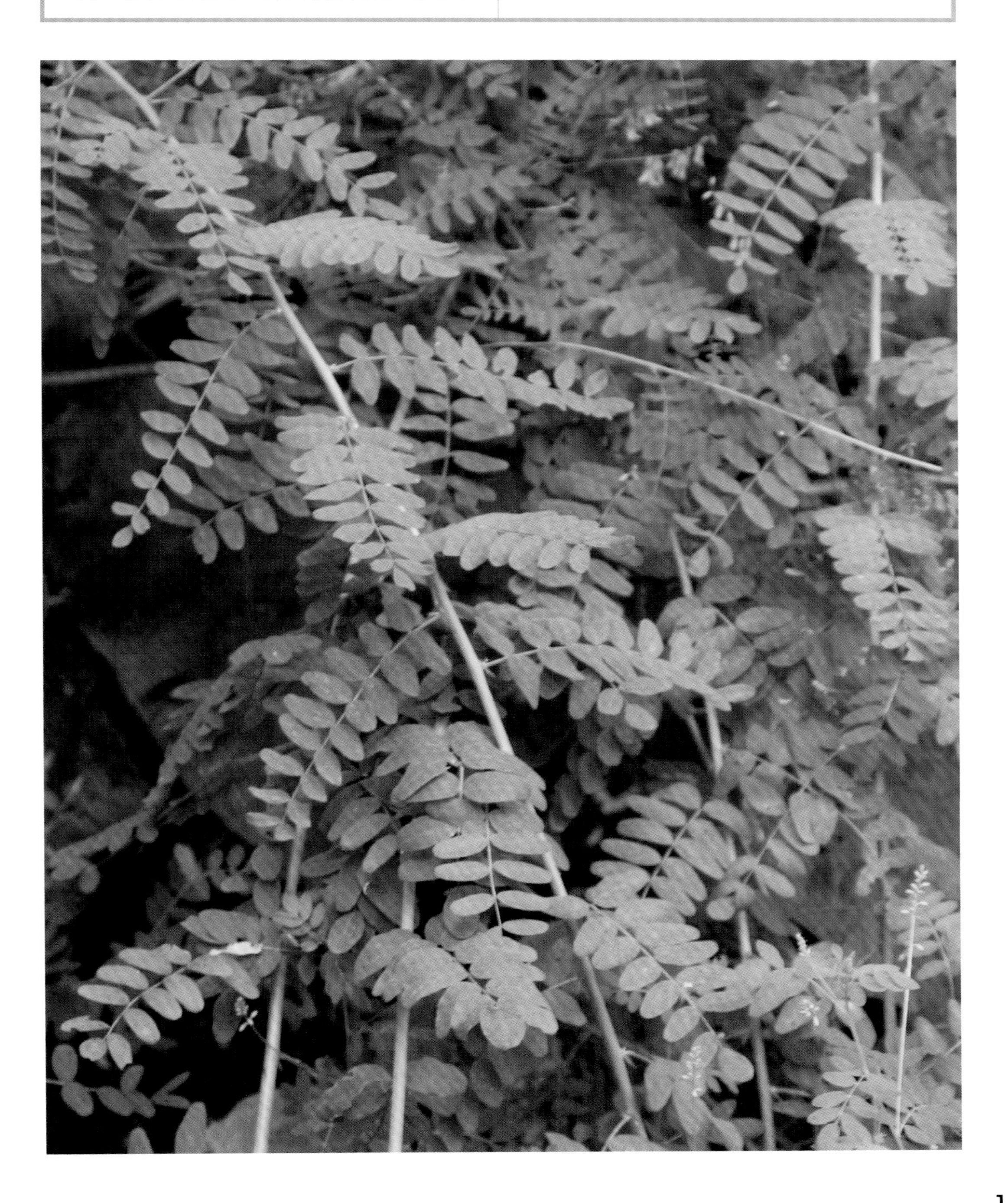

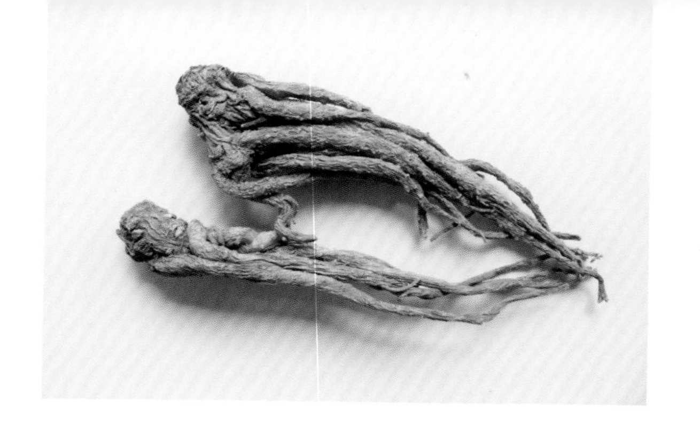

当归

别名● 云归、秦归、岷当归、西当归。

来源● 本品为伞形科植物当归的干燥根。

原文● 味甘，温，无毒。主咳逆上气，温疟寒，热洗在皮肤中。妇人漏下绝子，诸恶疮疡金疮。煮饮之。一名乾归。生川谷。

性味归经● 甘、辛，温。归肝、心、脾经。

附方●

衄血不止 当归焙研末，每服一钱，米饮调下。（《圣济总录》）

小便出血 当归四两，锉，酒三升，煮取一升，顿服。（《肘后备急方》）

头痛欲裂 当归二两，酒一升，煮取六合，饮之，日再服。（《外台秘要》）

内虚目暗，补气养血 当归生晒六两，附子火炮一两，为末，炼蜜丸梧子大，每服三十丸，温酒下。（《圣济总录》）

心下痛刺 当归为末，酒服方寸匕。（《必效方》）

温疟不止 当归一两，水煎饮，日一服。（《圣济总录》）

大便不通 当归、白芷各等份，为末，每服二钱，米汤下。（《圣济总录》）

月经逆行，从口鼻出 先以京墨磨汁服，止之。次用当归尾、红花各三钱，水一钟半，煎八分，温服，其经即通。（《简便方》）

妇人血气（脐下气胀，月经不利，血气上攻欲呕，不得睡） 当归四钱，干漆烧存性二钱，为末，炼蜜丸梧子大，每服十五丸，温酒下。（《永类钤方》）

产后血胀、腹痛引胁 当归二钱，干姜炮五分，为末。每服三钱，水一盏，煎八分，入盐、酢少许，热服。（《妇人良方》）

产后腹痛（如绞） 当归末五钱，白蜜一合，水一盏，煎一盏，分为二服。未效再服。（《妇人良方》）

产后自汗（壮热，气短，腰脚痛不可转） 当归三钱，黄芪合芍药酒炒二钱，生姜五片，水一盏半，煎七分，温服。（《和剂局方》）

产后中风（不省人事，口吐涎沫，手足瘛疭） 当归、荆芥穗各等份，为末，每服二钱，水一盏，酒少许，童尿少许，煎七分，灌之，下咽即有生意，神效。（《太平圣惠方》）

小儿胎寒（好啼，昼夜不止，因此成痫） 当归末一小豆大，以乳汁灌之，日夜三四度。（《肘后备急方》）

小儿脐湿（不早治成脐风，或肿赤，或出水） 当归末敷之。一方，入麝香少许。一方，用胡粉等份。试之最验。若愈后因尿入复作，再敷即愈。（《太平圣惠方》）

汤火伤疮（焮赤溃烂，用此生肌，拔热止痛） 当归、黄蜡各一两，麻油四两，以油煎当归焦黄，去滓，纳蜡搅成膏，出火毒，摊贴之。（《和剂局方》）

使用提示● 热盛出血者禁服，湿盛中满及大便溏泄者慎服。

传统药膳

当归酒

原料 当归、防风、细辛各75 g，独活150 g，麻黄125 g，附子10 g。

制法 上6味，锉如麻豆，以酒1500 ml煮取1000 ml，去滓。

用法 每于食前温服15 ml。

功效 祛风活络。

适用 中风（身如角弓反张）。

归芪墨鱼片

原料 当归10 g，黄芪20 g，姜30 g，墨鱼300 g，食盐、素油、麻油、淀粉各适量。

制法 将当归、黄芪放入锅中，加水适量，大火煮沸后改用小火煮30分钟，去渣留汁，加少量淀粉和成芡汁备用。墨鱼洗净，切成片。炒锅上火，放素油当热，下墨鱼片和姜丝同炒，加入盐适量，用芡汁勾芡，淋上麻油，出锅装盘即成。

用法 佐餐食用。

功效 益气养血，温中散寒。

适用 气虚血弱型痛经及产后血虚头晕、血虚劳热等。

当归生姜羊肉汤

原料 当归75 g，羊瘦肉500 g，姜750 g，食盐、桂皮、大料各适量。

制法 将当归、姜装入纱布袋，用线扎好，与洗净切成块的羊肉同入砂锅，加入大料、桂皮和清水适量，先用大火烧开，去浮沫，再用小火焖煮至羊肉熟烂，去大料、桂皮和药袋即可。

用法 分次吃肉喝汤。

功效 散寒补血，温脾健胃，调经散风，抗老延年。

适用 血虚胃寒、面色苍白及肾虚所引起的腰膝冷痛等。

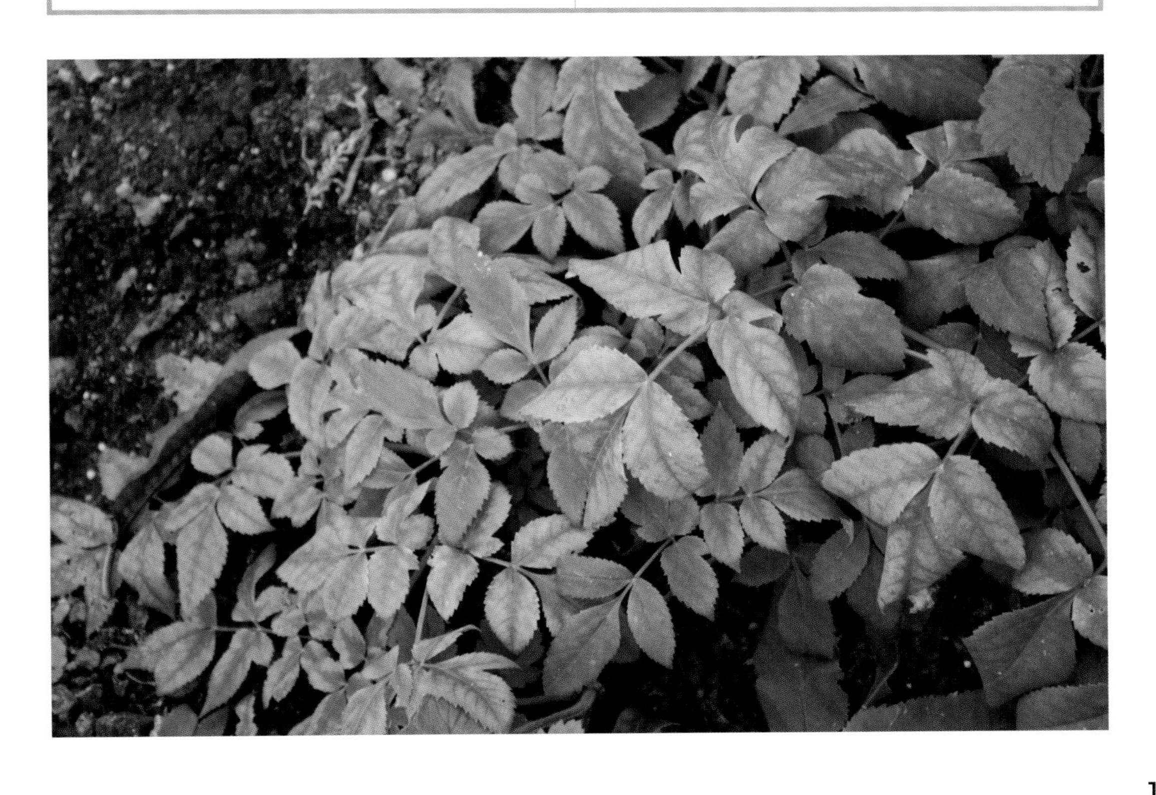

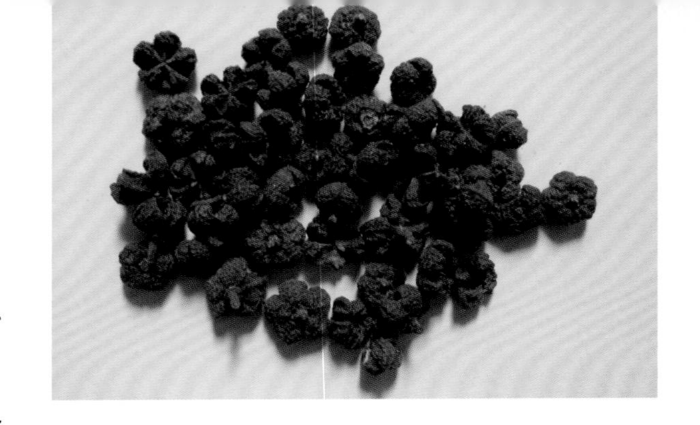

吴茱萸

别名● **茶辣、伏辣子、曲药子、臭泡子。**

来源● 本品为芸香科植物吴茱萸、石虎或疏毛吴茱萸的干燥近成熟果实。

原文● 味辛，温。主温中下气止痛，咳逆寒热，除湿血痹，逐风邪，开腠理。根，杀三虫。一名藙。生川谷。

性味归经● 辛、苦，热；有小毒。归肝、脾、胃、肾经。

附方●

头风作痛　茱萸煎浓汤，以绵染，频拭发根良。（《千金翼方》）

呕涎头痛、呕而胸满　用茱萸一升，枣二十枚，生姜一大两，人参一两，以水五升，煎取三升。每服七合，日三服。（《张仲景方》）

阴毒伤寒，四肢逆冷　用茱萸一升，酒拌湿，绢袋二个，包蒸极热，更互熨足心。候气透，痛亦即止，累有效。（《太平圣惠方》）

寒疝往来　吴茱萸一两，生姜半两，清酒一升，煎温分服。（《肘后备急方》）

小儿肾缩（乃初生受寒所致）　用吴茱萸、硫黄各半两，同大蒜研，涂其腹。仍以蛇床子烟熏之。（《太平圣惠方》）

转筋入腹　茱萸炒二两，酒二盏，煎一盏，分二服。得下即安。（《圣济总录》）

多年脾泄　吴茱萸三钱泡过，入水煎汁，入盐少许，通口服。（《孙氏仁存方》）

脏寒泄泻，滑痢不止　吴茱萸汤泡过炒，猪脏半条，去脂洗净，装满扎定，文火煮熟，捣丸梧子大。每服五十丸，米饮下，日二

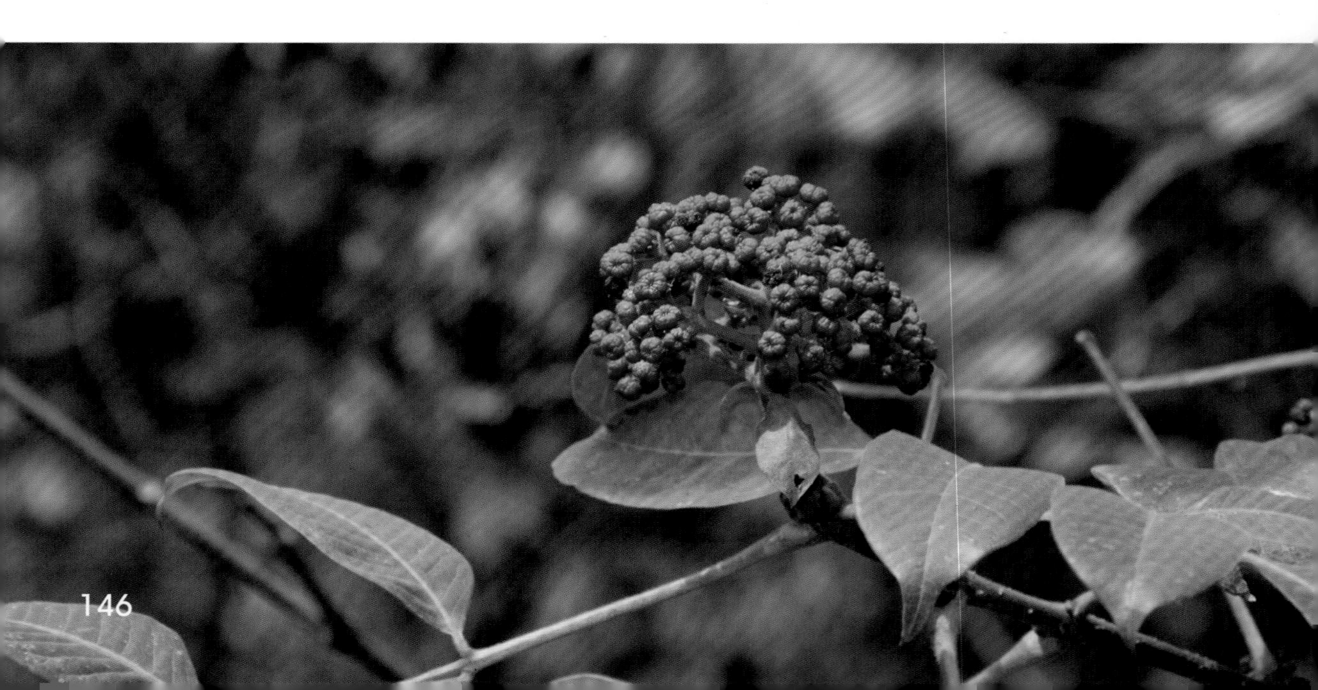

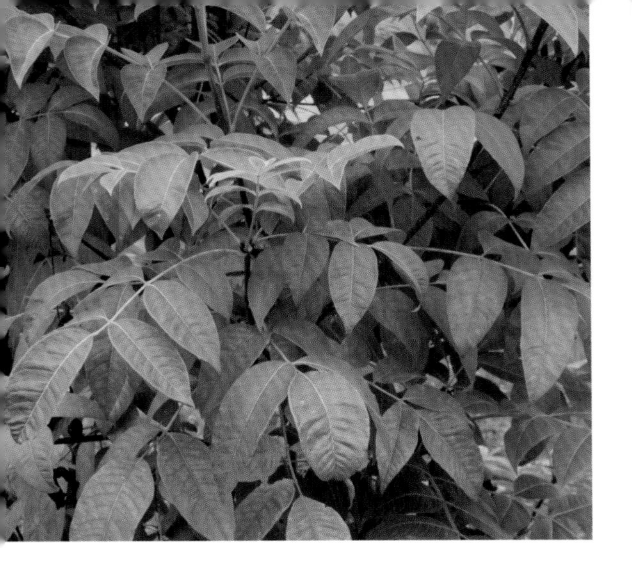

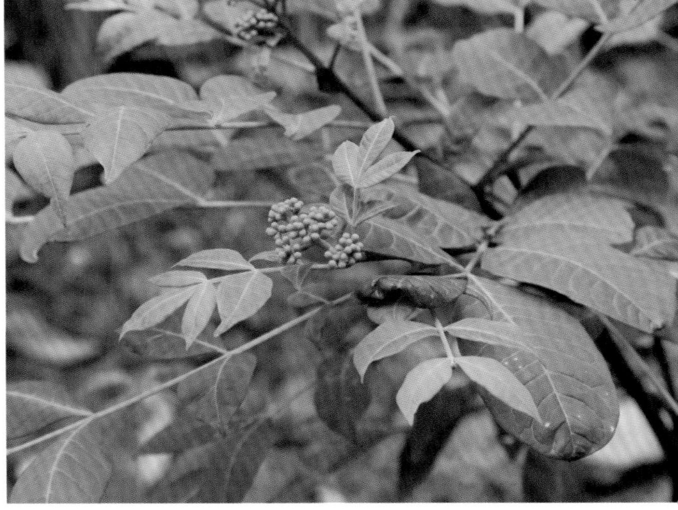

服。（《普济方》）

下痢水泄 吴茱萸（泡炒）、黄连（炒）各二钱，水煎服。未止再服。（《太平圣惠方》）

赤白下痢 用吴茱萸、黄连、白芍药各一两，同炒为末，蒸饼丸梧子大。每服二三十丸，米饮下。（《和剂局方》）

赤白痢日夜无度，及肠风下血 川黄连二两，吴茱萸二两汤泡七次，同炒香，拣出各自为末，粟米饭丸梧子大，另收，每服三十丸。（《百一选方》）

产后盗汗 茱萸一鸡子大，酒三升，渍半日，煮服。（《千金翼方》）

小儿头疮 吴茱萸炒焦为末，入汞粉少许，猪脂、醋调涂之。（《太平圣惠方》）

痈疽发背及发乳诸毒 用吴茱萸一升，捣为末，用苦酒调涂帛上，贴之。（《外台秘要》）

使用提示● 本品辛热燥烈，易耗气动火，故不宜多用、久服。

传统药膳

吴茱萸粥

原料 吴茱萸2 g，粳米50 g，生姜2片，葱白2茎。

制法 将吴茱萸研为细末，用粳米先煮粥，待米熟后下吴茱萸末及生姜、葱白，同煮为粥。

用法 每日2次，早、晚温热服。

功效 补脾暖胃，温中散寒，止痛止吐。

适用 虚寒型痛经、脘腹冷痛、呕逆吐酸等。

吴茱萸汤

原料 吴茱萸、党参各9 g，生姜18 g，大枣4枚。

制法 将上味药洗净，一起放入锅中，加水煎煮至熟，去渣取汁服用。

用法 佐餐食用。

功效 温中补虚，降逆止呕。

适用 脾胃虚寒或肝经寒气上逆，而见吞酸嘈杂，或头顶痛、干呕吐涎沫、舌淡苔白滑、脉沉迟者。

吴茱萸酒

原料 吴茱萸50 g，生甘草15 g，白酒250 ml。

制法 将吴茱萸、甘草切碎，放入容器中，加入白酒，密封，隔水煮沸，取出，浸泡一宿去渣即成。

用法 口服，每次30 ml，每日3次。

功效 温中解毒。

适用 中恶心痛。

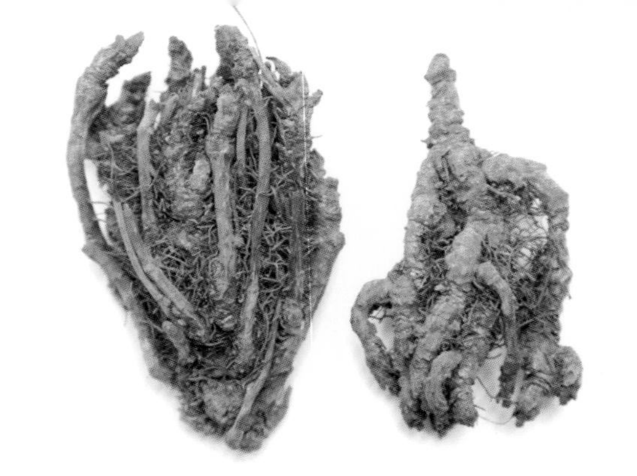

黄连

别名● 味连、雅连、云连、川连。

来源● 本品为毛茛科植物黄连、三角叶黄连或云连的干燥根茎。以上三种分别习称“味连”“雅连”“云连”。

原文● 味苦，无毒。主热气，目痛、眦伤泣出，明目，肠澼，腹痛下利，妇人阴中肿痛。久服令人不忘。一名王连，生川谷。

性味归经● 苦，寒。归心、脾、胃、肝、胆、大肠经。

附方●

心经实热 用黄连七钱，水一盏半，煎一盏，食远温服。小儿减之。（《和剂局方》）

伏暑发热 川黄连一斤切，以好酒二升半，煮干焙研，糊丸梧子大。每服五十丸，熟水下，日三服。（《和剂局方》）

阳毒发狂，奔走不定 宣黄连、凝水石各等份，为末。每服三钱，浓煎甘草汤下。（《卫生易简方》）

小儿疳热流注、遍身疮蚀，或潮热、肚胀作渴 用猪肚1个洗净，宣黄连五两，切碎水和，纳入肚中缝定，放在五升粳米上蒸烂，石臼捣千杵，或入少饭同杵，丸绿豆大。每服二十丸，米饮下。仍服调血清心之药佐之。（《仁斋直指方》）

消渴尿多 用黄连末，蜜丸梧子大。每服三十丸，白汤下。（《肘后备急方》）

消渴尿多 用黄连半斤，酒一升浸，重汤内煮一伏时，取晒为末，水丸梧子大。每服五十丸，温水下。（《卫生宝鉴》）

消渴尿多 黄连五两，栝楼根五两，为末，生地黄汁丸梧子大。每牛乳下五十丸，日二服。忌冷水、猪肉。（《本草图经》）

消渴尿多 用黄连末，入猪肚内蒸烂，捣丸梧子大，饭饮下。（《圣济总录》）

小便白淫（因心肾气不足，思想无穷所致） 黄连、白茯苓各等份，为末，酒糊丸梧子大。每服三十丸，煎补骨脂汤下，日三服。（《普济方》）

热毒血痢 宣黄连一两，水二升，煮取半升，露一宿，空腹热服，少卧将息，一二日即止。（《千金方》）

赤痢久下（累治不瘥） 黄连一两，鸡子白和为饼，炙紫为末，以浆水三升，慢火煎成膏。每服半合，温米饮下。一方，只以鸡子白和丸服。（《胜金方》）

赤白暴痢（如鹅鸭肝者，痛不可忍） 用黄连、黄芩各一两，水二升，煎一升，分三次热服。（《经验方》）

伤寒下痢（不能食者） 黄连一升，乌梅二十枚去核，炙燥为末，蜡一棋子大，蜜一升，合煎，和丸梧子大。一服二十丸，日三服。又方，黄连二两，熟艾如鸭子大一团，水三升，煮取一升，顿服立止，并。（《肘后备急方》）

痢痔脱肛 冷水调黄连末涂之，良。（《经

验良方》）

水泄脾泄　黄连一两，生姜四两，同以文火炒至姜脆，各自拣出为末。水泄用姜末，脾泄用连末，每服二钱，空心白汤下。甚者不过二服。亦治痢疾。（《博济方》）

口舌生疮　用黄连煎酒，时含呷之。赴筵散，用黄连、干姜各等份，为末掺之。（《肘后备急方》）

小儿口疳　黄连、芦荟各等份，为末，每蜜汤服五分。走马疳，入蟾灰等份，青黛减半，麝香少许。（《简便方》）

使用提示●胃虚呕恶、脾虚泄泻、五更肾泻均慎服。

传统药膳

黄连白头翁粥

原料　川黄连10 g，粳米30 g，白头翁50 g。

制法　将黄连、白头翁入砂锅，加清水300 ml，浸透，煎至150 ml，去渣取汁。粳米加水400 ml，煮至米开花时，兑入药汁煮成粥，待食。

用法　每日3次，温热服食。虚寒久痢者忌用。

功效　清热，凉血，解毒。

适用　中毒性痢疾，症见起病暴急，痢下鲜紫脓血，腹痛里急后重尤甚，壮热烦躁、甚则神昏惊厥。

黄连鸡子炖阿胶

原料　黄连10 g，生白芍20 g，阿胶50 g，鲜鸡蛋（去蛋清）2个。

制法　先将黄连、生白芍加水煮取浓汁约150 ml，然后去渣；再将阿胶加水50 ml，隔水蒸化，把药汁倒入再慢火煎膏，将成时放入蛋黄拌匀即可。

用法　每服适量，每晚睡前服1次。

功效　交通心肾。

适用　心肾不交所致之不寐。

黄连蒜

原料　黄连15 g，独蒜1个。

制法　黄连研为细末，独蒜煨熟，共捣烂，做成如梧桐子大丸药。

用法　每次服50丸，空腹用米汤送下，每日1次。

功效　解毒消肿，泻火止痛。

适用　痔疮。

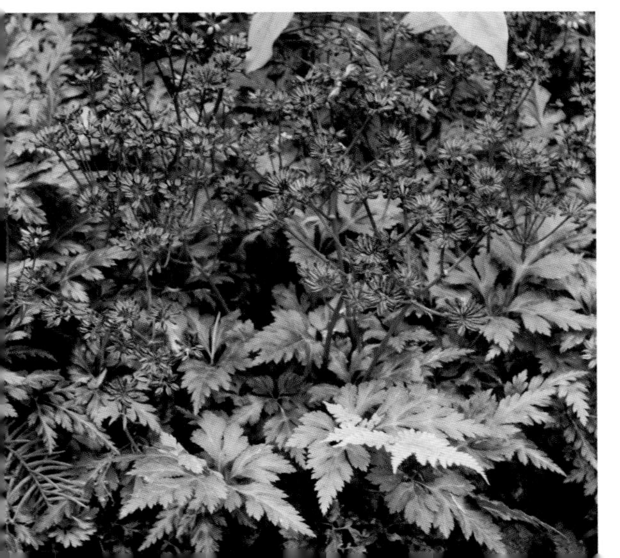

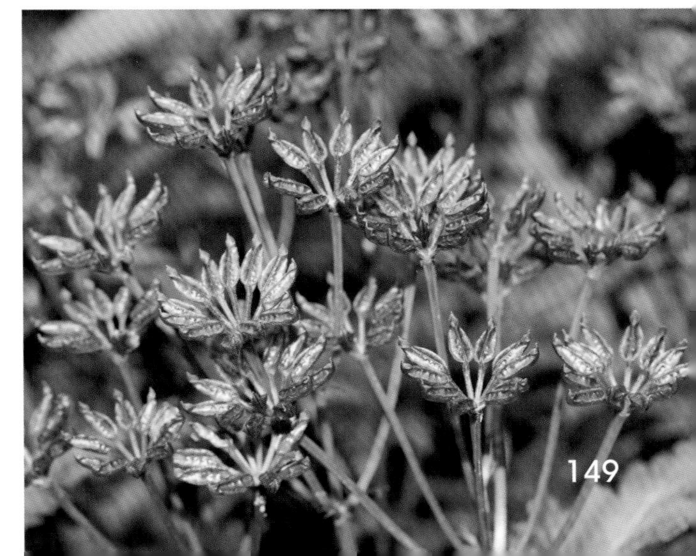

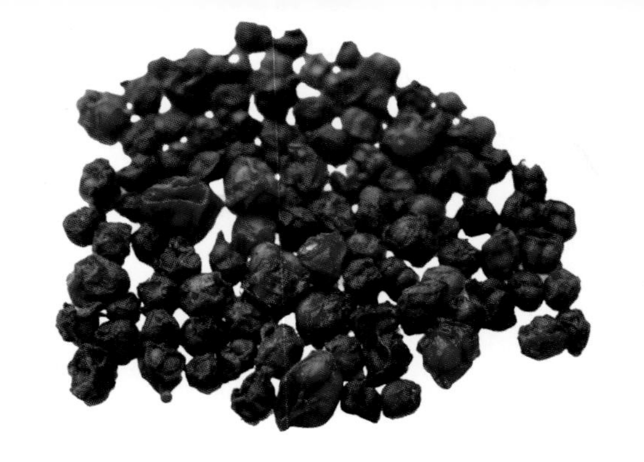

五味子

别名 山花椒、乌梅子、软枣子。

来源 本品为木兰科植物五味子或华中五味子的果实。前者习称北五味子，后者习称南五味子。

原文 味酸，温。主益气、咳逆上气，劳伤羸瘦，补不足，强阴，益男子精。生山谷。

性味归经 酸、甘，温。归肺、心、肾经。

附方

久咳肺胀 五味二两，粟壳白饧炒过半两，为末，白饧为弹子大，每服一丸，水煎服。（《卫生家宝方》）

久咳不止 用五味子五钱，甘草一钱半，五倍子、风化消各二钱，为末，干噙。（《丹溪方》）

久咳不止 用五味子一两，真茶四钱，晒研为末。以甘草五钱煎膏，丸绿豆大。每服三十丸，沸汤下，数日即愈也。（《摄生方》）

痰嗽并喘 五味子、白矾各等份，为末，每服三钱，以生猪肺炙熟，蘸末细嚼，白汤下。（《普济方》）

阳事不起 新五味子一斤，为末，酒服方寸匕，日三服，忌猪鱼蒜醋。尽一剂，即得力，百日以上，可御十女。（《千金方》）

肾虚白浊及两胁并背脊穿痛 五味子一两，炒赤为末，醋糊丸梧子大，每醋汤下三十丸。（《经验良方》）

女人阴冷 五味子四两为末，以口中玉泉和丸兔矢大，频纳阴中，取效。（《近效方》）

使用提示 凡表邪未解、内有实热、咳嗽初起、麻疹初期患者，均不宜用。

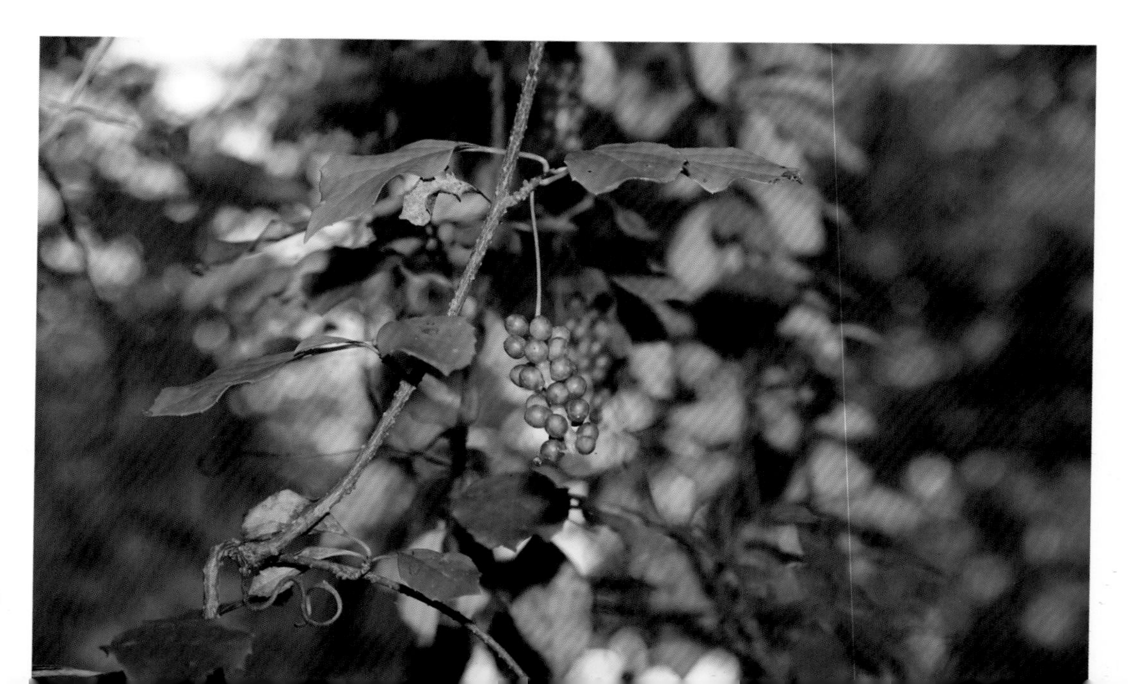

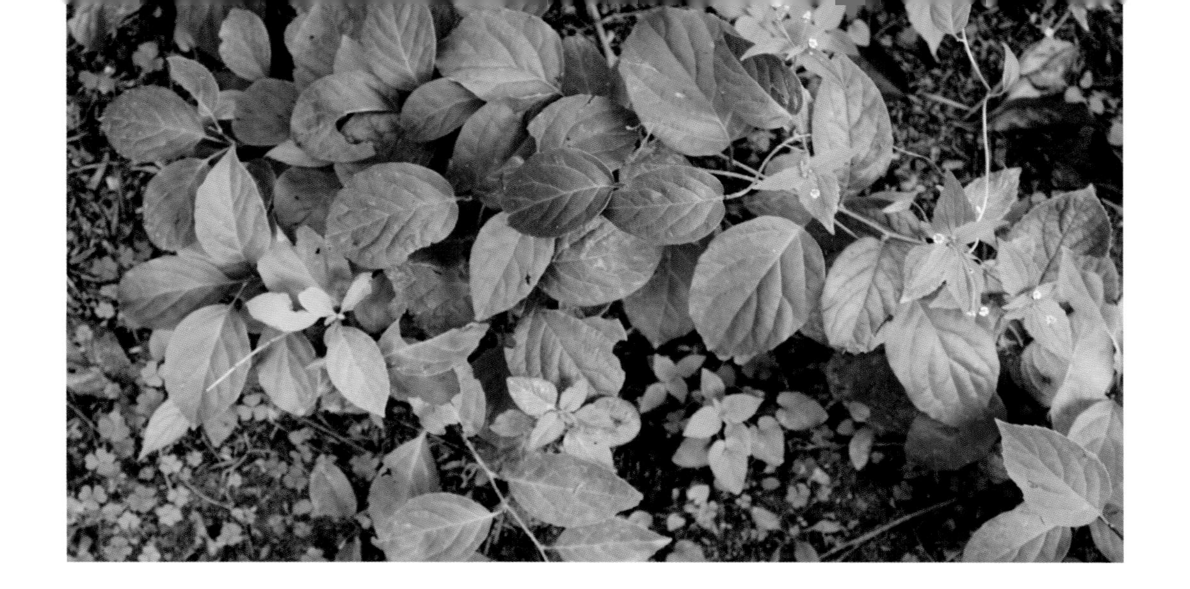

传统药膳

五味核桃酒

原料 五味子250 g，核桃仁100 g，白酒2500 ml。

制法 将五味子同核桃仁一同放入酒坛，倒入白酒，密封坛口，每日摇晃3次，浸泡15日后即成。

用法 每日3次，每次10 ml。

功效 敛肺滋肾，涩精安神。

适用 健忘、失眠、头晕、心悸、倦怠乏力、烦躁等。

五味枸杞茶

原料 五味子、枸杞各5 g。

制法 原料放入杯中，沸水冲泡，加盖，10分钟后即可饮用。

用法 代茶频饮。

功效 滋肾敛肺，止汗。

适用 肺肾阴虚咳嗽少痰、夜间盗汗者。

五味子绿茶

原料 五味子250 g，蜂蜜25 ml，绿茶1 g。

制法 先将五味子用文火炒至微焦为度，再将绿茶、五味子加开水400 ~ 500 ml，分3次温饮。

用法 每日1剂。

功效 去烦安神。

适用 神经衰弱、失眠等。

五味子炖蛋

原料 鸡蛋（或鸽子蛋）2个，五味子15 g。

制法 先用水煮五味子，水开后再将蛋破皮整卧入汤中，炖熟。

用法 食蛋饮汤。

功效 止痢固涩。

适用 久痢不止而无明显寒热偏盛者。

五味子炖麻雀

原料 五味子3 g，麻雀5只，花椒、料酒、葱、姜各适量。

制法 将麻雀拔毛去脏，洗净；五味子洗净，与葱、姜、花椒、料酒同放入砂锅内，放麻雀，加水以浸没麻雀为度。武火烧开，文火炖约30分钟，起锅，滤去五味子及调料，调入盐、胡椒粉即可。

用法 食肉饮汤。

功效 壮阳益精。

适用 心肾阳虚引起的自汗、心悸、腰膝酸软、阳痿早泄者。

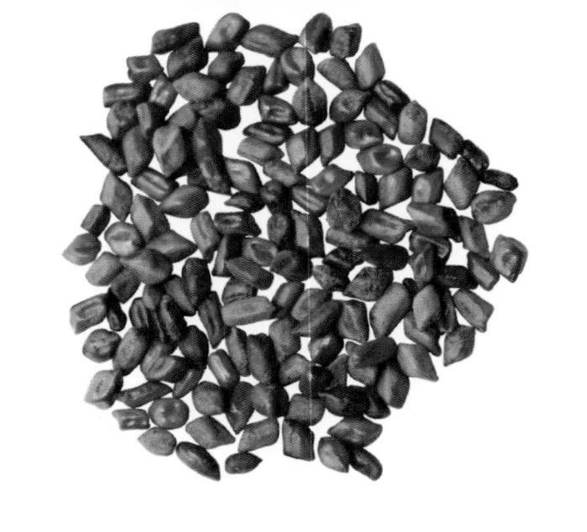

决明子

别名 决明、假绿豆、草决明、马蹄决明。

来源 本品为豆科植物决明或小决明的干燥成熟种子。

原文 味咸，平。主青芒，目淫肤赤白膜，眼赤痛泪出。久服益精光，轻身。生川泽。

性味归经 甘、苦、咸，微寒。归肝、大肠经。

附方

青盲雀目 决明子一升，地肤子五两，为末，米饮丸梧子大，每米饮下二三十丸。（《普济方》）

补肝明目 决明子一升，蔓菁子二升，以酒五升煮，暴干为末。每饮服二钱，温水下，日二服。（《太平圣惠方》）

目赤肿痛、头风热痛 决明子炒研，茶调敷两太阳穴，干则易之，一夜即愈。（《医方摘玄》）

癣疮延蔓 决明子一两为末，入水银、轻粉各少许，研不见星，擦破上药，立瘥，此东坡家藏方也。（《奇效良方》）

发背初起 草决明生用一升捣，生甘草一两，水三升，煮一升，分二服。大抵血滞则生疮，肝主藏血，决明和肝气，不损元气也。（《本事方》）

使用提示 气虚便溏者不宜使用。

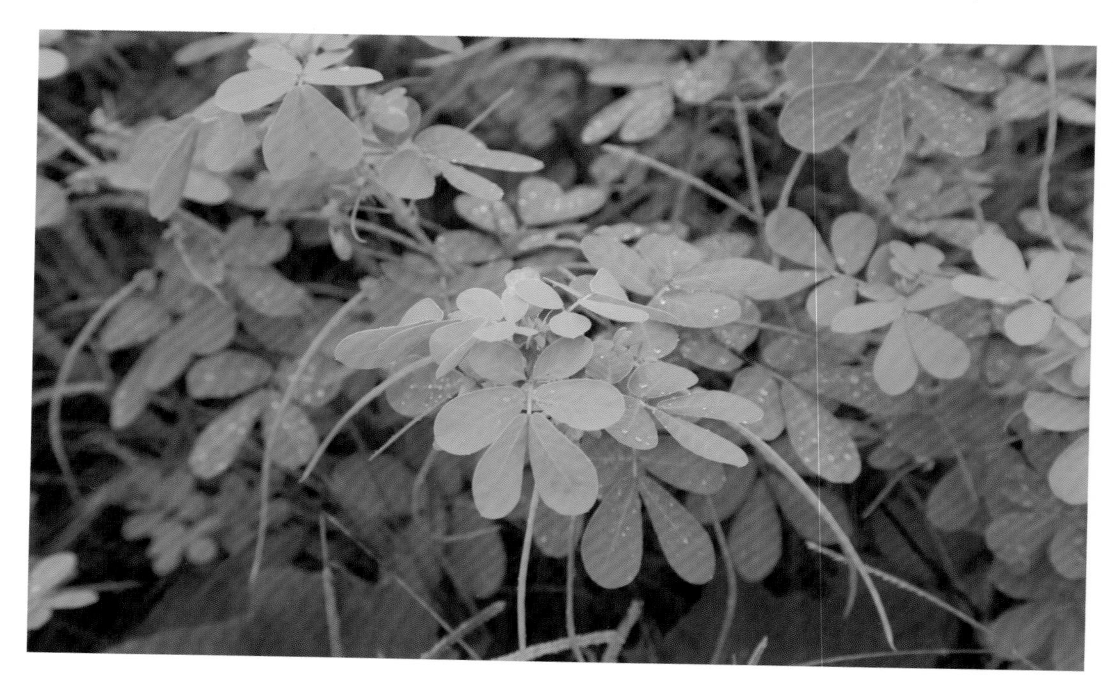

传统药膳

决明子粥

原料 决明子10～15 g，白菊花10 g，粳米60 g，冰糖少许。

制法 先将决明子放入铁锅内，炒至起暴微有香气时，取出待冷，再与白菊花同放入砂罐，加清水煎煮30分钟，去渣留汁，加入粳米煮至粥熟时加入冰糖，再煮一二沸即可。

用法 每日1剂，分早、晚食用。

功效 清肝明目，平抑肝阳，润肠通便。

适用 肝火上炎所致之目赤肿痛，或肝阳上扰所致之头晕目眩、头痛如胀、烦躁易怒、便秘难解等。

决明子菊花茶

原料 决明子15 g，茶叶、杭菊花各3 g。

制法 将以上3味药放入盖杯中，用滚开水冲泡，加盖浸片刻即成。

用法 代茶频饮。

功效 消食减肥。

适用 肥胖症。

决明子绿茶

原料 决明子、绿茶各5 g。

制法 将决明子用小火炒至香气溢出，取出，候凉。将炒好的决明子、绿茶同放杯中，倒入沸水，浸泡3～5分钟后即可饮服。

用法 代茶饮，随饮随续水，直到味淡为止。

功效 清热平肝，降脂降压，润肠通便，明目益睛。

适用 高血压、高脂血症、大便秘结、视物模糊等。

决明子木贼茶

原料 决明子30 g，木贼3 g。

制法 先将决明子洗净，晾干或晒干；再将木贼去杂及根须，洗净，晒干，切段，与决明子同放入杯中，用沸水冲泡，加盖闷10分钟即可。

用法 代茶，频频饮用，一般可冲泡3～5次。

功效 清肝明目，平抑肝阳。

适用 肝火上炎型老年性白内障。

决明炖茄子

原料 决明子10 g，茄子2个，调料适量。

制法 先将决明子加水煎煮，取汁备用。再将茄子油炒后，加药汁及适量的调料炖熟即可。

用法 佐餐食用。

功效 清热通便。

适用 肠燥便秘。

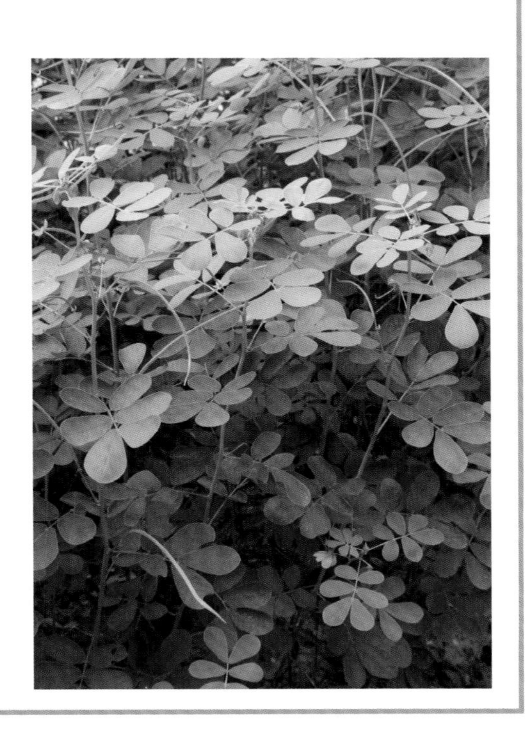

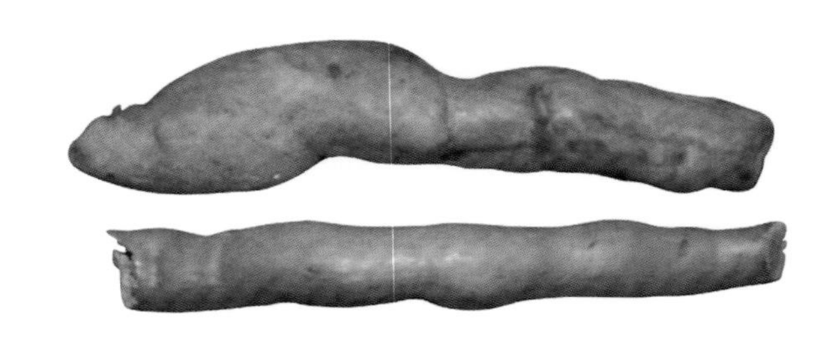

芍药

别名● 白芍、金芍药。

来源● 本品为毛茛科植物芍药的干燥根。

原文● 味苦。主邪气腹痛，除血痹，破坚积寒热癥瘕，止痛，利小便，益气。生川谷。

性味归经● 苦、酸，微寒。归肝、脾经。

附方●

风毒骨痛在髓中 芍药二分，虎骨（代）一两，炙为末，夹绢袋盛，酒三升，渍五日，每服三合，日三服。（《经验方》）

小便五淋 赤芍药一两，槟榔一个，面裹煨，为末。每服一钱，水一盏，煎七分，空心服。（《博济方》）

衄血、咯血 白芍药一两，犀角（代）末二钱半，为末。新水服一钱匕，血止为限。（《古今录验》）

崩中下血，小腹痛甚者 芍药一两，炒黄色，柏叶六两，微炒，每服二两，水一升，煎六合，入酒五合，再煎七合，空心分为两服，亦可为末，酒服二钱。（《太平圣惠方》）

血崩带下 赤芍药、香附子各等份，为末，每服二钱，盐一捻，水一盏，煎七分，温服，日二服，十服见效，名如神散。（《本草良方》）

痘疮胀痛 白芍药为末，酒服半钱匕。（《小儿痘疹方论》）

使用提示● 不宜与藜芦同用，虚寒腹痛泄泻者慎服。

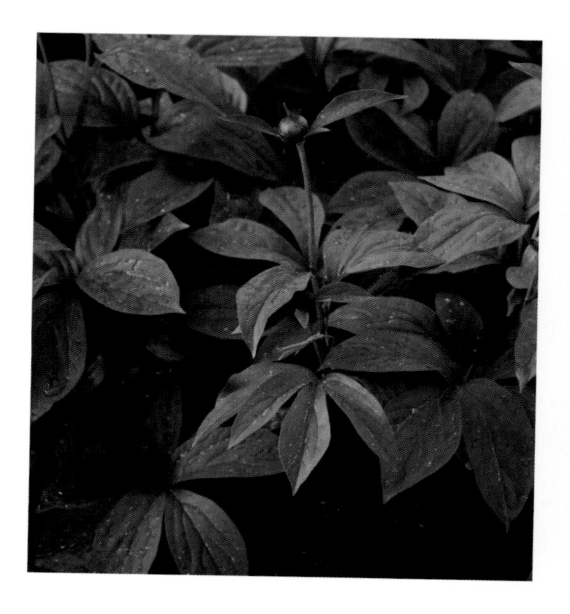

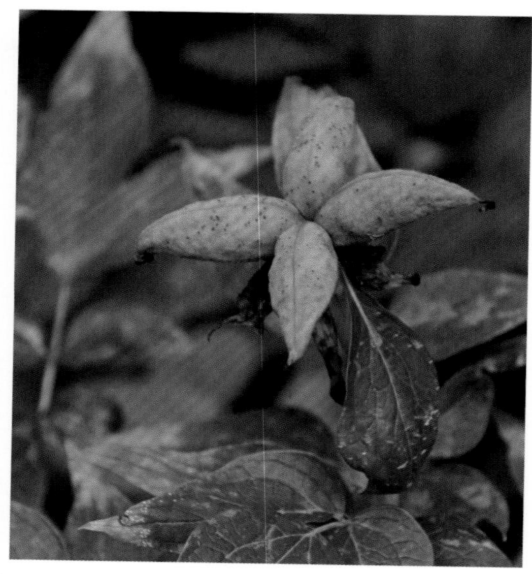

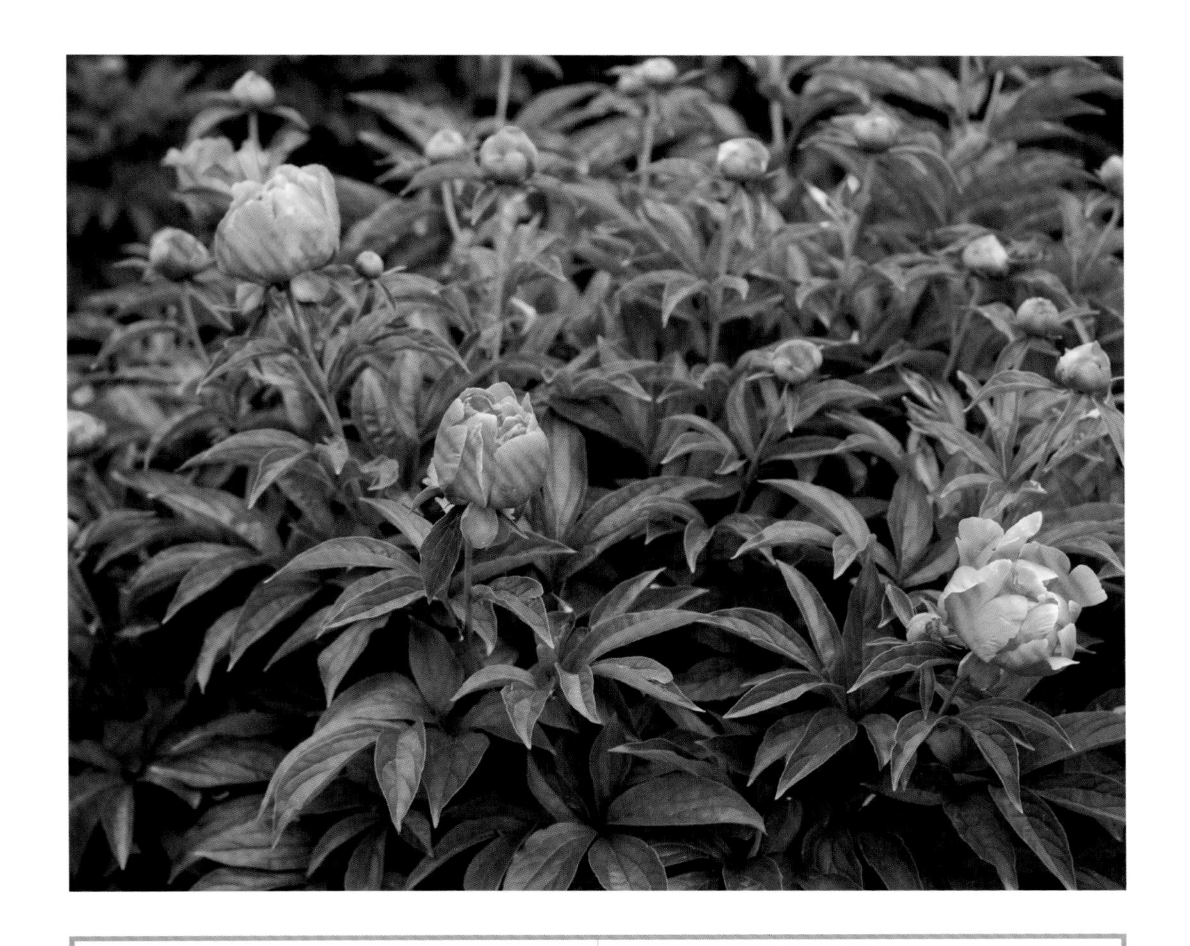

传统药膳

芍药调经粥

原料 芍药花（色白阴干者）6 g，粳米50 g，白糖少许。

制法 以米煮粥，待一二沸，入芍药花再煮粥熟，加入白糖即成。

用法 空腹服食。

功效 养血调经。

适用 肝气不调、血气虚弱而见肋痛烦躁、经期腹痛等。

生姜芍药酒

原料 炒白芍30 g，生姜60 g，黄酒150 ml。

制法 将生姜捣烂，放入容器中，注入黄酒，放火上煮沸即可，去渣。

用法 顿服，分2次饮用。

功效 温通气血。

适用 下痢不止、腹痛转筋难忍。

芍药驻颜酒

原料 芍药、当归、地黄各40 g，柚子5个，蜂蜜50 ml，白酒4000 ml。

制法 将柚子洗净，切成2～3 cm大的块，同地黄、当归、芍药、蜂蜜装入罐内，加白酒浸泡20日，滤去渣滓即可。

用法 每次20～40 ml，每日1次。

功效 养血驻颜。

适用 皮肤色素沉着、皮肤老化、面部痤疮等。

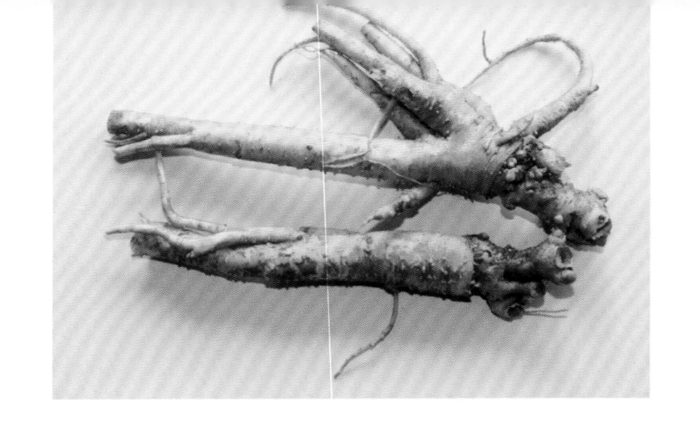

桔梗

别名●白药、卢如、利如、大药、梗草、苦梗、苦菜根。

来源● 本品为桔梗科植物桔梗的干燥根。

原文● 味苦，无毒。主胸胁痛如刀刺，腹满肠鸣幽幽，惊恐悸气。生山谷。

性味归经● 苦、辛，平。归肺经。

附方●

妊娠中恶、心腹疼痛 桔梗一两锉，水一钟，生姜三片，煎六分，温服。（《太平圣惠方》）

胸满不痛 桔梗、枳壳各等份，水二钟，煎一钟，温服。（《南阳活人书》）

痰嗽喘急 桔梗一两半，为末，用童子小便半升，煎四合，去滓温服。（《简要济众方》）

喉痹毒气 桔梗二两，水三升，煎一升，顿服。（《千金方》）

少阴咽痛 桔梗一两，甘草二两，水三升，煮一升，分服。（《伤寒论》）

骨槽风痛、牙龈肿痛 桔梗为末，枣瓤和丸皂子大，绵裹咬之，仍以荆芥汤漱之。（《经验方》）

鼻出衄血、吐血下血 桔梗为末，水服方寸匕，日四服，一加生犀角屑。（《普济方》）

打击瘀血（在肠内，久不消，时发动者） 桔梗为末，米饮下一刀圭。（《肘后备急方》）

使用提示● 凡气机上逆、呕吐、呛咳、眩晕、阴虚火旺咳血者不宜用；胃及十二指肠溃疡者慎服。用量过大易致恶心呕吐。

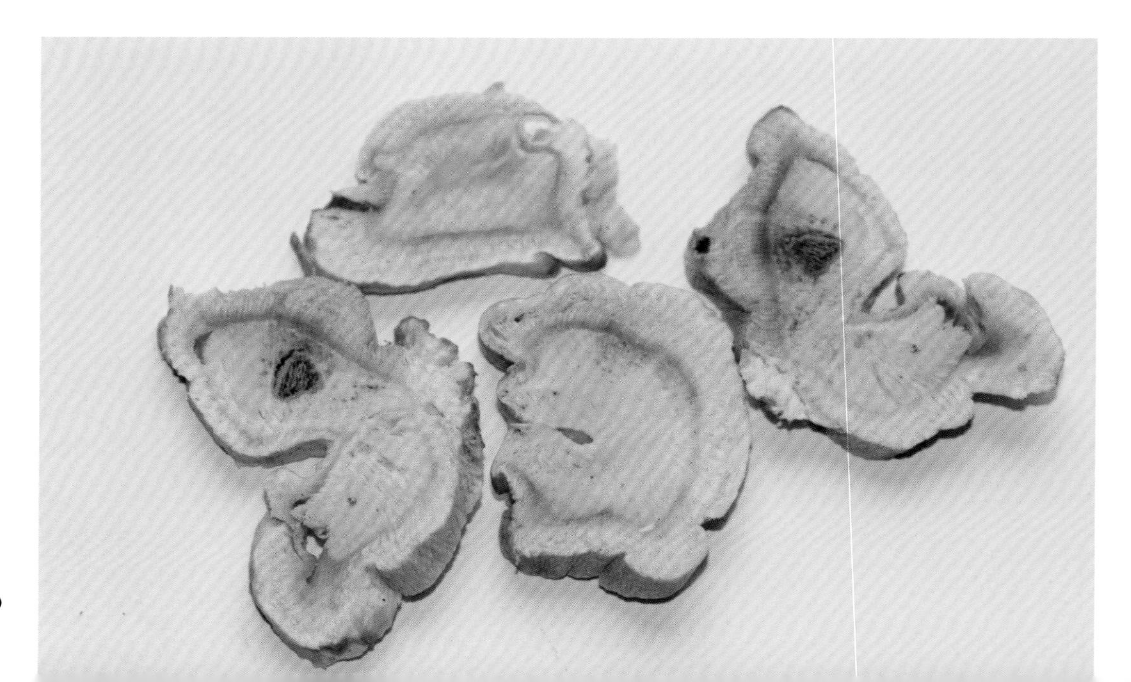

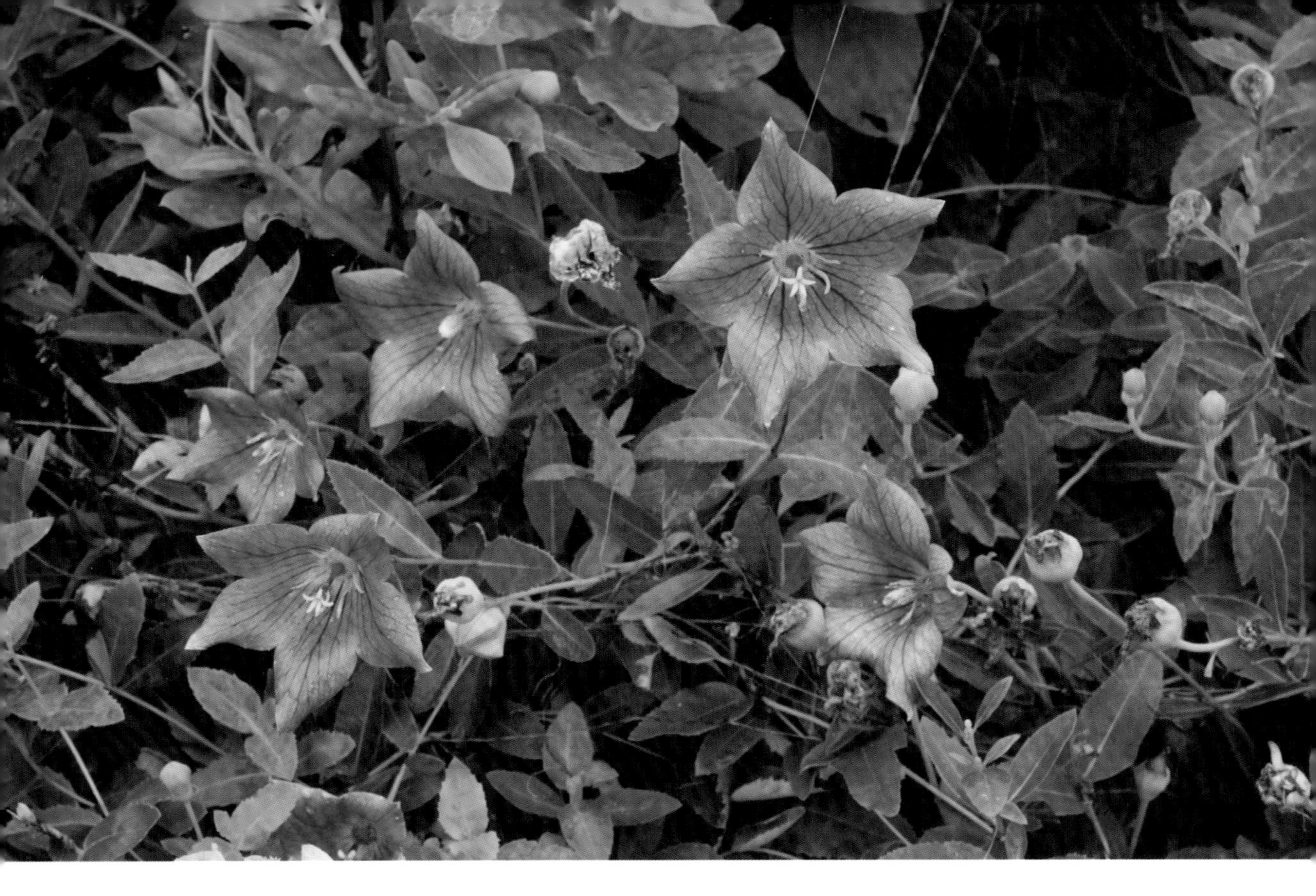

传统药膳

荆芥桔梗粥

原料 荆芥9 g，桔梗12 g，甘草6 g，粳米60 g。

制法 前3味布包，水煎去渣，加粳米煮粥吃。

用法 供早餐食用。

功效 清热宣肺，利咽止咳。

适用 糖尿病并发扁桃体炎属风热者。

银花桔梗粥

原料 金银花50 g，桔梗12 g，粳米50 g。

制法 金银花、桔梗加水煎煮取汁，粳米下锅煮成粥，掺入药汁，煮一二沸即可。

用法 早餐食用。

功效 疏风宣肺，清热解毒。

适用 疮痈、疖肿等。

桔梗冬瓜汤

原料 桔梗9 g，冬瓜150 g，杏仁10 g，甘草6 g，食油、食盐、大蒜各适量。

制法 将冬瓜洗净、切块，以食油、盐翻炒后，加适量清水，下杏仁、桔梗、甘草一并煎煮，至熟后，以食盐、大蒜等调料调味即成。

用法 佐餐食用。

功效 疏风清热，宣肺止咳。

适用 急性支气管炎患者。

桔梗茶

原料 桔梗10 g，蜂蜜适量。

制法 将桔梗择净，放入茶杯中，纳入蜂蜜，冲入沸水适量，浸泡5～10分钟后饮服。

用法 每日1剂。

功效 化痰利咽。

适用 慢性咽炎、咽痒不适、干咳等。

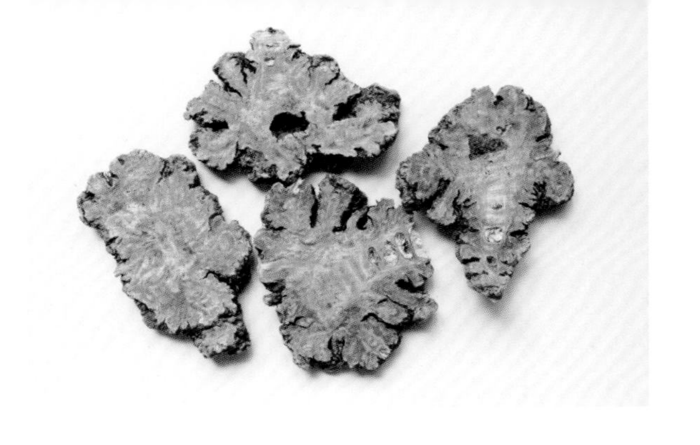

川芎

别名● 台芎、西芎、杜芎。

来源● 本品为伞形科植物川芎的干燥根茎。

原文● 味辛，温，无毒。主中风入脑头痛，寒痹筋挛缓急，金疮，妇人血闭无子。生川谷。

性味归经● 辛，温。归肝、胆、心包经。

附方●

气虚头痛 川芎为末，腊茶调服二钱，甚捷，曾有妇人产后头痛，一服即愈。（《集简方》）

风热头痛 川芎一钱，茶叶二钱，水一钟，煎五分，食前热服。（《简便方》）

头风化痰 川芎洗切，晒干为末，炼蜜丸如小弹子大。不拘时嚼一丸，茶清下。（《经验后方》）

偏头风痛 川芎细锉，浸酒日饮之。（《斗门方》）

崩中下血，昼夜不止 川芎一两，清酒一大盏，煎取五分，徐徐进之。（《千金方》）

小儿脑热（好闭目，或太阳痛，或目赤肿） 川芎、薄荷、朴硝各二钱，为末，以少许吹鼻中。（《全幼心鉴》）

齿败口臭 水煎川芎含之。（《广济方》）

诸疮肿痛 川芎煅研，入轻粉，麻油调涂。（《普济方》）

使用提示● 高血压性头痛、脑肿瘤头痛、肝火头痛，以及阴虚火旺者均忌食。

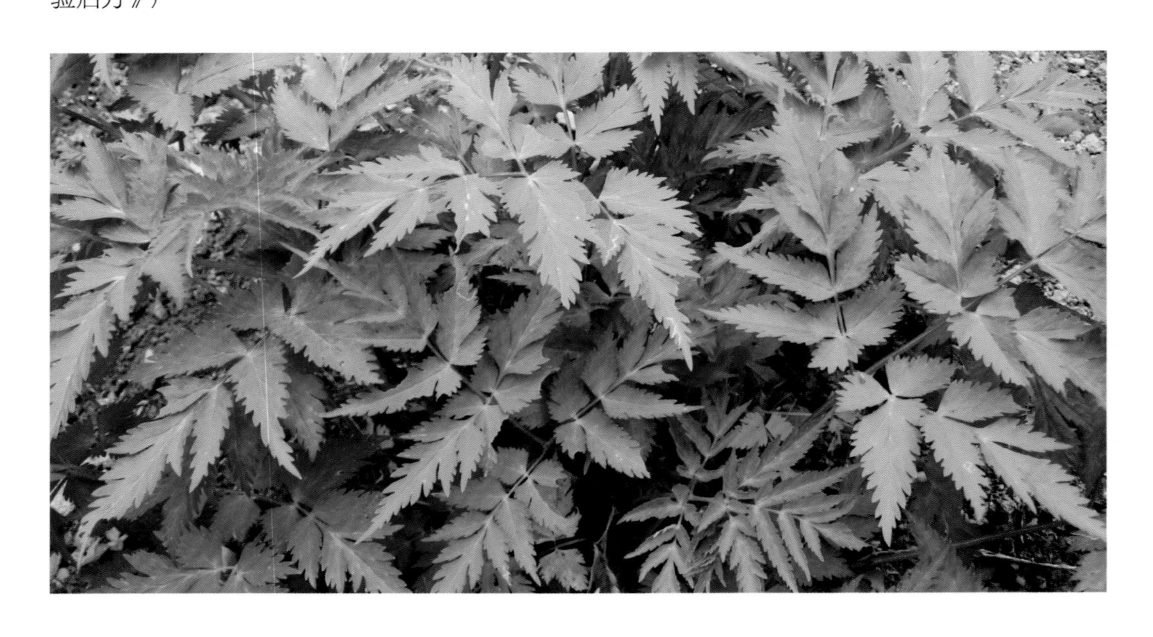

传统药膳

川芎鱼头汤

原料 川芎、白芍、白芷、桂圆肉各10 g，猪瘦肉250 g，鱼头1个，调料适量。

制法 将鱼头切开去鳃，洗净瘀血，用适量清水，把鱼头连猪瘦肉、姜片和其他药材一起煲，约煮2小时，调味即成。

用法 随餐食用。

功效 祛头风。

适用 头痛、脑胀晕眩、用脑过度。

芎芷辛夷猪脑汤

原料 川芎、白芷各10 g，辛夷花15 g，猪脑2副（牛、羊脑亦可）。

制法 先将猪脑洗；净剔去红筋备用；把川芎、白芷、辛夷花同放入砂锅内，加清水1000 ml，煎取500 ml，复将药汁倾炖盅内，加入猪脑，隔水炖熟即成。

用法 每2日1剂，饮汤吃猪脑。

功效 祛风，利窍。

适用 慢性鼻炎、鼻塞不通。

川芎鸡蛋

原料 川芎8 g，鸡蛋2个，红糖适量。

制法 将川芎、鸡蛋加水同煮，鸡蛋熟后去壳再煮片刻，去渣加红糖调味即成。

用法 每日分2次服，每月连服5 ~ 7剂。吃蛋饮汤。

功效 活血行气。

适用 气血瘀滞型闭经。

川芎菊花茶

原料 川芎10 g，白菊花6 g，绿茶2 g。

制法 先将川芎拣杂，洗净，晒干或烘干，切成片，再与菊花、绿茶同放入砂锅，加水浸泡片刻，煎煮20分钟，用洁净纱布过滤，取汁即成。

用法 早、晚服用。

功效 清风消炎。

适用 风热型单纯性慢性鼻炎。

川芎红糖茶

原料 川芎、绿茶各6 g，红糖适量。

制法 将川芎、绿茶放入砂锅中，加清水一碗半，煎煮至水约一碗时，去渣饮用，加红糖调服。

用法 不拘时随意饮用。

功效 祛风散热，理气止痛。

适用 风寒型外感头痛，也可治血虚所致的内伤头痛。

川芎杜仲酒

原料 川芎60 g，杜仲、丹参各90 g，江米酒2250 ml。

制法 将3味药共研细，置于净器中，用江米酒浸泡，5日后去渣即成。

用法 每日3次，每次15 ~ 20 ml。

功效 活血通络，益肝补肾。

适用 肾虚腰腿酸痛等。

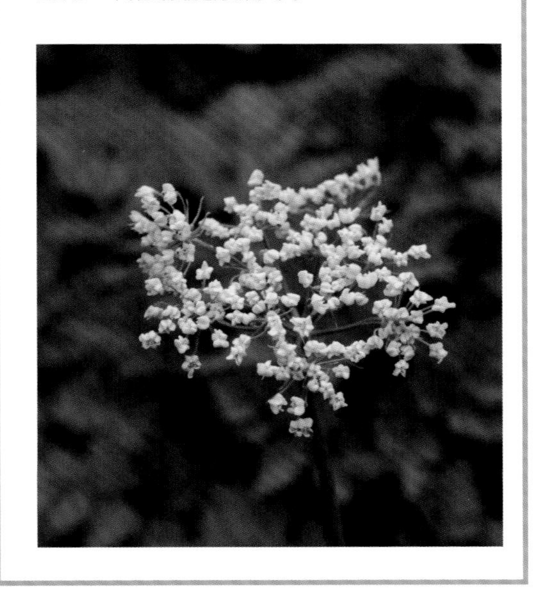

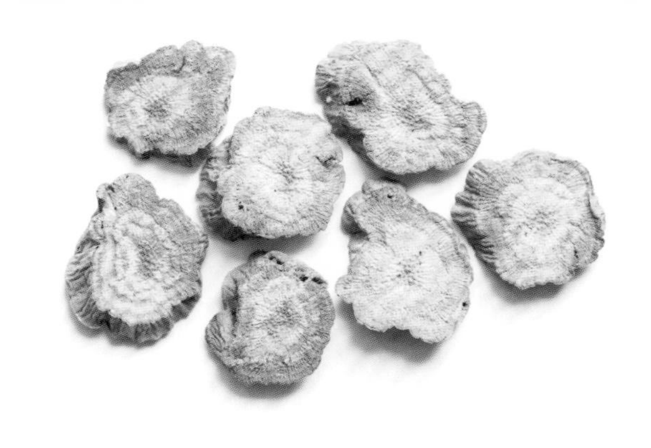

葛根

别名● **葛条、甘葛、粉葛、葛藤、葛麻。**

来源● 本品为豆科植物野葛的干燥根，习称野葛。

原文● 味甘，平。主消渴，身大热，呕吐，诸痹，起阴气，解诸毒。葛谷，主下利十岁以上。一名鸡齐根。生川谷。

性味归经● 甘、辛，凉。归脾、胃经。

附方●

时气头痛、壮热　生葛根洗净，捣汁一大盏，豉一合，煎六分，去滓分服，汗出即瘥。未汗再服。若心热，加栀子仁十枚。（《太平圣惠方》）

伤寒头痛（二三日发热者）　葛根五两，香豉一升，以童子小便八升，煎取三升，分三服。食葱粥取汁。（《梅师集验方》）

辟瘴不染　生葛捣汁一小盏服，去热毒气也。（《太平圣惠方》）

烦躁热渴　葛粉四两，先以水浸粟米半升，一夜漉出，拌匀，煮熟，以糜饮和食。（《食医心镜》）

小儿热渴（久不止）　葛根半两，水煎服。（《太平圣惠方》）

干呕不息　葛根捣汁服一升，瘥。（《肘后备急方》）

衄血不止　生葛捣汁，服，三服即止。（《太平圣惠方》）

热毒下血（因食热物发者）　生葛根二斤，捣汁一升，入藕一升，和服。（《梅师集验方》）

伤筋出血　葛根捣汁饮，干者煎服，仍熬屑敷之。（《外台秘要》）

臂腰疼痛　生葛根嚼之咽汁，取效乃止。（《肘后备急方》）

服药过剂（苦烦）　生葛汁饮之。干者煎汁服。（《肘后备急方》）

酒醉不醒　生葛汁饮二升，便愈。（《千金方》）

使用提示● 易于动呕，胃寒者慎用。

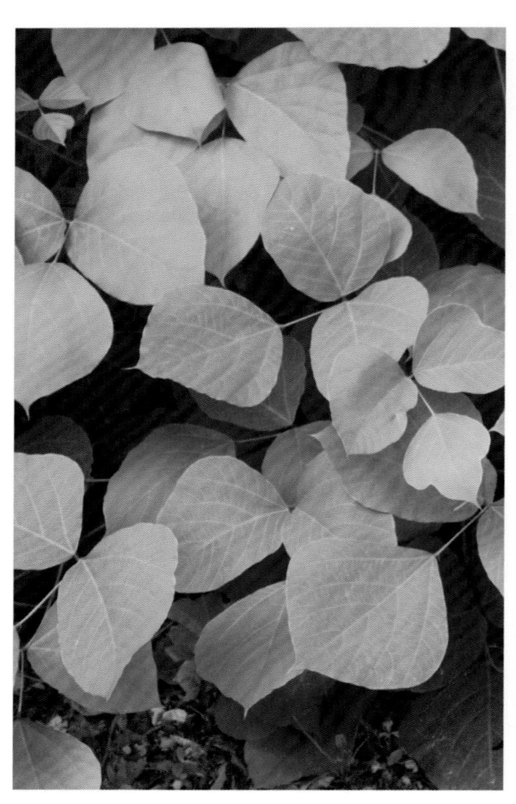

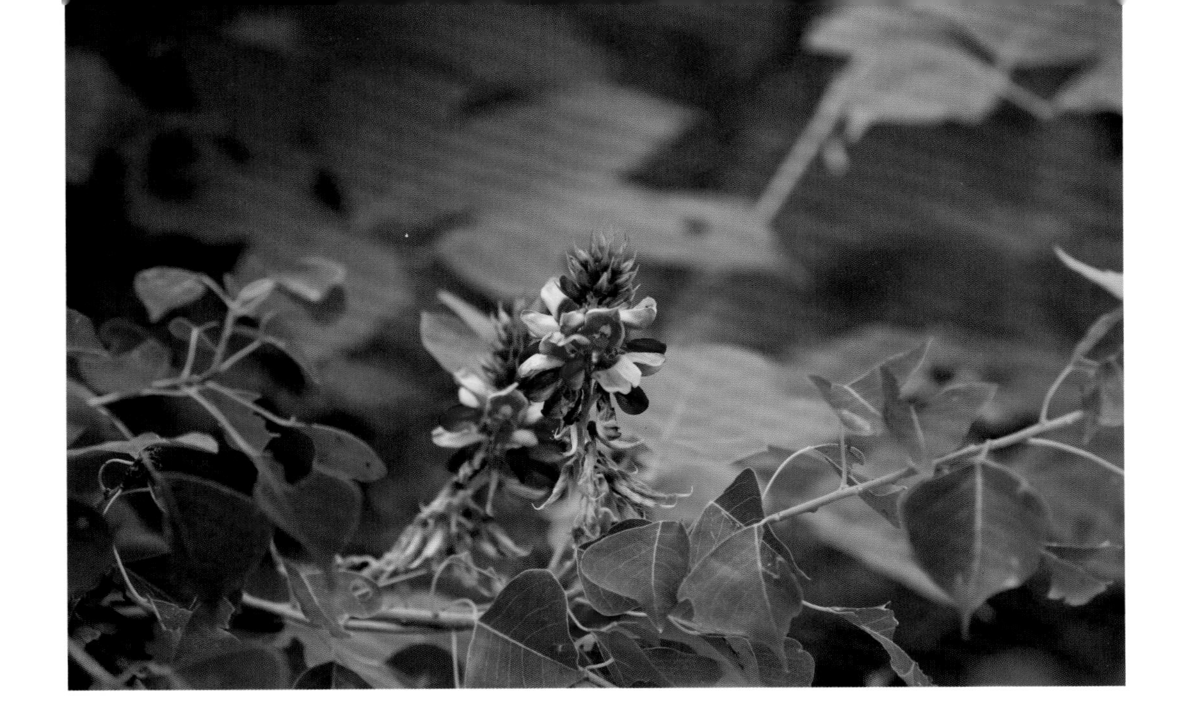

传统药膳

葛根五加粥

原料 葛根、刺五加、薏苡仁各15 g，粳米50 g，冰糖适量。

制法 将原料洗净；葛根切碎，刺五加先煎取汁，与余料同放锅中，加水适量。武火煮沸，文火熬成粥。可加冰糖调味。

用法 早、晚餐食用。

功效 祛风，除湿，止痛。

适用 风寒湿痹阻型颈椎病、颈项强痛等。

葛根姜粥

原料 葛根15 g，生姜6 g，粳米50 g，蜂蜜少许。

制法 先将葛根、生姜入砂罐内，加水适量煎煮，去渣取汁，再入粳米同煮作粥，将粥晾至温热时倒入蜂蜜，调匀即成。

用法 每日1剂，随意食之。

功效 祛风，定惊。

适用 小儿风热感冒、夹痰夹惊，症见发热、头痛、呕吐、惊啼不安等。

葛根粥

原料 葛根粉30 g，粳米50 g。

制法 粳米洗净浸泡一宿，与葛根粉同入砂锅内，加水500 ml，用文火煮至米开粥稠即可。

用法 当半流质饮食，不计时稍温食。

功效 清热除燥，生津止渴，降低血压，解肌透疹。

适用 高血压、冠心病、老年性糖尿病。

葛根炖小鸡

原料 葛根50 g，小公鸡1只，味精、黄酒、姜丝、食盐、油各适量。

制法 将葛根洗净，与姜丝、黄酒、味精、食盐少许同置锅中，加水700 ml煎至500 ml，过滤取汁。小公鸡宰杀后去毛、内脏，切块，放锅内用适量油稍炒。兑入葛根药汁、姜丝、黄酒，小火焖烂，调入味精、细盐即可。

用法 佐餐食用。

功效 活血解肌，补血壮筋。

适用 跌打损伤、落枕、颈项疼痛等。

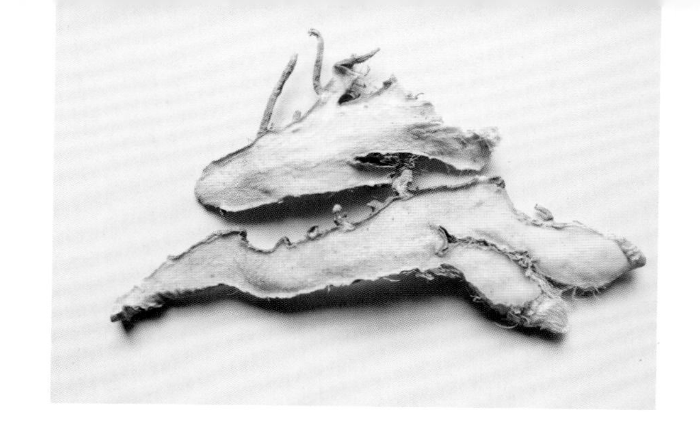

知母

别名● 连母、水须、穿地龙。

来源● 本品为百合科植物知母的干燥根茎。

原文● 味苦，寒，无毒。主消渴热中，除邪气，肢体浮肿，下水，补不足，益气。一名蚳母、连母、野蓼、地参、水参、水浚、货母。生川谷。

性味归经● 苦、甘，寒。归肺、胃、肾经。

附方●

久近痰嗽 用知母、贝母各一两为末，巴豆三十枚去油，研匀。每服一字，用姜三片，二面蘸药，细嚼咽下，便睡，次早必泻一行，其嗽立止。壮人乃用之。一方不用巴豆。（《医学集成》）

紫癜风疾 醋磨知母擦之，日三次。（《卫生易简方》）

肺痨有热，不能服补气之剂者 知母（炒）、贝母（炒）各等份，为末服。（《医方集解》）

久嗽气急 知母（去毛，切，隔纸炒）、杏仁（姜水泡，去皮尖，焙）各25 g，以水一钟半，煎一钟，食远温服。次以萝卜籽、杏仁各等份，为末，米糊丸，服五十丸，姜汤下，以绝病根。（《卫生杂兴》）

使用提示● 本品性寒质润，有滑肠之弊，故脾虚便溏者不宜用。

传统药膳

清暑益气粥

原料 知母、石斛、麦冬各6 g，西洋参1 g，粳米30 g，冰糖适量。

制法 先将麦冬、石斛、知母用布包加水煎30分钟，去药渣留汁，再将西洋参粉末、粳米加入煮成稀粥，以冰糖调味即可。

用法 早、晚服食。

功效 清暑益气，生津止渴。

适用 夏季发热持续不退、无汗或少汗者。

银花知母粥

原料 知母15 g，金银花9 g，生石膏30 g，粳米60 g。

制法 将金银花、生石膏、知母同放锅内，加水适量煎煮，弃渣，取汁，入粳米煮成粥。

用法 每日1次，7日为1个疗程。

功效 清热解毒。

适用 酒渣鼻者。

大枣知母汤

原料 大枣20枚，知母10 g。

制法 大枣洗净，与知母一同煎煮，枣烂为度。

用法 以汤代茶饮。

功效 滋阴降火。
适用 阴虚、烦躁。

知母炖牛肉条

原料 牛肉（肥瘦）200 g，知母50 g，盐4 g，料酒3 ml，姜、大葱各5 g。
制法 将知母洗净，牛肉切成长2 cm、宽1 cm的条块。将知母、牛肉放入砂锅内，加水适量，放入葱、姜、盐、料酒等，隔水炖熟即可。
用法 佐餐食用。
功效 健脾胃，补肝肾，清热滋阴。
适用 胃阴虚、消瘦、四肢无力、缺铁性贫血等。

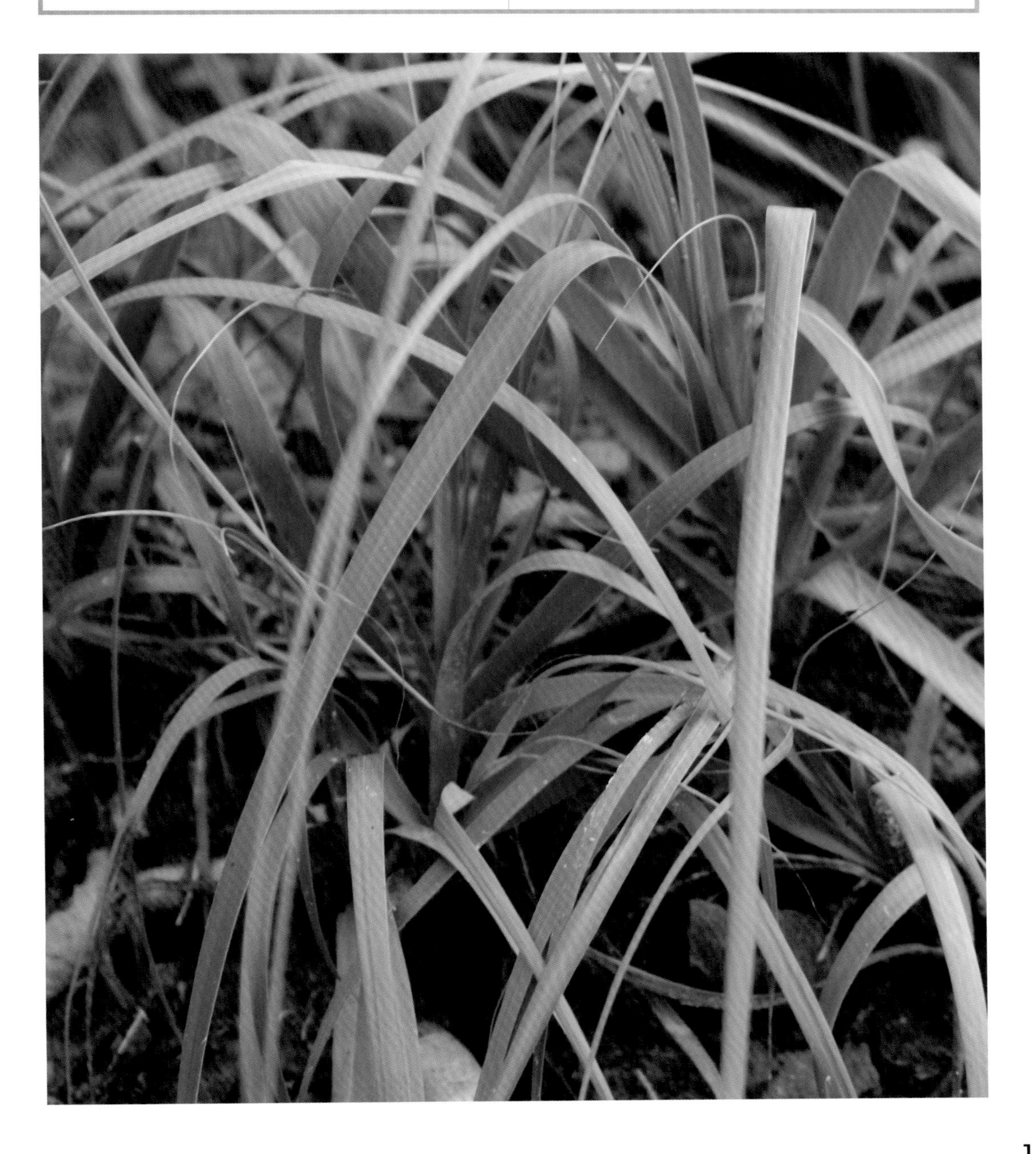

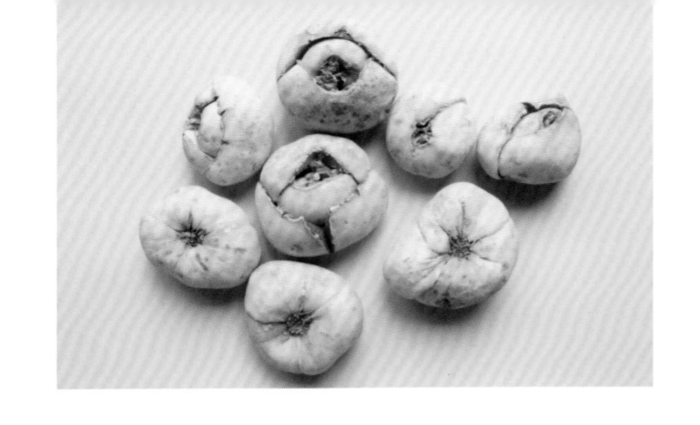

贝母

别名 药实、空草、勤母、苦花、川贝母。

来源 本品为百合科植物川贝母、暗紫贝母、甘肃贝母或梭砂贝母的干燥鳞茎。前三者按性状不同分别习称“松贝”和“青贝”，后者习称“炉贝”。

原文 味辛，平。主伤寒烦热，淋沥、邪气、癥瘕、喉痹、乳难。金疮风痉。一名空草。

性味归经 苦、甘，微寒。归肺、心经。

附方

化痰降气，止咳解郁，消食除胀 用贝母（去心）一两，姜制浓朴半两。蜜丸梧子大。每白汤下五十丸。（《笔峰方》）

孕妇咳嗽 贝母去心，麸炒黄为末，砂糖拌丸芡子大，每含咽一丸，神效。（《救急易方》）

妊娠尿难，饮食如故 贝母、苦参、当归各四两，为末，蜜丸小豆大，每饮服三至十丸。（《金匮要略》）

目生弩肉 贝母、真丹各等份，为末，日点。（《肘后备急方》）

冷泪目昏 贝母一枚，胡椒七粒。为末点之。（《儒门事亲》）

衄血不止 贝母炮研末，浆水服二钱，良久再服。（《普济方》）

小儿鹅口，满口白烂 贝母去心，为末，半钱，水五分，蜜少许，煎三沸，缴净抹之，日四五度。（《太平圣惠方》）

紫白癜斑 贝母、天南星各等份，为末，生姜带汁擦之。（《本草纲目》）

紫白癜斑 贝母、干姜各等份，为末，如澡豆，入密室中浴擦，得汗为妙。（《德生堂方》）

紫白癜斑 贝母、百部各等份，为末，自然姜汁调搽。（《太平圣惠方》）

使用提示 不宜与乌头类药材同用。寒湿咳嗽者不宜使用。

传统药膳

贝母冰西瓜

原料 贝母粉10 g，冰糖30 g，西瓜1个。

制法 把西瓜切一小口，放入贝母粉、冰糖，盖上，置笼上蒸1小时许。

用法 吃瓜饮汁，1日顿服或分2次服完，连服数日。

功效 清肺去暑，止咳，生津。

适用 肺热阴虚所致的咳嗽、胸闷、少痰、口渴等。

罗汉果蒸贝母

原料 罗汉果1个，川贝母10 g。

制法 将罗汉果敲破，川贝母捣碎，同放入瓷碗中，加水200 ml，盖好，隔水蒸熟即可。

用法　直接食用，每日1次。

功效　清肺止咳，化痰定喘。

适用　肺热咳嗽、气喘、痰多者。

贝母秋梨

原料　川贝母10 g，冰糖10 g，鸭梨（雪梨）1个。

制作　将梨洗净，靠柄部横切断，挖去核，装入贝母末，再把梨上部拼对好，用木签（或竹签）固定，放大碗中，加入冰糖和少许水，隔水蒸约40分钟。

用法　吃梨喝汤，每日2次。

功效　润燥化痰，清肺止咳。

适用　燥痰咳嗽、久咳不止、痰少黏滞、咽干口燥等。

川贝炖雪梨

原料　川贝母粉5 g，雪梨1个（约250 g）。

功效　先将雪梨外表面用温开水反复刷洗干净，去除梨柄、梨核仁，将梨切成1 cm见方的雪梨丁，放入炖杯；再加川贝母粉，再加水适量，先以大火煮沸，改用小火煨炖30分钟，即成。煨炖时也可加冰糖20 g。

用法　早、晚2次分服。

功效　润燥化痰，清肺止咳。

适用　燥热型急性支气管炎。

贝母梨膏

原料　雪梨1000 g，川贝母、杏仁、半夏、橘红粉各30 g，百部50 g，款冬花20 g，甘草、香橼粉各10 g，白糖500 g。

制法　除2味药粉外，各药切碎，水煎取汁4次，去渣；合并药汁，小火煮至稠厚时，加入白糖及2味药粉，再稍煮即可。

用法　每次10 ml，开水冲服，每日3次。

功效　化痰止咳。

适用　咳喘痰多。

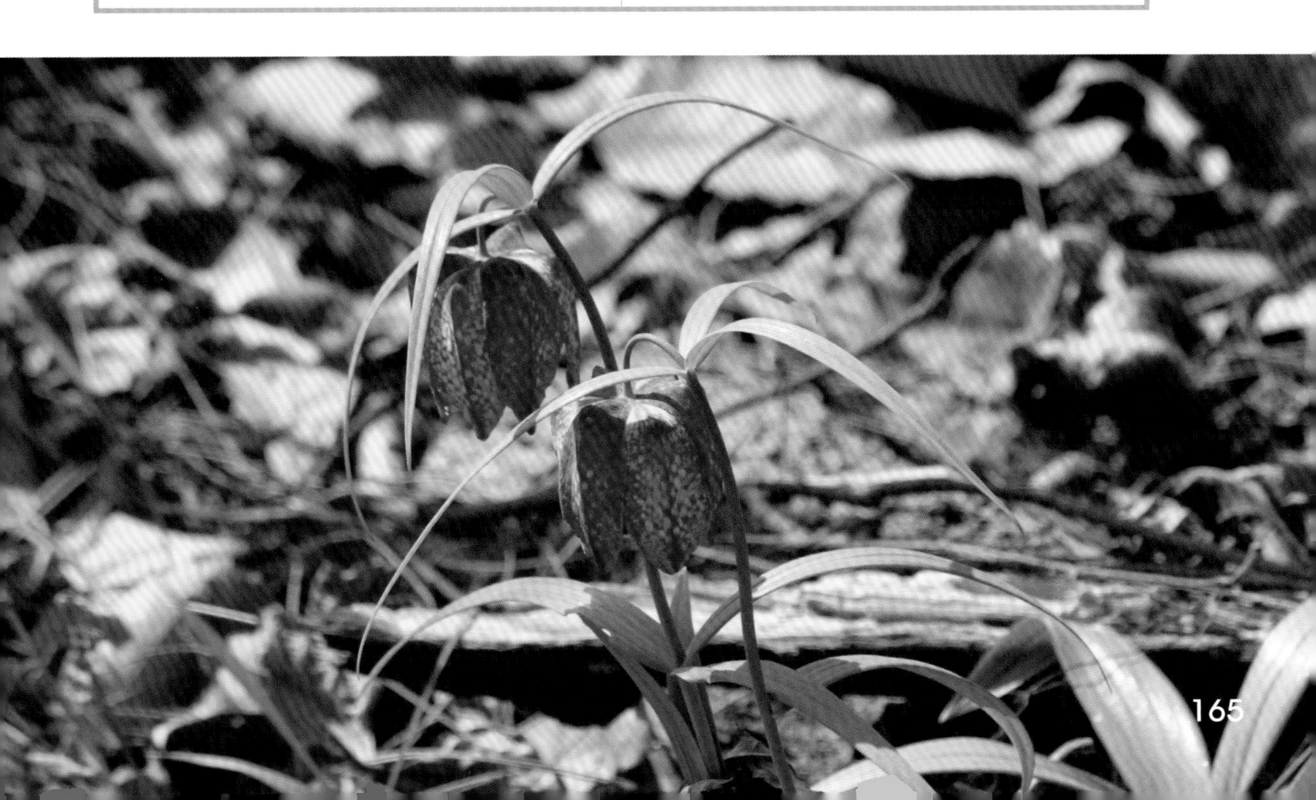

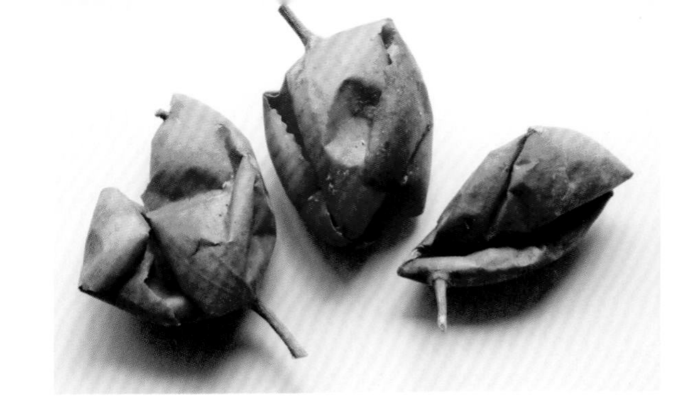

栝楼

别名● 日撤、苦瓜、山金匏、药瓜皮。

来源● 本品为葫芦科植物栝楼的果实。

原文● 味苦，寒。主消渴，身热烦满，大热。补虚安中，续绝伤。一名地楼。生川谷及山阴。

性味归经● 甘、微苦，寒。归肺、胃、大肠经。

附方●

干咳无痰　熟栝楼捣烂绞汁，入蜜等份，加白矾一钱，熬膏，频含咽汁。（《简便方》）

肺痿咳血不止　栝楼五十个连瓤瓦焙，乌梅肉五十个焙，杏仁去皮尖炒二十一个，为末，每用一捻，以猪肺一片切薄，掺末入内炙熟，冷嚼咽之，日二服。（《圣济总录》）

胸中痹痛引背（喘息咳唾，短气，寸脉沉迟，关上紧数）　用大栝楼实一枚切，薤白半斤，以白酒七斤，煮二升，分再服，加半夏四两更善。（《金匮要略》）

热病头痛、发热进退　用大栝楼一枚，取瓤细锉，置瓷碗中，用热汤一盏沃之，盖定良久，去滓服。（《太平圣惠方》）

小儿黄胆、酒黄胆疾　用青栝楼焙研，每服一钱，水半盏，煎七分，卧时服，五更泻下黄物，立可。（《普济方》）

小便不通、腹胀　用栝楼焙研，每服二钱，热酒下，频服，以通为度。（《太平圣惠方》）

消渴烦乱　黄栝楼一个，酒一盏，洗去皮子，取瓤煎成膏，入白矾末一两，丸梧子大。每米饮下十丸。（《太平圣惠方》）

吐血不止　栝楼泥固煅存性研三钱，糯米饮服，日再服。（《圣济总录》）

肠风下血　栝楼一个烧灰，赤小豆半两，为末。每空心酒服一钱。（《普济方》）

热游丹赤肿　栝楼末二大两，酽醋调敷之。（《产乳集验方》）

面黑令白　栝楼瓤三两，杏仁一两，猪胰一具，同研如膏。每夜涂之，令人光润，冬月不皴。（《圣济总录》）

乳痈初发　大熟栝楼一枚熟捣，以白酒一斗，煮取四升，去滓。温服一升，日三服。（《子母秘录》）

使用提示● 不宜与乌头类药材同用。

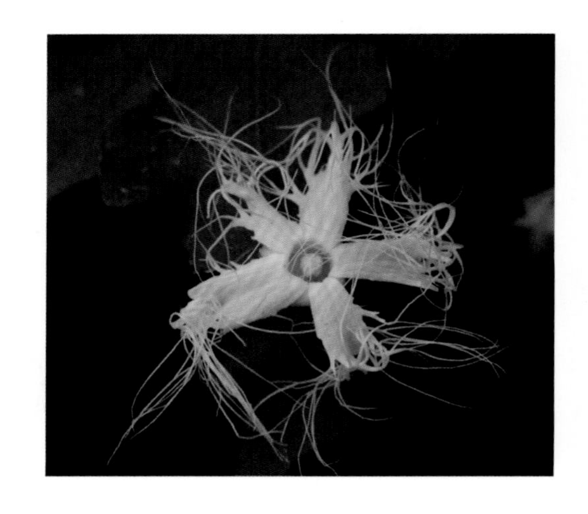

传统药膳

栝楼鱼腥草汤

原料 栝楼、莪术、昆布、鱼腥草、浙贝母各30 g，茜草、没药、海浮石、炙枇杷叶各15 g，露蜂房、当归、丹参、太子参各20 g，三七5 g。

制法 水煎取药汁。

用法 每日1剂，分2次服。

功效 行气活血，化瘀软坚。

适用 晚期肺癌所致之气滞血瘀型。

栝楼大腹皮猪肚汤

原料 栝楼20 g，大腹皮25 g，猪肚1个，姜、葱、食盐各5 g，大蒜10 g。

制法 把大腹皮洗净；栝楼洗净；猪肚洗净，放沸水中焯透，捞起待用；姜切片；葱切段；大蒜去皮切段。把猪肚放炖锅内，大腹皮、栝楼放在猪肚内，加水1500 ml，放入食盐、姜、葱，把炖锅置武火上烧沸，再用文火炖煮1小时即成。

用法 每日1次，每次吃猪肚50 g，随意喝汤。

功效 宽胸散结，利水疏肝。

适用 肝硬化、糖尿病。

栝楼生地双冬汤

原料 栝楼、生地黄各20 g，麦冬、知母、玄参、天冬、浙贝母各10 g，海浮石、天竺黄各15 g，甘草6 g。

制法 水煎取药汁。

用法 口服，每日1剂。

功效 滋阴降火。

适用 精液不液化。

栝楼酒

原料 栝楼12 g，白酒适量。

制法 文火煎。

用法 每日2次，每次15 ml。

功效 通阳散结，行气祛痰。

适用 咳喘气短。

栝楼雪梨煎

原料 全栝楼30 g，雪梨1个（约100 g），冰糖30 g。

制法 将上3味，加水适量，小火煎煮1小时即可。

用法 食梨喝汤，每日1次。

功效 养阴祛痰。

适用 痰火所致之妊娠咳嗽不止。

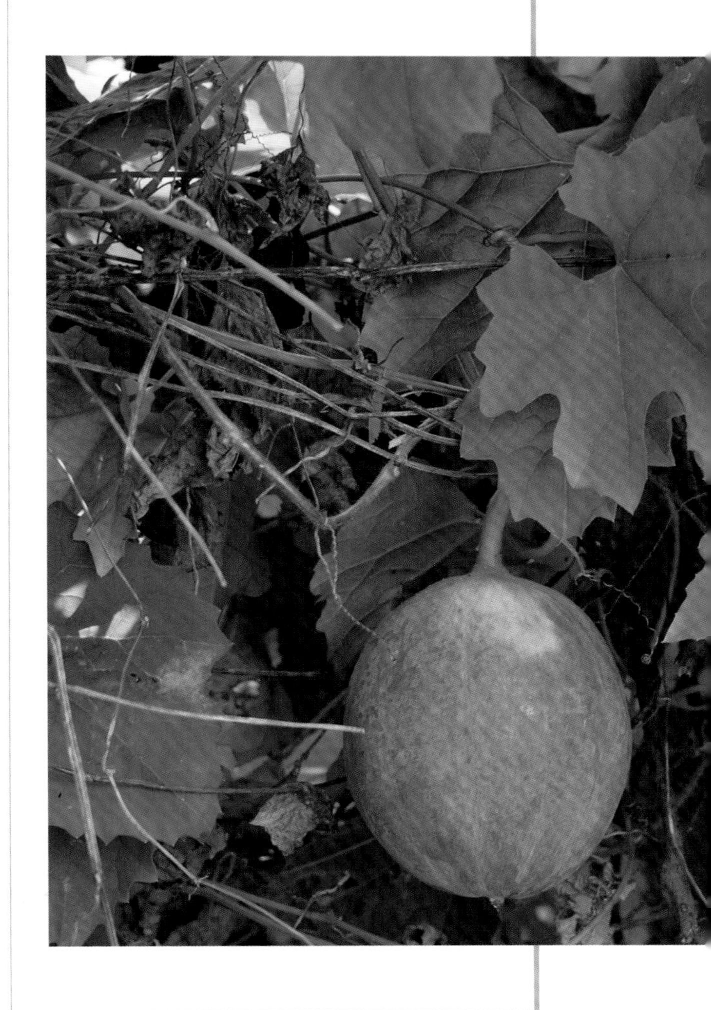

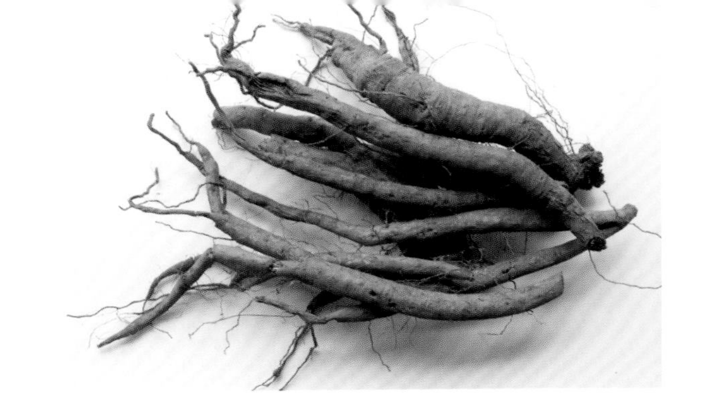

丹参

别名 赤参。

来源 本品为唇形科植物丹参的干燥根及根茎。

原文 味苦，微寒，无毒。主心腹邪气，肠鸣幽幽如走水，寒热积聚，破癥除瘕，止烦满，益气。一名郄蝉草。生山谷。

性味归经 苦，微寒。归心、肝经。

附方

妇人经脉不调，或前或后，或多或少，产前胎不安，产后恶血不下，兼治冷热劳、腰脊痛、骨节烦疼 丹参洗净，切晒为末。每服二钱，温酒调下。（《妇人明理方》）

落胎下血 丹参十二两，酒五升，煮取三升，温服一升，一日三服。亦可水煮。（《千金方》）

寒疝腹痛（小腹阴中相引痛，自汗出，欲死） 以丹参一两为末。每服二钱，热酒调下。（《太平圣惠方》）

惊痫发热 丹参、雷丸各半两，猪膏二两，同煎七上七下，滤去滓盛之。每以摩儿身上，日三次。（《千金方》）

热油火灼（除痛生肌） 丹参（锉）八两，以水微调，取羊脂二斤，煎三上三下，以涂疮上。（《肘后备急方》）

使用提示 不宜与藜芦同用。

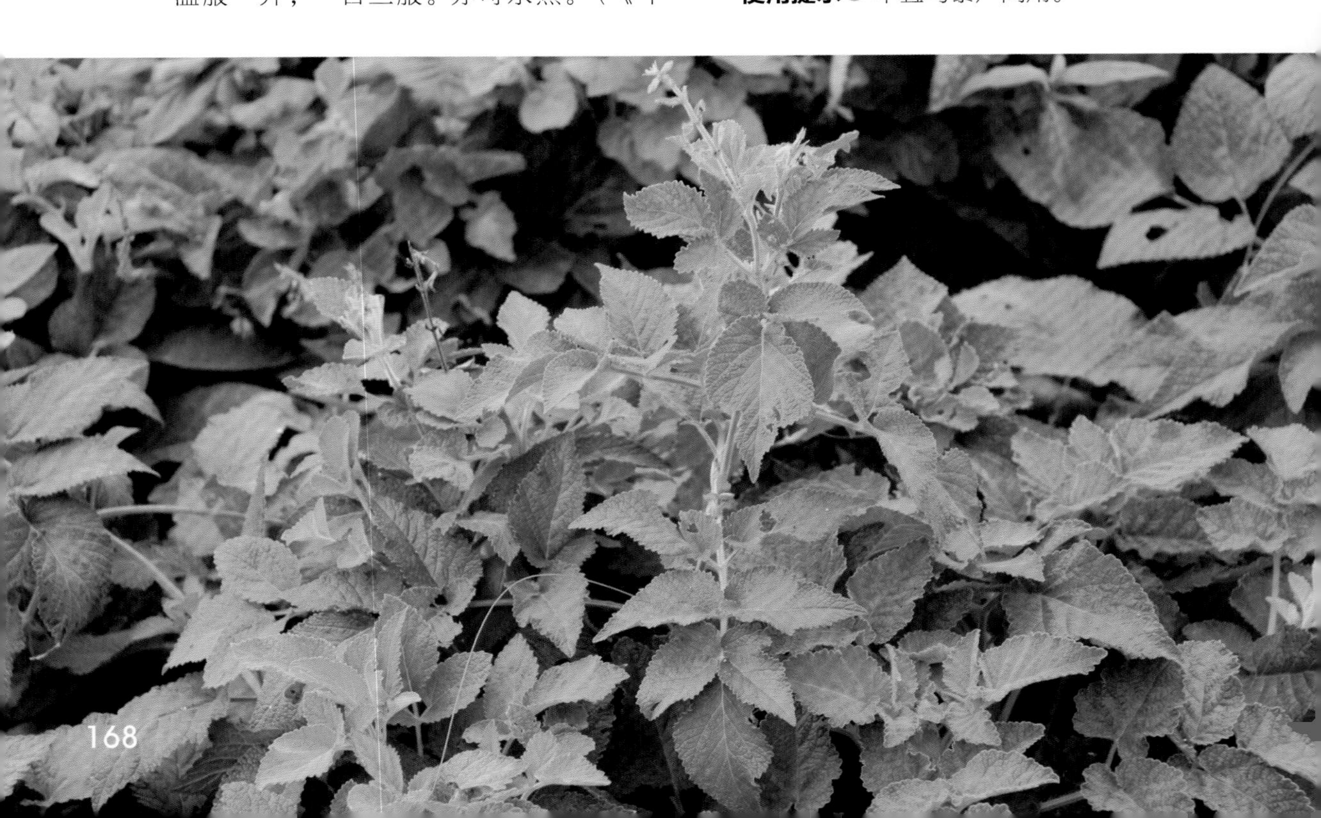

传统药膳

丹参血藤粥

原料 丹参15～20 g，三七10～15 g，鸡血藤30 g，粳米300 g。

制法 将丹参、三七洗净，加入鸡血藤及适量清水煎煮，取浓汁，再把粳米加水煮粥，待粥将成时加入药汁，共煮片刻即成。

用法 每次随意食用，每日1剂。

功效 活血化瘀，通络止痛。

适用 瘀血内阻、经脉不利的关节疼痛等。

丹参首乌茶

原料 丹参、制何首乌各10 g。

制法 先用水将丹参冲洗干净，再用纱布吸干水分，放入瓷碗中和米饭一同蒸煮，然后取出丹参阴干保存，备用。将加工过的丹参和制何首乌一起放入保温杯中，以沸水冲泡30分钟。

用法 代茶饮。

功效 养血活血，补肾固精。

适用 肾虚血亏、须发早白者。

丹参绿茶

原料 丹参9 g，绿茶3 g。

制法 将丹参制成粗末，与茶叶一起用沸水冲泡10分钟。

用法 代茶饮用。

功效 活血祛瘀，止痛除烦。

适用 冠心病、高血压患者。

丹参酒

原料 上等丹参30 g，雪灵芝50 g，白酒550 ml。

制法 将丹参、灵芝洗净，泡于白酒中，密封7日后即可。

用法 每次10 ml，于饭前饮用，每日2～3次。

功效 养心宁神，活血止痛。

适用 冠心病心绞痛。

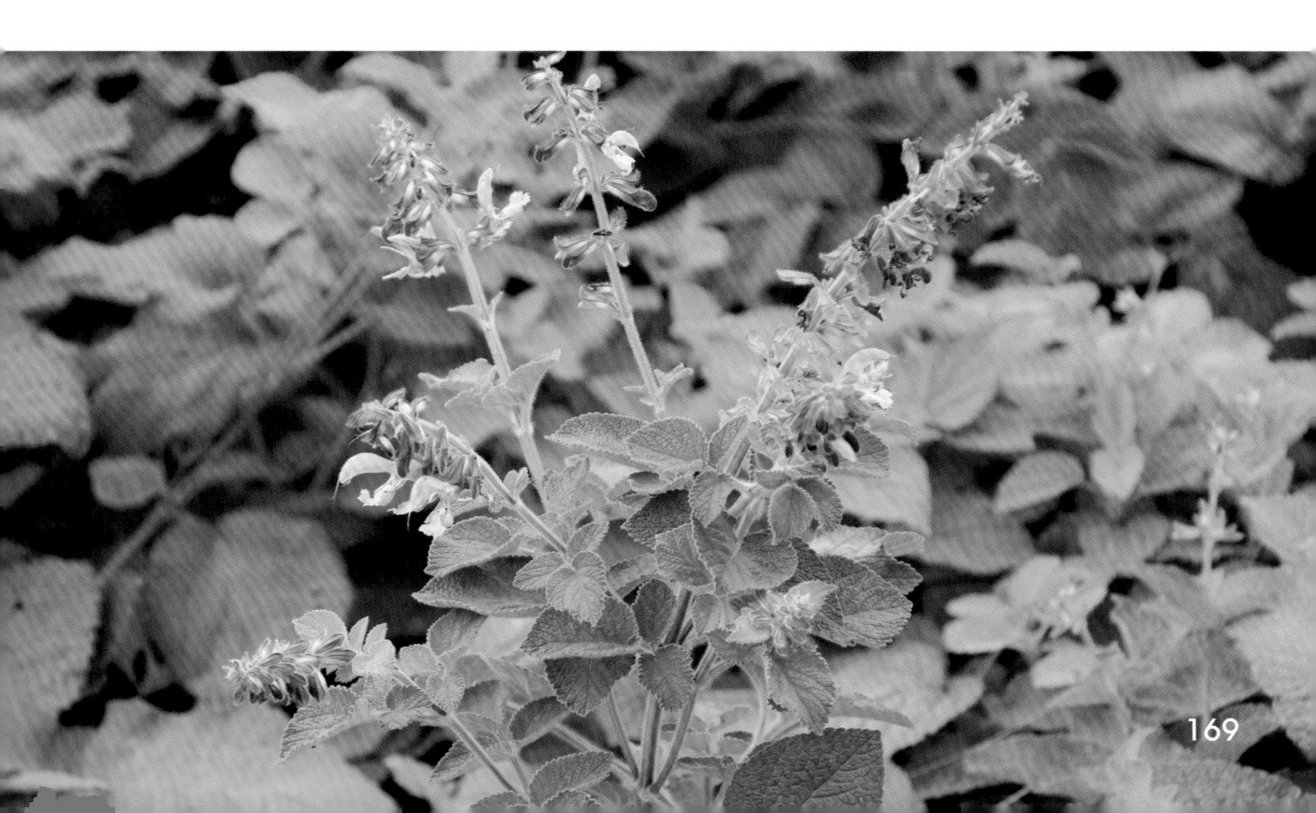

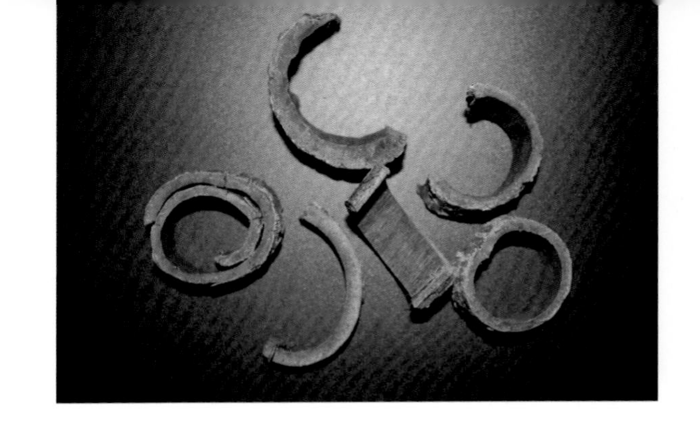

厚朴

别名 赤朴、烈朴、厚皮。

来源 本品为木兰科植物厚朴或凹叶厚朴的干燥干皮、根皮及枝皮。

原文 味苦，温，无毒。主中风、伤寒、头痛，寒热惊气，血痹死肌，去三虫。生山谷。

性味归经 苦、辛，温。归脾、胃、肺、大肠经。

附方

痰壅呕逆（心胸满闷，不下饮食） 厚朴一两，姜汁炙黄为末。非时，米饮调下二钱匕。（《太平圣惠方》）

腹胀脉数 用厚朴半斤，枳实五枚，以水一斗二升，煎取五升，入大黄四两，再煎三升。温服一升，转动更服，不动勿服。（《金匮要略》）

腹痛胀满 用厚朴半斤炙，甘草、大黄各三两，枣十枚，大枳实五枚，桂二两，生姜五两，以水一斗，煎取四升。温服八合，日三。呕者，加半夏五合。（《金匮要略》）

下痢水谷，久不瘥者 厚朴三两，黄连三两，水三升，煎一升，空心细服。（《梅师集验方》）

大肠干结 厚朴生研，猪脏（煮）捣和，丸梧子大，每姜水下三十丸。（《十便良方》）

尿浑白浊（心脾不调，肾气浑浊） 用厚朴（姜汁炙）一两，白茯苓一钱，水、酒各一碗，煎一碗，温服。（《经验良方》）

月水不通 厚朴三两炙切，水三升，煎一升，分二服，空心饮，不过三四剂，神验。一加桃仁、红花。（《梅师集验方》）

使用提示 孕妇忌服。

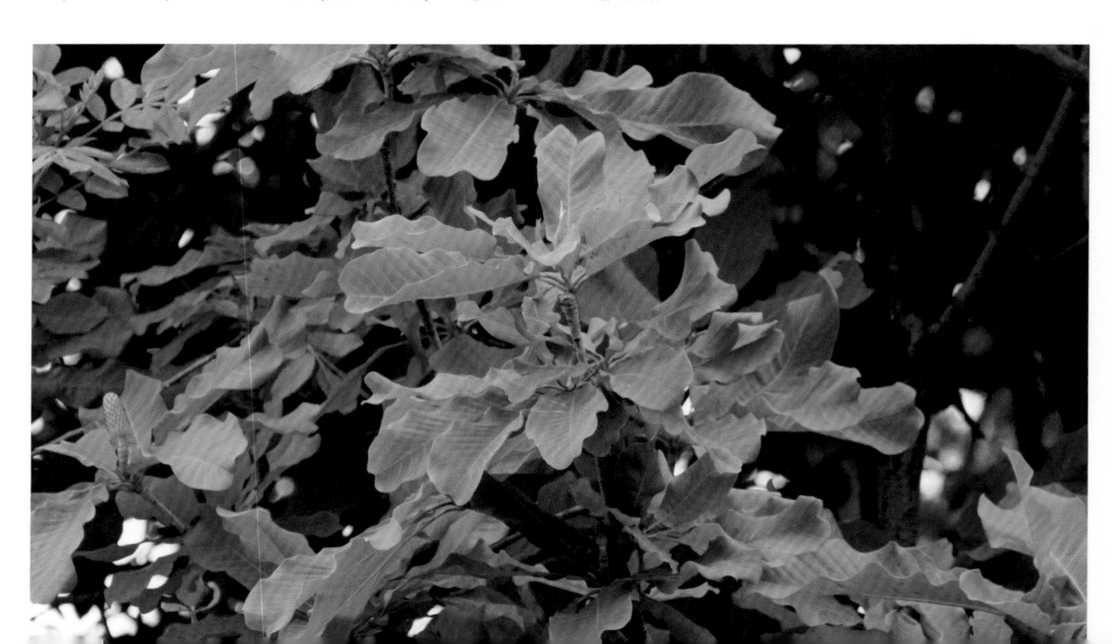

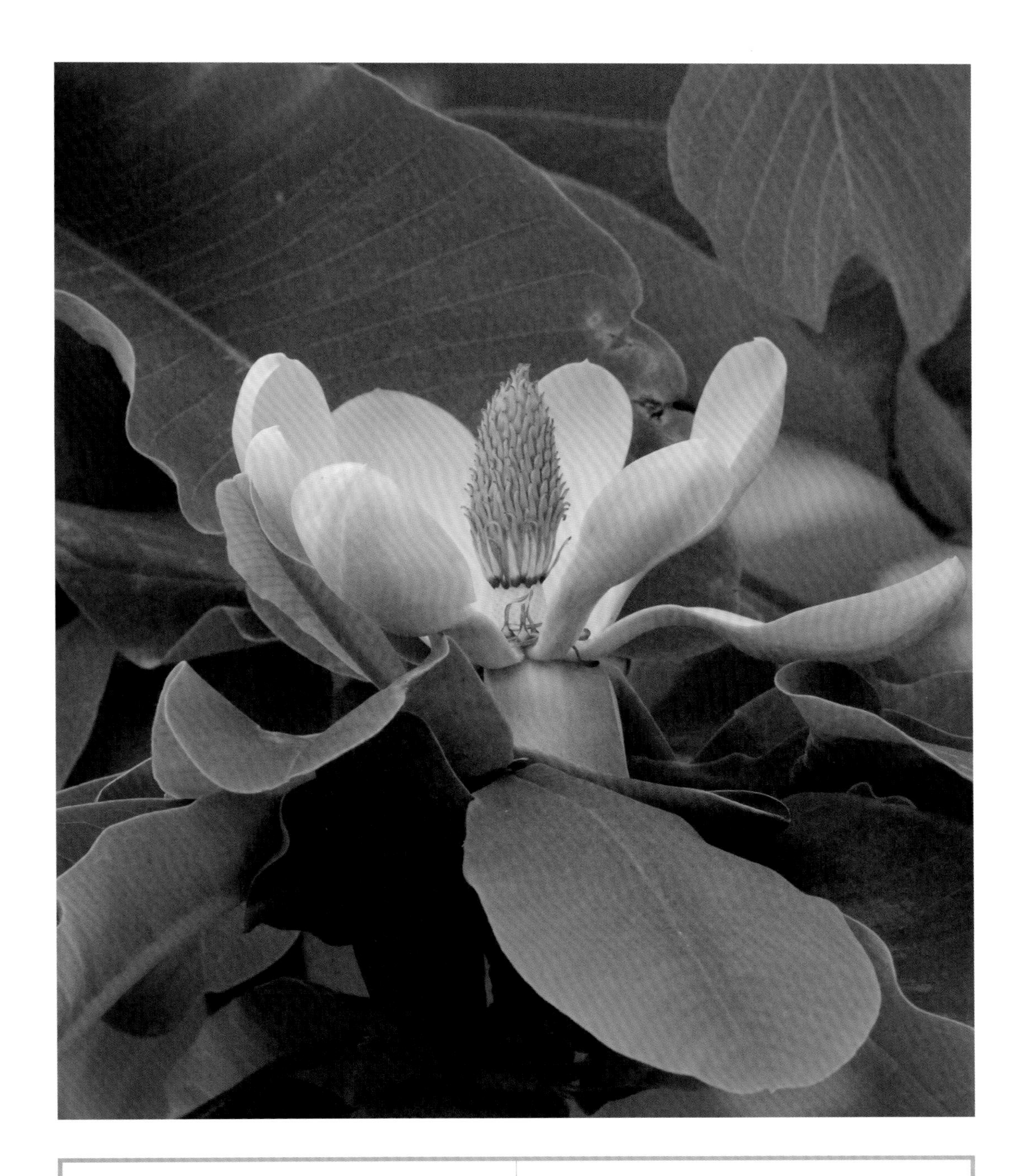

传统药膳

鸭肉厚朴汤

原料 活鸭1只，川厚朴、杜仲各10 g，车前子20 g，食盐、黄酒、味精各适量。

制法 将活鸭宰杀，去毛及内脏，洗净后切块；川厚朴、杜仲、车前子同入锅，置火上，加水适量，煎煮后去渣，放入鸭块、食盐、黄酒、味精，用小火炖熟即可。

用法 日常佐餐食用，可连用10日。

功效 健脾益气。

适用 病后体虚、浮肿等。

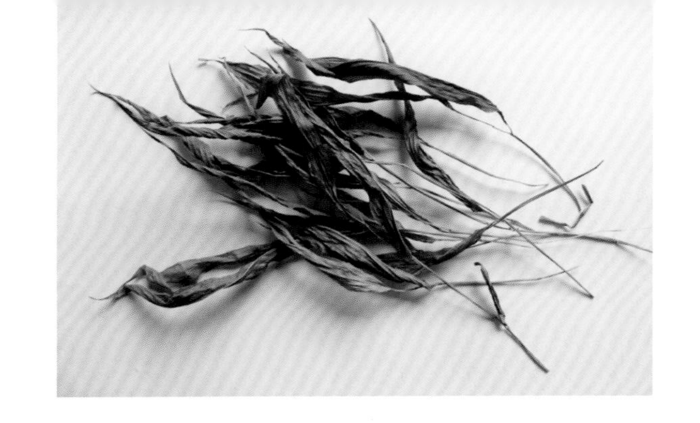

竹叶

别名● 山冬、山鸡米、长竹叶、野麦门冬、竹麦门冬、土麦门冬。

来源● 本品为禾本科植物淡竹的干燥叶。

原文● 味苦，平。主咳逆上气，溢筋急恶疡，杀小虫。根，作汤，益气止渴，补虚下气。汁，主风痉痹。实，通神明，轻身益气。

性味归经● 甘、淡，寒。归心、胃、小肠经。

附方●

尿血 淡竹叶、白茅根各三钱，水煎服，日一服。（《江西草药》）

热淋 淡竹叶四钱，灯心草三钱，海金沙二钱，水煎服，日一服。（《江西草药》）

热渴 淡竹叶五升，茯苓、石膏（碎）各三两，小麦三升，栝楼二两。上五味，以水二斗煮竹叶，取八升，下诸药，煮取四升，去滓分温服。（《外台秘要》）

伤寒解后、虚羸少气、气逆欲吐 竹叶二把，石膏一升，半夏（洗）半斤，人参二两，麦冬（去心）一升，甘草（炙）二两，粳米半升。（《伤寒论》）

霍乱利后，烦热躁渴，卧不安 浓煮竹叶汁，饮五六合。(《圣济总录》)

小儿心脏风热、精神恍惚 淡竹叶一握，粳米一合，茵陈半两。上以水二大盏，煮二味取汁一盏，去滓，投米作粥食之。（《太平圣惠方》）

产后中风发热，面正赤，喘而头痛 竹叶一把，葛根三两，防风一两，桔梗、甘草各一两，桂枝一两，人参一两，附子（炮）一枚，大枣十五枚，生姜五两。上十味以水一斗煮取二升半，分温三服。温覆使汗出。（《金匮要略》）

诸淋 淡竹叶、车前子、大枣、乌豆（炒，去壳）、灯心、甘草各一钱半。上作一服，用水二盏，煎至七分，去滓，不拘时温服。（《奇效良方》）

心移热于小肠、口糜淋痛 淡竹叶二钱，木通一钱，生甘草八分，车前子（炒）三钱，生地黄六钱，水煎服。（《医方简义》）

产后血气暴虚、汗出 淡竹叶，煎汤三合，微温服之，须臾再服。（《经效产宝》）

头疮乍发乍瘥，赤焮疼痛 竹叶一斤烧灰，捣罗为末，以鸡子白和匀，日三四上涂之。（《太平圣惠方》）

使用提示● 孕妇忌用。

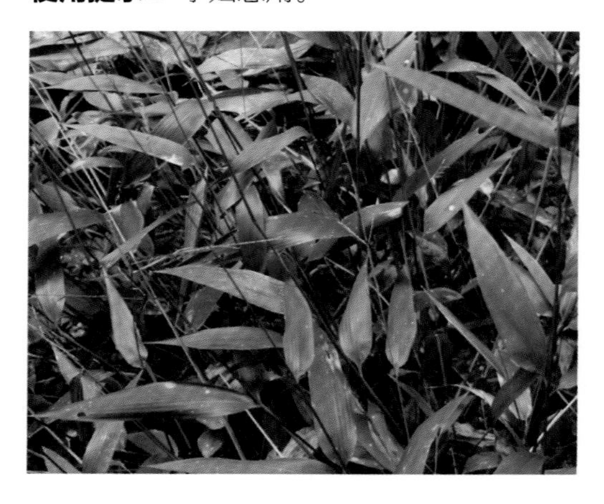

传统药膳

竹叶沙参粥

原料 竹叶10 g，沙参30 g，粳米100 g。

制法 先把竹叶、沙参水煎去渣，取汁备用；再把粳米淘洗干净，入药汁中煮粥待用。

用法 每日早、晚温热服食。虚寒证者忌服。

功效 清热益气。

适用 夏季暑热伤气、心烦呕恶、肢软乏力及疮疖痈肿（或肿消，或破溃）余热未退尽、正气未恢复者。

竹叶粥

原料 淡竹叶、粳米各30 g，茵陈蒿6 g。

制法 先煎淡竹叶、茵陈蒿，取汁，再以汁入粳米煮粥食之。

用法 早餐食用。

功效 清心宁神。

适用 小儿心经有热、发热口渴、精神恍惚者。

竹叶花粉粥

原料 鲜嫩竹叶90 g，天花粉20 g，冰糖50 g，粳米100 g。

制法 将鲜竹叶、天花粉洗净，入锅加清水煎取汁，滤去药渣，待澄清去沉淀。粳米淘洗干净，入锅，再加药汁煮粥，加冰糖溶化食之。

用法 每食适量。

功效 清热除烦，生津利尿，清肺化痰。

适用 温热病心烦口渴、痰饮咳逆、睡眠不安、小便短赤或淋痛、口糜舌疮、牙龈肿痛等。

竹叶酒

原料 淡竹叶30 g，白酒500 ml。

制法 将淡竹叶剪碎装入纱布袋中，浸泡酒内，3日后即可饮用。

用法 每日早、晚饮用。

功效 祛风湿，畅心神。

适用 风湿热痹、关节热痛而心烦、尿黄赤者。

淡竹叶茶

原料 淡竹叶12 g。

制法 将淡竹叶放入水中，煮半小时。

用法 代茶饮。

功效 清热除烦，利尿。

适用 口舌生疮、心烦、小便涩痛。

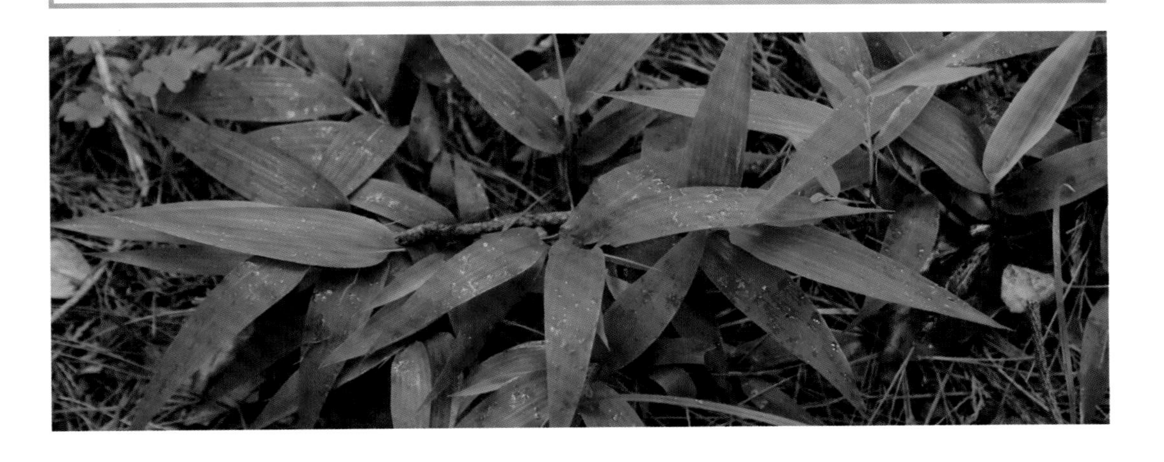

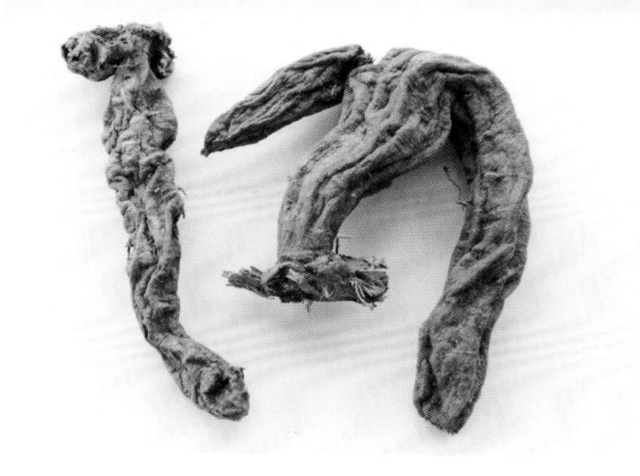

玄参

别名● 元参、浙玄参、黑参、乌元参。

来源● 本品为玄参科植物玄参的干燥根。

原文● 味苦，微寒，无毒。主腹中寒热积聚，女子产乳余疾。补肾气，令人目明。一名重台。生川谷。

性味归经● 甘、苦、咸，微寒。归肺、胃、肾经。

附方●

年久瘰疬　生玄参捣敷之，日二易之。（《广利方》）

赤脉贯瞳　玄参为末，以米泔煮猪肝，日日蘸食之。（《济急仙方》）

发斑咽痛　玄参、升麻、甘草各半两，水三盏，煎一盏半，温服。（《南阳活人书》）

急喉痹风（不拘大人小儿）　玄参、鼠粘子（半生半炒）各一两，为末，新水服一盏立瘥。（《太平圣惠方》）

鼻中生疮　玄参末涂之；或以水浸软塞之。（《卫生易简方》）

三焦积热　玄参、黄连、大黄各一两，为末，炼蜜丸梧子大。每服三四十丸，白汤下。小儿粟米大。（《丹溪方》）

使用提示● 脾胃虚寒、食少便溏者不宜服用。反藜芦。

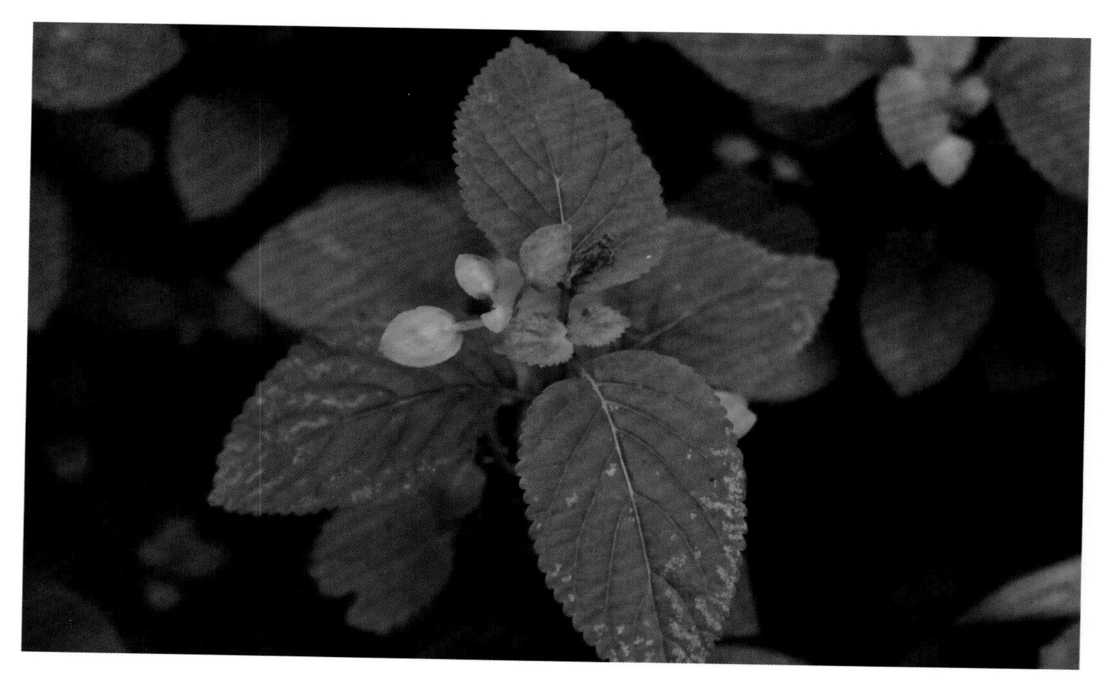

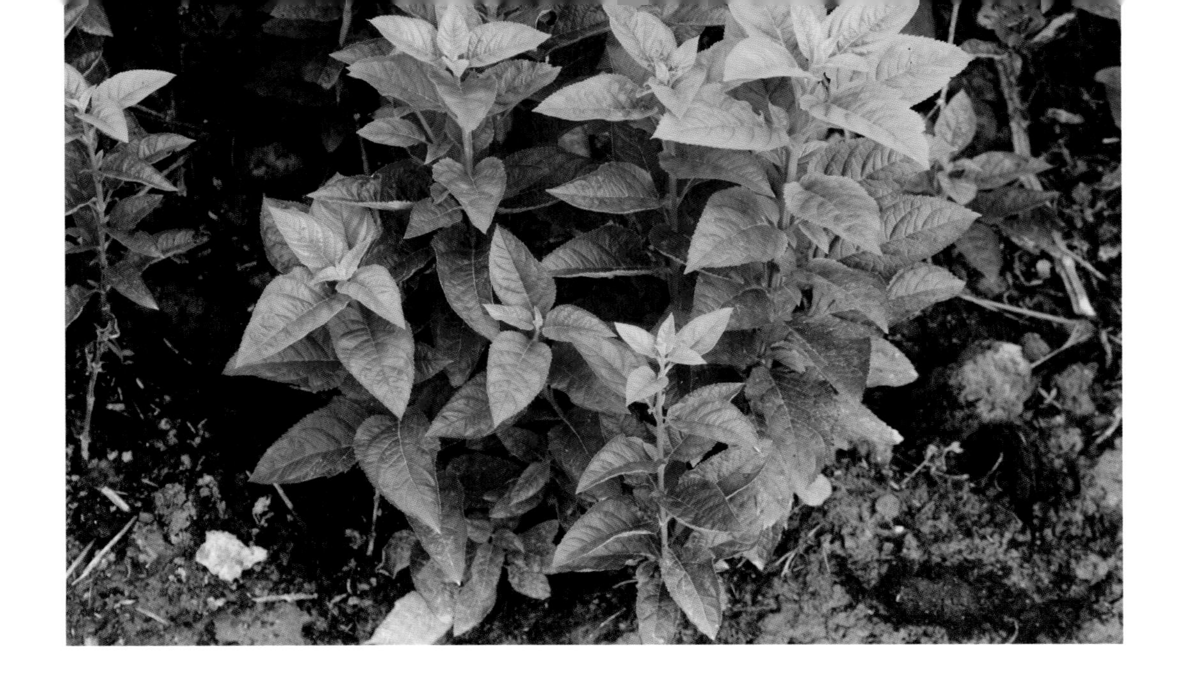

传统药膳

玄参乌梅粥

原料 玄参、乌梅各15 g，糯米30 g。

制法 先将玄参、乌梅加水适量煎煮，去渣取汁；再将糯米加水煮成稀粥，等粥成时兑入药汁、冰糖，稍煮即可。

用法 早餐食用。

功效 滋阴清热，生津润喉。

适用 慢性扁桃体炎。

玄参粥

原料 玄参15 g，大米100 g，白糖适量。

制法 将玄参洗净，放入锅中，加清水适量，水煎取汁，再加大米煮粥，待熟时调入白糖，再煮一二沸即成。

用法 每日1剂。

功效 凉血滋阴，解毒软坚。

适用 温热病所致的烦热口渴、夜寐不安、神昏谵语、发斑及咽喉肿痛、疮痈肿毒等。

玄参炖猪肝

原料 玄参15 g，猪肝500 g，菜油、葱、生姜、酱油、白糖、料酒、水豆粉各适量。

制法 将猪肝洗净，与玄参同放铝锅内，加水适量，煮1小时，捞出猪肝，切成小片备用。将锅内加菜油，放入葱、姜，稍炒一下，再放猪肝片。将酱油、白糖、料酒少许，加原汤少许，收汁，勾入水豆粉（汤汁透明）。将透明汤汁倒入猪肝片中，拌匀即成。

用法 佐餐食用。

功效 养肝明目。

适用 肝阴不足所致之目干涩、昏花、夜盲、慢性肝病等。

玄参桔梗茶

原料 玄参、麦冬各15 g，桔梗10 g，生甘草3 g。

制法 先将玄参、麦冬、生甘草、桔梗分别洗净，晒干切成片，再同放入砂锅，加水适量煎煮30分钟，用纱布过滤取汁，放入容器中。

用法 早、晚各服1次。

功效 软坚散结，清热解毒。

适用 慢性扁桃体炎。

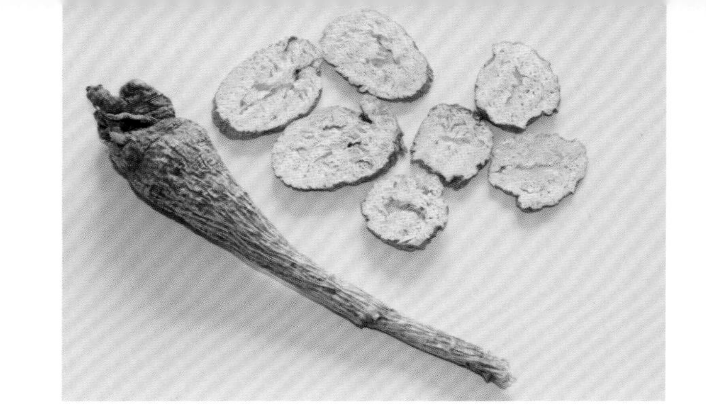

沙参

别名● 南沙参、北沙参。

来源● 本品为桔梗科植物轮叶沙参或沙参的干燥根。

原文● 味苦，微寒，无毒。主血积惊气，除寒热，补中益肺气。久服利人。一名知母。生川谷。

性味归经● 甘，微寒。归肺、胃经。

附方●

肺热咳嗽 沙参半两，水煎服之。（《卫生易简方》）

卒得疝气（小腹及阴中相引痛如绞，自汗出，欲死者） 沙参捣筛为末，酒服方寸匕，立瘥。（《肘后备急方》）

妇人白带（多因七情内伤或下元虚冷所致） 沙参为末，每服二钱，米饮调下。（《证治要诀》）

使用提示● 不宜与藜芦同用。

传统药膳

沙参玉竹粥

原料 沙参、冰糖各20 g，玉竹15 g，粳米100 g。

制法 将玉竹条、沙参条泡软洗净，入锅，掺水烧开后加入粳米，待粳米将熟时，拣出沙参条、玉竹条，加入冰糖，煮成粥食用。

用法 早餐食用。

功效 滋阴润肺，养胃祛痰。

适用 肺热烦躁、干咳少痰或者肺气不足、肺胃阴虚导致的久咳无痰、咽干，以及热病后津伤口渴等。

沙参粥

原料 沙参30 g，粳米100 g，冰糖适量。

制法 先煎沙参，去渣取汁；再加入洗净的粳米，煮至米熟后加入冰糖，稍煮为稀薄粥。

用法 每日早、晚温食。

功效 润肺养胃。

适用 肺胃阴虚之人。

沙参猪肺汤

原料 沙参、玉竹各15 g，猪肺1个，生姜、味精、食盐各适量。

制法 将沙参、玉竹洗净，晾干，切片后用洁净纱布袋装入，扎紧袋口；猪肺放入清水中漂洗1小时，洗净后取出，切成小块，放入砂锅，加水适量，先用大火煮沸，撇去浮沫，再加沙参、玉竹袋，改用小火煨煮至猪肺熟烂，入食盐、味精、生姜末，拌和均匀即成。

用法 佐餐当菜，当日吃完。

功效 滋阴润肺，养胃祛痰。

适用 阴虚燥热型慢性支气管炎。

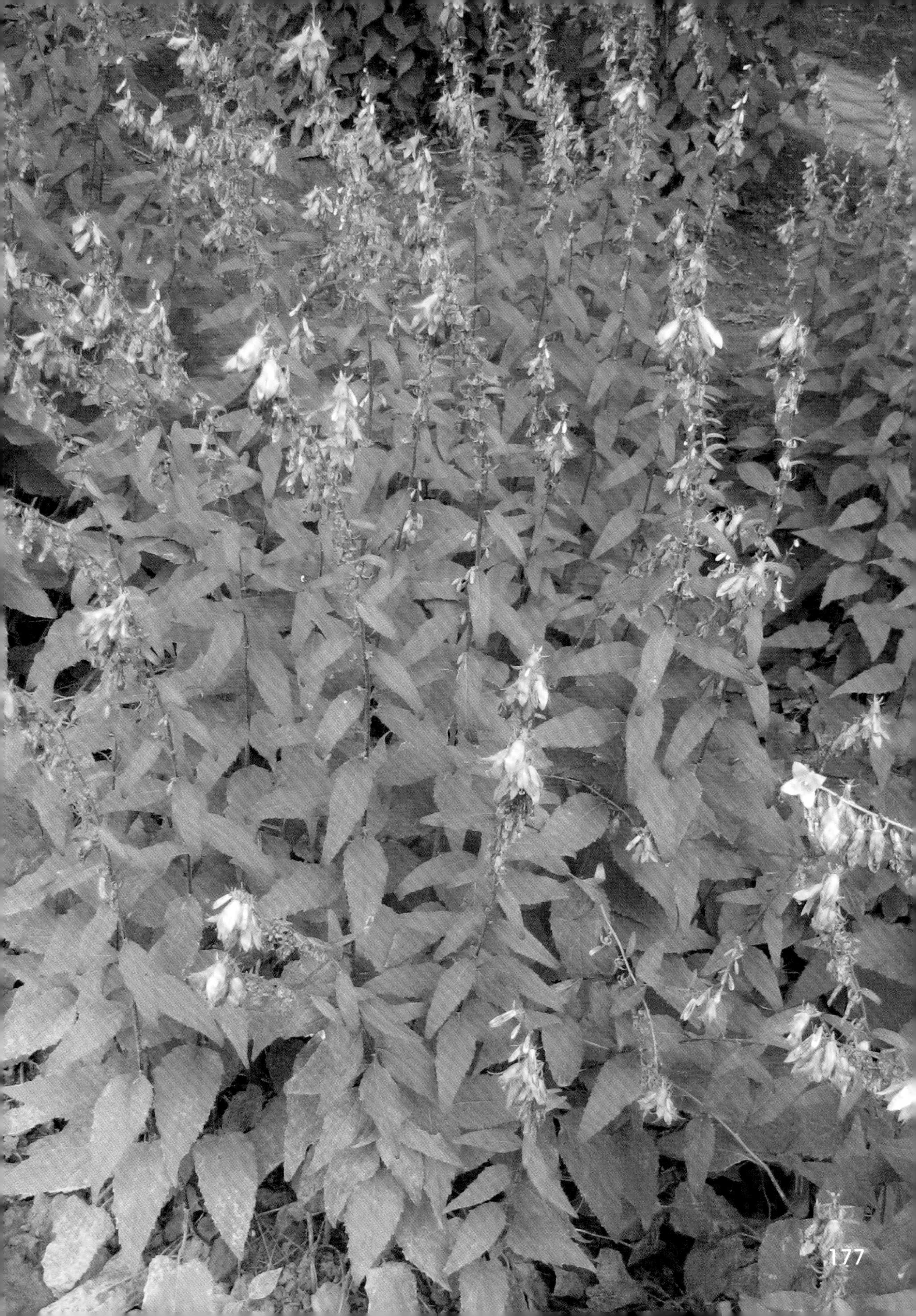

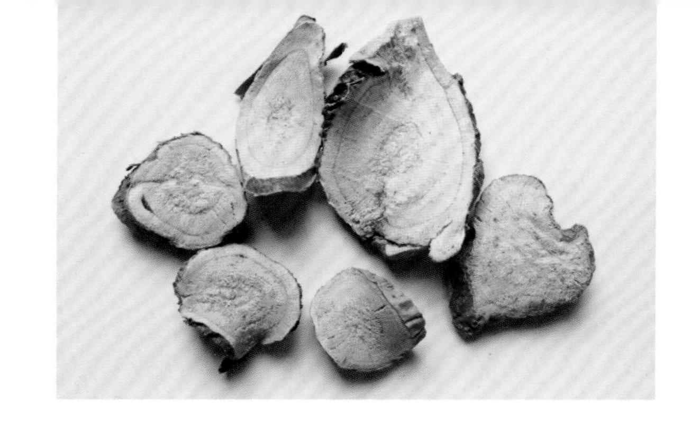

苦参

别名● 苦骨、地参、牛参、川参、地骨、凤凰爪、野槐根、山槐根。

来源● 本品为豆科植物苦参的干燥根。

原文● 味苦，寒。主心腹结气，癥瘕积聚，黄疸，溺有余沥，逐水，除痈肿。补中，明目止泪。一名水槐，一名苦识。生山谷及田野。

性味归经● 苦，寒。归心、肝、胃、大肠、膀胱经。

附方●

伤寒结胸（日行病四五日，结胸满痛壮热） 苦参一两，以醋三升，煮取一升二合，饮之取吐即愈。日行毒病，非苦参、醋药不解，及温覆取汗良。（《外台秘要》）

小儿身热 苦参煎汤浴之良。（《外台秘要》）

中恶心痛 苦参三两，苦酒一升半，煮取八合，分二服。（《肘后备急方》）

大肠脱肛 苦参、五倍子、陈壁土各等份，煎汤洗之，以木贼末敷之。（《医方摘要》）

齿缝出血 苦参一两，枯矾一钱，为末，日三揩之，立验。（《普济方》）

鼠瘘恶疮 苦参二斤，露蜂房二两，曲二斤，水二斗，渍二宿，去滓，入黍米二升，酿熟，稍饮，日三次。（《肘后备急方》）

下部漏疮 苦参煎汤，日日洗之。（《仁斋直指方》）

汤火伤灼 苦参末，油调敷之。（《卫生宝鉴》）

赤白带下 苦参二两，牡蛎粉一两五钱，为末。以雄猪肚一个，水三碗煮烂，捣泥和丸梧子大。每服百丸，温酒下。（《陆氏积德堂方》）

使用提示● 本品苦寒伤胃、伤阴、脾胃虚寒及阴虚津伤者慎用。反藜芦。

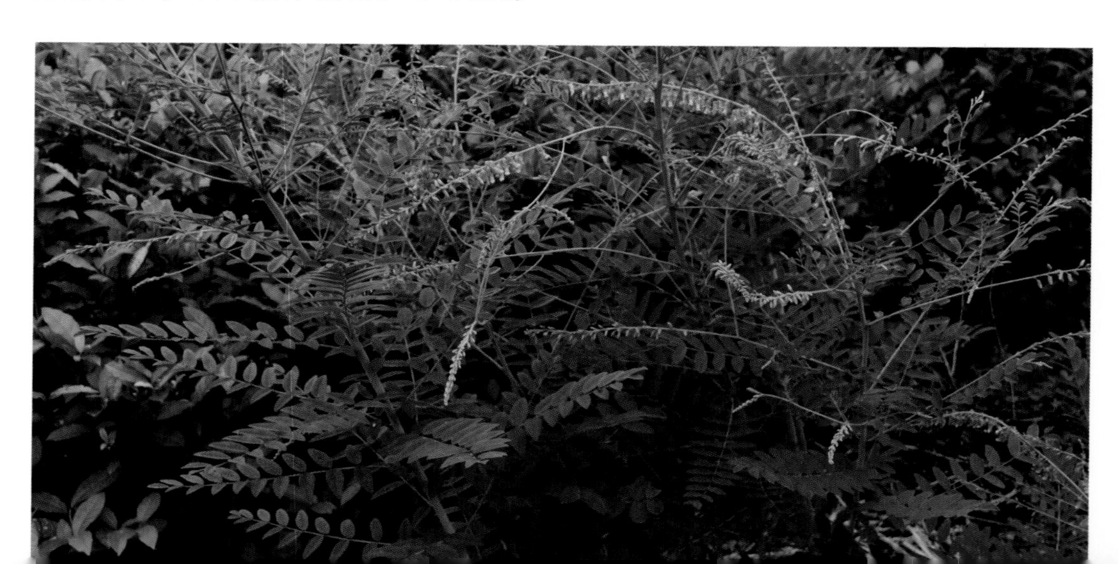

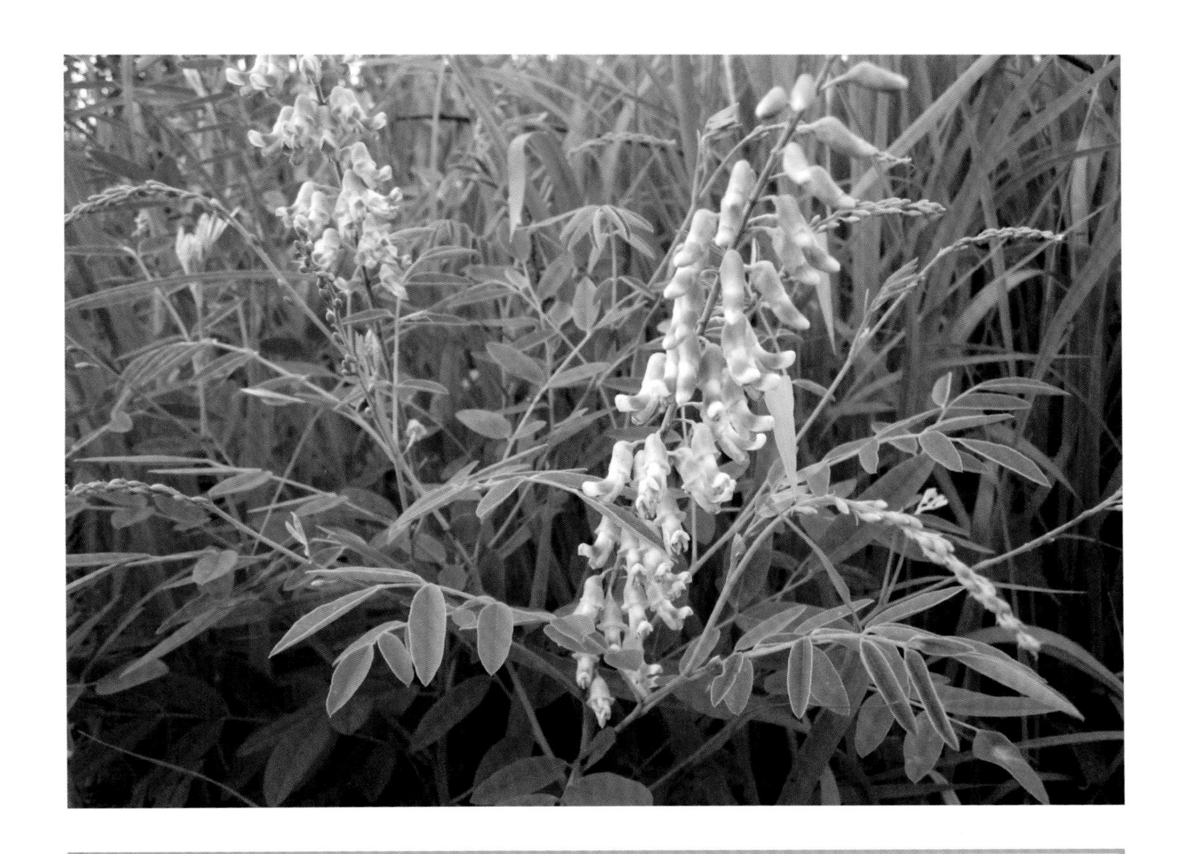

传统药膳

苦参蛋糖茶

原料 苦参6 g，红糖60 g，鸡蛋2个。

制法 先将苦参加水煎煮至浓，取汁去渣。再将鸡蛋打散，倒入苦参药汁中，并加进红糖，边搅边加热至糖溶蛋熟，即可。

用法 每日l剂，饮用，6日为一个疗程。

功效 清热解毒，燥湿杀虫。

适用 阴囊湿疹。

苦参菊花茶

原料 苦参15 g，野菊花12 g，生地黄10 g。

制法 将苦参、野菊花、生地黄共研粗末，置保温瓶中，冲入沸水，闷20分钟。

用法 代茶频频饮服，每日1剂。

功效 清热燥湿，凉血解毒。

适用 痒疹属湿热夹血热症，如痒疹红色（下肢、躯干为多）、遇热加重、皮肤瘙痒等。

苦参酒

原料 苦参5 g，桔梗3 g，板蓝根10 g，白酒250 g。

制法 将上3味药捣碎，装入纱布袋中，扎紧口，再与白酒一同放在砂锅中，用文火煎煮10～15分钟，连药袋共倒进大口瓶中，密封备用。

用法 在春、秋季节或流感流行时期，口服5～10 ml，每日3次；或每日2～3次取酒5 ml，加开水50～100 ml，漱口。

功效 解毒清热，防瘟。

适用 流感的预防和治疗。

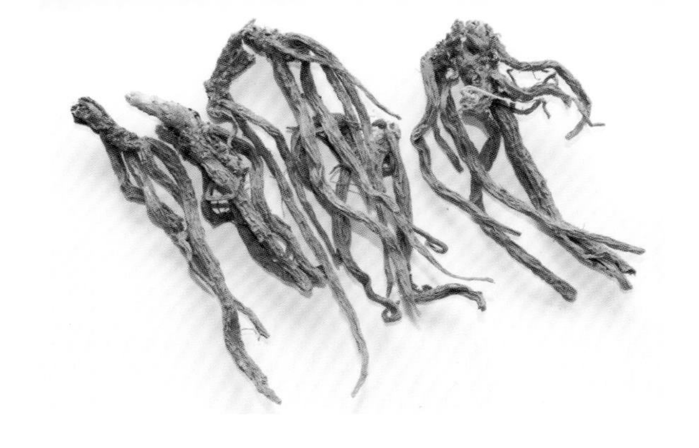

续断

别名● 龙豆、属折、接骨、南草。

来源● 本品为川续断科植物川续断的干燥根。

原文● 味苦，微温。主伤寒，补不足，金创痈伤折跌，续筋骨，妇人乳难。久服益气力。一名龙豆，一名属折。生山谷。

性味归经● 味苦、辛，性微温。归肝、肾经。

附方●

小便淋沥 生续断捣绞汁服，即马蓟根也。（《古今录验》）

妊娠胎动（两三月堕，预宜服此） 川续断酒浸，杜仲姜汁炒去丝，各二两，为末，枣肉煮烂杵和丸梧子大。每服三十丸，米饮下。（《本草纲目》）

产后血运，心腹鞕，乍寒乍热 续断三两，粗捣筛，每服二钱匕，以水一盏，煎至七分，去滓温服。（《圣济总录》续断汤）

打扑伤损，闪肭骨接 用续断叶捣烂罨之，立效。（《卫生易简方》）

腰痛并脚酸腿软 续断二两，破故纸、牛膝、木瓜、萆薢、杜仲各一两，为细末，炼蜜为丸桐子大。空心无灰酒下五六十丸。（《扶寿精方》）

老人风冷，转筋骨痛 续断、牛膝（去芦，酒浸）研为细末，温酒调下二钱，食前服。（《魏氏家藏方》）

妊娠胎动（两三月堕） 川续断（酒浸）、杜仲（姜汁炒去丝）各二两，为末，枣肉煮烂，杵和丸梧子大。每服三十丸，米饮下。（《本草纲目》）

产后血运（心腹冷痛，乍寒乍热） 续断三两，粗捣筛，每服二钱匕，以水一盏，煎至七分，去滓温服。（《圣济总录》）

乳汁不行 川续断五钱，当归、川芎各一钱五分，麻黄、穿山甲（火煅）各二钱，天花粉三钱。水二大碗，煎八分，食后服。（《本草汇言》）

乳痈初起可消，久患可愈 川续断八两（酒浸，炒），蒲公英四两（日干，炒），俱为末，每日早晚各服三钱，白汤调下。（《本草汇言》）

使用提示● 风湿热痹者忌服。

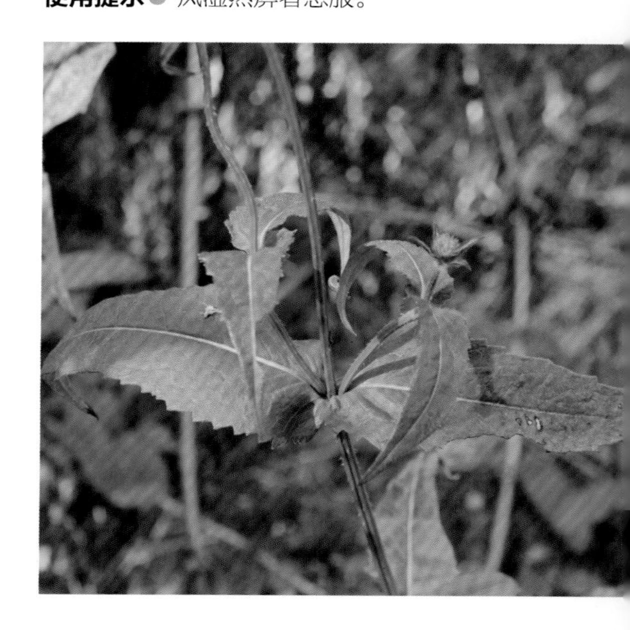

传统药膳

续断粥

原料 续断10 g，大米100 g，白糖适量。

制法 将续断择净，放入锅中，加清水适量，浸泡5 ~ 10分钟后水煎取汁，再加大米煮粥，待粥熟时下白糖，再煮一二沸即成。

用法 每日1剂，连续3 ~ 5日。

功效 补益肝肾，强筋健骨，安胎固冲，续折疗损。

适用 肝肾不足所致的腰膝酸软、足膝无力、跌打损伤、筋断骨折、胎动不安或习惯性流产等。

续断羊肉汤

原料 续断、肉苁蓉各12 g，羊肉200 g，绿豆5 g，生姜、酱油、食盐各适量。

制法 将洗净的羊肉切块（放锅内加水煮时暂不放调料），与绿豆同煮沸15分钟，将绿豆和水一起倒掉，膻味即除。再加清水、肉苁蓉、续断和调料，用小火煨至肉烂熟即可。

用法 喝汤吃肉，每周2次为宜。

功效 补肝肾，强筋骨，续折伤。

适用 骨折者。

续断杜仲炖猪尾

原料 续断25 g，猪尾400 g，杜仲30 g。

制法 将续断、杜仲洗净，装入纱布袋内，扎紧袋口；再将猪尾去毛洗净，与药袋一同放入砂锅内，加水适量。用武火煮沸，再用文火煎熬40分钟，以猪尾熟烂为度。最后加入盐调味。

用法 佐餐食用。

功效 补益肝肾，壮骨填髓。

适用 肝肾亏虚、腰背酸痛、阳痿、遗精、陈旧性腰部损伤、腰腿痛。

续断炖羊腰

原料 羊腰子250 g，续断15 g，料酒10 ml，姜5 g，大葱10 g，盐、鸡精、胡椒粉各3 g，鸡油25 g。

制法 将续断润透，切薄片；羊腰洗净，切开，除白色臊腺；姜切片，葱切段；将续断、羊腰、料酒、姜、葱同入炖锅内，加水置武火烧沸；再用文火炖煮25分钟，加入盐、鸡精、鸡油、胡椒粉调味即成。

用法 佐餐食用，每日1次。

功效 补肝肾，强筋骨，通血脉。

适用 腰膝酸软、关节酸痛、跌打损伤、骨折、腿抽筋、骨质疏松等。

续断炖猪腰子

原料 续断60 g，猪腰子4枚。

制法 续断与猪腰子加水炖，以猪腰子煮熟为度。

用法 适量食之。

功效 补肝肾，续筋骨，调血脉。

适用 水肿。

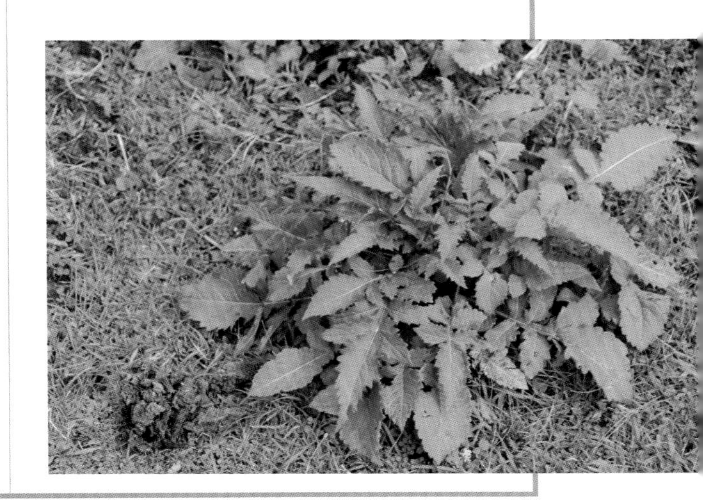

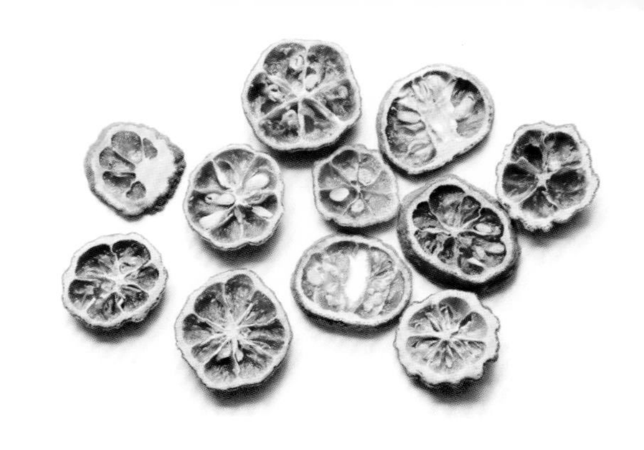

枳实

别名 香橙、臭橙、枸头橙。

来源 本品为芸香科植物酸橙及其栽培变种或甜橙的干燥幼果。

原文 味苦，寒。主大风在皮肤中如麻豆苦痒，除寒热热结，止痢。长肌肉，利五脏，益气轻身。生川泽。

性味归经 苦、辛、酸，温。归脾、胃经。

附方

卒胸痹痛 枳实捣末，汤服方寸匕，日三夜一。（《肘后备急方》）

伤寒胸痛（伤寒后，卒胸膈痹痛） 枳实麸炒为末，米饮服二钱，日二服。（《济生方》）

产后腹痛 枳实（麸炒）、芍药（酒炒）各二钱，水一盏煎服，亦可为末服。（《太平圣惠方》）

妇人阴肿、坚痛 枳实半斤碎炒，帛裹熨之，冷即易。（《子母秘录》）

大便不通 枳实、皂荚各等份，为末，饭丸，米饮下。（《危氏得效方》）

肠风下血 枳实半斤（麸炒），黄芪半斤，为末。米饮服二钱匕，糊丸亦可。（《经验方》）

小儿五痔，不以年月 枳实为末，炼蜜丸梧子大，空心饮下三十丸。（《集验方》）

小儿头疮 枳实烧灰，猪脂调涂。（《太平圣惠方》）

皮肤风疹 枳实醋浸，火炙熨之即消。（《外台秘要》）

使用提示 孕妇慎用。

传统药膳

健脾祛浊汤

原料 枳实、白术各12 g，大黄6～12 g，党参15 g，枳壳、山药、柴胡、半夏各10 g，陈皮9 g，炙甘草6 g。

制法 水煎取药汁。

用法 每日1剂，分2次服。脾虚泄泻者加黄芪、苍术，减大黄量至3 g；腑实便秘者重用大黄至15 g，加厚朴6 g。

功效 健脾祛浊。

适用 胃下垂。

油焖枳实萝卜

原料 枳实10 g，白萝卜、猪油、虾米、姜、葱、食盐各适量。

制法 水煎枳实，取汁备用；将萝卜切块，用猪油煸炸，加虾米，浇药汁适量，煨至极烂，再加葱、姜丝、食盐适量即可食之。

用法 佐餐食。

功效 顺气行滞。

适用 气滞型便秘。

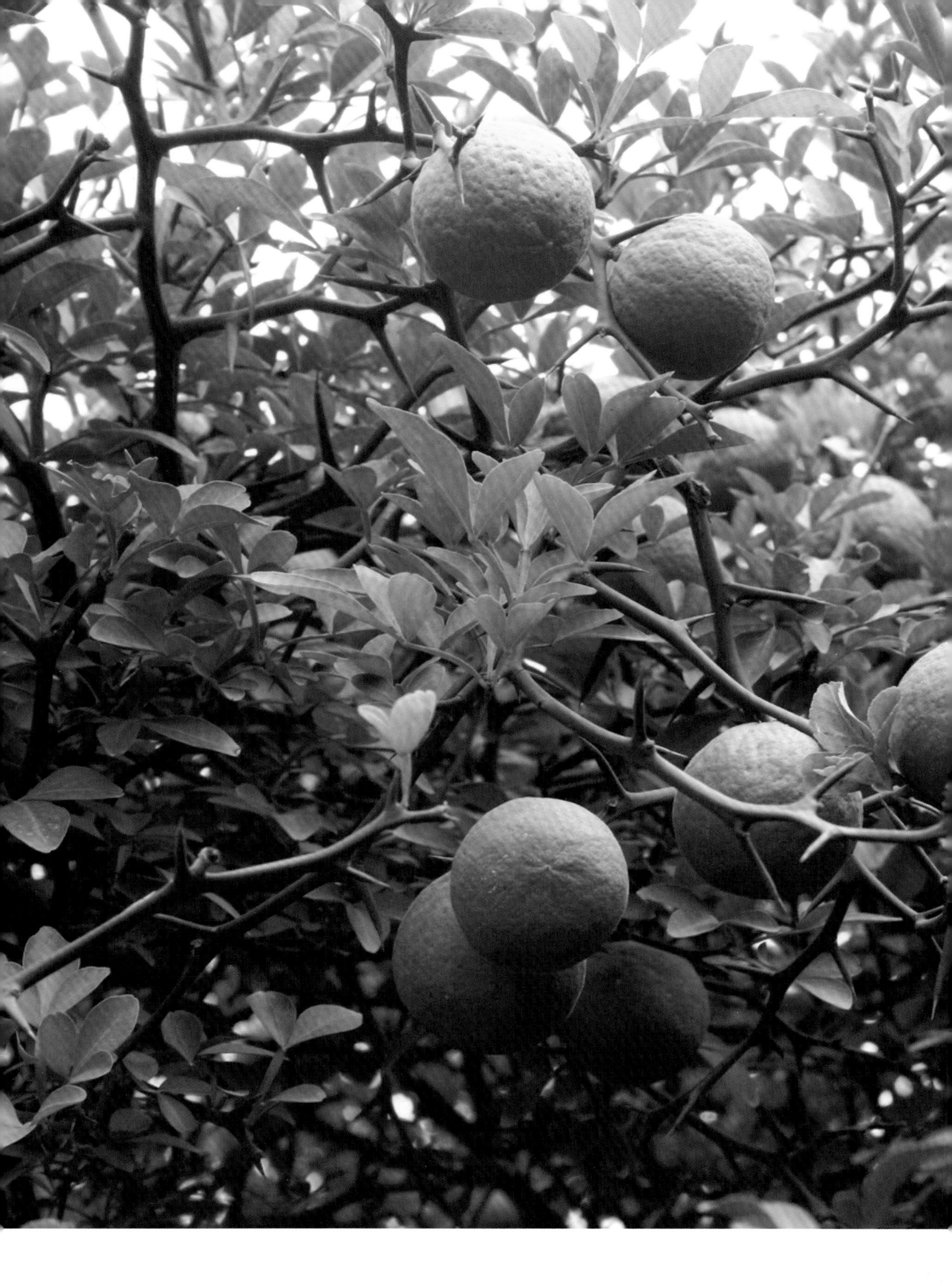

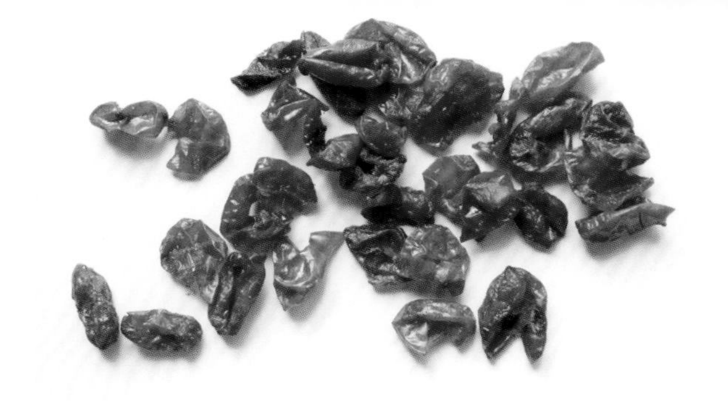

山茱萸

别名● 药枣、茱萸肉。

来源● 本品为山茱萸科植物山茱萸的干燥成熟果肉。

原文● 味酸，无毒。主心下邪气寒热，温中，逐寒湿痹，去三虫。久服轻身。一名蜀枣。生山谷。

性味归经● 酸、涩，微温。归肝、肾经。

附方●

五种腰痛、下焦风冷、腰脚无力 山茱萸一两，牛膝一两（去苗），桂心三分，上药捣细罗为散，每于食前，以温酒调下二钱。（《太平圣惠方》）

益元阳，补元气，固元精，壮元神 山茱萸（酒浸）取肉一斤，补骨脂（酒浸一日，焙干）半斤，当归四两，麝香一钱，上为细末，炼蜜丸，梧桐子大，每服八十一丸，临卧酒盐汤下。（《扶寿精方》）

脚气上入少腹不仁 山茱萸、薯蓣各四两，干地黄八两，泽泻、茯苓、牡丹皮各三两，桂枝、附子（炮）各一两。上八味，末之，炼蜜和丸梧子大，酒下十五丸，日再服。（《金匮要略》）

肾怯失音、囟开不合、神不足、目中白睛多、面色㿠白 山萸肉、干山药各四钱，熟地黄八钱，泽泻、牡丹皮、白茯苓（去皮）各三钱。上为末，炼蜜丸如梧子大。空心服，温水化下三丸。（《小儿药证直诀》）

老人小水不节或自遗不禁 山茱萸肉二两，益智子一两，人参、白术各八钱，分作十剂，水煎服。（《方龙潭家秘》）

寒温外感诸症 山茱萸肉二两（去净核），生龙骨一两（捣细），生牡蛎一两（捣细），生杭芍六钱，野台参四钱，甘草三钱（蜜炙），水煎服。（《医学衷中参西录》）

使用提示● 凡命门火炽、阳强不痿、素有湿热、小便淋涩者忌服。

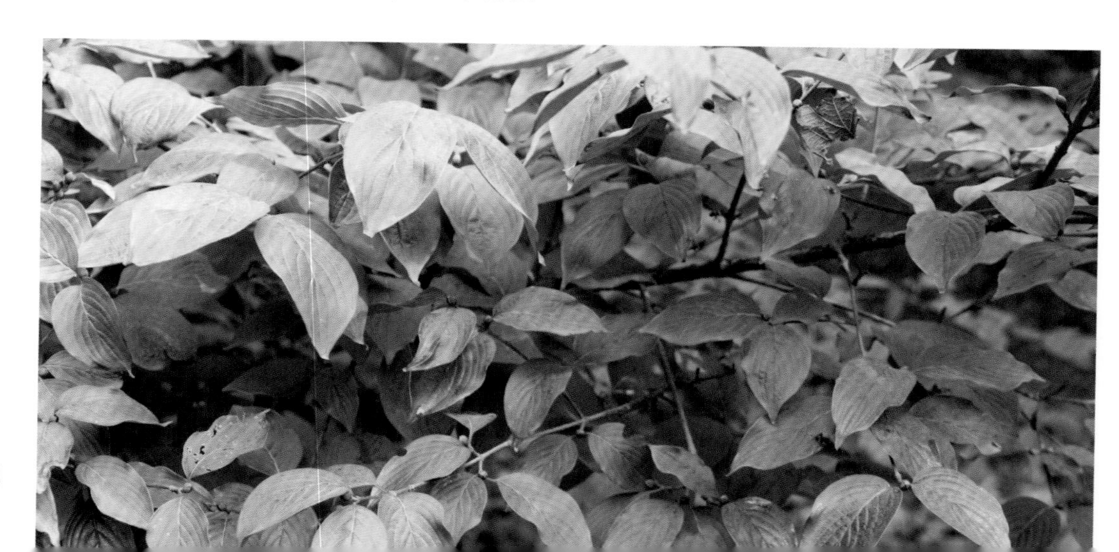

传统药膳

山茱萸粥

原料 山茱萸肉15 g，粳米60 g，白糖适量。

制法 将山茱萸肉洗净，与粳米同入砂锅煮粥，粥将成时加入白糖稍煮即可。

用法 每日分2次食用。

功效 补肾精，助肾阳，固精敛汗。

适用 头晕目眩、耳鸣腰酸、遗精、遗尿、尿频、虚汗不止等。

茱萸蒸仔鸡

原料 山茱萸15 g，枸杞子30 g，香肠50 g，仔鸡半只（约600 g），油、蚝油、酱油、白糖、料酒、食盐、生粉、麻油、胡椒粉各适量。

制法 将香肠切片，鸡剁成3 cm见方的鸡块，加入酱油、蚝油、油、料酒、白糖、生粉、食盐、麻油、胡椒粉拌匀，腌渍15分钟；把枸杞、山茱萸、香肠片、姜片与鸡块拌匀，放在盆内，加盖放进微波炉，用高功率火转8分钟。取出，翻动一下鸡块，撒少许葱段，再转1分钟即可。

用法 佐餐食用。

功效 养阴补肾，通窍聪耳。

适用 老年耳鸣耳聋、腰膝酸软、夜尿频多等。

山茱萸炖甲鱼

原料 山茱萸20 g，甲鱼250 g，大枣20枚，姜、葱、食盐各适量。

制法 将甲鱼剁去头、爪，除去内脏；山茱萸洗净；大枣洗净去核；葱洗净切段；姜切片。山茱萸放入锅内，加水2000 ml，煎煮20分钟，再加入甲鱼、大枣、姜、葱、食盐，炖熬1小时即成。

用法 每日2次，每次100 g，吃甲鱼肉喝汤，佐餐、单食均可。

功效 滋阴补肾，益气补血。

适用 腰膝酸软、夜尿频多等。

山茱萸酒

原料 山茱萸250 g，白酒2500 ml。

制法 将山茱萸加工捣碎，放入酒坛中，倒入白酒，密封坛口，置于阴凉处，经常摇动，7日后即成。

用法 每日2次，每次饮服10 ~ 20 ml。

功效 益肝补肾，敛汗涩精。

适用 肾虚、腰痛、遗精、体虚自汗、月经过多等。

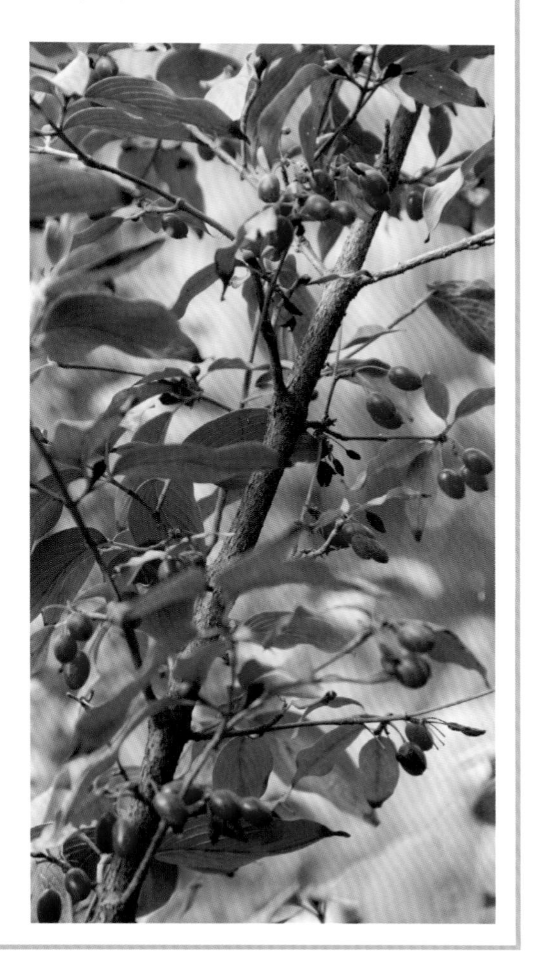

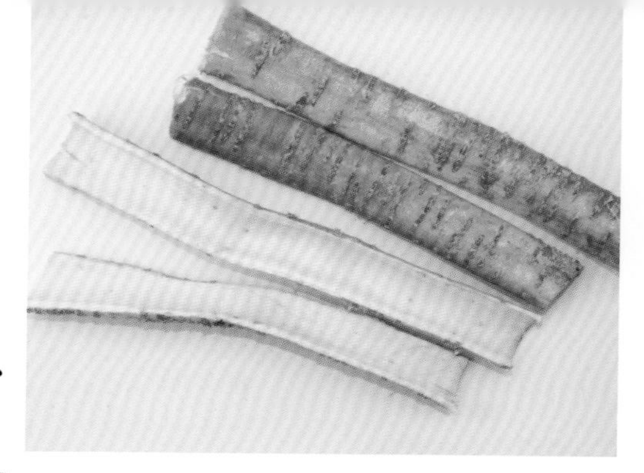

桑根白皮

别名 桑皮、桑白皮、白桑皮、桑根皮。

来源 本品为桑科植物桑的干燥根皮。

原文 味甘，寒。主伤中五劳六极羸瘦，崩中脉绝，补虚益气。叶，除寒热，出汗。桑耳，黑者，主女子漏下，赤白汁，血病，癥瘕积聚腹痛，阴阳寒热，无子。五木耳，名檽，益气不饥，轻身强志。

性味归经 甘，寒。归肺经。

附方

咳嗽吐血（甚者殷鲜） 桑根白皮一斤，米泔浸三宿，刮去黄皮，锉细，入糯米四两，焙干为末。每服一钱，米饮下。（《经验方》）

消渴尿多 入地三尺桑根，剥取白皮炙黄黑，锉，以水煮浓汁，随意饮之，亦可入少米，勿用盐。（《肘后备急方》）

产后下血 炙桑白皮，煮水饮之。（《肘后备急方》）

血露不绝 锯截桑根，取屑五指撮，以醇酒服之，日三服。（《肘后备急方》）

发槁不泽 桑根白皮、柏叶各一斤，煎汁，沐之即润。（《太平圣惠方》）

小儿重舌 桑根白皮煮汁，涂乳上饮之。（《子母秘录》）

小儿流涎（脾热也，胸膈有痰） 新桑根白皮捣自然汁，涂之甚效，干者煎水。（《太平圣惠方》）

小儿火丹 桑根白皮煮汁浴之；或为末，羊膏和涂之。（《千金方》）

使用提示 肺气虚弱及风寒作嗽者慎用。

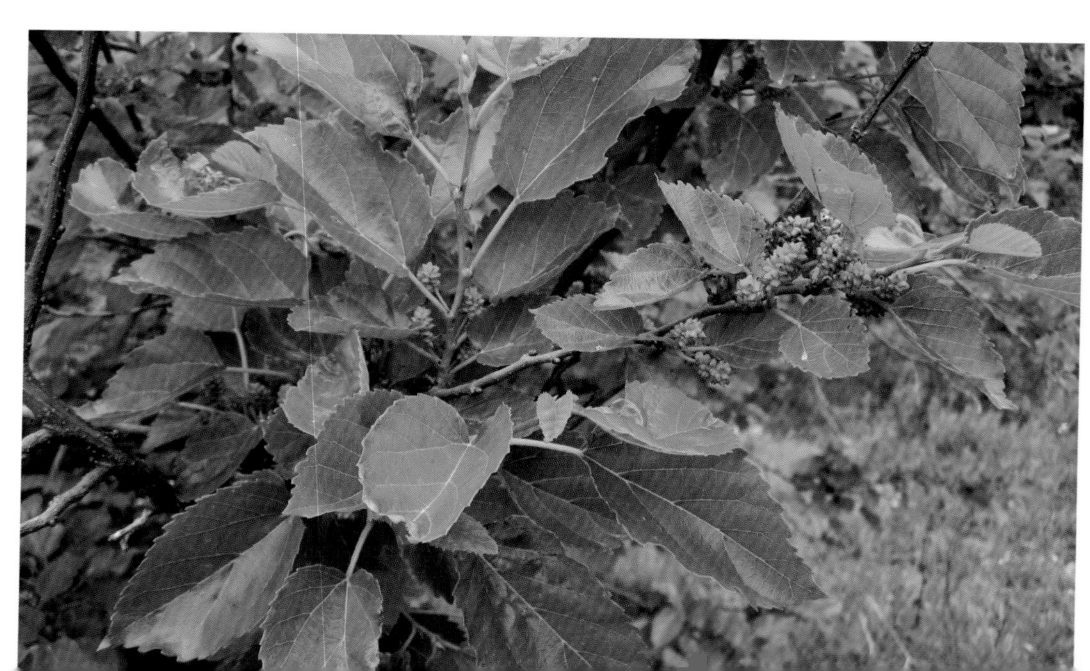

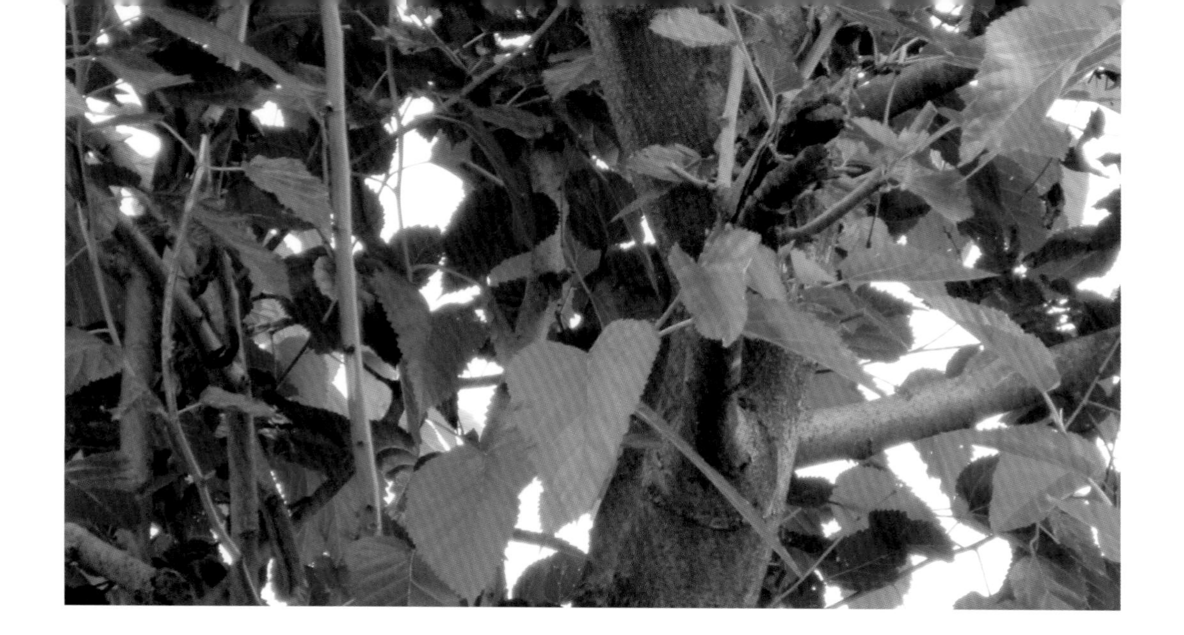

传统药膳

桑白皮茶

原料 桑白皮30 g。

制法 先将桑白皮的表皮轻轻刮去，冲洗干净，切成段；再用砂壶盛水煮沸，立即投下桑白皮，煮3～5分钟，撤火，加盖闷几分钟即可饮用。

用法 代茶随意饮用。

功效 利水消痰，减肥。

适用 肥胖症。

桑白杏仁茶

原料 桑白皮、杏仁（打碎）各10 g，绿茶12 g，冰糖20 g。

制法 将前3味药水煎去渣，加入冰糖溶化，即可饮服。

用法 每日1～2次，连服6日为1个疗程。

功效 化痰止咳。

适用 小儿百日咳。

桑杏猪肺汤

原料 桑白皮、甜杏仁各30 g，猪肺1具，食盐、黄酒适量。

制法 将猪肺切片，与桑白皮、杏仁一起倒入砂锅内，加冷水浸没，中火烧开后，加黄酒一匙，食盐半匙，再改用文火慢炖2小时，离火，去药渣而食之。

用法 每食适量。

功效 养阴清肺。

适用 阴虚燥咳。

桑白皮粥

原料 桑白皮15 g，粳米50 g，冰糖适量。

制法 桑白皮加水200 ml，煮至100 ml，去渣留汁，再入水400 ml左右，放入粳米和冰糖，一起煮粥。

用法 每日2次，温热服食。

功效 清泄肺热。

适用 小儿支气管肺炎痰热闭肺、咳嗽气喘，甚至鼻翼煽动、烦躁不安、痰黄黏稠、大便干结。

桑白皮酒

原料 桑白皮500 g，黄酒2500 ml。

制法 将桑白皮切碎，放入酒坛中，倒入黄酒，加盖密封坛口，置于阴凉处，每日摇荡1～2次，7日后即成。

用法 每日3次，每次饮服15～20 ml。

功效 泻肺平喘。

适用 肺热咳喘痰多及支气管哮喘等。

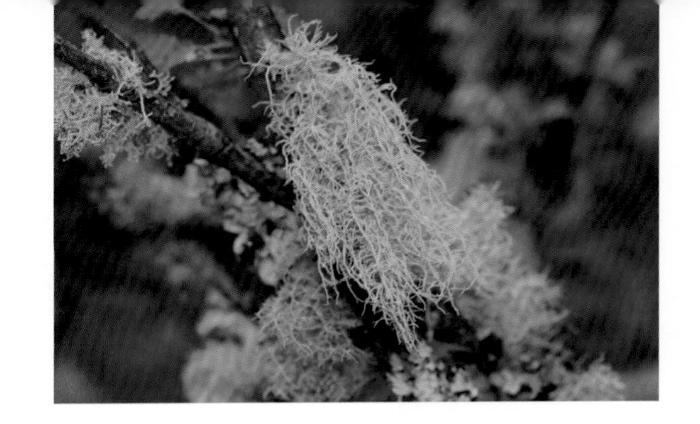

松萝

别名● 女萝、松上寄生。

来源● 本品为松萝科松萝属植物节松萝（女萝、接筋草）或长松萝（蜈蚣松萝、日蓬草）的地衣体（叶状体）。

原文● 味苦，平。主瞋怒邪气，止虚汗出，风头，女子阴寒肿痛。一名女萝。生山谷。

性味归经● 苦、甘，平。归肾、肺经。

附方●

胸中有痰、头痛不欲食、气壮者 松萝、杜衡各三两，瓜蒂三十枚，酒一升二合，渍再宿。日饮一合，取吐。不吐。晚再服一合。（《肘后备急方》）

胸膈痰澼积热 松萝、甘草各一两，常山三两，瓜蒂二十一枚，水、酒各一升半，煮取一升。分三服，取吐。（《千金方》）

使用提示● 单味不宜久用。

本经中品

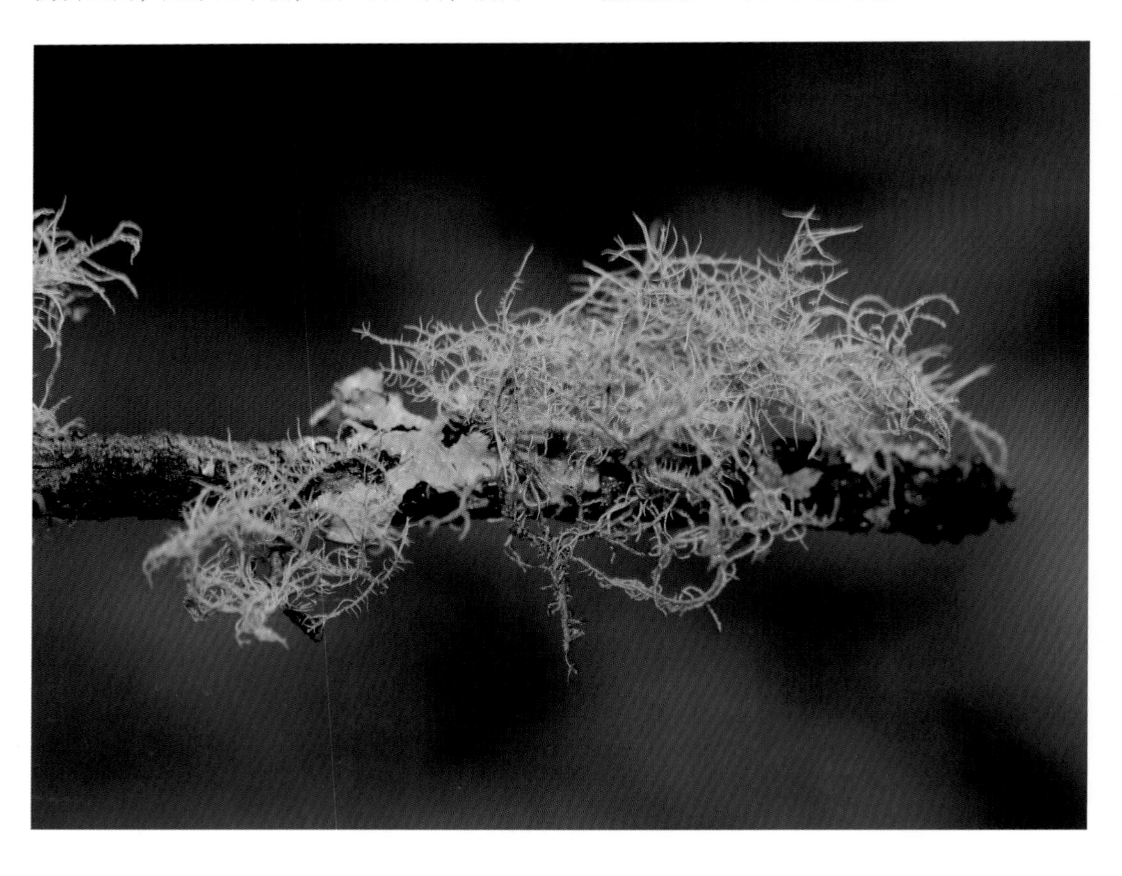

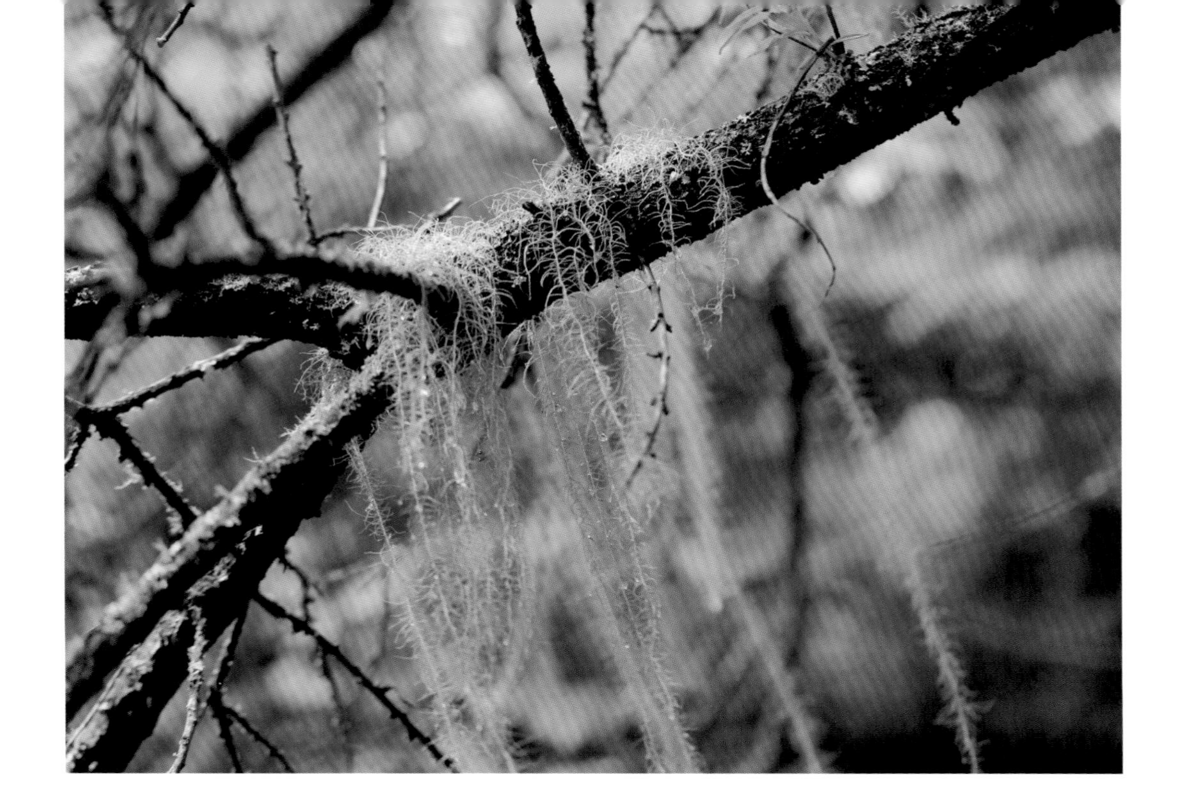

传统药膳

松萝黑鱼茶

材料 松萝茶9 g，黑矾1.5 g，黑鱼1条（约350 g）。

制法 将黑鱼去鳞，破肚去肠，加入黑矾、茶，共入鱼腹内，放锅中蒸熟。

用法 佐餐食用，1日内吃完，可连用数日。

功效 益气健脾，利水消胀。

适用 肝硬化腹水。

降压茶

原料 松萝、龙井茶各3 g，杭菊花10 g。

制法 将松萝切碎，与菊花、茶叶同放入陶瓷茶杯中，用沸水泡饮。

用法 代茶饮用。

功效 清肝明目，散热降压等。

适用 高血压、头痛、眼结膜炎等。

蒜茶乌鱼汤

原料 松萝茶9 g，乌鱼1尾（约250 g），独头蒜10头。

制法 将鱼去肠、鳞，洗净，把茶、蒜放入鱼腹中，入砂锅内加水，煮至鱼肉极烂。

用法 每日1次，食鱼饮汤，连用3～5日。忌盐、醋7日。

功效 利水消胀。

适用 肝硬化或肝癌引起的腹水。

五瘿酒

原料 松萝、白蔹、海蛤壳、木通各60 g，昆布、海藻、肉桂各90 g，白酒适量。

制法 将上7味药共加工成细末，盛瓶备用；每次取12 g，用适量酒调匀即可，分成2份。

用法 每日早、晚各1次，每次白酒送服1份。

功效 消肿，化痰，散结。

适用 五瘿。

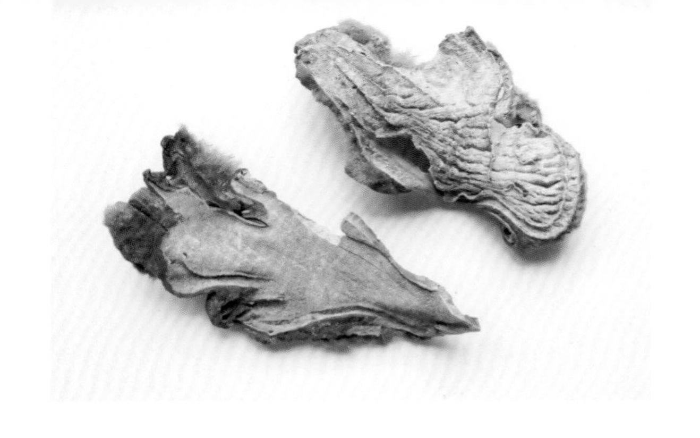

狗脊

别名● **金毛狗脊、金毛狗、金狗脊、金毛狮子、猴毛头、黄狗头。**

来源● 本品为蚌壳蕨科植物金毛狗脊的干燥根茎。

原文● 味苦，平。主腰背强，关机缓急，周痹，寒湿膝痛。颇利老人。一名百枝。生川谷。

性味归经● 苦、甘，温。归肝、肾经。

附方●

男子诸风 金毛狗脊（盐泥固济，煅红去毛）、苏木、萆薢、川乌头（生用）各等份，为末，米醋和丸梧子大。每服二十丸，温酒、盐汤下。（《普济方》）

室女白带、冲任虚寒 金毛狗脊燎去毛、白蔹各一两，鹿茸酒蒸焙二两，为末，用艾煎醋汁打糯米糊，丸梧子大。每服五十丸，空心温酒下。（《济生方》）

固精强骨 金毛狗脊、远志肉、白茯神、当归身各等份，为末，炼蜜丸梧子大。每酒服五十丸。（《集简方》）

使用提示● 肾虚有热、小便不利或短涩黄赤、口苦舌干者慎服。

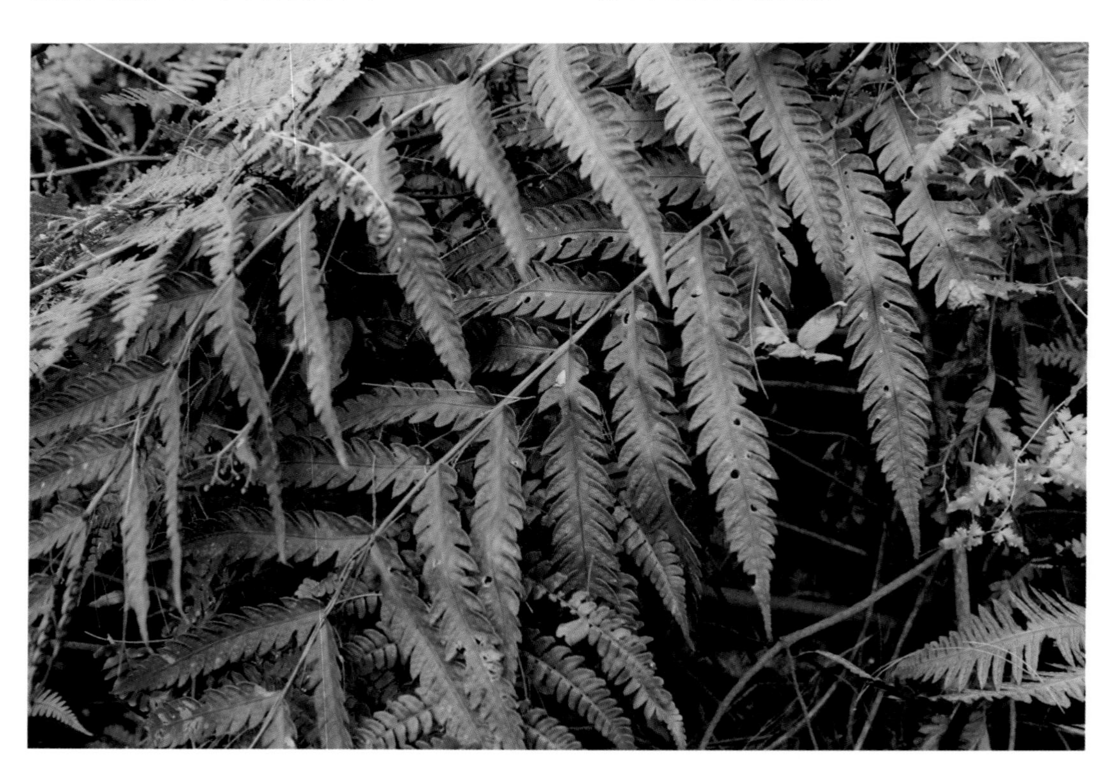

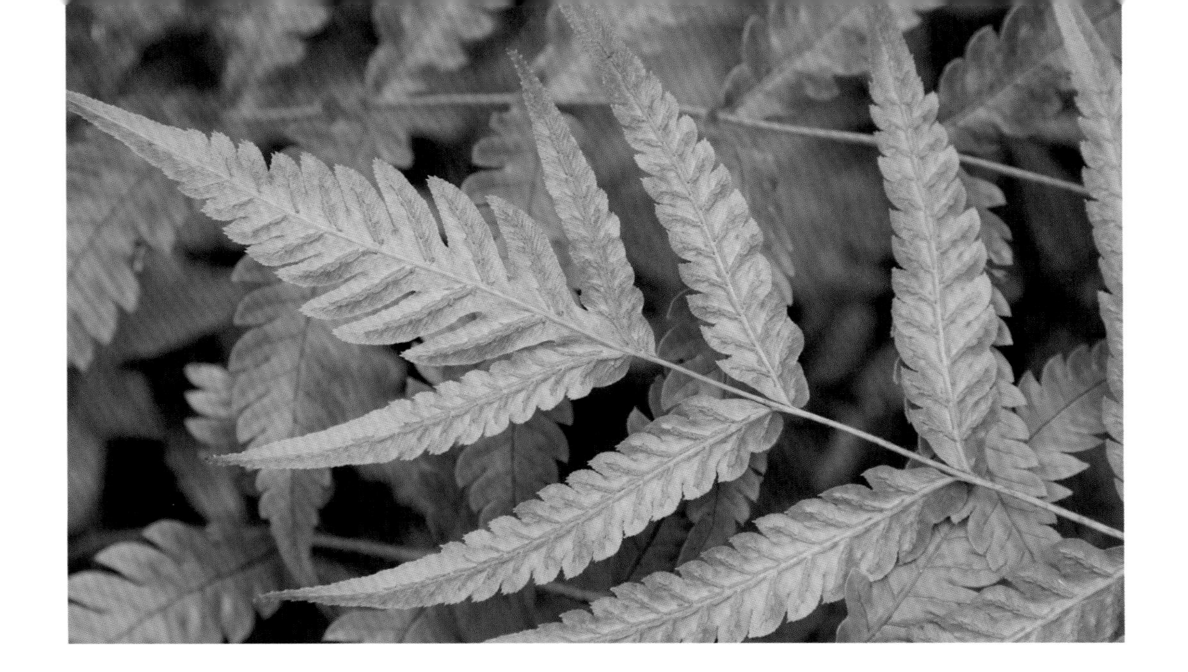

传统药膳

狗脊炖狗肉

原料 狗脊、金樱子、枸杞各15 g，瘦狗肉200 g。

制法 将狗脊、金樱子、枸杞与瘦狗肉同炖。

用法 食肉饮汤。

功效 补肾益精。

适宜 因肾虚所致精液异常、遗精、腰膝冷痛等。

狗脊猪骨汤

原料 金毛狗脊30 g，猪脊骨500 g。

制法 将猪脊骨洗净斩件，金毛狗脊洗净，与猪脊骨一齐放入砂煲内，加清水适量，大火煮沸后改用小火煲2～3小时，调味供用。

用法 佐餐食用，喝汤。

功效 祛寒行湿，温经通络。

功效 寒湿腰痛。

狗脊酒

原料 狗脊、黄芪、丹参、牛膝、萆薢、独活、川芎各50 g，附子1枚。

制法 上药作麻豆大，用酒5000 ml浸，内瓶中密封，重汤煮三时辰，取出放冷即可。

用法 旋温不拘时服15 ml。

功效 补肾壮腰，祛风湿。

适用 腰强直痛，不能舒展。

狗脊酒

原料 金毛狗脊150 g，黄酒1500 ml。

制法 将狗脊切片，浸于酒中，封固容器置锅中，隔水加热煮1.5小时，取出，埋土中7日以去火毒。

用法 每日3次，每次饮酒1小盅。

功效 补肾壮腰，强身健体。

适用 筋骨关节疼痛、腰膝无力、活动不便等。

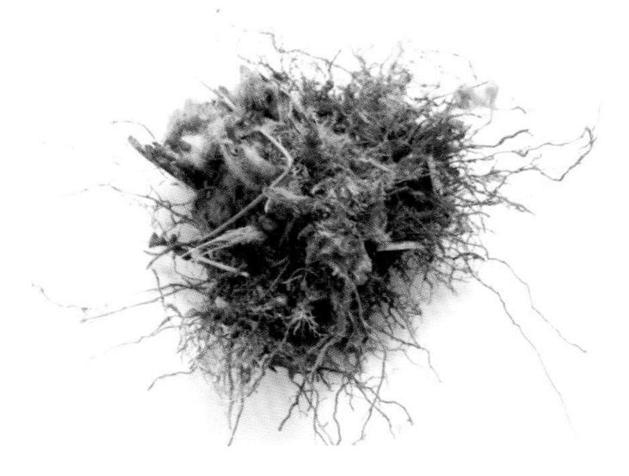

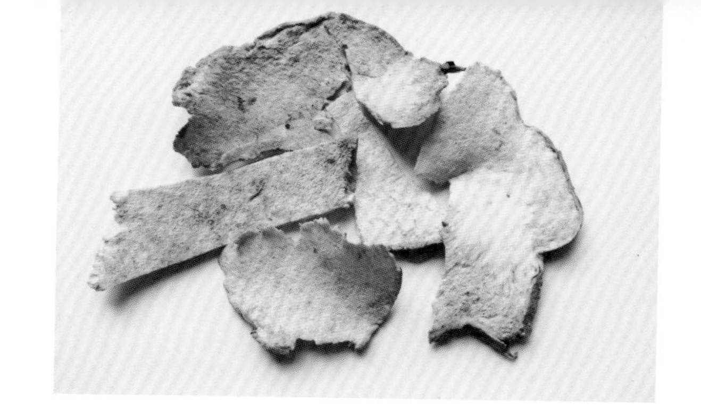

萆薢

别名● 白枝、赤节、竹木。

来源● 本品为薯蓣科植物粉背薯蓣、叉蕊薯蓣、山萆薢或纤细薯蓣等的块茎。

原文● 味苦，平。主腰背痛，强骨节，风寒湿周痹。恶疮不瘳，热气。生山谷。

性味归经● 苦，平。归肝、胃、膀胱经。

附方●

小便频数 川萆薢（洗）为细末，酒和为丸如桐子大，每服七十丸，空心、食前，盐汤、盐酒任下。（《济生方》）

小肠虚冷，小便频数 萆薢二两，牛膝（酒浸，切，焙）、续断、川芎各半两，上四味，捣罗为末，炼蜜和丸如梧桐子大，空心盐汤下四十丸；或作汤，入盐煎服亦得。（《圣济总录》）

小便混浊 鲜萆薢根头刮去皮须，每次二两，水煎服。（《泉州本草》）

阴痿失溺 萆薢二钱，附子一钱五分，合煎汤内服。（《泉州本草》）

腰痛、脚气 萆薢二两，补骨脂（生）、续断、木瓜干、牛膝（酒浸）、杜仲（去皮锉，姜制炒断丝）各一两，上为末，蜜丸如梧子大。每服五十丸，盐汤、盐酒任下。（《三因极一病证方论》）

小肠气及腰痛 萆薢、杜仲（酥炒去丝）、胡芦巴（生脂麻炒）、破故纸（炒）、小茴香（盐水浸一宿）各一两，胡桃仁（汤去皮）二两。各为末，和丸如梧桐子大。每服三五十丸，空心盐酒送下，或盐汤送服亦可。（《瑞竹堂经验方》）

脚气肿痛、不能动履，不论寒热虚实，久病暴发皆可 萆薢五钱，黄柏、苍术、牛膝、木瓜、猪苓、泽泻、槟榔各二钱，水二大碗，煎一碗，每日食前服一剂。（《本草汇要》）

腰脚痹、缓急、行履不稳者 萆薢二十四分，杜仲八分，捣筛，每旦温酒和服三钱匕，增至五钱匕。禁食牛肉。（《广利方》）

风寒湿痹、腰骨强痛 干萆薢根，每次五钱，猪脊骨半斤合炖服。（《泉州本草》）

肠风、痔漏 萆薢、贯众各等份，捣罗为末，每服二钱，温酒调下，空心，食前服。（孙用和）

使用提示● 肾虚阴亏者忌服。

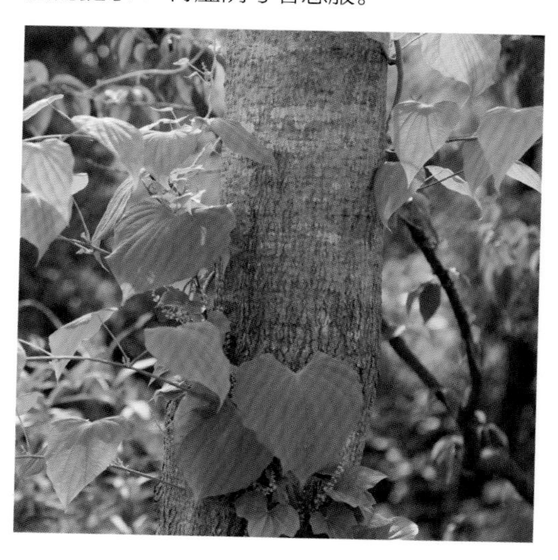

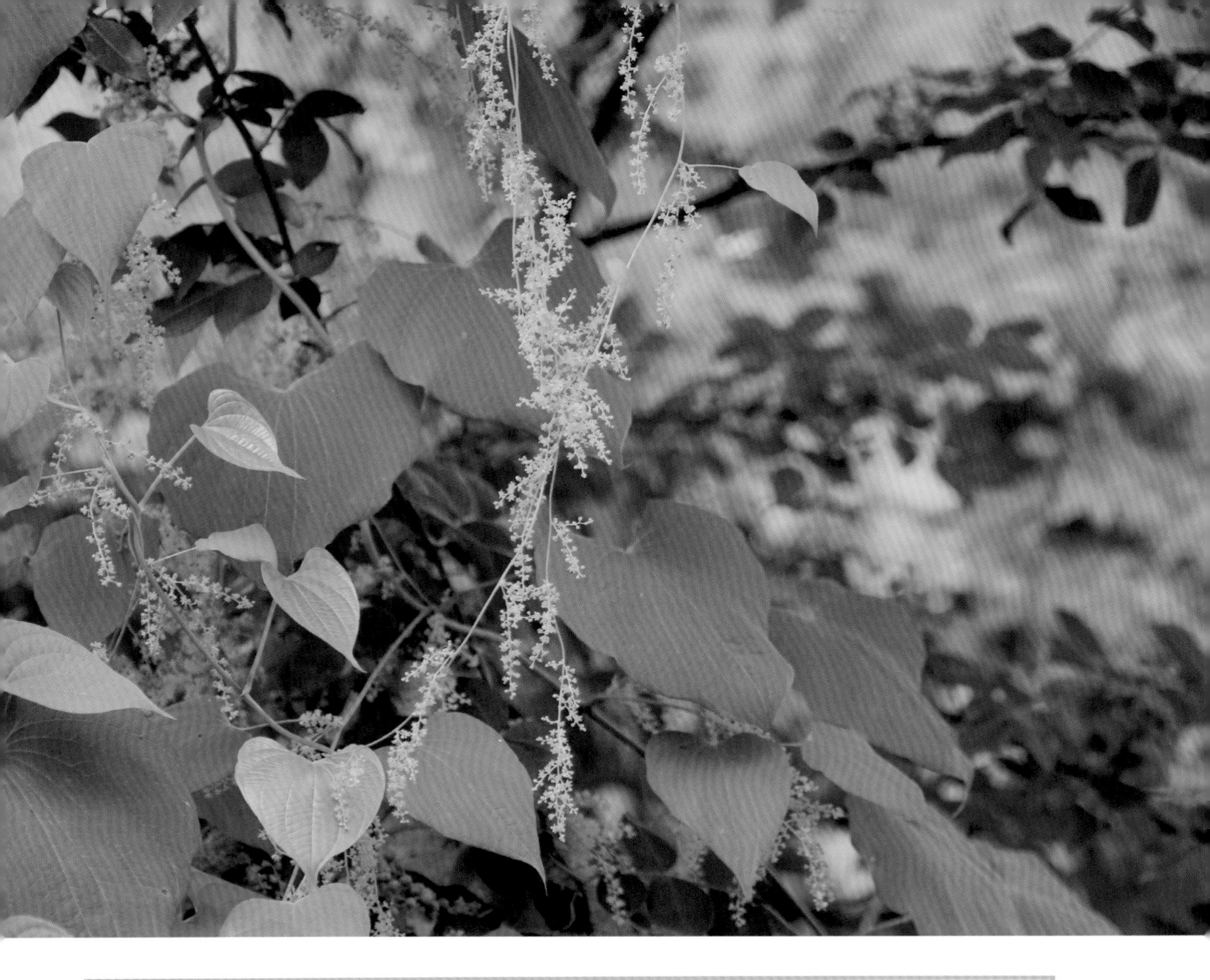

传统药膳

萆薢炖猪脊骨

原料 干萆薢根15 g，猪脊骨250 g。

制法 将干萆薢根、猪脊骨入锅中，放适量水一起炖熟。

用法 顿服。

功效 祛风，利湿，强骨节。

适用 风寒湿痹、腰骨强痛。

萹蓄萆薢粥

原料 萆薢、萹蓄、粳米、冰糖各少许。

制法 先将萆薢、萹蓄以适量水煮，取汁去渣，再放入粳米煮成粥，食用时调入冰糖即成。

用法 早餐食用。

功效 利湿通淋，抑菌止痒。

适用 阴道炎患者。

萆薢酒

原料 萆薢、杜仲（去粗皮，炙）各150 g，枸杞皮根（洗）250 g。

制法 上药锉细，用好酒5000 ml于干净瓶内浸，密封。

用法 重汤煮2小时许，取出候冷，旋暖饮之，常令微醉，不拘时候。

功效 补肾壮腰。

适用 风湿腰痛及湿痹不散。

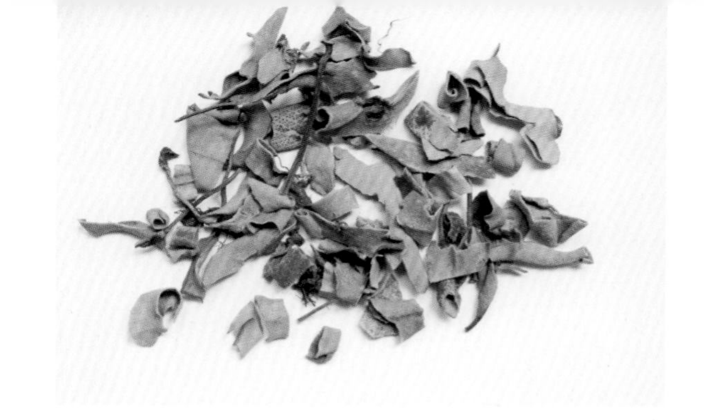

石韦

别名 石皮、石剑、石兰、金星草。

来源 本品为水龙骨科植物庐山石韦、石韦或有柄石韦的干燥叶。

原文 味苦，平。主劳热邪气，五癃闭不通，利小便水道。一名石调革。生山谷石上。

性味归经 甘、苦，微寒。归肺、膀胱经。

附方

小便淋痛 石韦、滑石各等份，为末，每饮服钱，最快。（《太平圣惠方》）

小便转脬 石韦去毛、车前子各二钱半，水二盏，煎一盏，食前服。（《全生指迷方》）

崩中漏下 石韦适量，为末，每服三钱，温酒服，甚效。（《本草纲目》）

便前有血 石韦适量，为末，茄子枝煎汤下二钱。（《普济方》）

气热咳嗽 石韦、槟榔各等份，为末，姜汤服二钱。（《圣济总录》）

使用提示 阴虚及无湿热者忌服。

传统药膳

石韦茶

原料 石韦20 g，绿茶2 g。

制法 将石韦洗净，加水适量煮沸，取液冲泡绿茶。

用法 代茶频饮。

功效 利尿通淋，清热止血。

适用 湿热型尿路结石。

石韦大枣汤

原料 石韦30 g，大枣10 g。

制法 石韦用清水洗干净，大枣掰开。将石韦、大枣加水浸没后，先武火后文火，煮沸20分钟左右。过滤，饮汤吃枣。

用法 每日早、晚各食1碗。

功效 利尿除热，降压降脂。

适用 原发性高血压病伴肥胖、血脂偏高者。

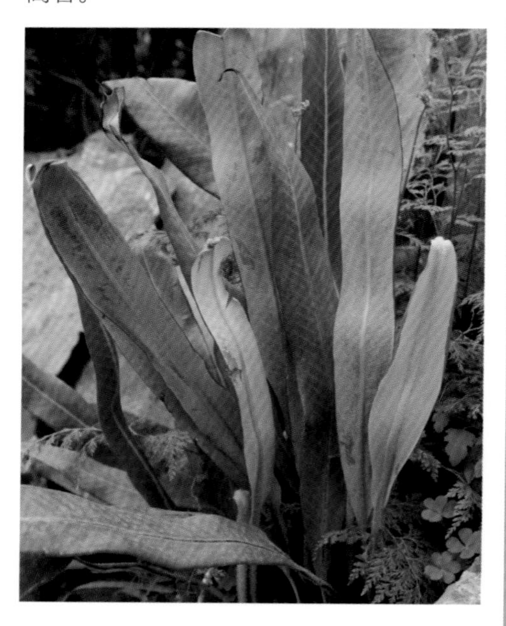

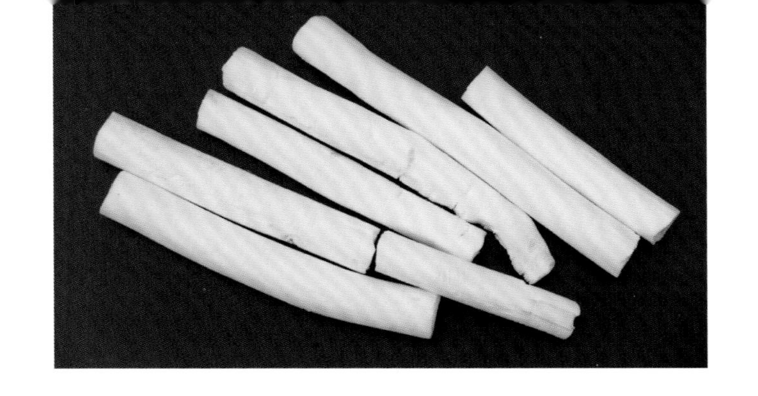

通草

别名 寇脱、葱草、白通草、大通草、大叶五加皮。

来源 本品为五加科植物通脱木的茎髓。

原文 味辛，平。主去恶虫，除脾胃寒热，通利九窍血脉关节，令人不忘。一名附支。生山谷。

性味归经 甘、淡，微寒。归肺、胃经。

附方

心热尿赤（面赤唇干，咬牙口渴） 木通、生地黄、炙甘草各等份，入竹叶七片，水煎服。（《钱氏方》）

妇人血气 木通浓煎三五盏，饮之即通。（《食疗本草》）

热气淋涩（小便赤如红花汁者） 通草三两，葵子一升，滑石四两（碎），石韦二两。上调，以水六升，煎取二升，去滓，分温三服；如人行八九里，又进一服。忌食五腥、热面、炙爆等物。（《普济方》）

黄肿透明、肾肿 通草（蜜涂炙干）、木猪草（去里皮）各等份。上为细末，并入研细去土，地龙、麝香少许。每服半钱或一钱，米饮调下。（《小儿卫生总微论方》）

伤寒后呕哕 通草三两，生芦根（切）一升，橘皮一两，粳米三合。上四味，以水五升煮，取二升随便稍饮；不瘥，更作，取瘥止。（《千金方》）

鼻痈，气息不通，不闻香臭，并有息肉 木通、细辛、附子（炮，去皮、脐）各等份。上为末，蜜和。绵裹少许，纳鼻中。（《三因极一病证方论》）

使用提示 凡气虚无湿热者不宜用，孕妇忌用。

传统药膳

通草赤小豆粥

原料 通草6 g，赤小豆30 g。

制法 先煎通草取汁，后入赤小豆煮粥。

用法 空腹服食。

功效 健脾利水。

适用 脾虚水肿，症见腹胀尿少、下肢浮肿等。

麦通粥

原料 小麦250 g，通草30 g。

制法 将小麦去壳，通草研末，同入锅内，加水适量，煮粥。

用法 分3次食之。

功效 养心，益肾，清热，利水。

适用 老人五淋、身热腹满。

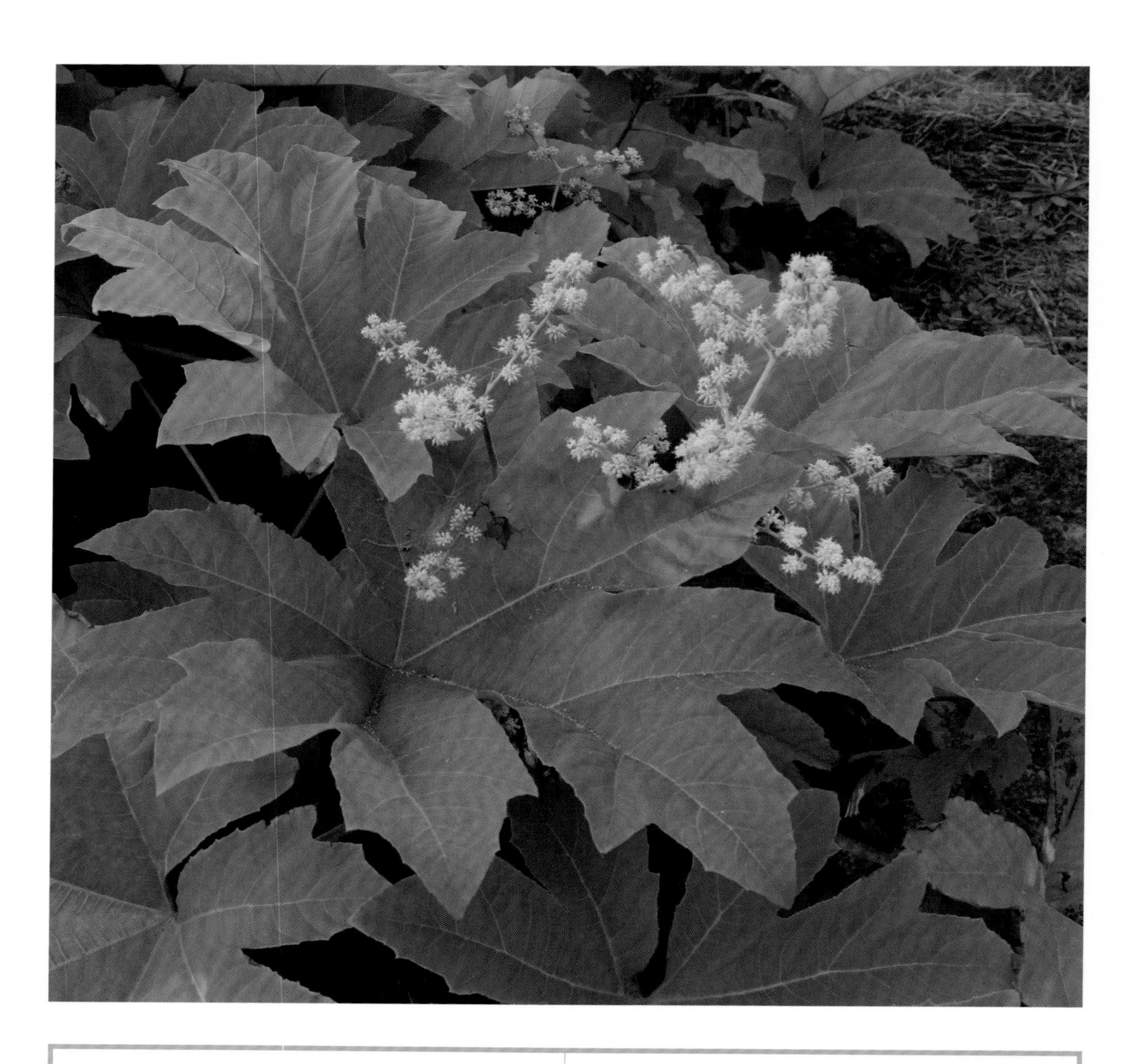

本经中品

对虾通草丝瓜汤

原料　通草、丝瓜络各6 g，对虾2只。

制法　将上3味加水煎汤，调姜、食盐少许即可。

用法　吃虾喝汤，每日1次。

功效　通调乳房气血。

适用　乳房健美，使之丰满，焕发青春。

鲫鱼通乳汤

原料　通草10 g，鲫鱼500 g，猪前蹄1只，盐适量。

制法　将鲫鱼洗净，猪蹄洗净，与通草一起加水煎煮，熟后去通草，加盐少许。

用法　饮汤吃肉，随量食用。

功效　益气健脾，通经下乳。

适用　妇女产后贫血、乳汁不足等。

茭白通草猪蹄煎

原料　茭白15～30 g，通草10 g，猪蹄1对。

制法　将上3味同煮。猪蹄煮熟。

用法　适量食之。

功效　补气血，利五脏。

适用　乳汁不下。

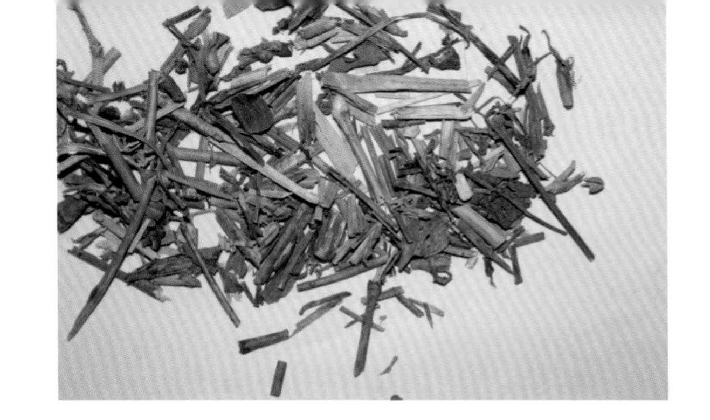

瞿麦

别名 大兰、大菊、竹节草。

来源 本品为石竹科植物瞿麦或石竹的干燥地上部分。

原文 味苦，寒。主关格诸癃结，小便不通，出刺，决痈肿，明目去翳，破胎堕子，下闭血。一名巨句麦。生川谷。

性味归经 苦，寒。归心、小肠经。

附方

小便石淋，宜破血 瞿麦子捣为末，酒服方寸匕，日三服，三日当下石。（《外台秘要》）

小便不利、有水气 瞿麦二钱半，栝楼根二两，大附子一个，茯苓、山芋各三两，为末，蜜和丸梧子大，一服三丸，日三，未知，益至七八丸。以小便利、腹中温为知也。（《金匮要略》）

子死腹中或产经数日不下 以瞿麦煮浓汁服之。（《千金方》）

目赤肿痛、浸淫等疮 瞿麦炒黄为末，以鹅涎调涂眦头即开。或捣汁涂之。（《太平圣惠方》）

眯目生翳、其物不出者，生肤翳者 瞿麦、干姜炮为末，井华水调服二钱，日二服。（《太平圣惠方》）

咽喉骨鲠 瞿麦为末，水服一寸匕，日二。（《外台秘要》）

使用提示 孕妇慎用。

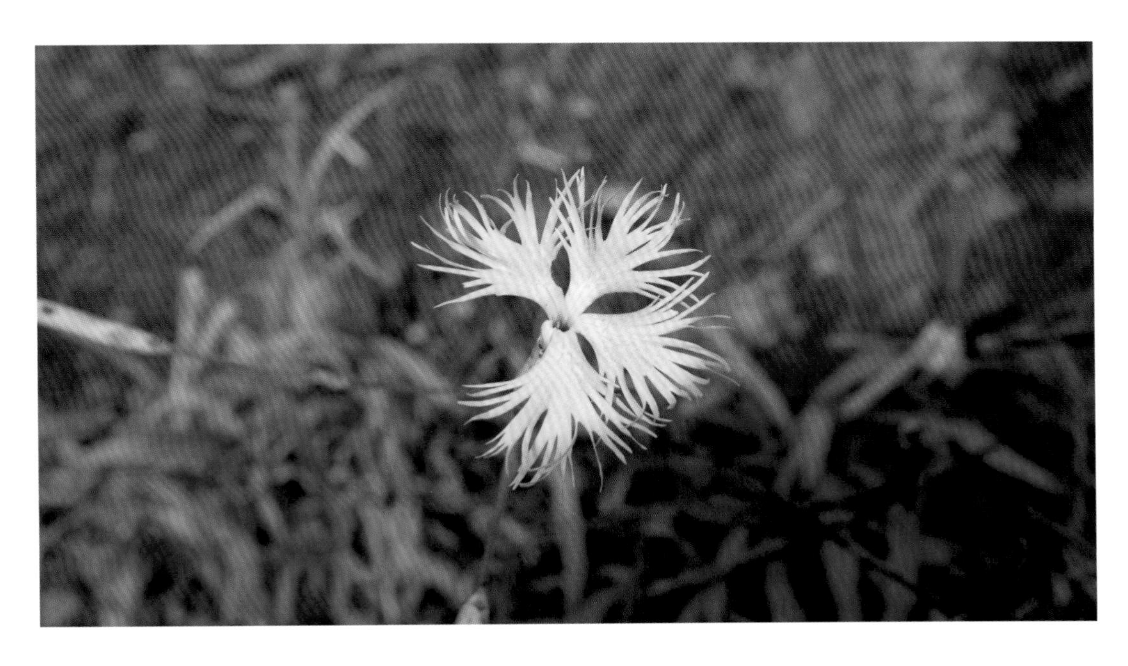

传统药膳

四金瞿麦汤

原料 瞿麦、川萆薢、枳实、郁金、蚕沙（包煎）、生地黄、车前子（包煎）、滑石各10 g，鸡内金5 g，酒大黄3 g，海金沙、金钱草各20 g。

制法 水煎服。

用法 每日1剂，分早、晚2次服。

功效 清热利湿，通淋排石。

适用 输尿管结石。

瞿麦萹蓄银花汤

原料 瞿麦、萹蓄、金银花、马鞭草、车前草各30 g。

制法 水煎取药汁。

用法 每日1剂，分2次服。

功效 清利湿热。

适用 阴茎癌。

大黄萹蓄瞿麦汤

原料 大黄12 ~ 20 g，瞿麦、萹蓄各9 g，木通6 g，甘草梢3 g，滑石12 g，车前子15 g。

制法 水煎取药汁。

用法 每日1剂，分2次服。

功效 清热利湿。

适用 淋病。

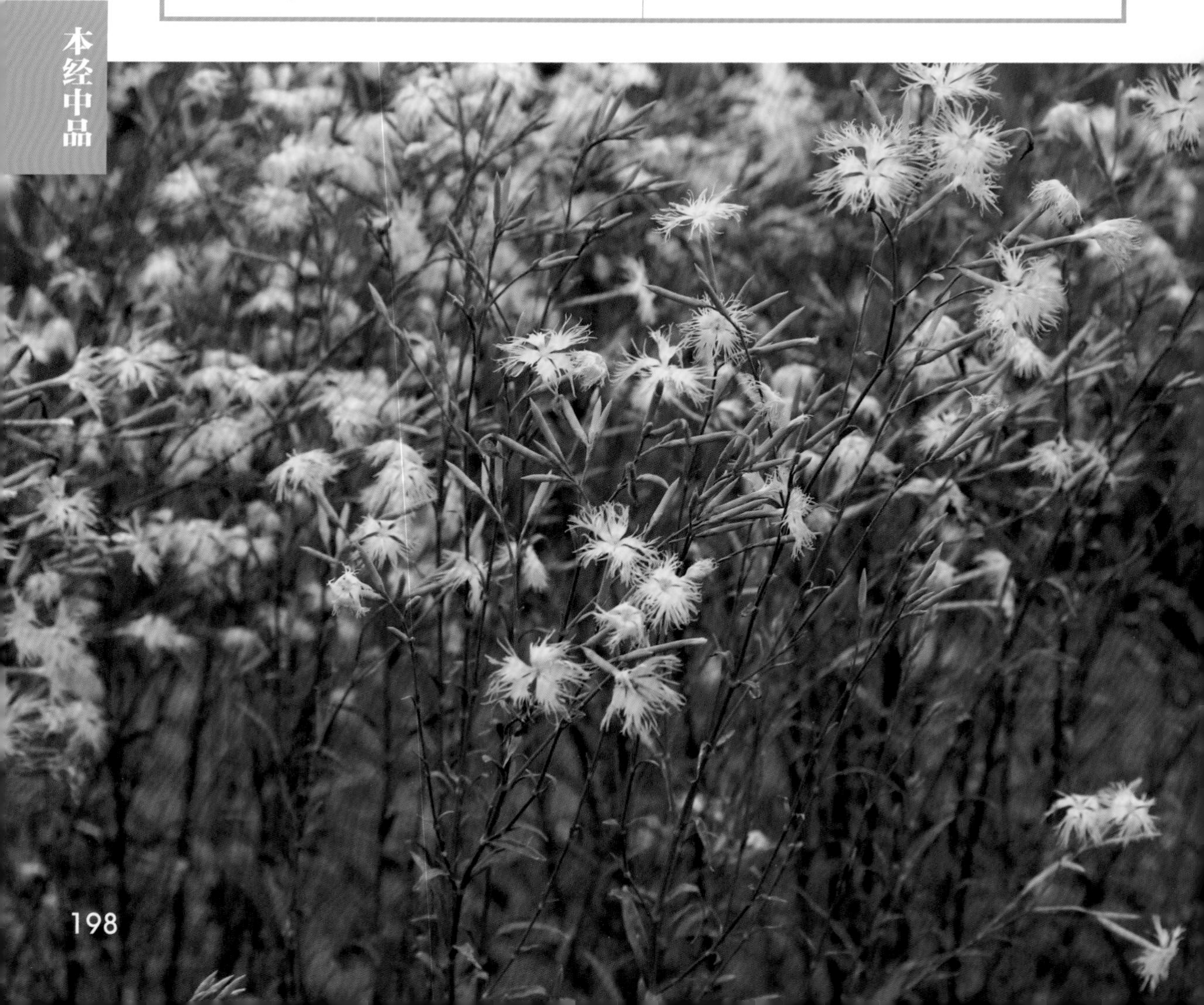

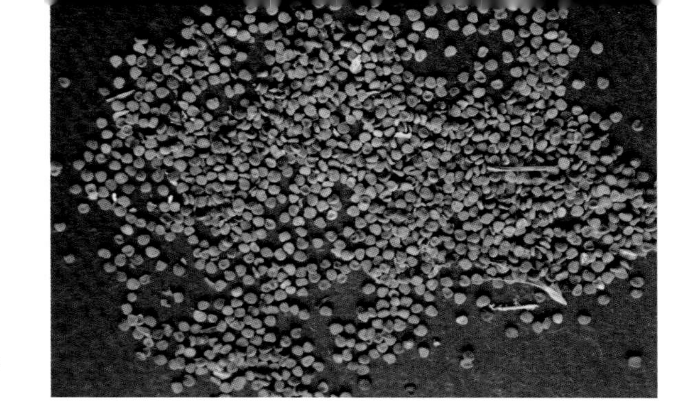

莨菪子

别名● 天仙子。

来源● 本品为茄科植物莨菪的干燥成熟种子。

原文● 味苦，寒。主齿痛，出虫，肉痹拘急，使人健行，见鬼，多食令人狂走。久服轻身。走及奔马，强志、益力、通神。一名横唐。生川谷。

性味归经● 苦、辛，温；有大毒。归心、胃、肝经。

附方●

久嗽不止（有脓血） 莨菪子五钱，淘去浮者，煮令芽出，炒研，真酥一鸡子大，大枣七枚，同煎令酥尽，取枣日食三枚。（《本草图经》）

久嗽不止（有脓血） 莨菪子三撮，吞之，日五六度。（《必效方》）

水泻日久 青州干枣十个去核，入莨菪子填满扎定，烧存性。每粟米饮服一钱。（《太平圣惠方》）

赤白下痢（腹痛，肠滑后重） 大黄煨半两，莨菪子炒黑一撮，为末。每服一钱，米饮下。（《普济方》）

久痢不止（变种种痢，兼脱肛） 莨菪子一斤，淘去浮者，煮令芽出，晒干，炒黄黑色，青州枣一斤，去皮核，酽醋二升，同煮，捣膏丸梧子大。每服二十丸，食前米饮下。（《太平圣惠方》）

脱肛不收 莨菪子炒研敷之。（《太平圣惠方》）

风牙虫牙 天仙子一撮，入小口瓶内烧烟，竹筒引烟，入虫孔内，熏之即死，永不发。（《瑞竹堂经验方》）

风牙虫牙 用莨菪子入瓶内，以热汤淋下，口含瓶口，令气熏之。冷更作，尽三合乃止。有涎津可去，甚效。（《普济方》）

年久呷嗽 莨菪子、木香、熏黄各等分。为末，以羊脂涂青纸上，撒末于上，卷作筒，烧烟熏吸之。（《崔氏纂要方》）

风毒咽肿（咽水不下，及瘰疬咽肿） 水服莨菪子末两钱匕，神良。（《外台秘要》）

乳痈坚硬 新莨菪子半匙，清水一盏，服之。不得嚼破。（《外台秘要》）

恶疮似癞（十年不愈） 莨菪子烧研敷之。（《千金方》）

打扑折伤 羊脂调莨菪子末敷之。（《千金方》）

使用提示● 心脏病、心动过速、青光眼患者及孕妇忌服。

传统药膳

酥莨菪枣

原料 莨菪子0.7 g，酥（鸡子大）适量，大枣7枚。

制法 莨菪子以水淘去浮者，水浸令芽出，焙干，炒至黄黑色。以上3味，铛中煎令酥尽，取枣去皮食之。

用法 食枣，每日2次。

功效 补五脏，益气血，解痉，止咳。

适用 咳嗽积年不瘥、胸膈干痛不利。

天仙饼

原料 天仙子（去土，炒）30 g，飞罗面（微炒）60 g。

制法 上为末，汤和做饼，6 g大小，临睡湿纸裹，慢火煨熟，去纸。

用法 米饮嚼下。

功效 益气敛汗。

适用 盗汗。

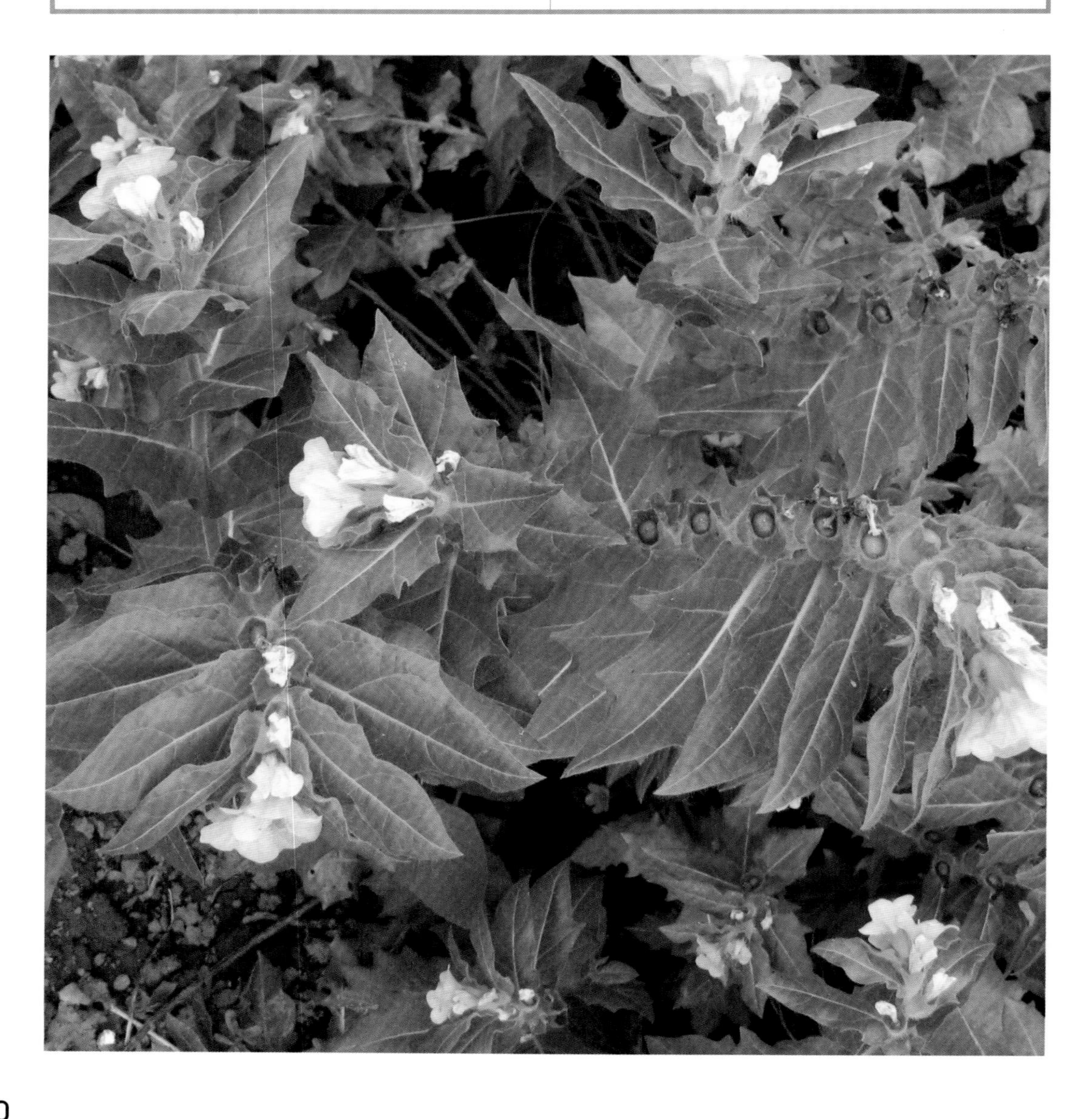

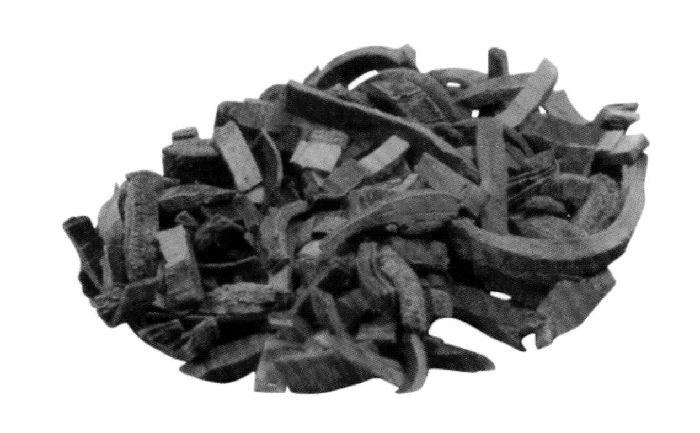

秦皮

别名 鸡糠树、白荆树、青榔木。

来源 本品为木犀科植物苦枥白蜡树、白蜡树、尖叶白蜡树或宿柱白蜡树的干燥枝皮或干皮。

原文 味酸，无毒。主风寒湿痹，洗洗寒气，除热，目中青翳白膜。久服头不白，轻身。生川谷。

性味归经 苦、涩，寒。归肝、胆、大肠经。

附方

赤眼生翳 秦皮一两，水一升半，煮七合，澄清，日日温洗。一方，加滑石、黄连各等份。（《外台秘要》）

眼暴肿痛 秦皮、黄连各一两，苦竹叶半升，水二升半，煮取八合，食后温服。此乃谢道人方也。（《外台秘要》）

妇人赤白带下，及血崩不止 秦皮三两，丹皮二两，当归身一两，俱酒洗，炒研为末，炼蜜为丸梧桐子大。每早服五钱，白汤下。（《本草汇言》）

眼弦挑针 锉秦皮，夹砂糖，水煎，调大黄末一钱，微利佳。（《仁斋直指方》）

血痢连年 秦皮、鼠尾草、蔷薇根各等份，以水煎取汁，铜器重釜煎成，丸如梧子大。每服五六丸，日二服。稍增，以知为度。亦可煎饮。（《千金方》）

使用提示 脾胃虚寒者忌用。

传统药膳

秦皮苦参汤

原料 秦皮30 g，红藤、槟榔各20 g，苦参、黄连、广木香、肉桂、当归各10 g。

制法 将上药水煎100 ml，保留灌肠。

用法 取大号导尿管插入肛门20～30 cm至乙状结肠，用100 ml注射器将温度适宜的中药煎液缓慢推入，一次灌入50～80 ml，每日1次，灌后抬高床尾，取左侧卧位保留30分钟。15日为1个疗程。

功效 清热解毒，燥湿化瘀。

适用 溃疡性结肠炎。

白头翁秦皮粥

原料 白头翁15 g，秦皮12 g，黄柏10 g，黄连3 g，粳米100 g。

制法 先煎上药，取汁去渣，加入淘净的粳米煮粥，粥熟时调入白糖即可。

用法 每日早、晚各1次，温热服。

功效 清热利湿，杀菌止痢。

适用 细菌性痢疾、肠炎。

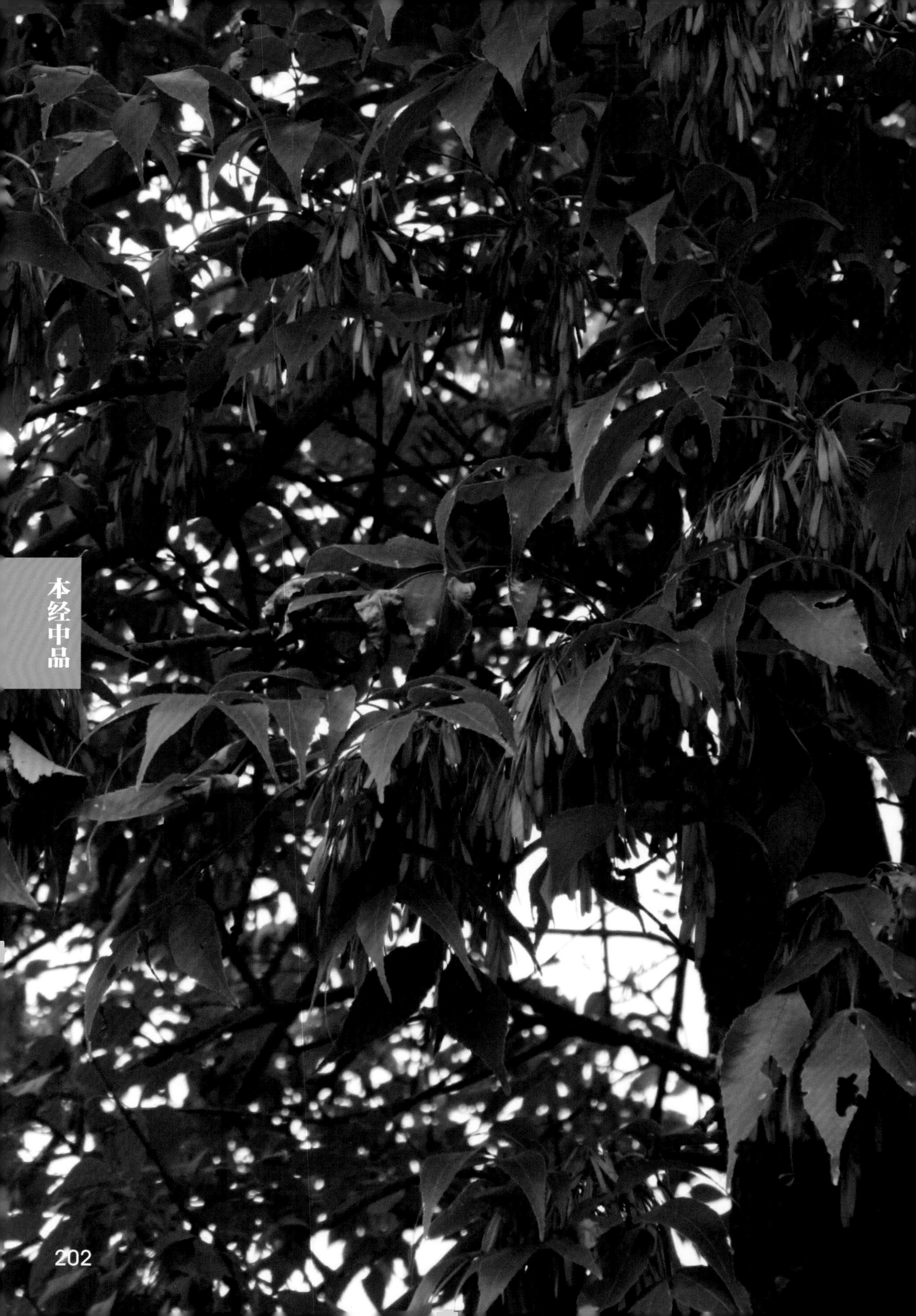

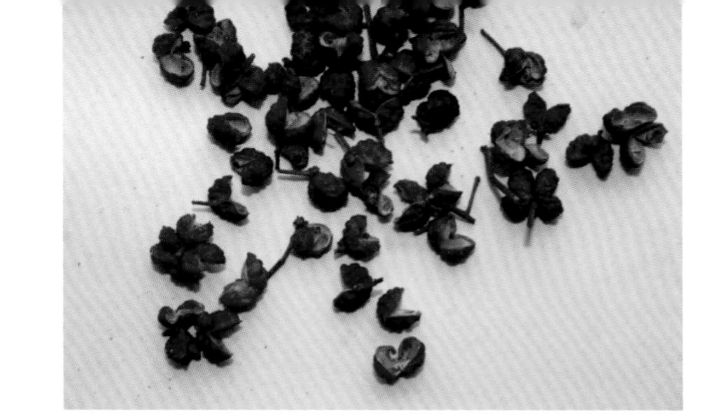

蜀椒

别名● 川椒。

来源● 本品为芸香科植物蜀椒的果壳。

原文● 味辛，温。主邪气咳逆，温中，逐骨节皮肤死肌，寒湿痹痛，下气。久服之头不白，轻身增年。生川谷。

性味归经● 辛，热。归脾、肺经。

附方●

补益心肾，明目驻颜，顺气祛风延年 蜀椒一斤炒去汗，白茯苓十两去皮，为末，炼蜜丸梧子大。每服五十丸，空心盐汤下。忌铁器。（《经验方》）

阴冷入腹（有人阴冷，渐渐冷气入阴囊肿满，日夜疼闷欲死） 以布裹椒包囊下，热气大通，日再易之，以消为度。（《千金方》）

呃噫不止 川椒四两炒研，面糊丸梧子大，每服十丸，醋汤下，神效。（《经验方》）

疮肿作痛 生椒末、釜下土、荞麦粉各等份，研，醋和敷之。（《外台秘要》）

手足皴裂 椒四合，以水煮之，去渣渍之，半食顷，出令燥，须臾再浸，候干，涂猪羊脑髓，极妙。（《胜金方》）

老小泄泻（小儿水泻，及人年五十以上患泻） 用椒二两，醋二升，煮醋尽，慢火焙干碾末，瓷器贮之。每服二钱匕，酒及米饮下。（《谭氏方》）

伤寒齿衄（伤寒呕血，继而齿缝出血不止） 用开口川椒四十九粒，入醋一盏，同煎熟，入白矾少许服之。（《仁斋直指方》）

头上白秃 蜀椒末，猪脂调敷，三五度便愈。（《普济方》）

肾风囊痒 川椒、杏仁研膏，涂掌心，合阴囊而卧，甚效。（《直指方》）

百虫入耳 蜀椒碾细，浸醋灌之，自出。（《危氏世医得效方》）

毒蛇咬螫 以闭口椒及叶捣，封之良。（《肘后备急方》）

使用提示● 阴虚火旺者忌服，孕妇慎用。

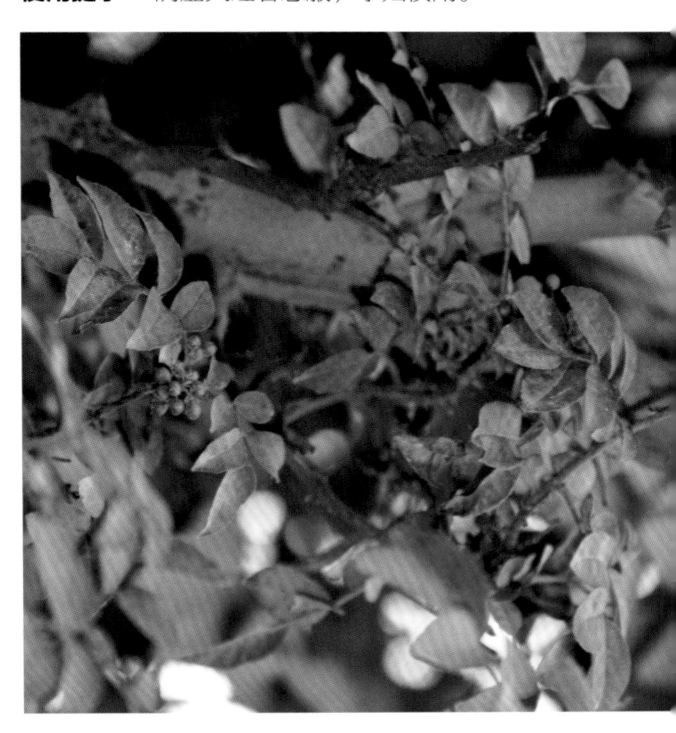

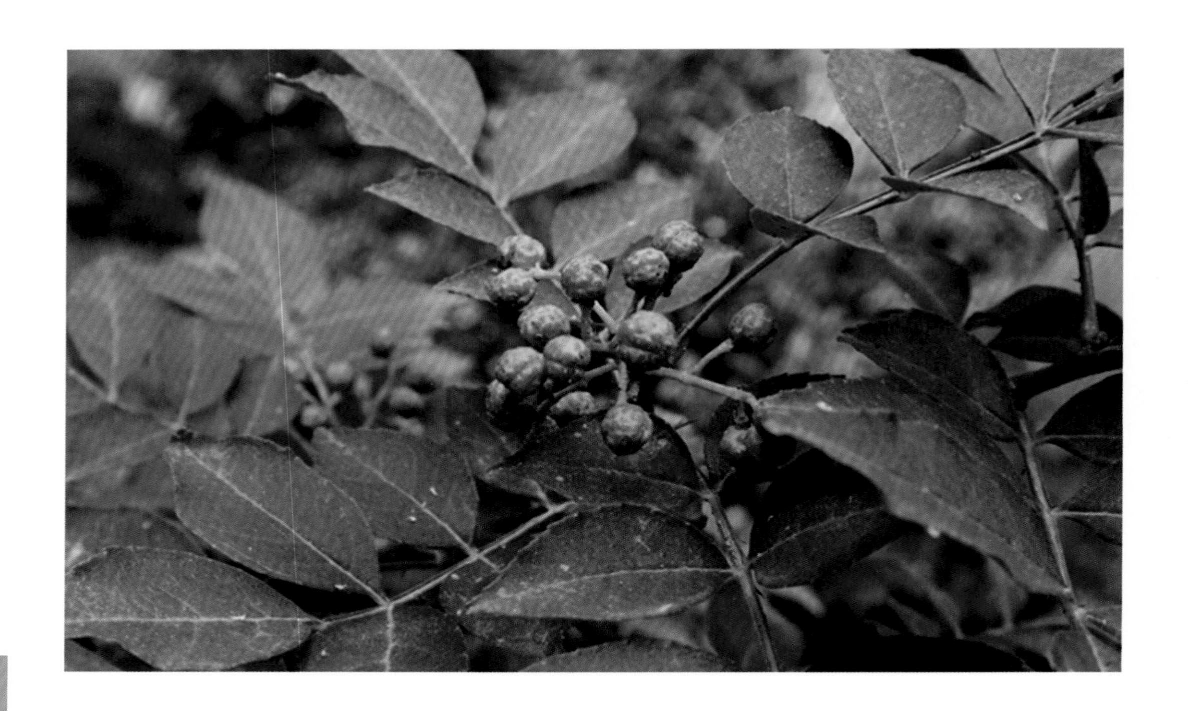

传统药膳

蜀椒红糖汤

原料 蜀椒12 g，红糖30 g。

制法 蜀椒洗净；锅内加水400 ml，放入蜀椒，煎成250 ml，加红糖搅拌溶化即可。

用法 趁热直接饮用。

功效 散寒下气。

适用 回乳。

蜀椒粥

原料 蜀椒5 g，粳米50 g。

制法 蜀椒煎水，去渣取汁，再加粳米入内煮粥。

用法 空腹趁热食用，每日1次。

功效 温里，散寒，止痛。

适用 寒凝牙痛。

蜀椒酒

原料 蜀椒50粒，侧柏叶15 g，白酒500 ml。

制法 将蜀椒、侧柏叶共捣碎，放入酒瓶内，倒入白酒（45度）密封浸泡，经常摇动，半个月后即可服用。

用法 在呼吸道及消化道传染病流行季节，每日早晨空腹温饮10～20 ml，佐餐食之。

功效 辛温疏表，解热止痛。

适用 防治四时瘟疫，感冒发热、头痛。

蜀椒油炒芹菜

原料 芹菜200 g，植物油4 ml，蜀椒、酱油、味精、葱、盐各适量。

制法 芹菜去根、老叶，洗净，切段；油放炒锅中烧五成热，放入蜀椒稍炸至香，再放芹菜翻炒两下，加酱油、盐、味精拌炒均匀，撒入葱花，出锅盛入盘中即可。

用法 佐餐食用。

功效 降血压，助消化。

适用 高脂血症及高血压。

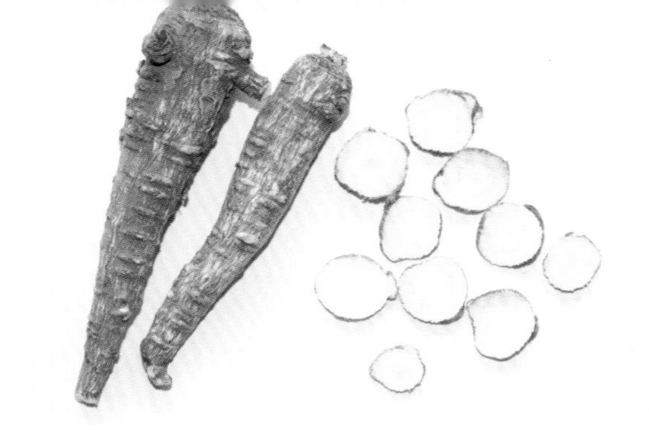

白芷

别名● 芳香、苻蓠、泽芬、香白芷。

来源● 本品为伞形科植物白芷或杭白芷的干燥根。

原文● 味辛，温。主女人漏下赤白，血闭，阴肿，寒热，风头，侵目泪出，长肌肤、润泽，可作面脂。一名芳香。生川谷。

性味归经● 辛，温。归胃、大肠、肺经。

附方●

风寒流涕 香白芷一两，荆芥穗一钱，为末，蜡茶点服二钱。（《百一选方》）

小儿流涕 白芷末、葱白，捣丸小豆大，每茶下二十丸，仍以白芷末，姜汁调，涂太阳穴，乃食热葱粥取汗。（《太平圣惠方》）

一切眼疾 白芷、雄黄为末，炼蜜丸龙眼大，朱砂为衣，每服一丸，食后茶下，日二服。（《普济方》）

口齿气臭 香白芷七钱，为末，食后井水服一钱。（《百一选方》）

口齿气臭 白芷、川芎各等份，为末，蜜丸芡子大，日噙之。（《济生方》）

血风反胃 香白芷一两（切片，瓦炒黄）。为末，用猪血七片，沸汤泡七次，蘸末食之，日一次。（《妇人良方》）

大便风秘 香白芷炒，为末，每服二钱，米饮入蜜少许，连进二服。（《十便良方》）

小便气淋，结涩不通 白芷醋浸焙干，二两，为末，煎木通、甘草酒调下一钱，连进二服。（《普济方》）

小便出血 当归、白芷各等份，为末，米饮每服二钱。（《经验方》）

痔疮肿痛 先以皂角烟熏之，后以鹅胆汁调白芷末涂之，即消。（《医方摘要》）

疔疮初起 白芷一钱，生姜一两，擂酒一盏，温服取汗，即散。（《袖珍方》）

痈疽赤肿 白芷、大黄各等份，为末，米饮服二钱。（《经验方》）

刀箭伤疮 香白芷嚼烂涂之。（《集简方》）

诸骨鲠咽 白芷、半夏各等份，为末，水服一钱，即呕出。（《普济方》）

使用提示● 脾胃虚弱者不宜服用，血虚痹痛、阴虚头痛者慎用。

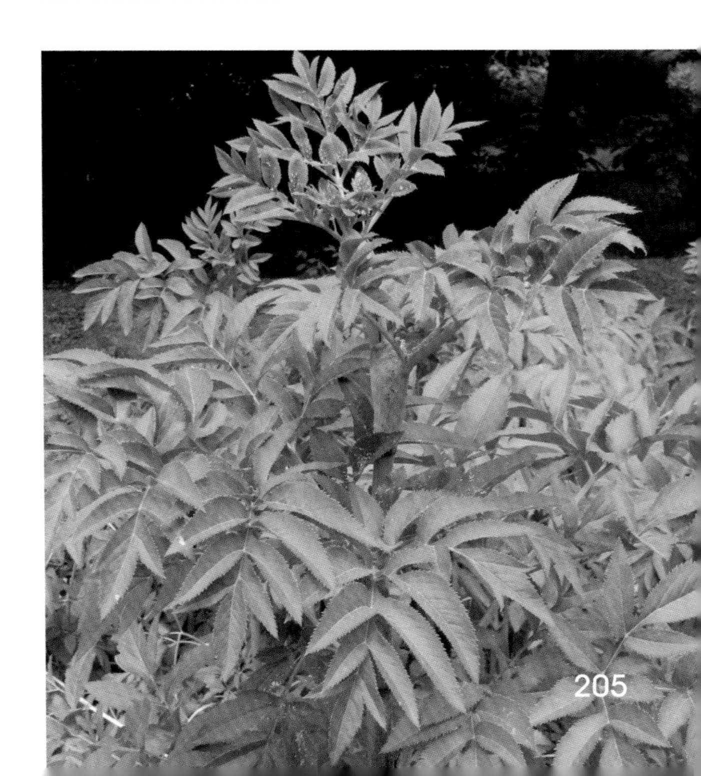

传统药膳

白芷茯苓薏苡仁粥

原料 白芷、陈皮各10 g，茯苓30 g，薏苡仁50 g，盐3 g。

制法 将白芷、茯苓、陈皮洗净；薏苡仁洗净，清水浸半小时；把白芷、茯苓、陈皮放入锅内，加清水适量，武火煮半小时，去渣，放入薏苡仁，文火煮至粥成，加盐调味或淡食。

用法 随量食用。

功效 祛风化痰，降浊止痛。

适用 神经衰弱属脾湿痰浊上犯者，症见头痛、头晕、恶心、胸脘痞闷、痰多吐涎沫等。

白芷粥

原料 白芷10 g，大米100 g。

制法 将白芷择净，放入锅中，加清水适量，浸泡5~10分钟后，水煎取汁，加大米煮为稀粥。

用法 每日1~2剂，连续2~3日。

功效 祛风解表，宣通鼻窍。

适用 外感风寒所致的鼻塞、头痛、眉棱骨痛等。

白芷鲤鱼汤

原料 白芷15 g，鲤鱼1条（100~150 g），调味品适量。

制法 将鱼常法洗净，白芷以面包，加水适量，共煮之至熟，入调味品即可。

用法 吃鱼喝汤，隔日1次。

功效 调养气血，丰满乳房。

适用 乳房健美。

白芷菠菜羊肝汤

原料 白芷末2 g，菠菜250 g，羊肝200 g，味精、盐、香油各适量。

制法 将菠菜择洗干净，切段；羊肝洗净，切片，放入碗中，加入白芷末、香油、盐，拌匀腌渍，备用。锅置火上，加适量清水煮沸，放入羊肝、菠菜，煮熟时加入味精、盐调味即可。

用法 佐餐食用。

功效 养血止痛。

适用 产后血虚身痛。

白芷菊花茶

原料 白芷、菊花各9 g。

制法 将菊花、白芷研成细末，开水冲泡。

用法 代茶饮。

功效 祛风平肝，解痉止痛。

适用 偏头痛者。

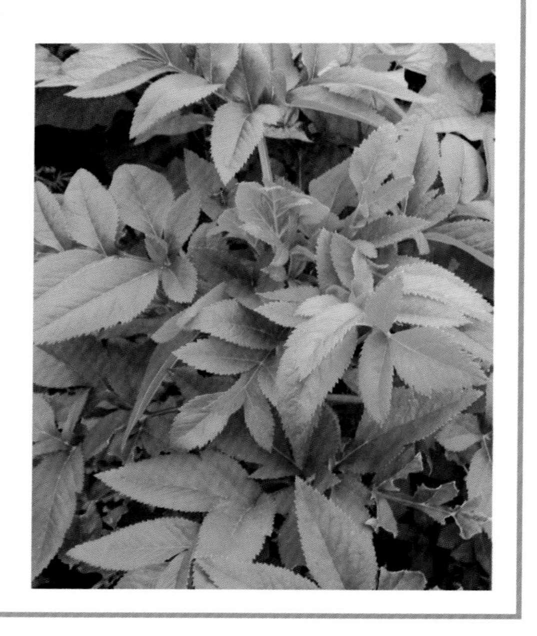

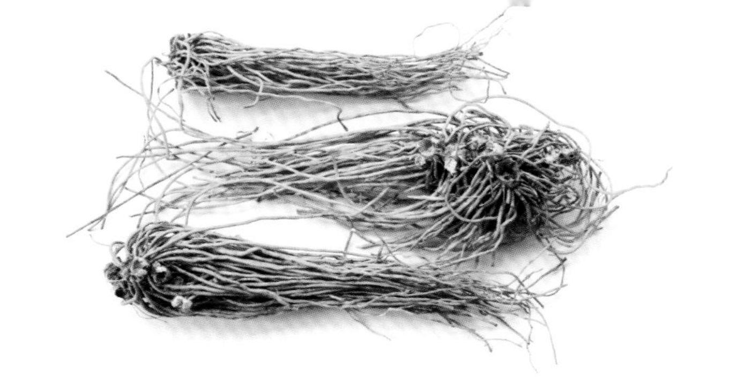

白薇

别名● 春草、芒草。

来源● 本品为萝藦科植物白薇或蔓生白薇的干燥根及根茎。

原文● 味苦，平。主暴中风，身热肢满，忽忽不知人，狂惑邪气，寒热酸疼，温疟洗洗，发作有时。生川泽。

性味归经● 苦、咸，寒。归胃、肝、肾经。

附方●

肺实鼻塞，不知香臭 白薇、贝母、款冬花各一两，百部二两，为末。每服一钱，米饮下。（《普济方》）

妇人遗尿、白淋热淋（不拘胎前产后） 白薇、芍药各一两，为末，酒服方寸匕，日三服。（《千金方》）

金疮血出 白薇为末，贴之。（《儒门事亲》）

妇人乳中虚、烦乱呕逆 生竹茹二分，石膏二分，桂枝一分，甘草七分，白薇一分，上五味末之，枣肉和丸弹子大，以饮服一丸，日三夜二服，有热者倍白薇，烦喘者加柏实一分。（《金匮要略》）

郁冒血厥、居常无苦、忽然如死、身不动、默默不知人、目闭不能开、口噤不能语，又或似有知，而恶闻人声，或但如眩冒，移时乃寤 白薇一两，当归一两，人参半两。上为散，每服五钱，水二盏，煎至一盏，去滓，温服。（《全生指迷方》）

使用提示● 血虚者忌服。

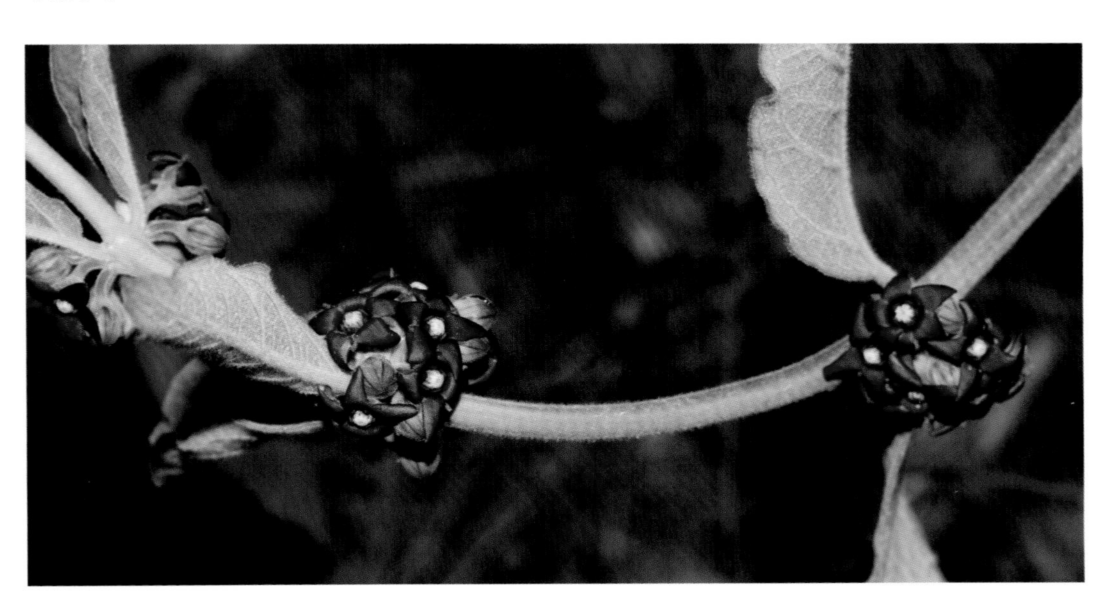

传统药膳

丹参桃仁白薇粥

原料 桃仁（去皮尖）、白薇10 g，丹参15 g，粳米50 g。

制法 将桃仁研碎，与白薇、丹参同煎取汁去渣，与粳米同煮为粥。

用法 温服适量。

功效 清热，凉血，化瘀。

适用 损伤后瘀血发热、大便干结等。

白薇冬茶

原料 白薇5 g，天冬、甘草、桔梗、绿茶各3 g。

制法 用200 ml开水冲泡。

用法 10分钟后饮用，也可直接冲饮。

功效 清热消核。

适用 瘰疬痰核、皮肤肿块。

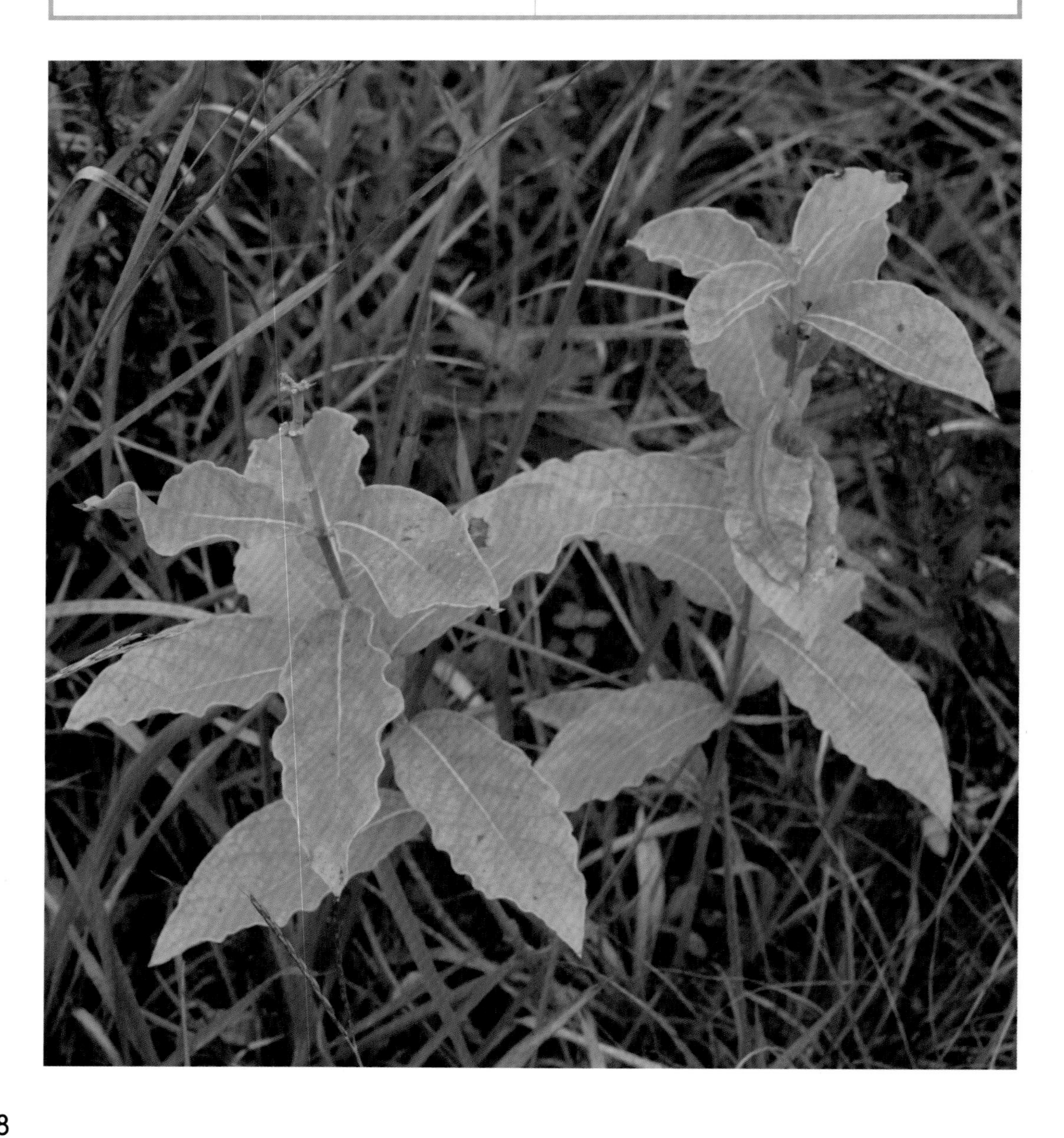

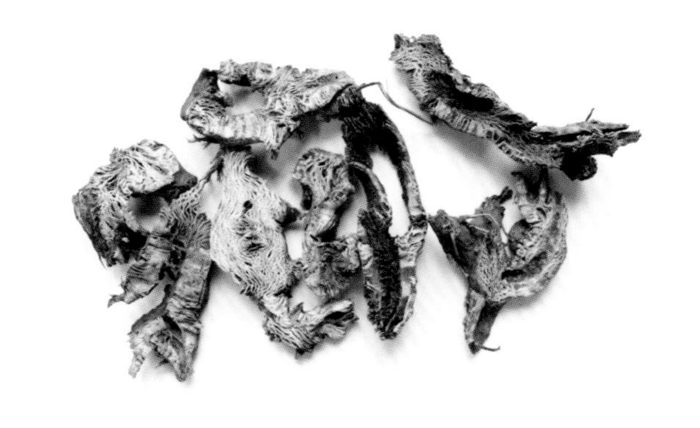

升麻

别名● 龙眼根。

来源● 本品为毛茛科植物大三叶升麻、兴安升麻或升麻的干燥根茎。

原文● 味甘，平。主解百毒，杀百精老物殃鬼，辟温疫瘴邪蛊毒。久服不夭，轻身长年，一名周升麻。生山谷。

性味归经● 辛、微甘，微寒。归肺、脾、胃、大肠经。

附方●

卒肿毒起　升麻磨醋频涂之。（《肘后备急方》）

喉痹作痛　升麻片含咽；或以半两煎服取吐。（《仁斋直指方》）

胃热齿痛　升麻煎汤，热漱咽之，解毒；或加生地黄。（《仁斋直指方》）

口舌生疮　升麻一两，黄连三分，为末，绵裹含咽。（《本事方》）

热痱瘙痒　升麻煎汤饮并洗之。（《千金方》）

解莨菪毒　升麻煮汁，多服之。（《外台秘要》）

挑生蛊毒、野葛毒　并以升麻多煎频饮之。（《仁斋直指方》）

使用提示● 麻疹已透、阴虚火旺，以及阴虚阳亢者，均忌用。

传统药膳

人参升麻粥

原料　人参5～10 g，升麻3 g，粳米30 g。

制法　人参、升麻水煎取汁，与粳米同煮为粥。

用法　每日1剂，连服1周。

功效　补气摄血，升阳举陷。

适用　气虚月经过多、过期不止、色淡质稀清如水，面色㿠白，气短懒言，心悸，肢软无力等。

二麻鸡汤

原料　升麻10 g，黑芝麻100 g，小雄鸡1只。

制法　黑芝麻捣烂，升麻用洁净纱布包。小鸡洗净后，与前2味小火炖烂，入少许调味品即可。

用法　吃肉饮汤1次下，隔日1次。

功效　升举子宫。

适用　中气下陷所致之子宫脱垂。

升麻蒸瘦肉

原料　升麻10 g，黄芪、党参各20 g，猪瘦肉100 g，味精、食盐各1 g，绍酒2 ml，姜片5 g，葱段1根。

制法　将升麻、黄芪、党参洗净，切成薄片，烘干研成末；猪瘦肉洗净，切成薄片，与3味中药末拌匀，加鲜汤100 ml，放入姜片、葱段，用湿绵纸封住碗口，入笼内，置沸水旺火上蒸至熟透，加入味精、食盐即成。

用法　趁热食之，每食适量。

功效　补中益气。

适用　气虚引起的子宫脱垂、胃下垂、小腹下坠、面色不华等。

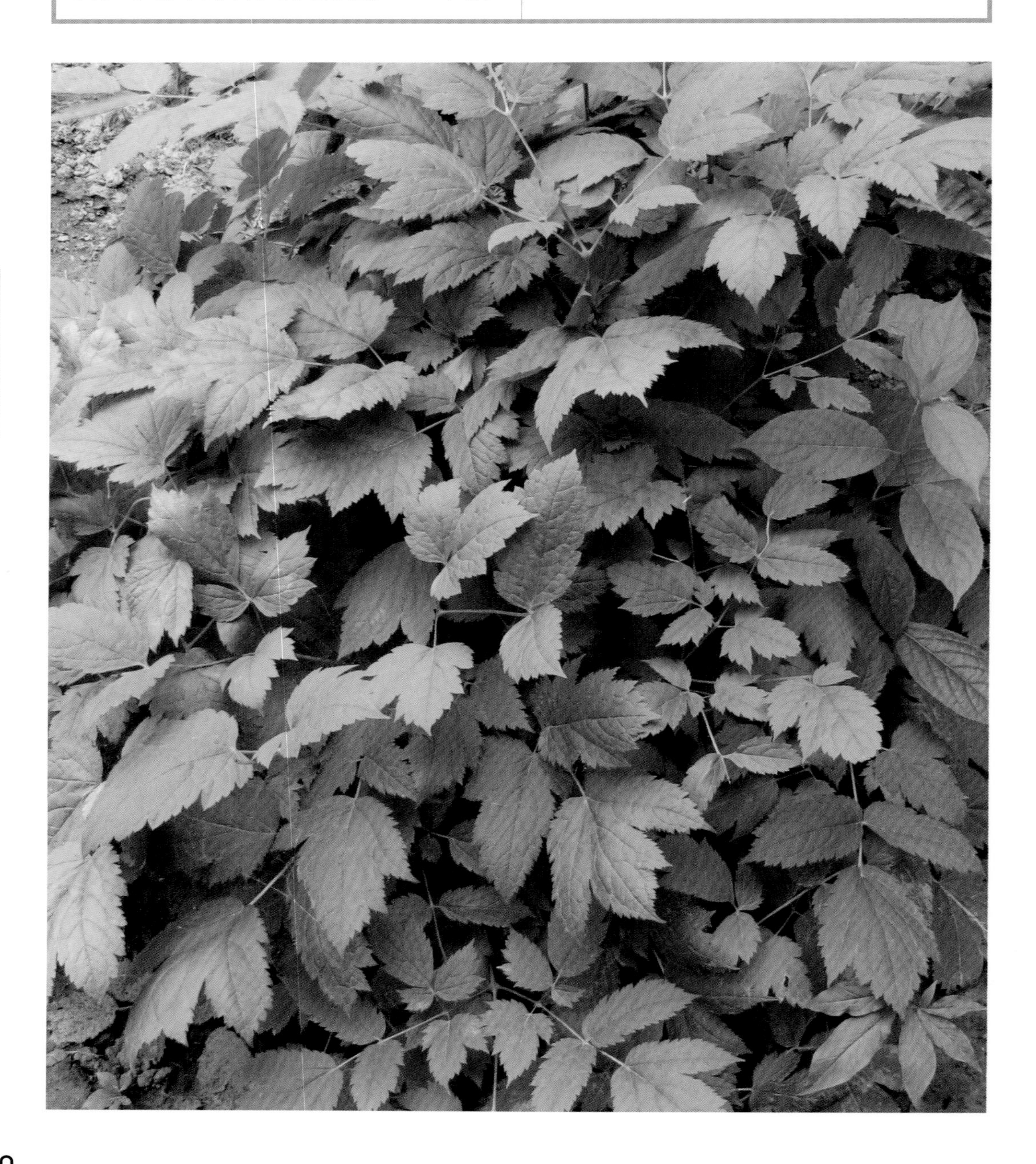

苍耳

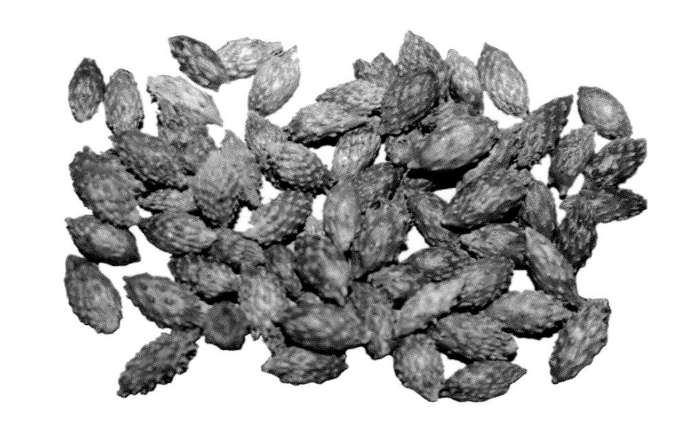

别名● **野茄子、刺儿棵、疔疮草、粘粘葵。**

来源● 本品为菊科植物苍耳的带总苞的果实。

原文● 味甘，温。主风头寒痛，风湿周痹，四肢拘挛痛，恶肉死肌。久服益气，耳目聪明，强志轻身。一名胡葈，一名地葵。生川谷。

性味归经● 辛、苦，温；有毒。归肺经。

附方●

久疟不瘥　苍耳子（或根茎亦可），焙研末，酒糊丸梧子大，每酒服三十丸，日二服，生者捣汁服亦可。（《朱氏集验方》）

大腹水肿、小便不利　苍耳子灰、葶苈末各等份，每服二钱，水下，日二服。（《千金方》）

风湿挛痹、一切风气　苍耳子三两，炒为末，以水一升半，煎取七合，去滓呷之。（《食医心镜》）

牙齿痛肿　苍耳子五升，水一斗，煮取五升，热含之。冷即吐去，吐后复含，不过一剂瘥。茎叶亦可，或入盐少许。（《千金翼方》）

鼻渊流涕　苍耳子即缣丝草子，炒研为末，每白汤点服一二钱。（《证治要诀》）

眼目昏暗　苍耳实一升，为末，白米半升作粥，日食之。（《普济方》）

嗜酒不已　毡中苍耳子七枚，烧灰投酒中饮之，即不嗜。（《陈藏器本草》）

使用提示● 血虚头痛不宜服用，过量服用易致中毒。

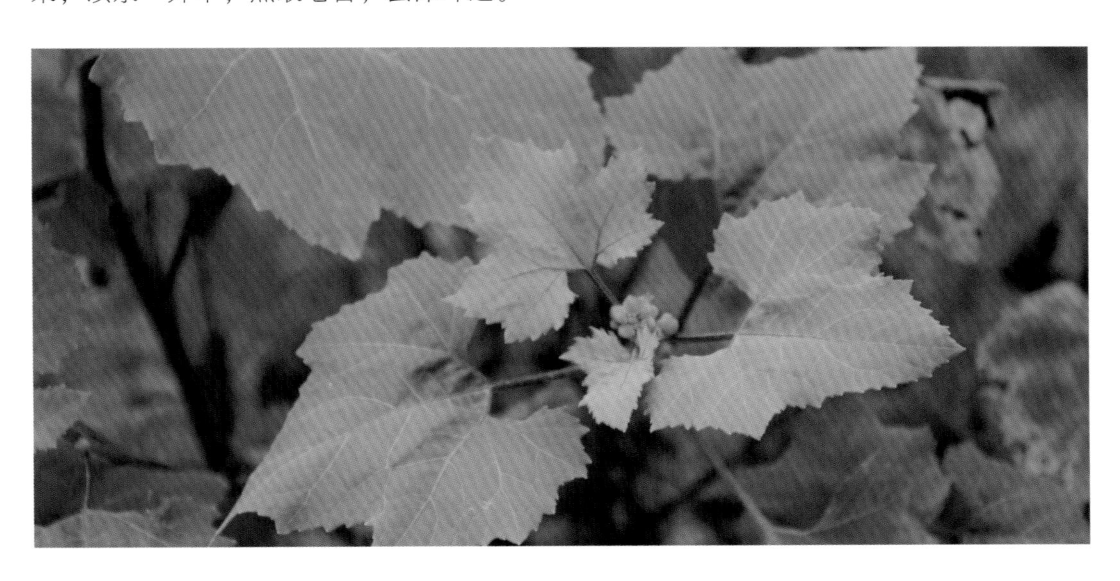

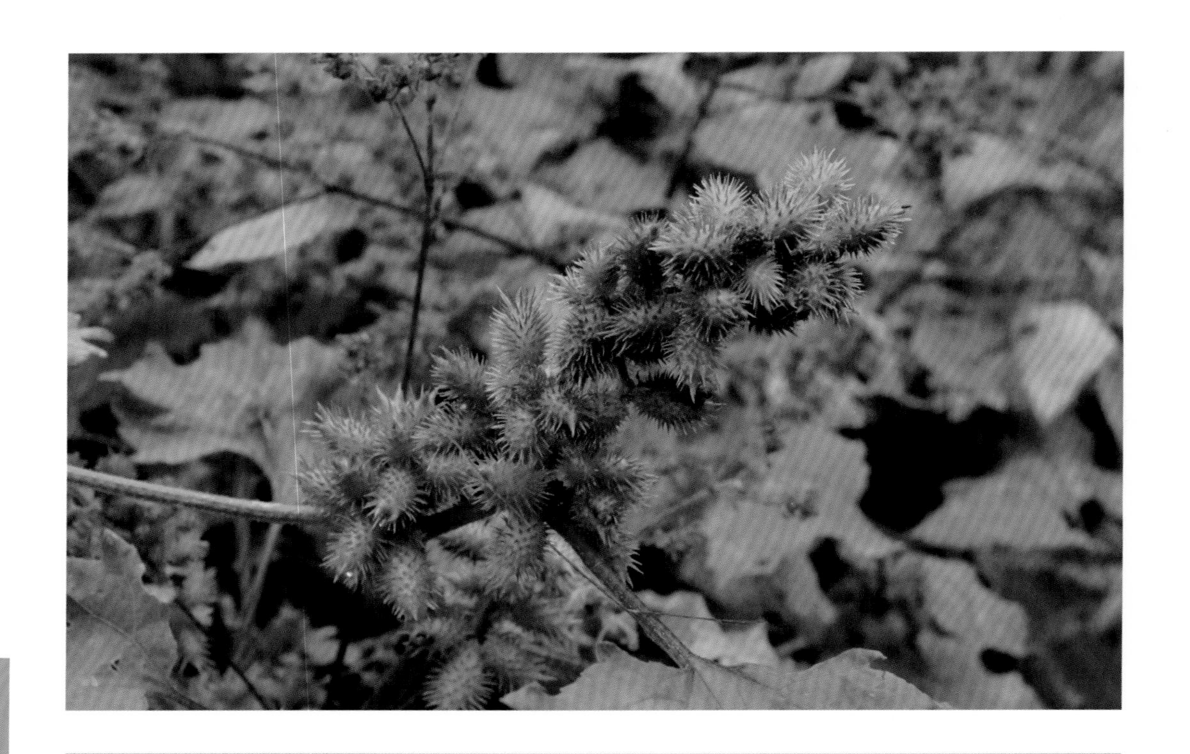

传统药膳

苍耳子粥

原料 苍耳子10 g，粳米50 g。

制法 将苍耳洗净，加水煎煮，去渣取汁，放入粳米煮成粥即可。

功效 散风除湿。

适用 因风湿上扰引起的头痛、鼻渊，或因湿热下注引起的老年痔疮，以及风湿阻痹所致之肢体作痛或皮肤瘙痒等。

苍耳消肿粥

原料 苍耳子15 g，粳米100 g。

制法 先煎苍耳子，去渣，后入米煮粥。

用法 空腹服用，每日1～2次。

功效 祛风消肿。

适用 痔疮下血、老人目暗不明等。

苍耳防风酒

原料 苍耳子、防风、独活、生地黄各30 g，薏苡仁、木通各20 g，人参15 g，肉桂12 g，白酒1000 ml。

制法 以上原料捣碎，用白布包贮，置于净器中，以白酒浸之，封口，7日后开取，即可饮用。

用法 每日空腹饮，初饮每次1～2小杯，以后可加至2～3小杯。

功效 除热，补虚。

适用 骨痛、耳聋。

苍耳白芷茶

原料 苍耳子10 g，白芷5 g，绿茶2 g。

制法 将苍耳子、白芷分别拣杂，洗净。白芷切成片，与苍耳子、绿茶同放入砂锅，加水浸泡片刻，煎煮10分钟，用洁净纱布过滤，取汁即成。

用法 早、晚各服代茶饮。

功效 清火祛风。

适用 慢性鼻炎。

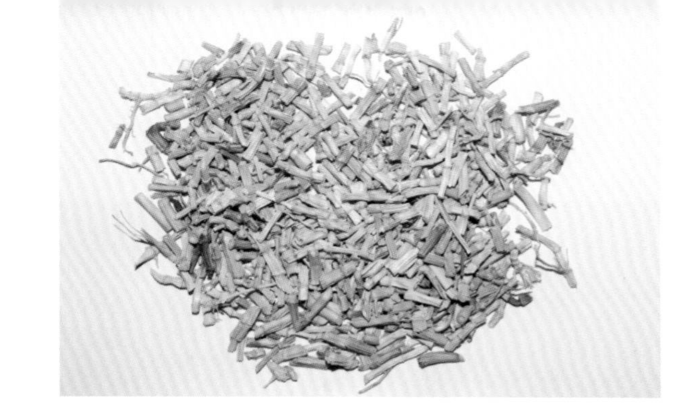

茅根

别名● 白茅根。

来源● 本品为禾本科植物白茅的干燥根茎。

原文● 味甘，寒。主治劳伤虚羸，补中益气，除瘀血，血闭寒热，利小便。其苗主下水。一名兰根，一名茹根。生山谷。

性味归经● 甘，寒。归肺、胃、膀胱经。

附方●

山中辟谷（凡辟难无人之境） 取白茅根洗净，咀嚼，或石上晒焦捣末，水服方寸匕，可辟谷不饥。（《肘后备急方》）

反胃上气，食入即吐 茅根、芦根二两，水四升，煮二升，顿服得下，良。（《圣济总录》）

虚后水肿（因饮水多，小便不利） 用白茅根一大把，小豆三升，水三升，煮干，去茅食豆，水随小便下也。（《肘后备急方》）

五种黄病（黄疸、谷疸、酒疸、女疸、劳疸也） 生茅根一把细切，以猪肉一斤，合作羹食。（《肘后备急方》）

解中酒毒 茅根汁，饮一升。（《千金方》）

小便出血 茅根煎汤，频饮为佳。（《谈野翁方》）

鼻衄不止 茅根为末，米泔水服二钱。（《太平圣惠方》）

使用提示● 胃虚寒、腹泻便溏者忌食。

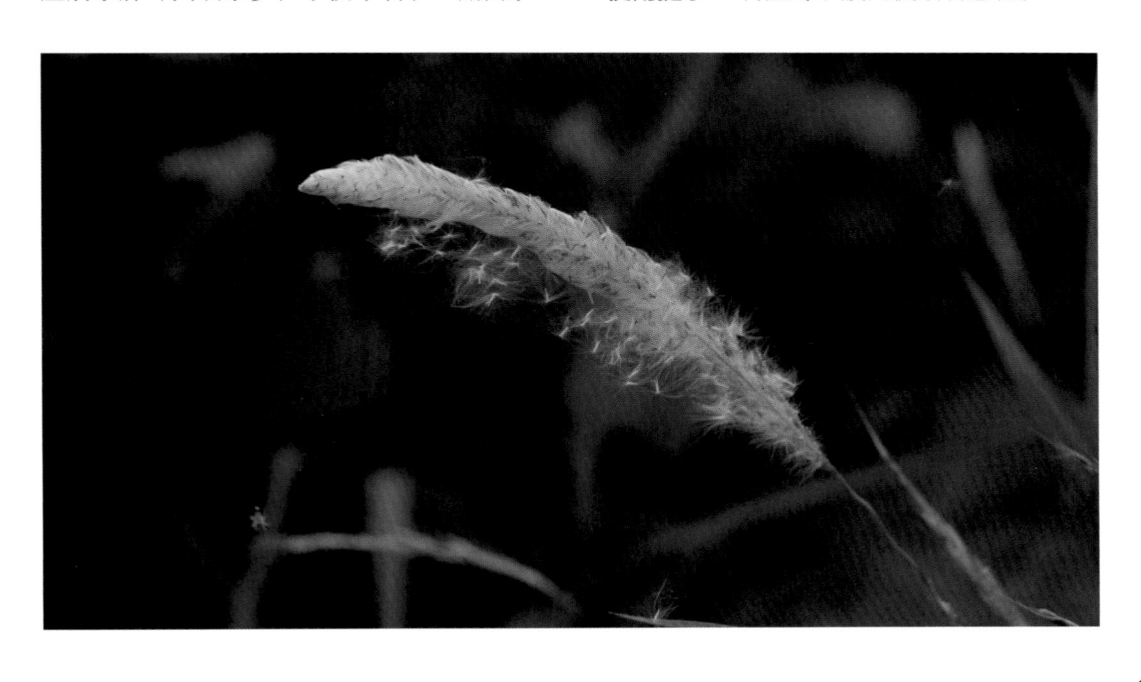

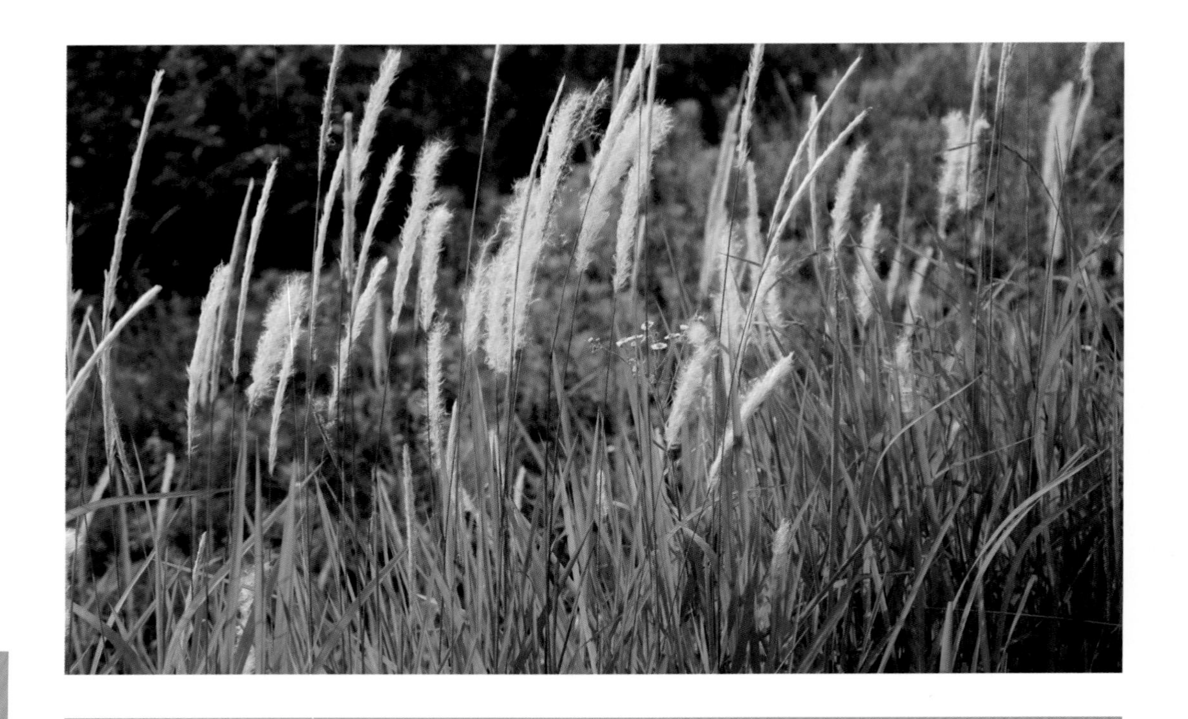

本经中品

传统药膳

茅根粳米粥

原料 白茅根、粳米、鲜荷叶各50 g，白糖30 g。

制法 先将白茅根洗净，放锅中加水1000 ml，煎取汁600 ml。再用此汁与淘净的粳米同煮成粥，出锅前放鲜荷叶略炖，食前用白糖调味。

用法 每日1剂，代早餐用。

功效 养阴清热，凉血。

适用 血热所致的痱子。

茅根赤豆粥

原料 鲜茅根（干品50 g）、赤豆各200 g。

制法 白茅根洗净，加水适量煎煮30分钟，去渣，加入洗净的赤豆，熬成粥。

用法 食粥，每日1次。

功效 补脾利湿，利尿消肿。

适用 慢性肾炎。

茅根鲜藕栀子仁粥

原料 白茅根30 g，栀子仁末6 g，鲜藕片60 g，粳米100 g。

制法 先将白茅根水煎滤汁去渣，加入鲜藕片、粳米同煎为粥，待粥熟时，调入栀子仁末，稍煮即可食用。

用法 早、晚餐食用，每日2次。

功效 泻肝清胃，凉血止血。

适用 肝火犯胃型上消化道出血。

茅根茶

原料 白茅根10 g，茶叶5 g。

制法 将白茅根摘根须，洗净，同茶叶一起加水，煎服。

用法 每日1次。

功效 清热利尿，凉血解毒。

适用 急性肾炎、血尿、急性传染性肝炎。

百合

别名● 重迈、中庭、重箱、摩罗、强瞿、百合蒜、蒜脑薯。

来源● 本品为百合科植物卷丹、百合或细叶百合的干燥肉质鳞叶。

原文● 味甘，平。主治邪气腹胀心痛，利大小便。补中益气。生川谷。

性味归经● 甘，寒。归心、肺经。

附方●

肺痈 白花百合，或煮或蒸，频食。拌蜜蒸更好。（《经验广集》百合煎）

百合变热 用百合一两，滑石三两，为末，饮服方寸匕。（《小品方》）

百合腹满（作痛者） 用百合炒为末，每饮服方寸匕，日二。（《小品方》）

阴毒伤寒 百合煮浓汁，服一升良。（《孙真人食忌》）

肺脏壅热（烦闷咳嗽者） 新百合四两，和蜜蒸软，时时含一片，吞津。（《太平圣惠方》）

肺病吐血 新百合捣汁，和水饮之，亦可煮食。（《卫生易简方》）

耳聋耳痛 干百合为末，温水服二钱，日二服。（《千金方》）

疮肿不穿 野百合同盐捣泥，敷之良。（《应验方》）

天疱湿疮 生百合捣涂，一二日即安。（《濒湖集简方》）

鱼骨鲠咽 百合五两研末，蜜水调，围颈项包住，不过三五次即下。（《圣济总录》）

使用提示● 感冒风寒咳嗽者忌食；脾胃虚寒、腹泻便溏者忌食。

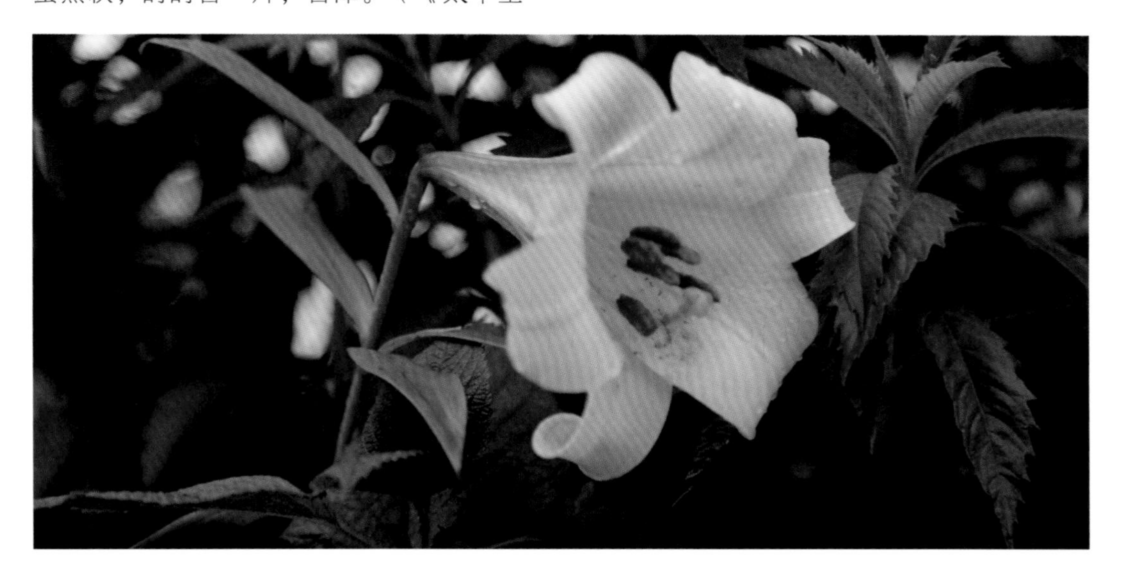

传统药膳

百合芡实汤

原料 百合30 g，芡实50 g。

制法 百合、芡实加水煮熟。

用法 加糖调味后服用，每次1小碗，每日1～2次。

功效 补肾固精，养心安神。

适用 肾虚所引起的失眠多梦、遗精头昏。

百合冬瓜汤

原料 百合50 g，冬瓜100 g，鸡蛋1个，猪油、食盐、味精各适量。

制法 将百合、冬瓜加水400 ml，煮熟后，再将鸡蛋清放入打散，下化猪油、食盐、味精，调匀。

用法 分2次服用。

功效 润肺止咳。

适用 肺热咳嗽、大便秘结、小便短赤等。

百合莲肉汤

原料 莲肉、百合各50 g，瘦猪肉200 g，盐、味精各适量。

制法 将莲肉、百合分别洗净沥干，瘦猪肉洗净切片，加水500 ml共煮，大火烧开后，转用小火煮至酥烂，下盐、味精调匀即可。

用法 佐餐食用。

功效 润肺养阴。

适用 慢性支气管炎。

百合芦笋汤

原料 百合50 g，罐头芦笋250 g，盐、味精、黄酒、素汤各适量。

制法 先将百合发好洗净；锅中加素汤，将发好的百合放入汤锅内，烧几分钟后，加黄酒、盐、味精调味，再倒入盛有芦笋的碗中即成。

用法 佐餐食用，每日1～2次，可长期食用。

功效 补养肺胃，降脂减肥，防癌延年。

适用 肺胃阴虚高脂血症及肥胖。

百合枇杷藕羹

原料 鲜百合、鲜藕、枇杷（去核）各30 g，白糖、淀粉各适量。

制法 把鲜藕洗净去皮切片，与鲜百合、枇杷果肉一并放入锅内合煮，将熟时放入适量淀粉调匀成羹。

用法 每服适量，服时加少许白糖。

功效 养阴生津。

适用 燥热伤肺所致之咳嗽。

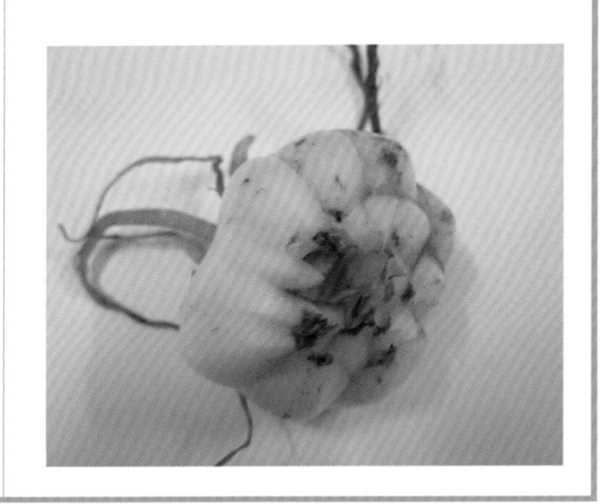

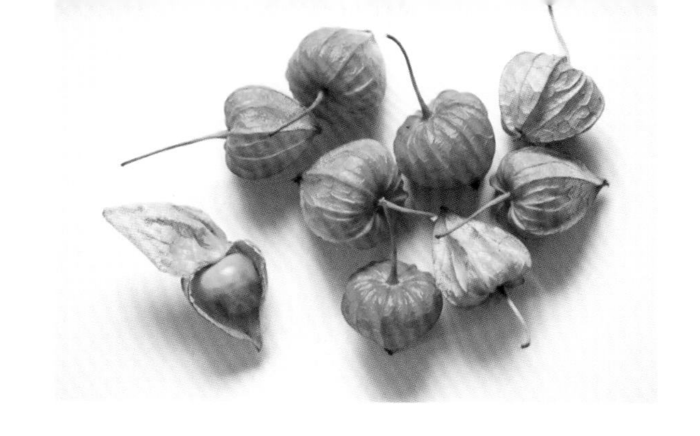

酸酱

别名● 酸浆、灯笼草、红姑娘。

来源● 本品为茄科植物酸浆的干燥宿萼或带果实的宿萼。

原文● 味酸，平。主热烦满，定志益气，利水道，产难，吞其实立产。一名酢酱。生川泽。

性味归经● 酸，平。归肺、脾经。

附方●

热咳咽痛 酸酱为末，白汤服，名清心丸。仍以醋调敷喉外。（《丹溪纂要》）

灸疮不发 酸浆叶贴之。（《本草图经》）

天疱湿疮 酸酱生捣敷之，亦可为末，油调敷。（《邓才杂兴方》）

喉疮并痛者 酸酱，炒焦为末，酒调，敷喉中。（《医学正传》）

使用提示● 脾虚泄泻及痰湿患者忌用。

传统药膳

酸酱粥

原料 酸酱1株，粳米50 ~ 100 g。

制法 将酸酱加适量水煎煮，去渣取汁，再加入粳米煮成粥即可。

用法 早餐食用。

功效 清热解毒。

适用 流行性腮腺炎。

酸浆根煮鸭蛋

原料 鲜酸浆根30 g，青壳鸭蛋1个。

制法 将酸浆根洗净，水、酒各半炖鸭蛋。

用法 每日1次，食蛋服汤。

功效 清热利湿。

适用 疝气。

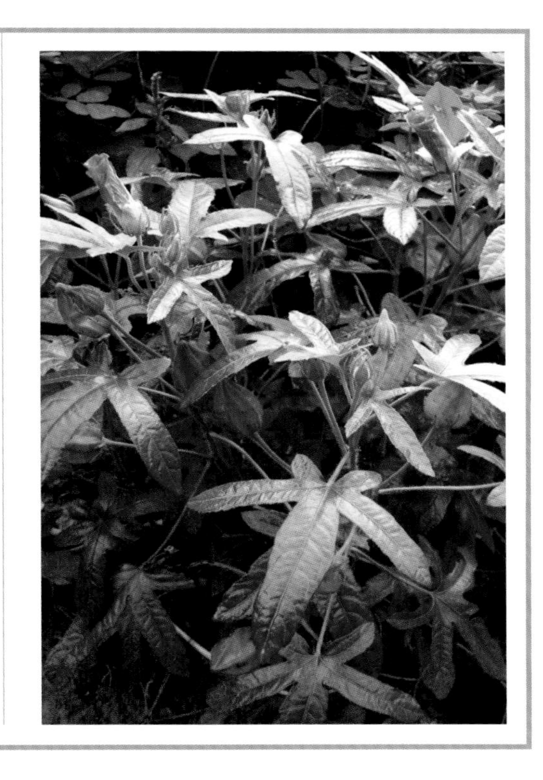

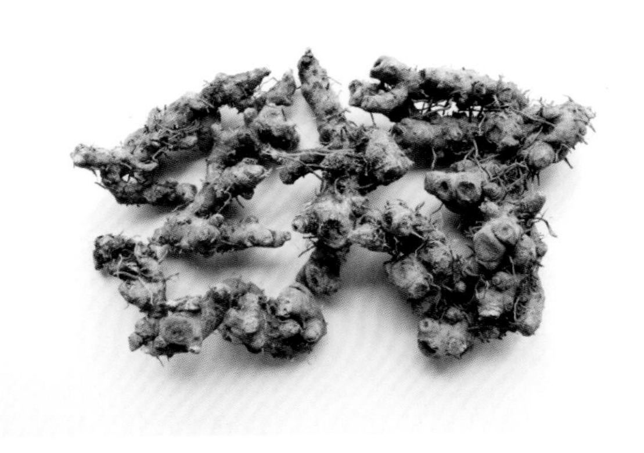

淫羊藿

别名 仙灵脾、羊藿、黄连祖、乏力草。

来源 本品为小檗科植物淫羊藿、箭叶淫羊藿、柔毛淫羊藿、巫山淫羊藿或朝鲜淫羊藿的干燥地上部分。

原文 味辛，寒。主阴痿，绝伤，茎中痛，利小便。益气力，强志。一名刚前。生山谷。

性味归经 辛、甘，温。归肝、肾经。

附方

益丈夫兴阳、理腰膝冷 淫羊藿一斤，酒一斗，浸三日，逐时饮之。（《食医心镜》）

风走注疼痛，来往不定 淫羊藿一两，威灵仙一两，川芎一两，桂心一两，苍耳子一两。上药，捣细罗为散，每服，不计时候，以温酒调下一钱。（《圣惠方》仙灵脾散）

小儿雀目 淫羊藿根、晚蚕蛾各半两，炙甘草、射干各二钱半，为末。用羊子肝一枚，切开掺药二钱，扎定，以黑豆一合，米泔一盏，煮熟，分二次食，以汁送之。（《普济方》）

牙齿虚痛 淫羊藿为粗末，煎汤频漱，大效。（《奇效方》）

使用提示 阴虚而相火易动者忌服。

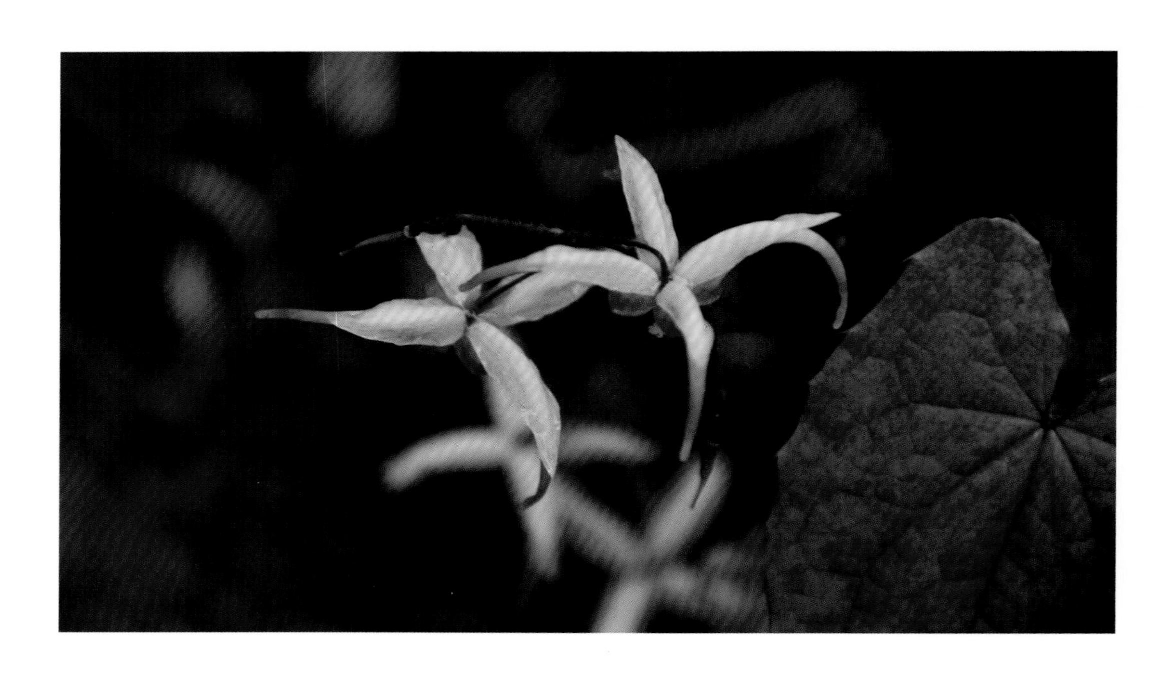

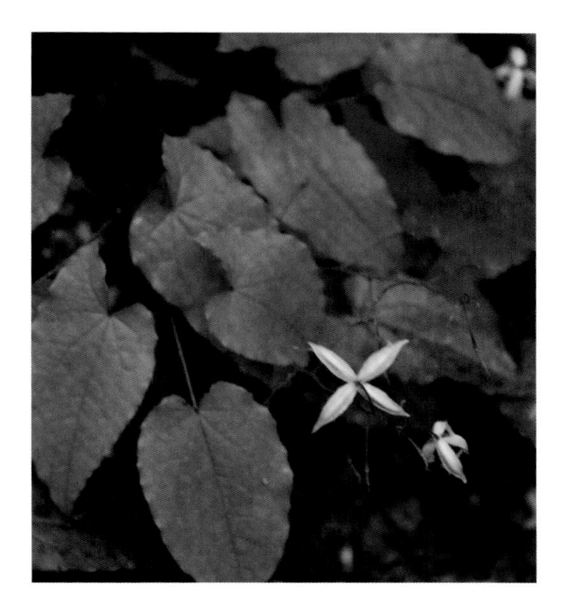

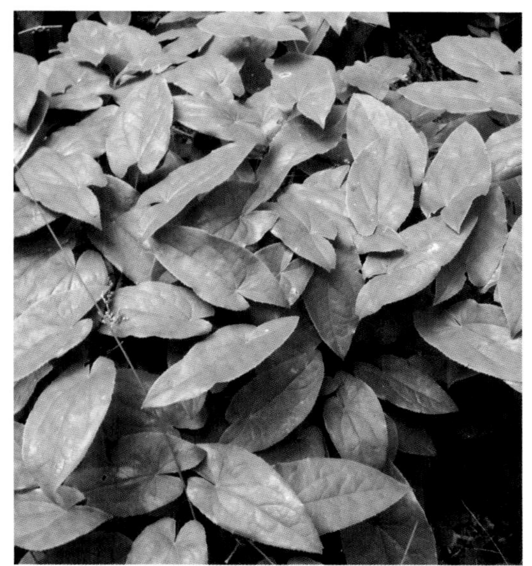

传统药膳

淫羊藿胡桃酒

原料 淫羊藿125 g，怀生地黄、胡桃肉各60 g，五加皮、枸杞子各30 g，白酒2500 ml。

制法 将上药加工捣碎，放入酒坛内，倒入白酒，隔水加热至药片煮透，取出放凉，密封坛口，浸泡15日即成。

用法 每日2次，每次10 ~ 15 ml。

功效 补肾阳，益精血。

适用 肾阳虚衰、肾精不足所致的不孕、不育症。

淫羊藿酒

原料 淫羊藿100 g，白酒500 ml。

制法 淫羊藿洗净，放入白酒中浸泡10日即可。

用法 每次1小杯。

功效 温肾壮阳。

适用 肾虚阳痿、腰膝酸软等。

淫羊藿苁蓉酒

原料 淫羊藿100 g，肉苁蓉50 g，白酒（或米酒）1000 ml。

制法 将上药加工捣碎，浸入酒中，封盖，置阴凉处。每日摇晃数下，7日后开封即可饮用。

用法 每日3次，每次饮服10 ~ 15 ml。

功效 补肾壮阳。

适用 肾阳虚所致之阳痿、宫寒不孕、腰膝酸痛等。

淫羊藿面

原料 淫羊藿10 g，山药、龙眼肉各20 g，料酒、酱油各适量。

制法 将淫羊藿洗净，煎煮取汁，药汁加水、山药、龙眼肉，煎煮20分钟后下面条，面条熟后加料酒和酱油即可。

用法 每日1次，连服1周。

功效 补肾益血，增强记忆，安神定志，养颜美肤。

适用 肾虚血亏引起的失眠健忘、腰膝酸软、阳痿早衰者食用。

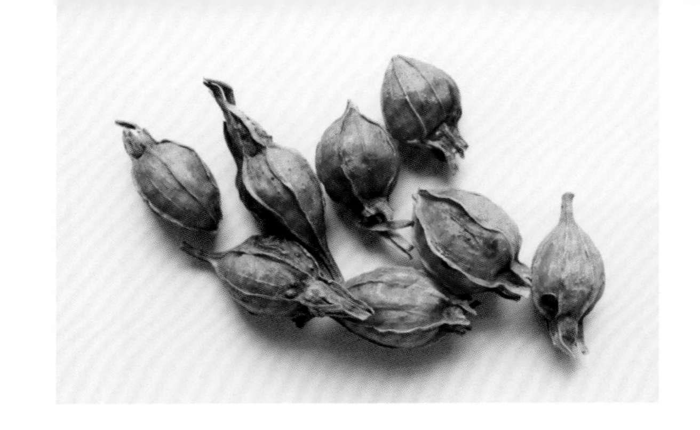

栀子

别名● **黄栀子、山枝子、白蟾。**

来源● 本品为茜草科植物栀子的干燥成熟果实。

原文● 味苦，寒。主五内邪气，胃中热气，面赤酒疱渣鼻，白癞赤癞疮疡。一名木丹。生川谷。

性味归经● 苦，寒。归心、肺、三焦经。

附方●

小便不通　栀子仁十四个，独头蒜1个，沧盐少许，捣贴脐及囊，良久即通。（《普济方》）

血淋涩痛　生山栀子末、滑石各等份，葱汤下。（《经验良方》）

下痢鲜血　栀子仁烧灰，水服一钱匕。（《食疗本草》）

热毒血痢　栀子十四枚，去皮捣末，蜜丸梧子大，每服三丸，日三服，大效。亦可水煎服。（《肘后备急方》）

临产下痢　栀子烧研，空心热酒服一匙，甚者不过五服。（《胜金方》）

妇人胎肿（属湿热）　山栀子一合炒研。每服二三钱，米饮下，丸服亦可。（《丹溪方》）

霍乱转筋、心腹胀满、未得吐下　栀子二七枚烧研，熟酒服之立愈。（《肘后备急方》）

赤眼肠秘　山栀子七个，钻孔煨熟，水一升，煎半升，去滓，入大黄末三钱，温服。（《普济方》）

五脏诸气，益少阴血　用栀子炒黑研末，生姜同煎，饮之甚捷。（《丹溪纂要》）。

血淋涩痛　生山栀子末、滑石各等分，葱汤下。（《经验良方》）。

火疮未起　栀子仁烧研，麻油和，封之。已成疮，烧白糖灰粉之。（《千金方》）

眉中炼癣　栀子烧研，和油敷之。（《保幼大全》）

折伤肿痛　栀子、白面同捣，涂之甚效。（《集简方》）

汤荡火烧　栀子末和鸡子清，浓扫之。（《救急方》）

使用提示● 体虚便溏者慎用。

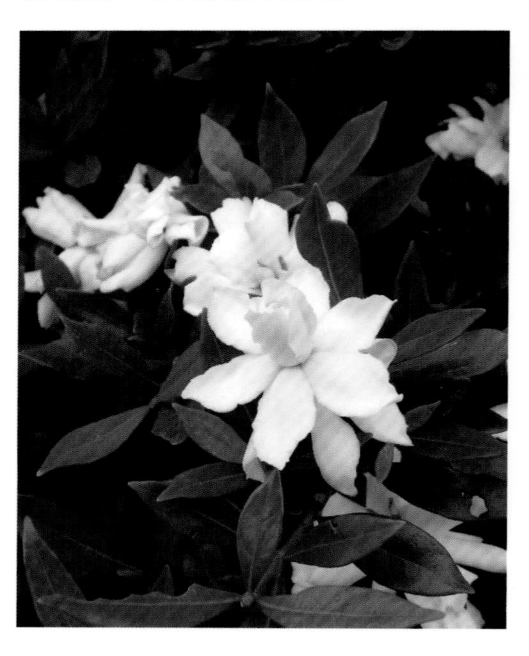

传统药膳

栀子莲芯粥

原料 栀子仁10 g，莲子心20 g，大米50～100 g。

制法 栀子仁研细末，大米、莲子心同煮粥，粥将成时调入栀子末，稍煮即可。

用法 每日分2次服食，连用3～5日。

功效 清热利湿。

适用 遗精。

栀子仁粥

原料 栀子仁3 g，粳米50 g，白糖适量。

制法 将栀子仁焙干，碾如细粉，过100目筛备用；将粳米倒入砂锅，加水煮粥，将熟时下栀子粉搅匀，煮至粥熟即可。

用法 每日1剂，分作早、晚餐温食，3日为1个疗程。

功效 清热降火，凉血解毒。

适用 里热炽盛、扰神动血所致之发热心烦、失眠多梦、目赤肿痛、咯吐鲜血、鼻衄紫癜、尿血便血或疮疡红肿热痛等。

栀子仁粥

原料 栀子仁、柴胡各15 g，人参10 g，粟米60 g，雄鼠粪5粒。

制法 用水煎上4味，去滓，入粟米，煮作稀粥。

用法 不拘时温服。

功效 清热，益气生津。

适用 伤寒已愈、因食过多、劳复所致头痛壮热等。

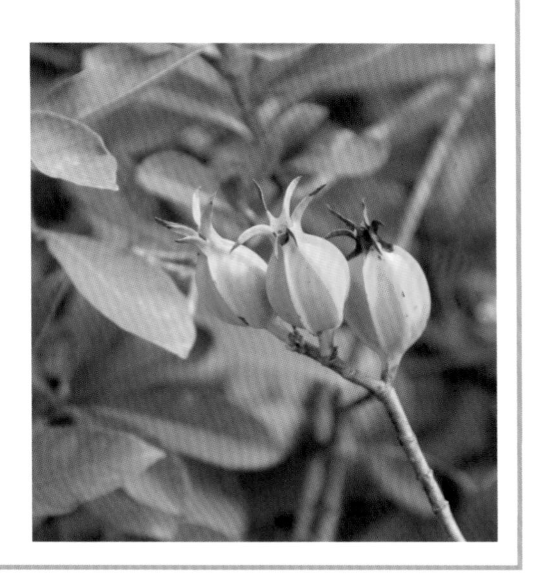

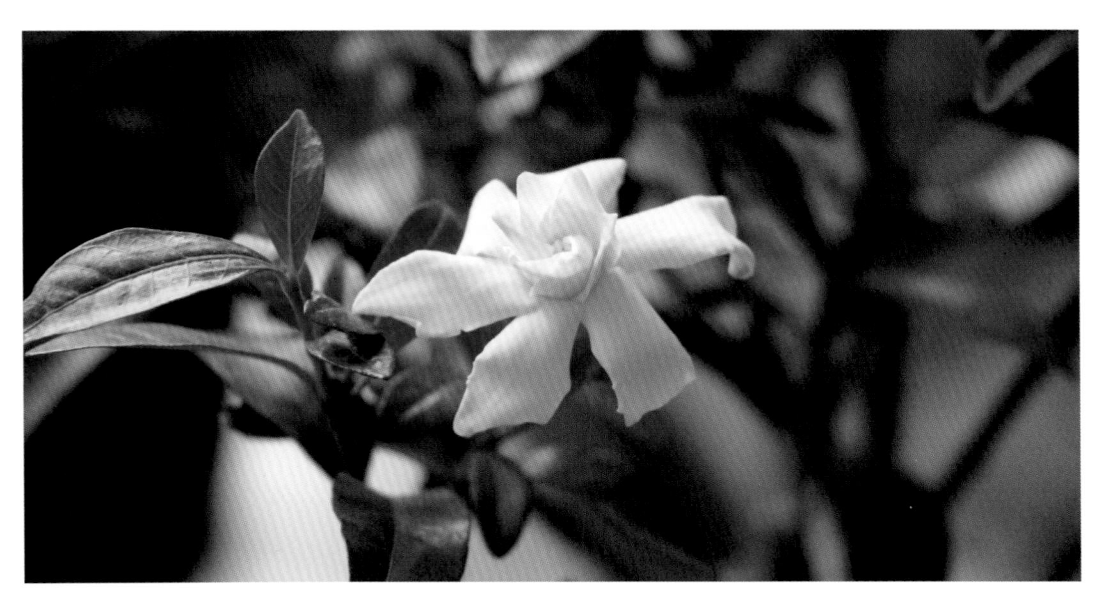

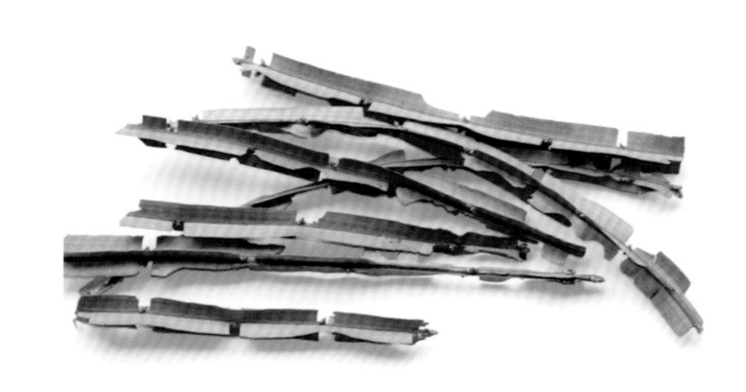

卫矛

别名● 鬼箭、神箭。

来源● 本品为卫矛科卫矛属植物卫矛的根、带翅的枝及叶。

原文● 味苦，寒，无毒。主女子崩中下血，腹满汗出，除邪，杀鬼毒蛊注。一名鬼箭。

性味归经● 苦，寒。归足厥阴经。

附方●

产后败血不散、儿枕块硬、疼痛发歇，及新产乘虚、风寒内搏、恶露不快、脐腹坚胀（痛） 鬼箭（去中心木）、红蓝花、当归（去苗，炒）各一两，上为粗散，每服三钱，酒一大盏，煎至七分，去滓，粥食前温服。（《和剂局方》）

产后血运欲绝 当归一两，鬼箭羽二两，上二味，粗捣筛，每服三钱匕，酒一盏，煎至六分，去滓温服，相次再服。（《圣济总录》）

恶疰心痛，或疞刺腹胁，或肩背痛无常处 鬼箭羽、桃仁（汤浸，去皮、尖，麸炒微黄）、赤芍药、鬼臼（去须）、陈橘皮（汤浸，去白瓤，焙）、当归（锉，微炒）、桂心、柴胡（去苗）、朱砂（细研）各一两，川大黄二两（锉，研，微炒）。上药捣细罗为散，入朱砂，研令匀。每服，不计时候，以温酒调下一钱。（《太平圣惠方》）

乳无汁 鬼箭五两，水六升，煮取四升，去滓。服八合，日三服，亦可烧灰作末，水服方寸匕，日三。（《广济方》）

疟疾 用卫矛、鲮鲤甲（煤灰）各二钱半，共研为末。每取二、三分，病发时搐鼻中。（《圣济总录》）

使用提示● 孕妇忌用。

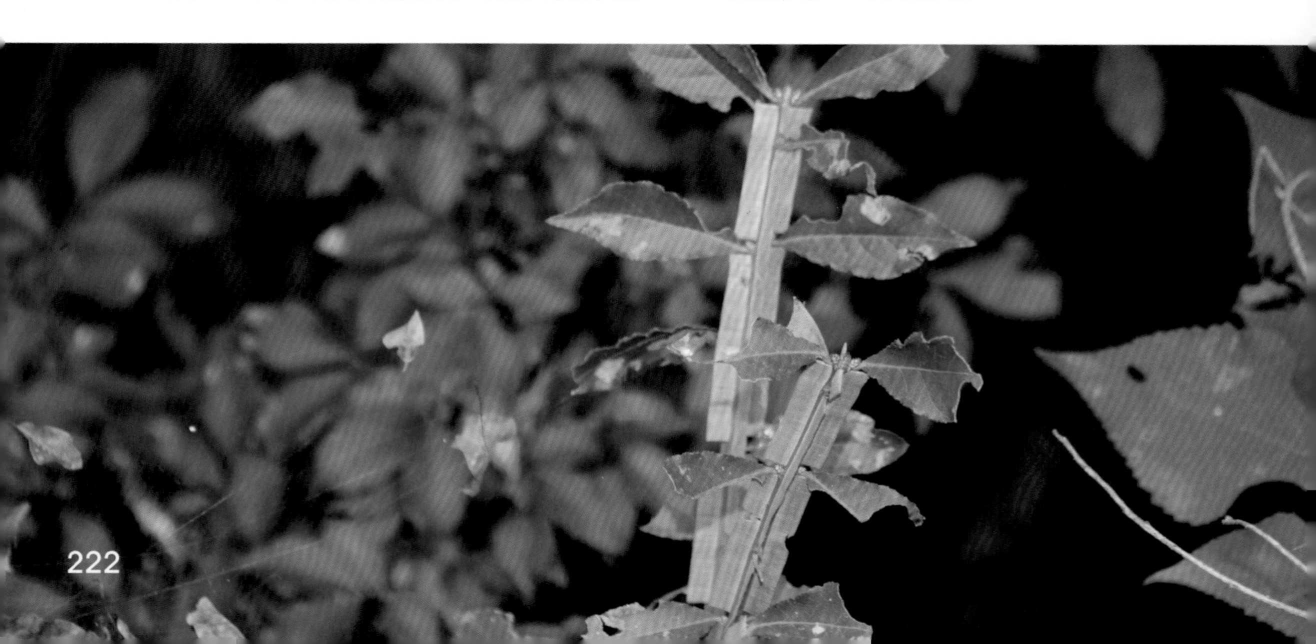

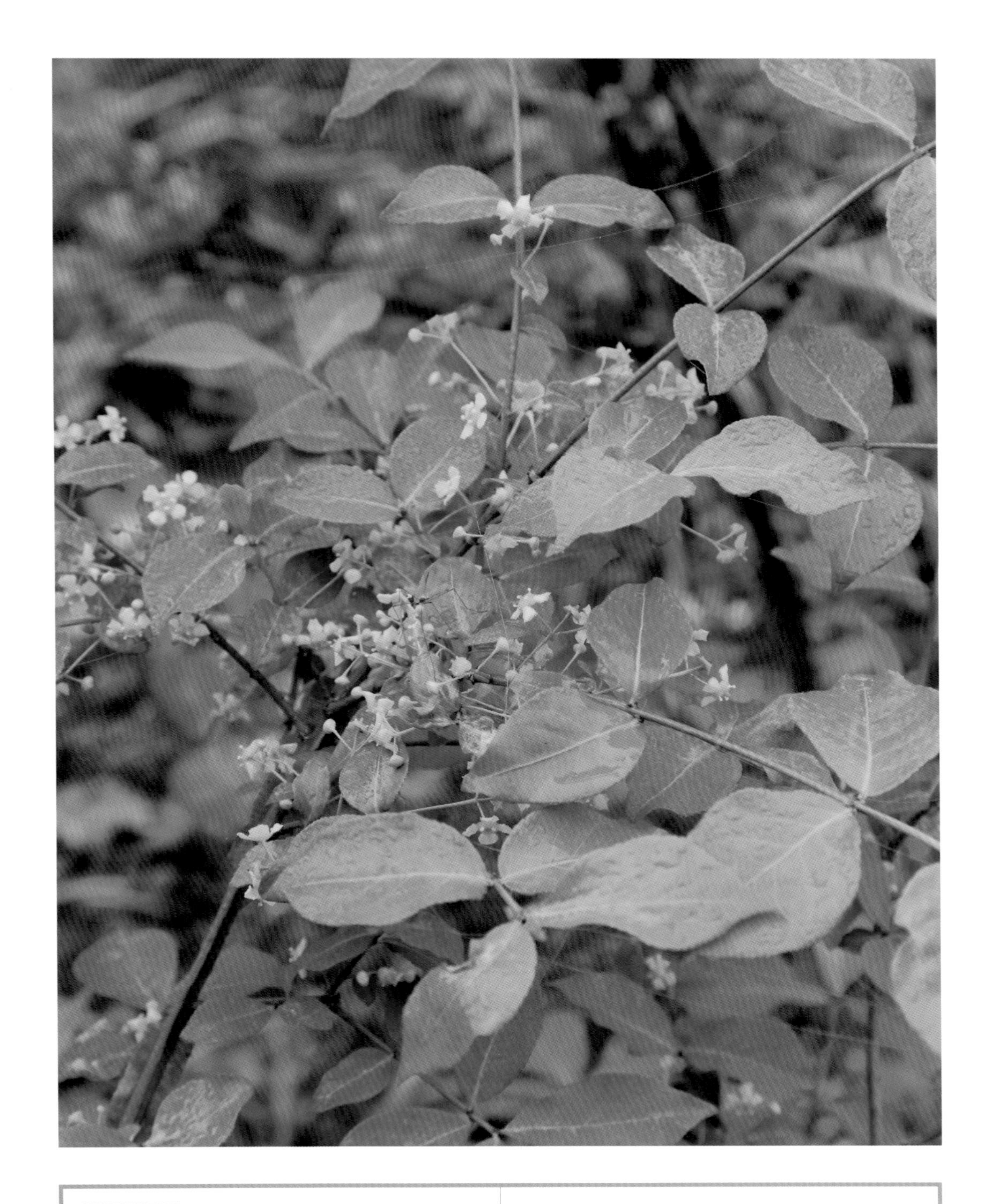

传统药膳

卫矛酒

原料 卫矛根90 g，牛膝15 g，白酒500 ml。

制法 浸泡7日即可饮服。

验方 每日早、晚各服10 ~ 20 ml。

功效 消炎。

适用 关节炎。

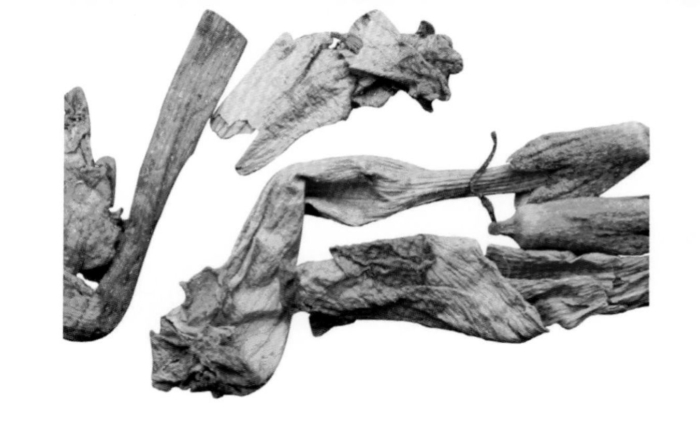

紫葳

别名● 女葳。

来源● 本品为紫葳科植物紫葳的花和根。

原文● 味酸，微寒。主妇人乳余疾，崩中癥瘕血闭，寒热羸瘦，养胎。生川谷。

性味归经● 苦，平。归肝、肾经。

附方●

粪后下血 紫葳花浸酒频饮之。（《普济方》）

消渴饮水 紫葳花一两，捣碎，水一盏半，煎一盏，分二服。（《圣济总录》）

婴儿不乳（百日内，小儿无故口青不饮乳） 用紫葳花、大蓝叶、芒硝、大黄各等份，为末，以羊髓和丸梧子大。每研一丸，以乳送下，便可吃乳。热者可服，寒者勿服。（《普济方》）

妇人血崩 凌霄花为末。每酒服二钱，后服四物汤。（《丹溪纂要》）

妇人阴疮 紫葳为末，用鲤鱼脑或胆调搽。（《摘玄方》）

耳卒聋闭 紫葳叶，杵取自然汁，滴之。（《斗门方》）

使用提示● 体虚者慎用，孕妇忌服。

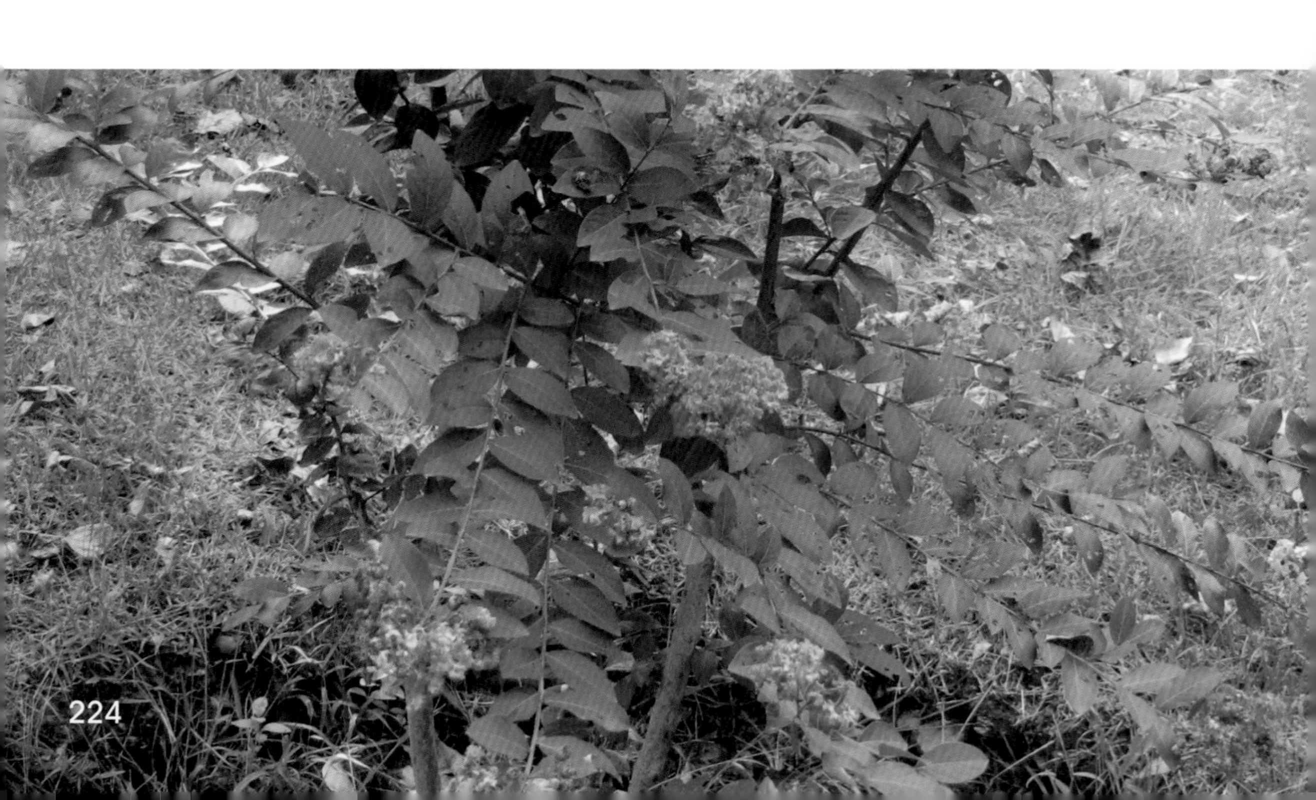

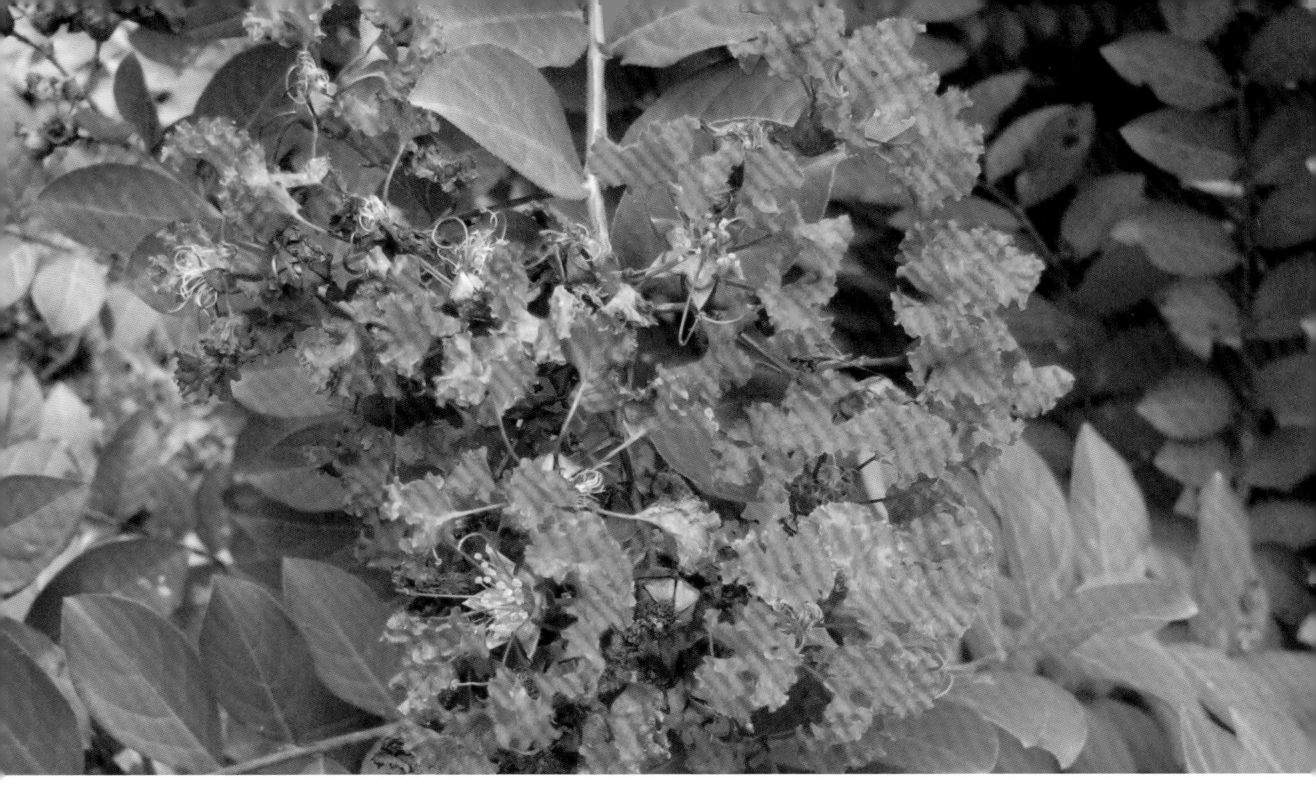

传统药膳

紫葳花粥

原料 紫葳花30 g，粳米100 g，冰糖适量。

制法 紫葳花冲洗，去掉花粉，粳米下锅煮粥，临熟时放入紫葳花、冰糖，改用小火煮成粥。

用法 每日早、晚食用，连服3～5日。孕妇忌用。

功效 凉血祛瘀。

适用 荨麻疹、湿癣、风疹、老年皮肤瘙痒症。

紫葳花阿胶粥

原料 紫葳花、阿胶各10 g，糯米50 g，红糖适量。

制法 先将紫葳花加水煎汁，去渣取汁，再加入阿胶、糯米同煮成粥。

用法 每日1～2次，温热服。

功效 补血养血。

适用 血虚所致之经闭、面色萎黄等。

双花茶

原料 生槐花、紫葳花各10 g，绿茶15 g。

制法 先将槐花、紫葳花用温水略泡，洗净去掉根蒂，再同绿茶一道以沸水冲泡，闷10分钟后即可饮用。

用法 代茶频饮。

功效 清热凉血。

适用 感冒咳嗽。

紫葳根酒

原料 紫葳根30 g，白酒250 ml。

制法 将紫葳花根入白酒中，浸泡7日即可使用。

用法 每日2次，每次15～30 ml。

功效 行瘀，祛风。

适用 痛风。

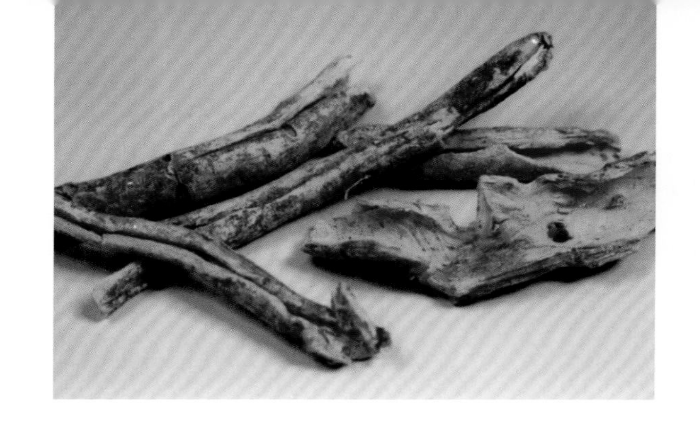

白鲜

别名● 白羊鲜、金雀儿椒。

来源● 本品为芸香科植物白鲜的干燥根皮。

原文● 味苦，寒。主头风，黄疸，咳逆，淋沥，女子阴中肿痛，湿痹死肌，不可屈伸，起止行步。生川谷。

性味归经● 苦，寒。归脾、胃、膀胱经。

附方●

鼠瘘已破，出脓血者 白鲜皮煮汁，服一升，当吐若鼠子也。（《肘后备急方》）

产后中风（人虚不可服他药者） 白鲜皮适量，用新汲水三升，煮取一升，温服。（《小品方》）

肺脏风热、毒气攻皮肤瘙痒、胸膈不利、时发烦躁 白鲜皮、防风（去叉）、人参、知母（焙）、沙参各一两，黄芩（去黑心）三分，上六味捣罗为散，每服二钱匕，水一盏，煎至六分，温服，食后临卧。（《圣济总录》）

痫黄 白鲜皮、茵陈蒿各等份，水二钟煎服，日二服。（《沈氏尊生书》）

鼠疫已有核、脓血出者 白鲜皮，煮服一升。（《肘后备急方》）

产后中风、虚人不可服他药者 白鲜皮三两，以水三升，煮取一升，分服。耐酒者可酒、水各等份，煮之。（《小品方》）

使用提示● 虚寒证忌服。

传统药膳

白鲜皮酒

原料 白鲜皮、川独活各150 g，醇酒5000 ~ 6000 ml。

制法 将上味药洗净，加醇酒，蒸窨。

用法 空腹随意饮用。

功效 清热解毒，祛风除湿。

适用 产后中风。

白鲜皮酒

原料 白鲜皮100 g，白酒500 ml。

制法 将上2味共浸泡3日。

用法 每日3次，取酒液口服，每次10 ml。

功效 祛风除湿。

适用 湿疹。

白鲜皮生地酒

原料 白鲜皮15 g，鲜生地黄31 g，白酒150 ml。

制法 以上3味共浸泡5日后去渣取汁，备用。

用法 涂擦头部。

功效 清热解毒，祛风除湿。

适用 脂溢性皮炎。

白鲜皮归芍汤

原料 白鲜皮、土茯苓、连翘各12 g，金银花15 g，牡丹皮、赤芍、黄芪、桑叶各10 g，当归、苦参、苍术、生甘草各6 g。

制法 水煎取药汁。

用法 每日1剂，分2次服。

功效 清热解毒。

适用 生殖器疱疹。

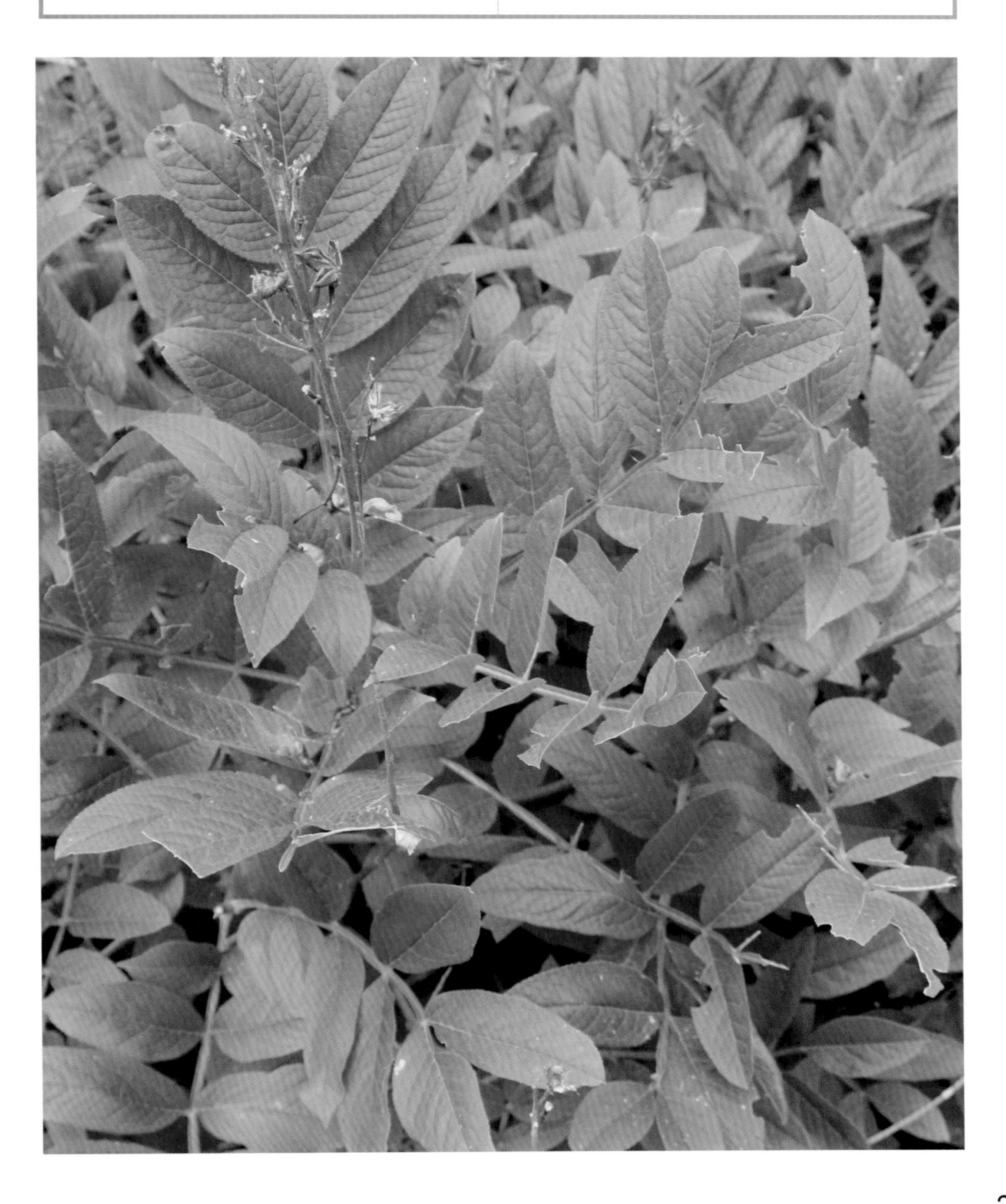

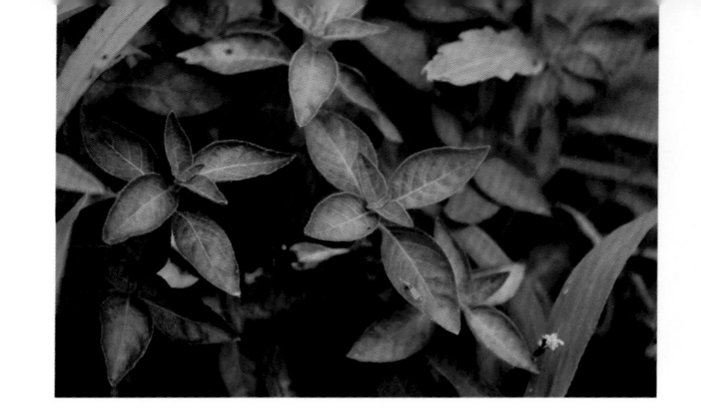

爵床

别名 小青草、六角英、赤眼老母草。

来源 本品为爵床科爵床属植物爵床的全草。

原文 味咸，寒。主腰脊痛不得着床，俯仰艰难，除热，可作浴汤。生山谷。

性味归经 微苦，寒。归肺、肝、膀胱经。

附方

酒毒血痢、肠红 爵床、秦艽各三钱，陈皮、甘草各一钱，水煎服。（《本草汇言》）

黄疸、劳疟发热、缓障初起 爵床五钱，煮豆腐食。（《百草镜》）

腑积 爵床煮牛肉、田鸡、鸡肝食之。（《本草纲目拾遗》）

雀目 鸡肝或羊肝一具（不落水），爵床五钱，安碗内，加酒浆蒸熟，去草吃肝。加明雄黄五分尤妙。（《百草镜》）

痈疽疮宛 爵床捣烂敷。（《本草汇言》）

使用提示 脾胃虚寒、气血两虚者忌服。不宜大量服用。

传统药膳

爵床大枣汤

原料 爵床100 g，大枣30 g。

制法 将爵床草洗净切碎，同大枣一起加水1000 ml，煎至400 ml左右。

用法 每日2次，饮药汁吃枣。

功效 利水解毒。

适用 前列腺炎。

爵床瘦肉汤

原料 爵床、醉鱼草根各10 g，麻黄叶3 g，猪瘦肉150 g，精盐少许，味精适量。

制法 将猪瘦肉洗净，切作小块；把前3药用新纱布袋装好。上料共入砂锅内，加清水适量，武火烧沸，打去浮沫，再改用文火炖至肉熟烂即成。

用法 吃肉，加精盐、味精调味，连服数日即可。

功效 活血化瘀，消积，补虚。

适用 小儿疳积。

爵床炖田鸡腿

原料 爵床、田鸡腿各60 g。

制法 将爵床与田鸡腿共炖40分钟。

用法 服汤吃田鸡腿。

功效 消积，补虚。

适用 小儿疳积。

爵床煮豆腐

原料 爵床15 g，豆腐90 g。

制法 将爵床洗净，与豆腐（打块）加水共煮半小时。

用法 食豆腐喝汤。

功效 清热，解毒，利湿，活血，补虚。

适用 黄疸、劳疟发热、翳障初起。

爵床煮羊肝

原料 爵床15 g，羊肝250 g。

制法 将爵床与羊肝加水共炖半小时。

用法 服汤食肝。

功效 解毒，活血，利水，补虚。

适用 肝硬化腹水。

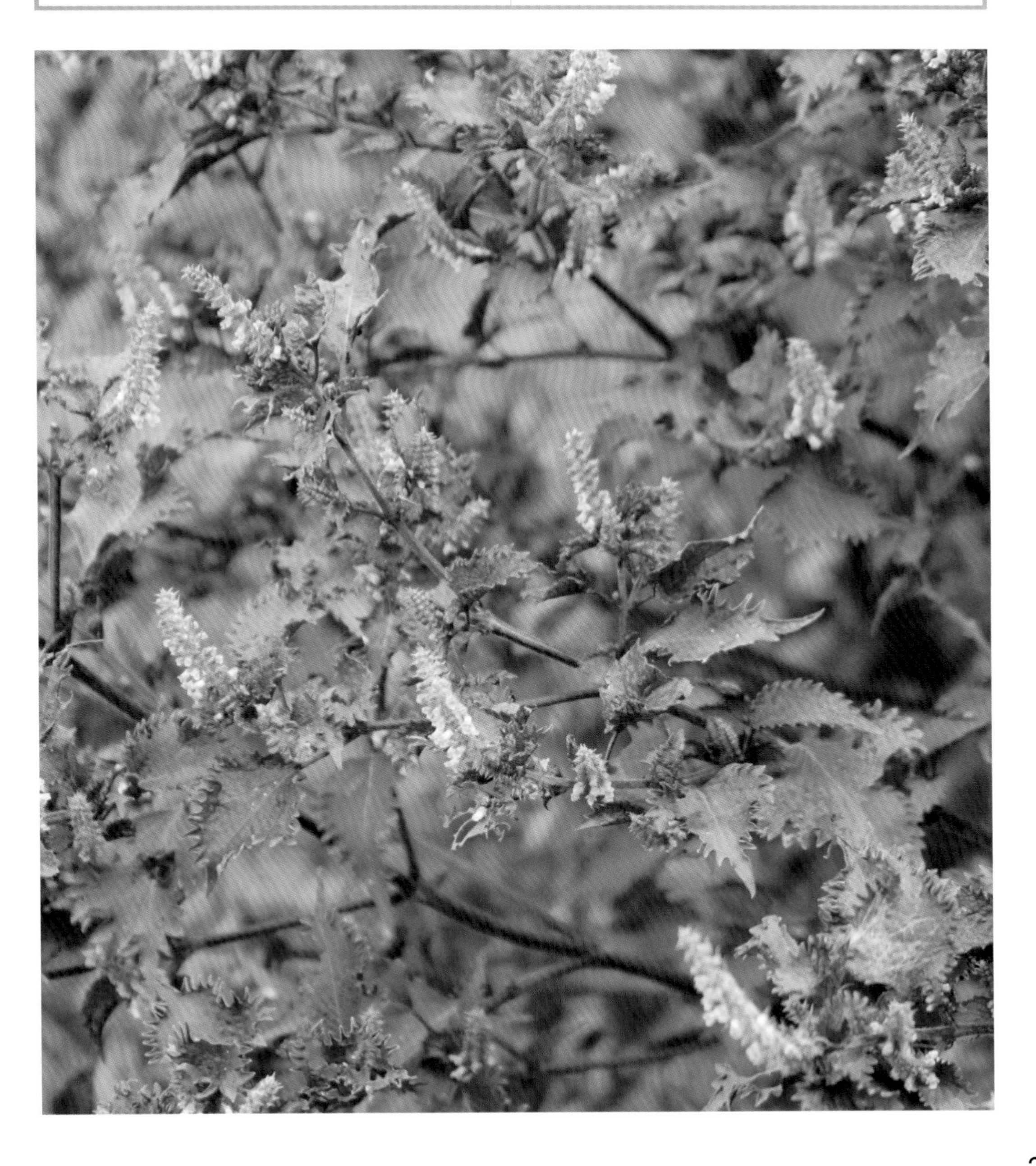

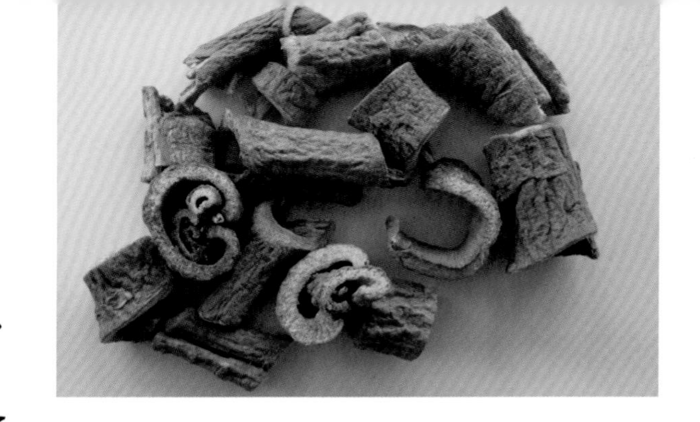

五加皮

别名● 木骨、南五加皮、细柱五加、短梗五加、轮伞五加。

来源● 本品为五加科植物细柱五加的干燥根皮。习称“南五加皮”。

原文● 味辛，温。主心腹疝气，腹痛，益气，疗躄。小儿立能行，疽疮阴蚀。一名豺漆。

性味归经● 辛，苦，温。归肝、肺、肾经。

附方●

虚劳不足 五加皮、枸杞根白皮各一斗，水一石五斗，煮汁七斗，分取四斗，浸麴一斗，以三斗拌饭，如常酿酒法，待熟任饮。（《千金方》）

腰痛 五加皮、杜仲（炒）。上等分，为末，酒糊丸，如梧桐子大。每服三十丸，温酒下。（《卫生家宝方》五加皮散）

小儿行迟（三岁不能行者，用此便走） 五加皮五钱，牛膝、木瓜各二钱半，为末，每服五分，米饮入酒二三滴，调服。（《全幼心鉴》）

五劳七伤 五月五日采五加茎，七月七日采叶，九月九日取根，治下筛。每酒服方寸匕，日三服。久服去风劳。（《千金方》）

目瞑息肤 五加皮（不闻水声者，捣末）一升，和酒二升，浸七日。一日服二次，禁醋。二七日遍身生疮，是毒出。不出，以生熟汤浴之，取疮愈。（《千金方》）

服石毒发 五加皮二两，水四升，煮升半，发时便服。（《外台秘要》）

鹤膝风 五加皮八两，当归五两，牛膝四两，无灰酒一斗。煮三炷香，日二服，以醺为度。（《外科大成》五加皮酒）

使用提示● 阴虚火旺者慎服。

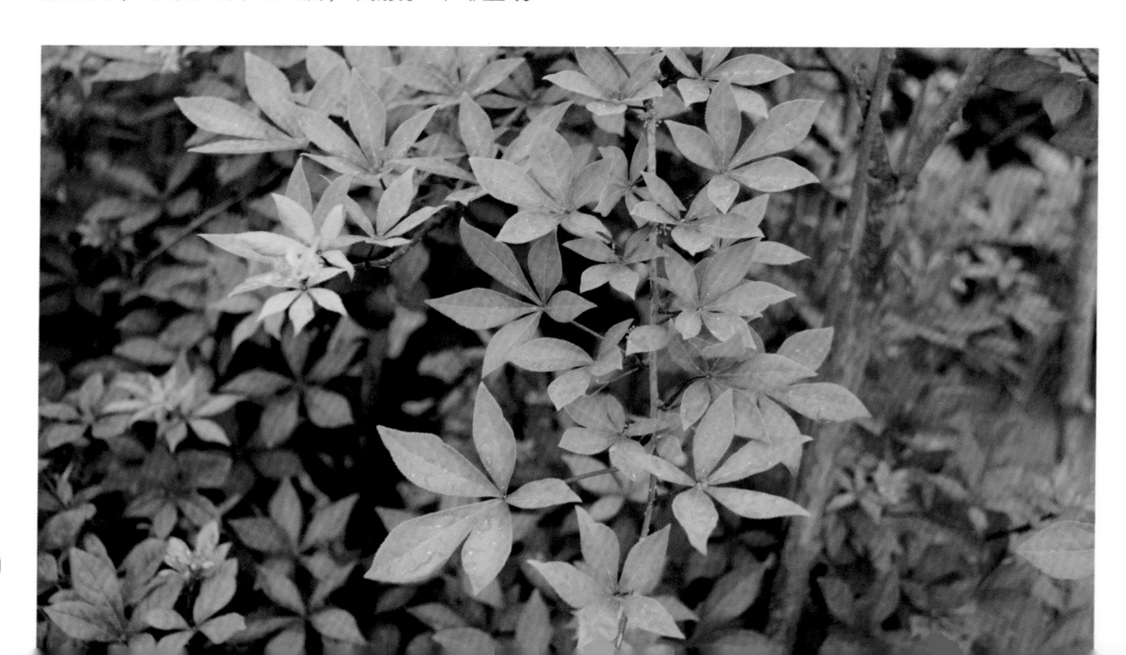

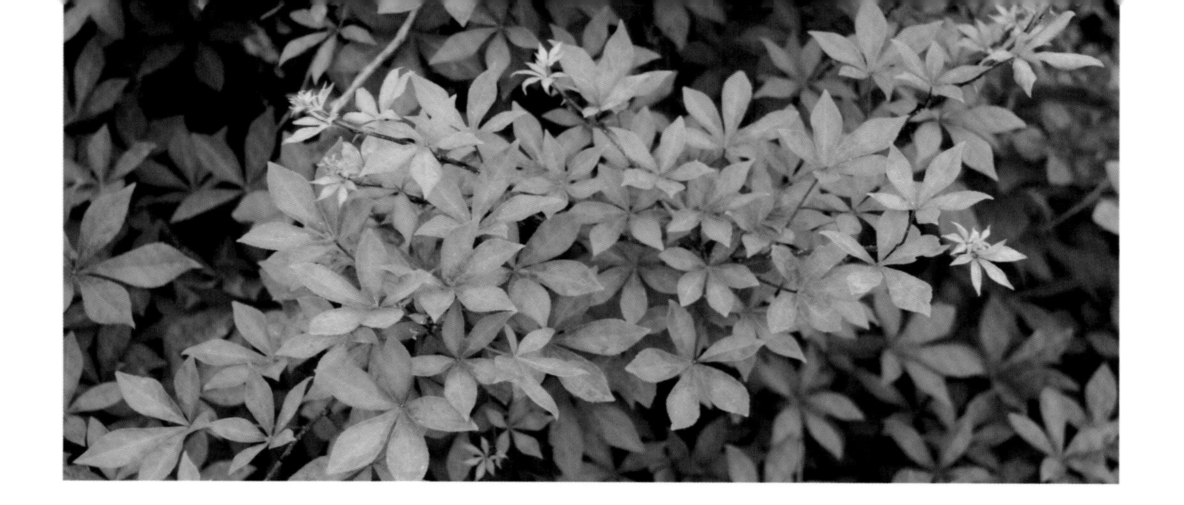

传统药膳

五皮肉汤

原料 五加皮、茯苓皮、桑白皮、陈皮各10 g，沙梨皮30 g，猪瘦肉500 g。

制法 同炖至肉烂。

用法 每日1剂，分2～3次服，喝汤吃肉。

功效 利水退肿。

适用 水肿、消化不良。

五加皮猪骨汤

原料 猪脊骨500 g，五加皮30 g，黄芪25 g，薏苡仁50 g，茯苓20 g。

制法 将猪脊骨洗净，剁成小块，放入砂锅内，加水煮沸5分钟止。捞出脊骨，弃去汤水，重新放回脊骨，加入清水及调味品。煮至半熟时，把事先洗净的五加皮等药，一起装入纱布袋中，扎紧袋口后放进砂锅中继续煮猪骨汤，至骨肉烂熟为止。

用法 食肉喝汤。

功效 补骨益髓，强筋壮骨，温补肝肾，利风祛湿。

适用 消化道、泌尿生殖系统疾病及骨肿瘤患者和久病体弱、气短乏力、浮肿尿少、食欲不振、咳嗽多痰、身痛虚热者。

五加皮酒

原料 五加皮50 g，当归45 g，牛膝75 g，高粱米酒1000 ml。

制法 先加五加皮洗净，刮去骨；与当归、牛膝一起放入砂锅内同煎40分钟，然后去渣取汁，兑入高粱米酒中。

用法 每次10 ml，每日早、晚2次，将酒温热服。

功效 散风除湿，强筋壮骨。

适用 风湿麻痹、四肢拘挛、腰脚软而无力，或膝痛不可屈伸。

五加皮酒

原料 南五加皮100 g，白酒1000 ml。

制法 将南五加皮切碎，放入白酒中，将口密封，浸泡10日即可饮用。

用法 每日2次，每次10 ml。

功效 祛风湿，强筋骨。

适用 风寒湿痹、腰腿酸痛等。

五加木瓜酒

原料 五加皮、木瓜各30 g，白酒750 ml。

制法 将五加皮、木瓜浸入白酒内5～7日，瓶口封严。

用法 饮酒，每日2～3次，每次酌量。

功效 祛风湿，缓拘挛，通络，止痛。

适用 风湿所致的关节疼痛、拘挛等。

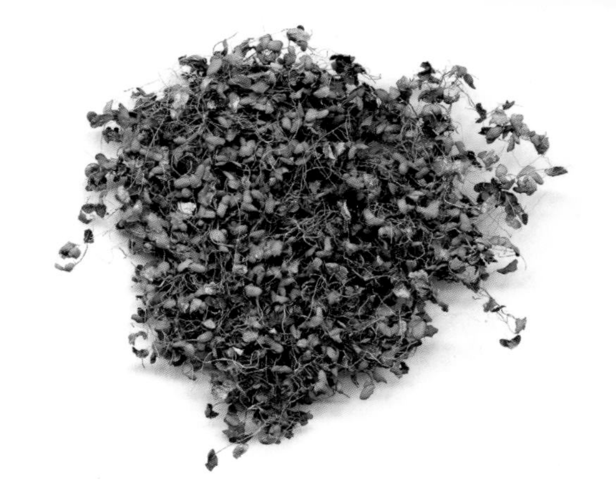

水萍

别名● 浮萍。

来源● 本品为浮萍科植物紫萍的干燥全草。

原文● 味辛，寒。主暴热身痒，下水气，胜酒，长须发，止消渴。久服轻身。一名水华。生池泽。

性味归经● 辛，寒。归肺经。

附方●

夹惊伤寒　紫背水萍一钱，犀角屑半钱，钩藤钩三七个，为末。每服半钱，蜜水调下，连进三服，出汗为度。（《圣济总录》）

消渴饮水　干水萍、栝楼根各等份，为末，人乳汁和丸梧子大。空腹饮服二十丸。三年者，数日愈。（《千金方》）

小便不利、膀胱水气流滞　水萍日干为末，饮服方寸匕，日二服。（《千金翼方》）

水气洪肿、小便不利　水萍日干为末，每服方寸匕，白汤下，日二服。（《太平圣惠方》）

霍乱心烦　芦根（炙）一两半，水萍（焙）、人参、枇杷叶（炙）各一两，每服五钱，入薤白四寸，酒煎温服。（《太平圣惠方》）

吐血不止　紫背水萍（焙）半两，黄芪（炙）二钱半，为末。每服一钱，姜、蜜水调下。（《圣济总录》）

鼻衄不止　水萍末，吹之。（《太平圣惠方》）

大肠脱肛　用紫水萍为末，干贴之。（《世医得效方》）

身上虚痒　水萍末一钱，以黄芩一钱同四物汤煎汤调下。（《丹溪纂要》）

风热瘾疹　水萍（蒸过焙干）、牛蒡子（酒煮晒干炒）各一两，为末，每薄荷汤服一二钱，日二次。（《古今录验》）

风热丹毒　水萍捣汁，遍涂之。（《子母秘录》）

汗斑癜风　端午日收紫背水萍晒干，每以四两煎水浴，并以萍擦之，或入汉防己二钱亦可。（《袖珍方》）

粉滓面　沟渠小萍为末，日敷之。（《太平圣惠方》）

癍疮入目　水萍阴干为末，以生羊子肝半个，同水半盏煮熟，捣烂绞汁，调末服。甚者，不过一服；已伤者，十服见效。（《世医得效方》）

弩肉攀睛　青萍少许，研烂，入片脑少许，贴眼上效。（《世医得效方》）

毒肿初起　水萍，捣敷之。（《肘后备急方》）

发背初起、肿焮赤热　水萍捣和鸡子清贴之。（《太平圣惠方》）

杨梅疮癣　水萍煎汁，浸洗半日，数日一作。（《集简方》）

烧烟驱蚊　五月取水萍阴干用之。（《御定黔辑要》）

使用提示● 气虚慎用。

传统药膳

水萍姜皮冬瓜汤

原料 水萍、生姜皮各10 g，带皮冬瓜（或冬瓜）500 g。

制法 将冬瓜洗净切片，将水萍布包，与生姜皮同煮至瓜熟。

用法 调味后温服，吃瓜喝汤。

功效 清热利尿，发汗利尿。

适用 风邪上犯型肾炎水肿。

胡荽水萍粥

原料 红水萍、鲜胡荽各15 g，绿豆、粳米各30 g。

制法 先将胡荽、水萍水煎，取汁去渣，再取粳米、绿豆煮粥，待粥将成时，入药汁共煮至熟。

用法 分2～3次，温热服。

功效 辛凉透表。

适用 麻疹出疹前期者。

水萍芝麻酱

原料 水萍、黑芝麻各120 g，盐50 g。

制法 将水萍与黑芝麻炒焦，研成细末，放碗中加盐，水，调成糊状即成。

用法 每日3次，佐餐食之，用量自酌，15日为1个疗程。

功效 益肾填精，行气活血。

适用 肾精亏乏、气血不能荣于肌肤所致的白癜风。

水萍酒

原料 新鲜水萍100 g，米酒500 g。

制法 将水萍捣烂，置干净酒器中，加入米酒，密封浸泡，经常摇晃，7日后过滤去渣即可。

用法 外用。用消毒棉球蘸药酒外擦患处，每日数次。本酒也可内服，每日2～3次，每次30～50 ml。

功效 疏风止痒。

适用 风热型暑麻疹、皮肤瘙痒。

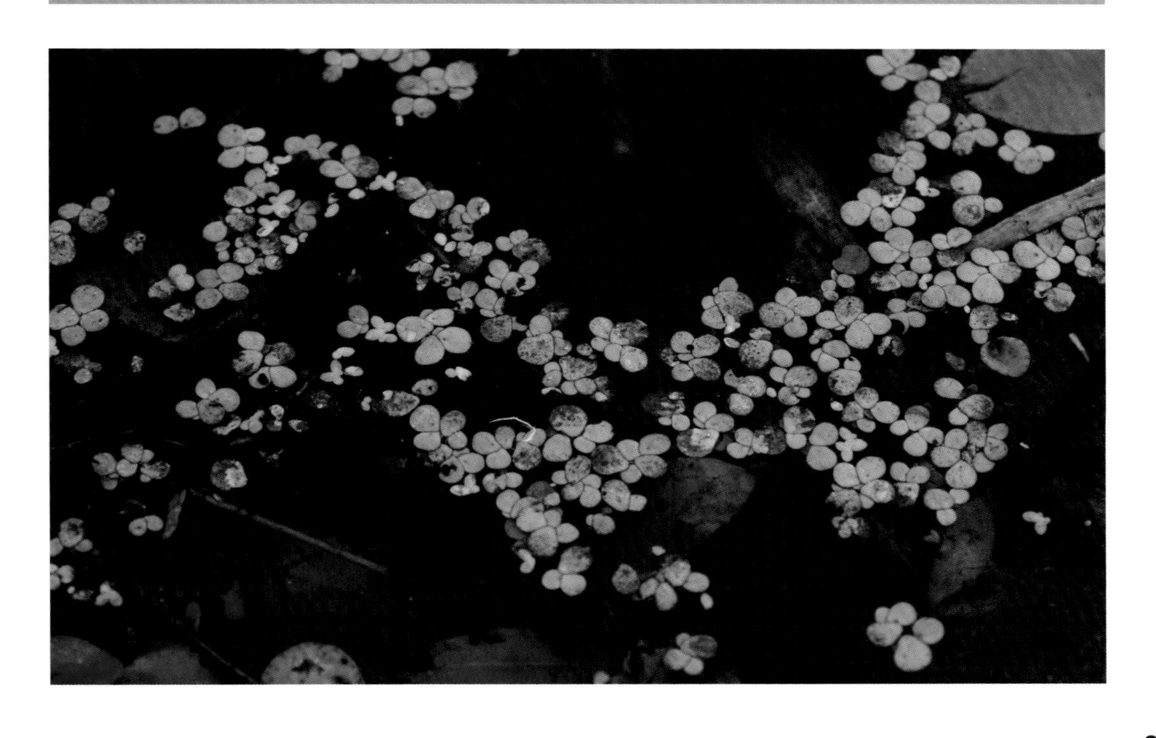

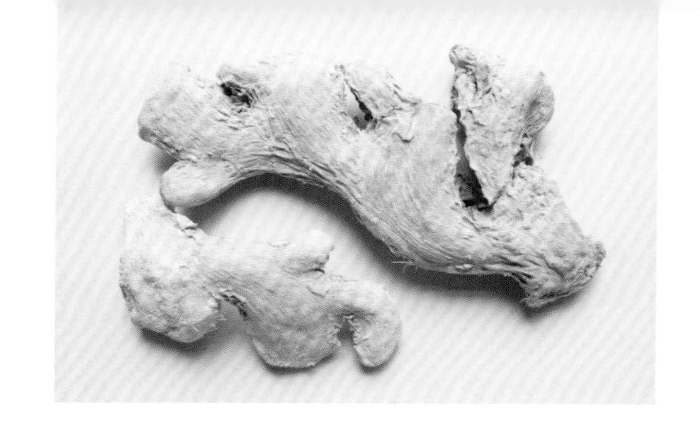

干姜

别名● 白姜、均姜、干生姜。

来源● 本品为姜科植物姜的干燥根茎。

原文● 味辛，温。主胸满咳逆上气，温中、止血，出汗，逐风湿痹，肠澼下痢，生者尤良。久服去臭气，通神明。生川谷。

性味归经● 辛，热。归脾、胃、肾、心、肺经。

附方●

脾胃虚冷（不下食，倾久羸弱成瘵者） 用温州白干姜，浆水煮透，取出焙干捣末，陈廪米煮粥饮丸梧子大，每服三五十丸，白汤下。（《本草图经》）

脾胃虚弱（饮食减少，易伤难化，无力肌瘦） 用干姜频研四两，以白饧切块，水浴过，入铁铫溶化，和丸梧子大，每空心米饮下三十丸。（《十便方》）

心脾冷痛、暖胃消痰 干姜、高良姜各等份，炮研末，糊丸梧子大。每食后，猪皮汤下三十丸。（《和剂局方》）

心气卒痛 干姜末，米饮服一钱。（《外台秘要》）

中寒水泻 干姜炮研末，粥饮服二钱，即效。（《千金方》）

寒痢青色 干姜切大豆大，每米饮服六七枚，日三夜一。累用得效。（《肘后备急方》）

虚劳不眠 干姜为末，汤服三钱，取微汗出。（《千金方》）

赤眼涩痛 干姜末，水调贴足心，甚妙。（《普济方》）

牙痛不止 干姜（炮）、川椒各等份为末，掺之。（《御药院方》）

瘰疬不敛 干姜为末，姜汁打糊和作丸剂，以黄丹为衣。每月随疮大小，入药在内，追脓尽，生肉口合为度。如不合，以葱白汁调大黄末擦之，即愈。（《救急方》）

使用提示● 阴虚内热、血热妄行者禁服。

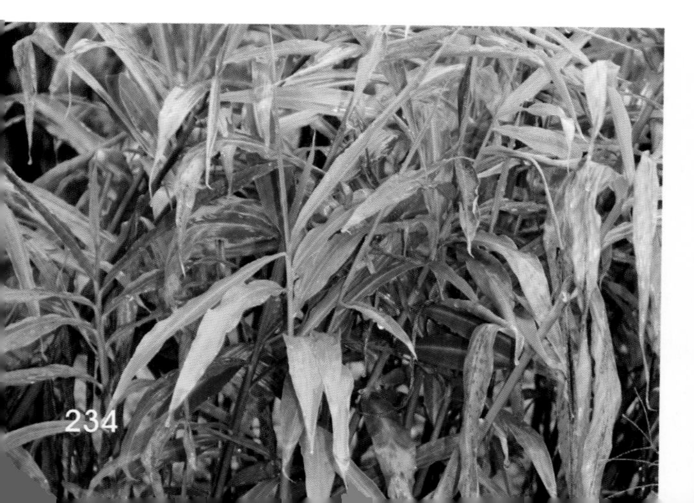

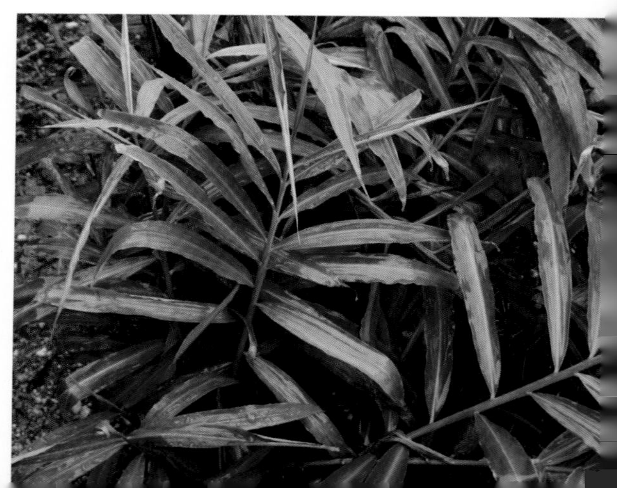

传统药膳

干姜粥

原料 干姜、良姜各60 g，白米250 g。

制法 将干姜、良姜装入纱袋内，与米加水同煮作粥，粥熟去药袋。

用法 1～2次服完。

功效 温中散寒。

适用 一切寒冷气郁、心痛、腹肋胀满、坐卧不得、心绞痛等。

四味干姜粥

原料 干姜3 g，茯苓、扁豆各15 g，粳米100 g。

制法 将干姜、茯苓、扁豆入锅中共煎，去渣取汁，再入粳米同煮为稀粥。

用法 早、晚餐食用。

功效 温中散寒，止咳化痰。

适用 感冒咳嗽等。

姜艾苡仁粥

原料 干姜、艾叶各10 g，薏苡仁30 g。

制法 将干姜、艾叶水煎取汁；再将薏苡仁煮粥至八成熟，入药汁同煮至熟即可。

用法 作早餐食用。

功效 温经，化瘀，散寒，除湿，润肤。

适用 寒湿凝滞型痛经者。

干姜木瓜粥

原料 干姜30 g，木瓜15 g，茯苓粉50 g，粳米60 g。

制法 用清水适量先煮干姜、木瓜半小时，去渣取汁，再煮粳米，米将烂时加茯苓粉、红糖，小火熬粥，搅匀。

用法 早、晚空腹餐食，连服数日。

功效 温中补虚，化湿止痢。

适用 寒湿下痢、泄泻、腹胀、纳差、舌淡苔厚等。

干姜花椒粥

原料 干姜5片，高良姜4 g，花椒3 g，粳米100 g，红糖15 g。

制法 将干姜、高良姜、花椒洗净，姜切成片，以白净的纱布袋盛之，与淘洗净的粳米同加清水煮沸，30分钟后取出药袋，煮成粥。

用法 每日早、晚各1次，长期服食可见效。

功效 暖胃散寒，温中止痛。

适用 脾胃虚寒、心腹冷痛、呕吐、呃逆、口吐清水、肠鸣腹泻等。

干姜猪肾汤

原料 猪肾2枚，干姜90 g，盐少许。

制法 将猪肾洗净，细切；干姜为末。同入砂锅内，加水煮熟，再加盐等调味。

用法 徐徐热服，每服适量，连服数日。

功效 补肾温肺，止咳平喘。

适用 咳喘痰稀。

干姜羊肉汤

原料 干姜30 g，羊肉150 g，葱、味精、盐、花椒面各适量。

制法 将羊肉切片，与干姜共炖至肉烂，调入盐、葱、花椒面、味精。

用法 食肉饮汤。

功效 止带，调经，祛寒。

适用 带下量多、月经不调、小腹发凉等。

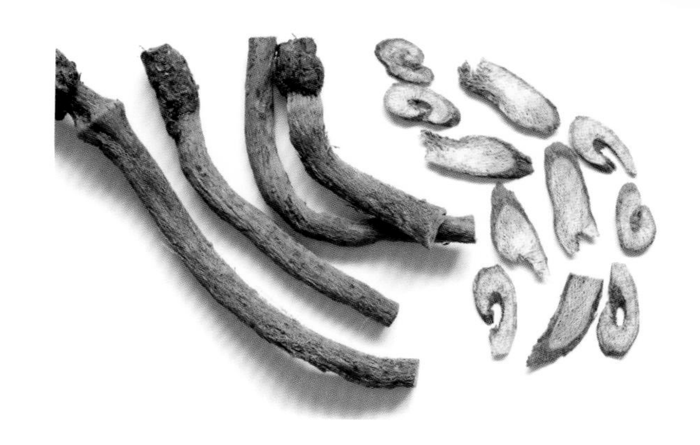

木香

别名● 蜜香、云木香、广木香、南木香、青木香、川木香。

来源● 本品为菊科植物木香的干燥根。

原文● 味辛，温。主邪气，辟毒疫温鬼，强志，主淋露。久服不梦寤魇寐。生山谷。

性味归经● 辛、苦，温。归脾、胃、大肠、三焦、胆经。

附方●

中气不省、闭目不语，如中风状 南木香为末，冬瓜子煎汤灌下三钱，痰盛者，加竹沥、姜汁。（《济生方》）

一切走注，气痛不和 广木香，温水磨浓汁，入热酒调服。（《简便方》）

气滞腰痛 青木香、乳香各二钱，酒浸，饭上蒸，均以酒调服。（《太平圣惠方》）

耳卒聋闭 昆仑真青木香一两（切），以苦酒浸一夜，入胡麻油一合，微火煎，三上三下，以绵滤去滓，日滴三四次，以愈为度。（《外台秘要》）

小肠疝气 青木香四两，酒三斤。煮过，每日饮三次。（孙天仁《集效方》）

小儿天行壮热头痛 木香六分，白檀香三分，为末，清水和服。仍温水调涂囟顶上取瘥。（《太平圣惠方》）

日行发斑赤黑色 青木香一两，水二升，煮一升服。（《外台秘要》）

恶蛇虺伤 青木香不拘多少，煎水服，效不可述。（《袖珍方》）

霍乱转筋腹痛 木香末一钱，木瓜汁一盏。入热酒调服。（《圣济总录》）

牙齿疼痛 青木香末，入麝香少许，揩牙，盐汤漱之。（《圣济总录》）

使用提示● 本品辛温香燥，凡阴虚火旺者慎用。

传统药膳

木香槟榔粥

原料 木香、槟榔各5 g，粳米100 g，冰糖适量。

制法 先用水煎煮木香、槟榔，去渣留汁。再入粳米煮粥，粥将熟时加冰糖适量，稍煎待溶即可。

用法 可作早、晚餐服食。

功效 顺气行滞、润肠通便。

适用 气滞型便秘症。

香砂藕粉

原料 木香2 g，砂仁3 g，藕粉30 g，糖适量。

制法 先将砂仁、木香研粉，和藕粉用温水调糊，再用滚开水冲熟，入糖调匀。

用法 早餐食用。

功效 理气开胃，和中止呕。

适用 食气相结或气郁所致之呕吐。

香参炖大肠

原料 木香6 g，降香5 g，海参10 g，猪大肠1具，酱油、姜、葱、盐等调料适量。

制法 将海参泡发，洗净切片；猪大肠洗净，切细；降香、木香装入纱布袋中，锅内加水适量，入大肠，煮沸去沫，加葱、姜，煮至大肠将熟时，放海参、药袋，煮至大肠极软，再加盐、酱油，稍煮即成。

用法 佐餐食用。

功效 行气养血，润肠通便。

适用 气虚型便秘。

陈皮木香烧肉

制法 陈皮、木香各3 g，猪瘦肉200 g，盐、油各适量。

制法 先将陈皮、木香焙脆，研末备用；在锅内放食油，烧热后放入猪肉片，炒片刻，放适量清水烧熟，待熟时放陈皮，木香末及盐并搅匀。

用法 食肉及汤，佐餐食用。

功效 舒肝解郁止痛。

适用 气郁之妊娠腹痛。

木香酒

原料 木香25 g，蛇床子2 g，巴戟天、莲实肉、茴香、附子各52 g，白酒2500 ml。

制法 将上药研碎，装入纱布袋，放入酒坛，倒入白酒，密封坛口，浸泡15日即成。

用法 每日2次，每次15 ~ 30 ml。

功效 补肾壮阳。

适用 元阳虚衰所致之阳痿不举、早泄遗精、宫冷不孕、小腹冷痛、小便频数不禁等。

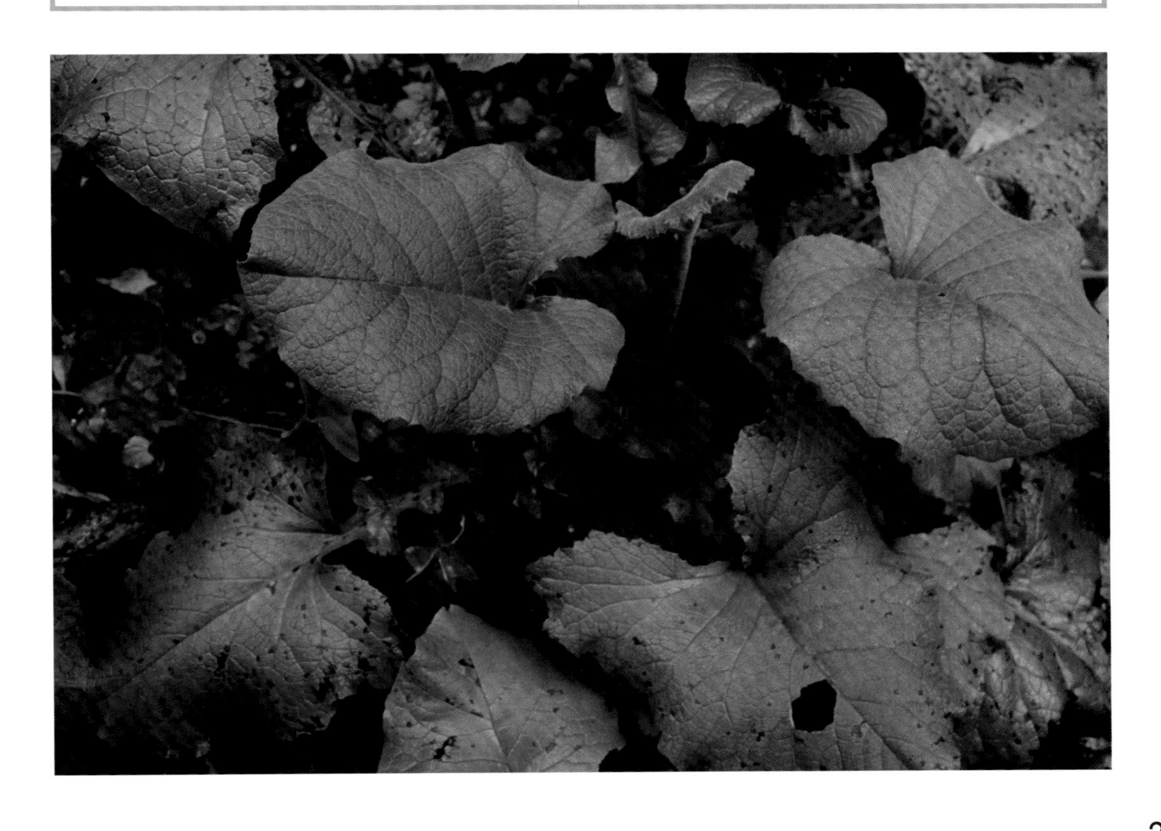

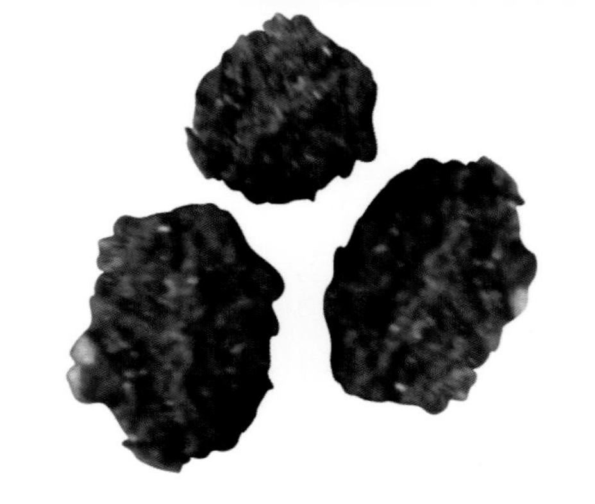

牛黄

别名● 西黄、丑宝。

来源● 本品为牛科动物牛的干燥胆结石。

原文● 味苦，平。主惊痫寒热，热甚狂痓，除邪逐鬼。生平泽。

性味归经● 甘，凉。归心、肝经。

附方●

七日口噤　牛黄为末，以淡竹沥化一字，灌之，更以猪乳滴之。（《外台秘要》）

小儿热惊　牛黄一杏仁大，竹沥、姜汁各一合，和匀与服。（《总微论》）

惊痫嚼舌（迷闷仰目）　牛黄一豆许研，和蜜水灌之。（《广利方》）

小儿惊候（小儿积热毛焦，睡语，欲发惊者）　牛黄六分，朱砂五钱，同研。以犀角（代）磨汁，调服一钱。（《总微论》）

肿毒疮疖及一切疮疡　牛黄三钱，甘草、金银花各一两，草紫河车五钱。上为末，炼蜜丸，量儿服。（《保婴撮要》牛黄解毒丸）

痘疮黑陷　牛黄二粒，朱砂一分，研末。蜜浸胭脂，取汁调搽，一日一上。（《王氏痘疹方》）

使用提示● 孕妇慎用。

本经中品

传统药膳

猪奶饮

原料　牛黄粉0.2 g，淡竹沥、猪乳汁各3 g。

制法　将牛黄粉同淡竹沥和匀。

用法　先灌牛黄竹沥水，随后灌入猪乳汁。

功效　清热涤痰，健胃醒脾。

适用　新生儿撮口。

牛黄酒

原料　牛黄、钟乳（研）、人参、秦艽、麻黄（去节）各3 g，桂心2 g，白术、龙角、当归、甘草、细辛各15 g，杏仁1.2 g，蜀椒、蜣螂各9枚，白酒500 ml。

制法　将上14药盛绢袋中，酒浸5日。

用法　每次5 ~ 10 ml，每日3次。

功效　调气血祛风，活络。

适用　少小惊痫、经年小劳辍发。

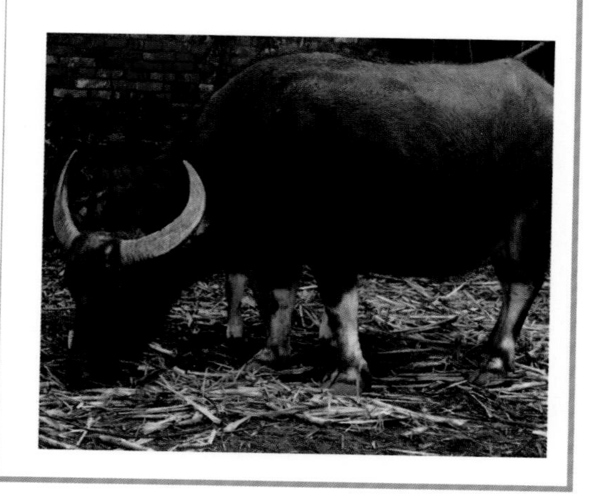

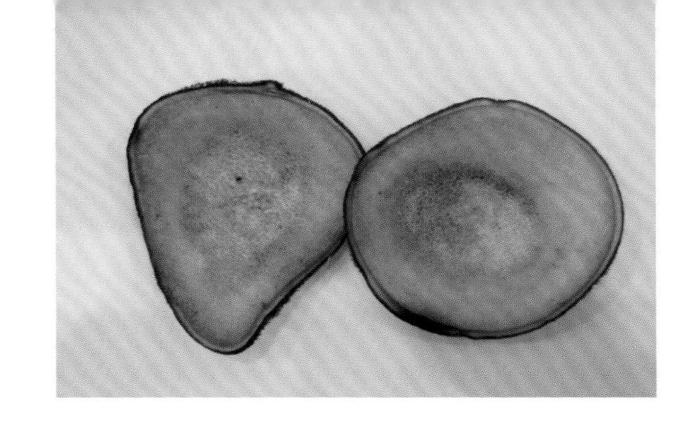

鹿茸

别名● 茸角。

来源● 本品为鹿科动物梅花鹿或马鹿的雄鹿未骨化密生茸毛的幼角。前者习称“花鹿茸”，后者习称“马鹿茸”。

原文● 味甘，温。主漏下恶血，寒热惊痫，益气强志，生齿不老。角，主治恶疮痈肿，逐邪恶气。

性味归经● 甘、咸，温。归肾、肝经。

附方●

诸虚 用鹿茸（酥炙，或酒炙亦可）、鹿角胶（炒成珠）、鹿角霜、阳起石（煅红，酒碎）、肉苁蓉（酒浸）、酸枣仁、柏子仁、黄芪（蜜炙）各一两，当归、黑附子（炮）、地黄（九蒸九焙）各八钱，辰朱砂半钱，各为末，酒糊丸梧子大。每空心温酒下五十丸。（《澹寮集验方》）

阳事虚痿、小便频数、面色无光 嫩鹿茸一两（去毛切片），山药（末）一两，绢袋裹，置酒坛中，七日开瓶，日饮三盏。将茸焙作丸服。（《普济方》）

阴虚腰痛，不能反侧 鹿茸（炙）、菟丝子各一两，舶茴香半两，为末，以羊肾二对，去酒煮烂，捣泥和，丸梧子大，阴干。每服三五十丸，温酒下，日三服。（《普济本事方》）

精血耗涸（口渴，白浊，上燥下寒，不受峻补者） 鹿茸（酒蒸）、当归（酒浸）各一两，焙为末，乌梅肉煮膏捣，丸梧子大。每米饮服五十丸。（《济生方》）

饮酒成泄（骨立不能食，但饮酒即泄） 嫩鹿茸（酥炙）、肉苁蓉（煨）各一两，生麝香五分，为末，陈白米饮丸梧子大。每米饮下五十丸。（《普济方》）

腰脚痛 鹿茸不限多少，涂酥炙紫色，为末，温酒调下五克。（《太平圣惠方》）

老人腰痛及腿痛 鹿茸（炙）、山楂各等份，为末，加蜜做成丸子，如梧子大，每服百丸，每日二次。（《十便良方》）

使用提示● 服用本品宜从小量开始，缓缓增加，不宜骤用大量，以免阳升风动、头晕目赤，或助火动血，而致鼻衄。凡阴虚阳亢、血分有热、胃火盛或肺有痰热，以及外感热病者，均忌服。

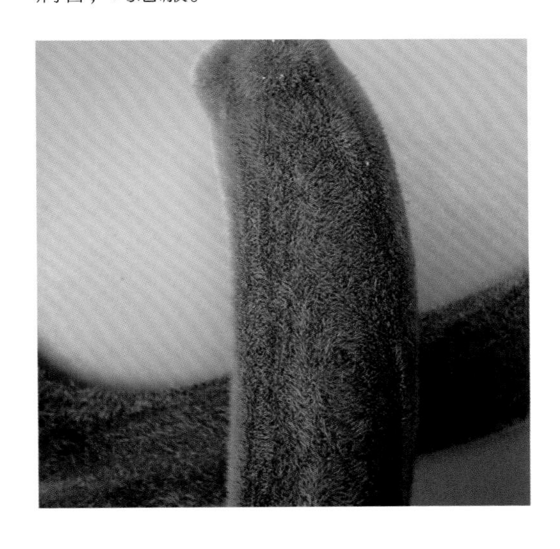

传统药膳

鹿茸粥

原料　鹿茸３ g，粳米100 g，生姜3片。

制法　将鹿茸研成细末，备用。粳米淘洗干净，加入清水，用大火煮沸后加入鹿茸末和生姜，再用小火煎熬20 ~ 30分钟，以米熟烂为度。

用法　可供冬季早、晚餐食用，连服3 ~ 5日为1个疗程。

功效　温肾助阳，益精养血。

适用　肾阳虚衰、精血亏损、阳痿、早泄、滑精、消瘦怕冷、腰背酸痛等。

鹿茸肉苁蓉粥

原料　鹿茸3 ~ 5 g，肉苁蓉15 g，大米100 g。

制法　将肉苁蓉用白酒浸一夜，刮去皮切细。大米煮粥，粥将熟加鹿茸、肉苁蓉，煮至粥熟。

用法　每周1次食用。

功效　补气血，益阴阳。

适用　高血压病。

鹿茸虫草酒

原料　鹿茸15 g，冬虫夏草10 g，天冬6 g，白酒750 ml。

制法　将上药加工研碎，浸于酒中，加盖密封，每日摇动数次。经1个月后，取上清酒液饮服。酒剩不多时，可以再添新酒浸泡，直至味淡薄为止。

用法　每日早、晚各服10 ~ 15 ml。

功效　补肾壮阳，养肺填精。

适用　病后体弱、神疲无力、腰酸、阳痿、肺虚咳嗽等。

鹿茸人参酒

原料　鹿茸、海马各20 g，人参、熟地黄各30 g，肉苁蓉40 g，白酒2000 ml。

制法　将人参、鹿茸研为末，再与其他药物一起用白酒密封浸泡，30日后即成。

用法　每日2次，每次10 ml。

功效　益气补血，补肾壮阳。

适用　气虚及肾阳虚出现的腰膝酸软、性功能衰退、耳鸣或由于肾阳虚而致的男性不育症等。

鹿茸水鸭汤

原料　水鸭1只，鹿茸20 g，生姜3片。

制法　水鸭剖净，去内脏，洗净斩件，生姜刮去皮，洗净切片。将以上备用料一起放入砂煲内，加清水适量，武火煮沸后改用文火煲3小时，调味供用。

用法　佐餐食用。

功效　补肾壮阳，益精补髓。

适用　身体虚弱、腰膝痿弱、遗精、阳痿早泄或老年人阳气亏损、手脚冰冷、喜暖畏寒、气虚血弱、头晕脚软等。

鹿茸炖羊肾

原料　鹿茸5 g，菟丝子15 g，小茴香9 g，羊肾1对，食盐、料酒、葱、姜、生油、胡椒粉各适量。

制法　将鹿茸润透切片，烘干碾成末；菟丝子、小茴香装入纱布袋中，扎口；葱、姜拍碎；羊肾剖开，去臊膜，洗去尽臊味，切成片，放入油锅中稍煸一下。将药袋、葱、姜、料酒、盐同入锅中，注入清水，用大火烧沸，撇去浮沫后，改小火炖至羊肾熟。拣去药包、葱、姜，撒入鹿茸末烧沸，用食盐、胡椒粉调味即可。

用法 佐餐食用。

功效 温补肾阳，益精填髓。

适用 肾阳不足之人。

鹿茸焖小鸡

原料 鹿茸3～6 g，当年的公鸡1只。

制法 将公鸡、鹿茸在锅内焖熟，不放油盐。

用法 吃肉喝汤，2日吃完。可根据情况每隔1周或半个月吃1次。

功效 补肾益气，活血祛湿。

适用 风湿性关节炎。

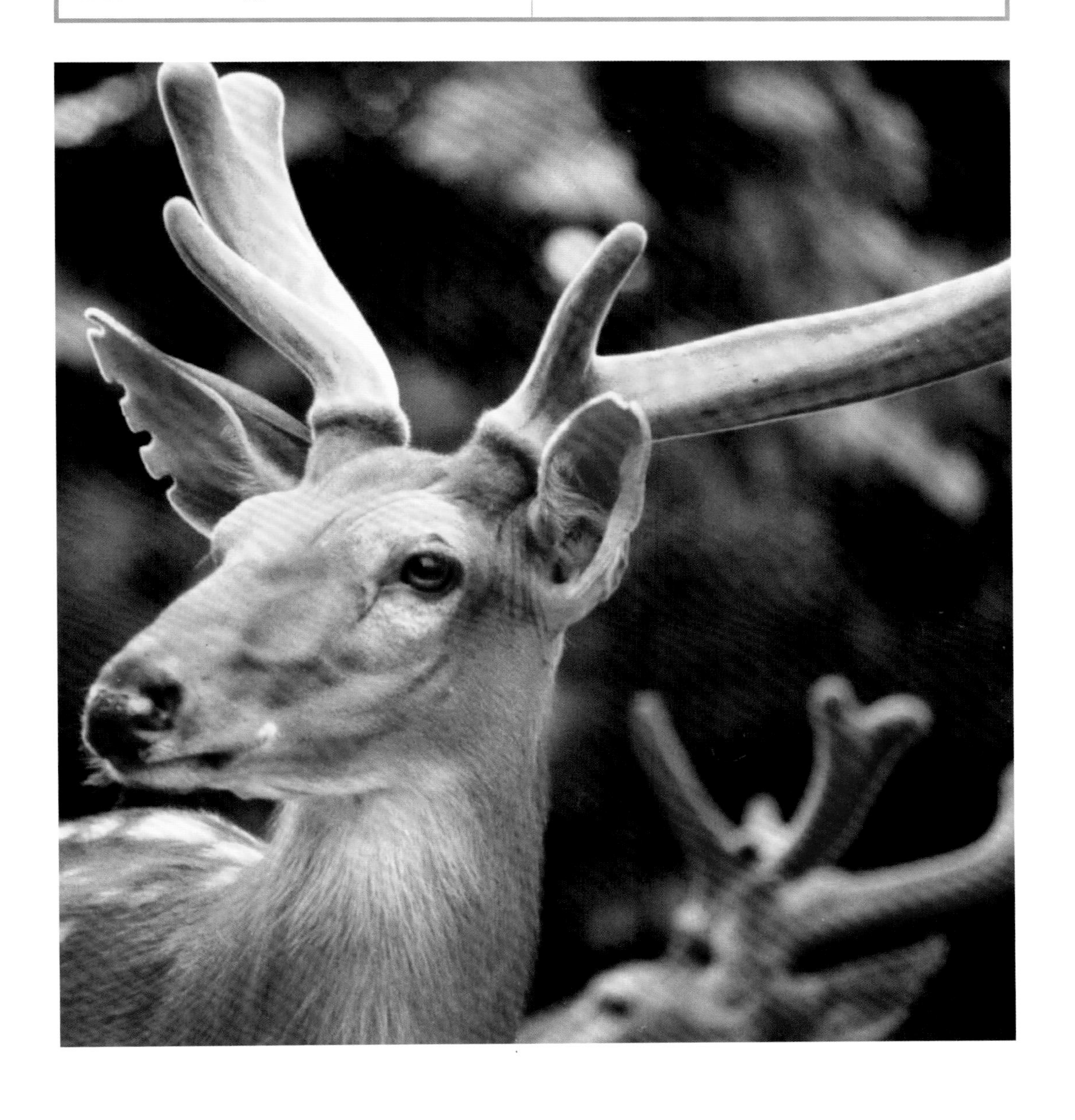

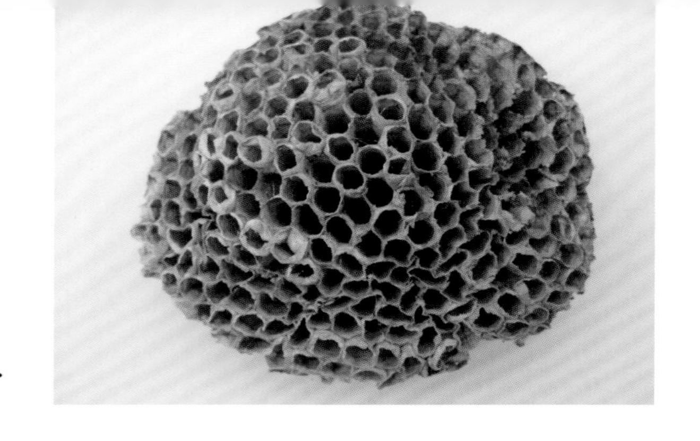

露蜂房

别名● 蜂肠、百穿、蜂窠、紫金沙。

来源● 本品为胡蜂科昆虫果马蜂、日本长脚胡蜂或异腹胡蜂的巢。

原文● 味苦，平。主惊痫瘛疭，寒热邪气，癫疾，鬼精蛊毒，肠痔。火熬之良。一名蜂场。生山谷。

性味归经● 甘，平，有毒。归胃经。

附方●

小儿卒痫　大蜂房一枚，水三升，煮浓汁浴之，日三四次佳。（《千金方》）

风热牙肿（连及头面）　用露蜂房烧存性，研末，以酒少许调，噙漱之。（《十便良方》）

阴痿不兴　蜂房烧研，新汲井水服二钱，可御十女。（《岣嵝神书》）

阴寒痿弱　蜂房灰，夜敷阴上，即热起。（《千金方》）

喉痹肿痛　露蜂房灰、白僵蚕等分，为末。每乳香汤服半钱。（《普济方》）

鼻外皻瘤，脓水血出　蜂房炙研，酒服方寸匕，日三服。（《肘后备急方》）

头上疮癣　蜂房研末，腊猪脂和，涂之效。（《太平圣惠方》）

软疖频作　露蜂房二枚，烧存性，以巴豆二十一粒煎清油二三沸，去豆。用油调敷，甚效。（《世医得效方》）

下部痔漏　大露蜂房烧存性研，掺之，干则以真菜子油调。（《经验方》）

蜂螫肿疼　蜂房为末，猪膏和敷，或煎水洗。（《千金方》）

使用提示● 气虚血弱及肾功能不全者慎服。

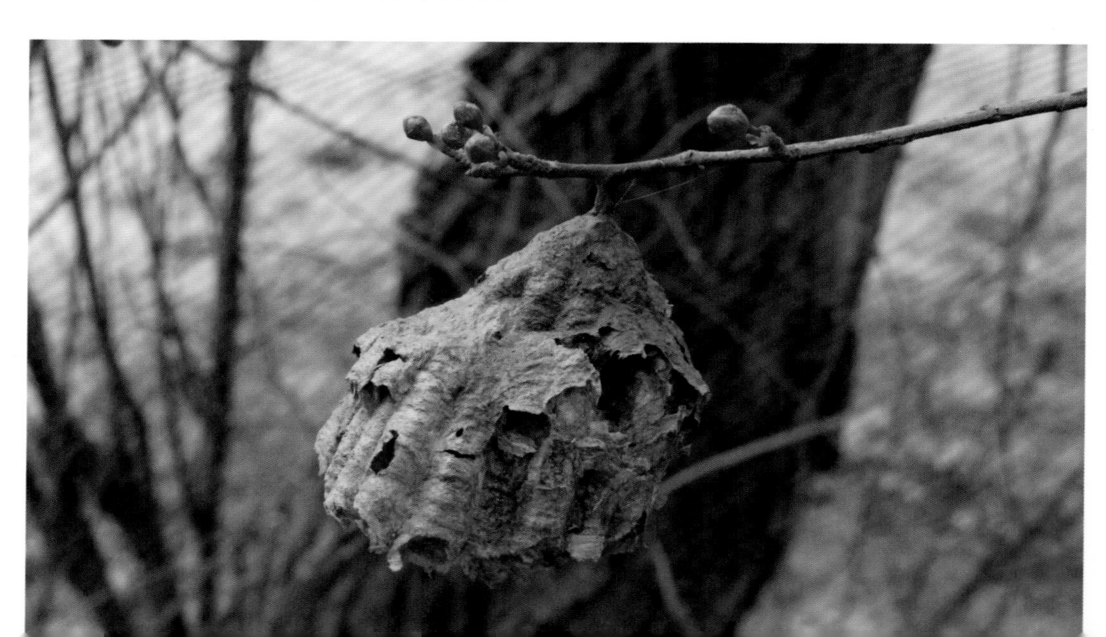

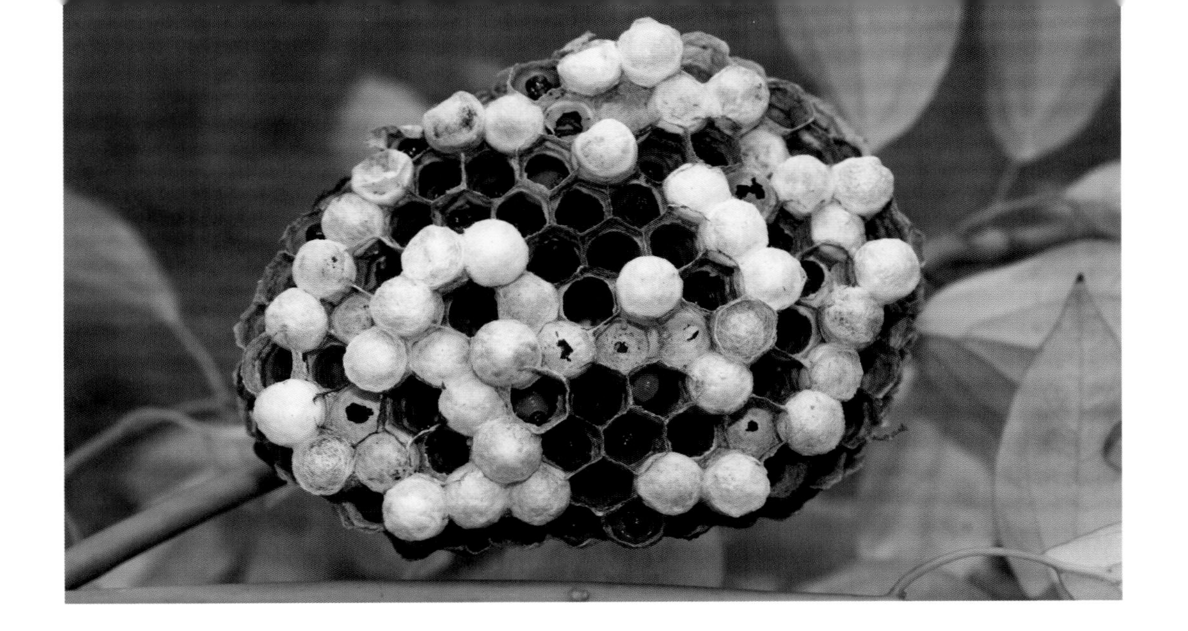

传统药膳

蜂房苦参酒

原料 露蜂房250 g，苦参2000 g，浸曲2250 g，秫米150 g。

制法 上诸药，细锉，用水3000 ml，煮取2000 ml，去滓，用浸曲炊秫米，入曲药溶拌，如常酝法，酒熟，压去糟。

用法 每于食前暖一小盏饮服。

功效 活血化瘀。

适用 白癜风。

蜂房狗脊熟地汤

原料 炒蜂房、狗脊、熟地黄、锁阳、黄精、炒韭菜子各10 g，川续断、杜仲、肉苁蓉、何首乌、鹿角胶（烊化）、覆盆子、菟丝子、沙苑子各15 g，肉桂6 g（后下）。

制法 水煎取药汁。

用法 口服，每日1剂。

功效 益肾养精。

适用 肾精不足型精寒精薄。

蜂房甘草汤

原料 蜂房30 g，甘草5 g。

制法 将上味药材洗净，晾干。蜂房切碎，甘草切片，放入砂锅内，加水浸泡片刻，大火煮沸，再改用中火煮30分钟，过滤取汁即成。

用法 不拘时饮用。

功效 解毒通乳。

适用 各类急性乳腺炎。

蜂房蛇蜕全蝎汤

原料 蜂房、蛇蜕、全蝎、石斛、射干、桔梗、山豆根各9 g，麦冬15 g，玄参18 g，北沙参30 g，生甘草3 g。

制法 水煎取药汁。

用法 每日1剂，分2次服。

功效 滋阴凉血，清热解毒。

适用 喉癌。

露蜂房山甲汤

原料 露蜂房、穿山甲各9 g，王不留行、石见穿、黄芪、莪术、当归各15 g，三七粉3 g（吞）。

制法 水煎取药汁。

用法 每日1剂，分2次服。

功效 益气活血，解毒。

适用 乳腺癌。

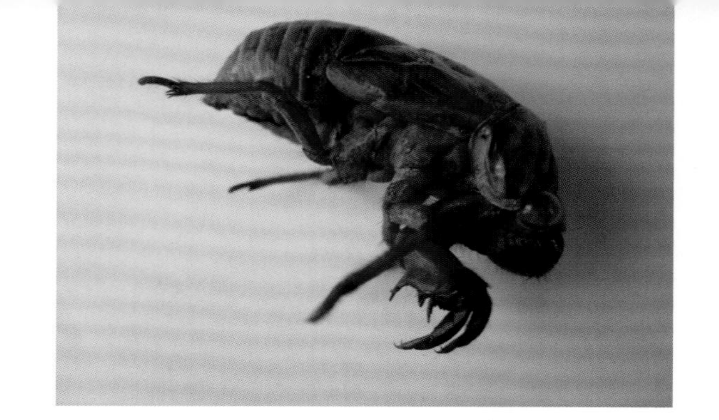

蚱蝉

别名● 鸣蝉、秋蝉、知了。

来源● 本品为蝉科昆虫黑蚱的全虫。

原文● 味咸，寒。主小儿惊痫，夜啼，癫病，寒热。生杨柳上。

性味归经● 咸，寒。归肺、肝经。

附方●

百日发惊 蚱蝉（去翅、足，炙）三分，赤芍药三分，黄芩二分，水二盏，煎一盏，温服。（《太平圣惠方》）

破伤风病（无问表里，角弓反张） 秋蝉一个，地肤子（炒）八分，麝香少许，为末。酒服二钱。（《太平圣惠方》）

头风疼痛 蚱蝉二枚生研，入乳香、朱砂各半分，丸小豆大。每用一丸，随左右纳鼻中，出黄水为效。（《圣济总录》）

小儿风热惊悸 蚱蝉（去翅、足，微炒）、茯神、麦冬（去心，焙）各半两，龙齿（细研）、人参（去芦头）、钩藤各三分，牛黄二钱（细研），蛇蜕五寸（烧灰），杏仁二分（汤浸，去皮、尖、双仁，麸炒微黄），捣罗为散，每服以新汲水调下半钱，量儿大小，加减服之。（《太平圣惠方》）

小儿初生百日内发痫 蚱蝉（煅）、赤芍药各三分，黄芩二分，为末，水一小盏，煎至五分，去滓服。（《普济方》）

诸风痫、胸中痰盛 干蚱蝉七枚（微炙），白鲜皮一两，钩藤、细辛（去土）、川芎（锉，微炙）、天麻、牛黄（别研）各一分，蛇蜕五寸许（炙令黄），上捣罗为末，同牛黄拌匀，每服一钱，水八分，入人参、薄荷各少许，煎五分，去滓，稍热服。（《普济方》）

小儿天钓、眼目搐上、筋脉急 蚱蝉一分（微炒），干蝎七枚（生用），牛黄一分（细研），雄黄一分（细研），上药细研为散，不计时候，以薄荷汤调下一字，量儿大小加减服。（《太平圣惠方》）

使用提示● 孕妇慎服。

传统药膳

蚱蝉汤

原料 蚱蝉2个（净炙），柴胡、石膏各2.4 g，知母、升麻、子芩、栀子仁各18 g，龙齿、蛇蜕（炙）各1.2 g，生葛根、甘草（炙）、麻黄（去节）各0.6 g，大黄3 g，钩藤皮0.2 g。

制法 用水700 ml，入竹沥240 ml，与上药煎服。

用法 佐餐食用。

功效 镇静安神。

适用 小儿壮热惊痛。

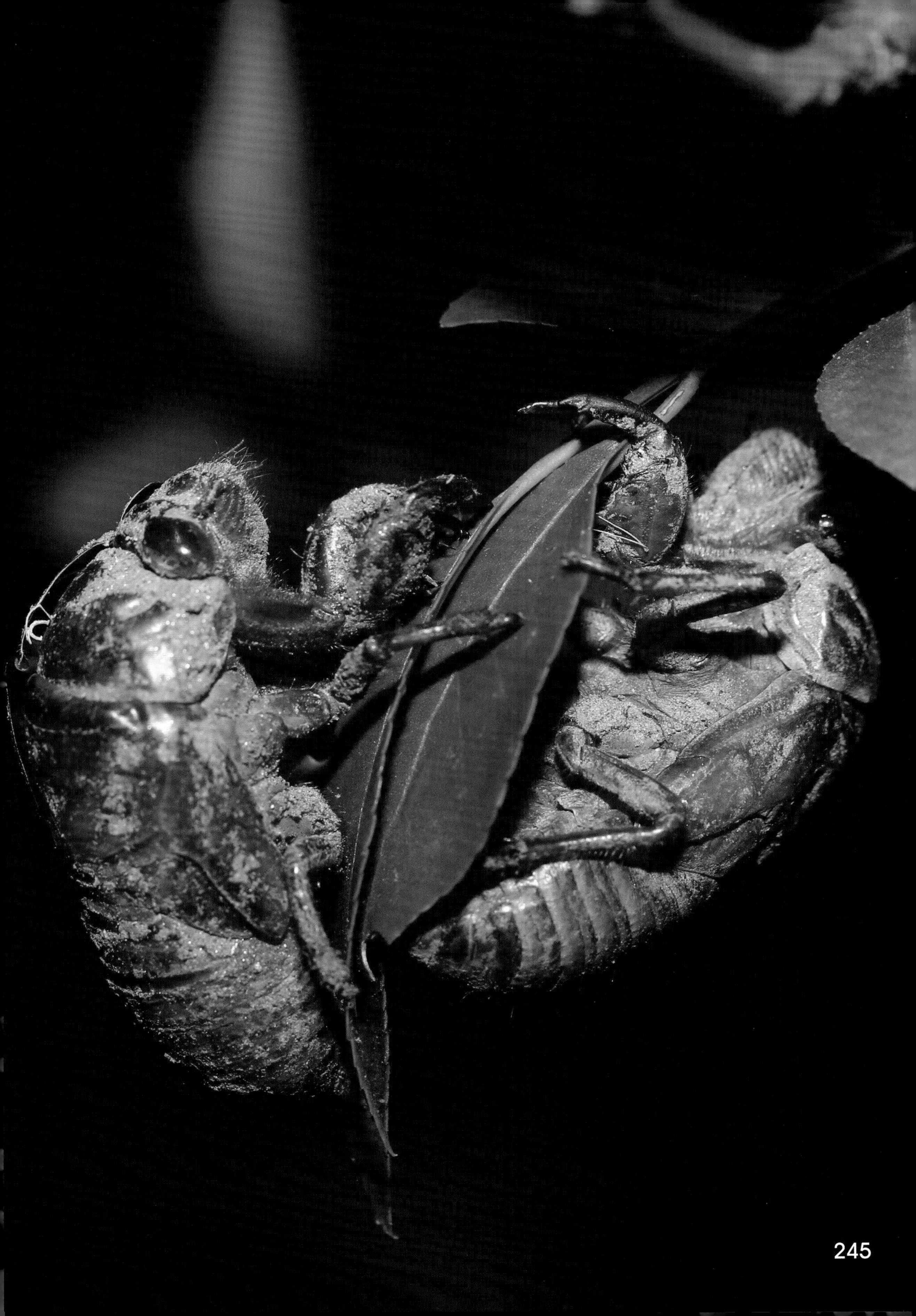

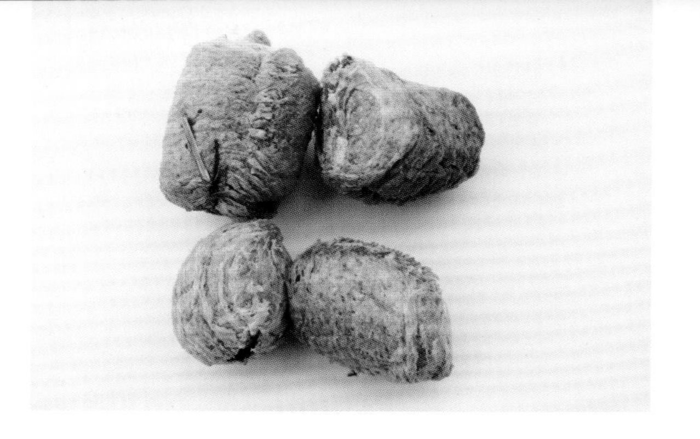

桑螵蛸

别名 螳螂蛋、螳蜘壳、螳螂子、刀螂子。

来源 本品为螳螂科昆虫大刀螂、小刀螂或巨斧螳螂的干燥卵鞘。以上三种分别习称“团螵蛸”“长螵蛸”及“黑螵蛸”。

原文 味咸，平。主伤中，癥瘕阴痿，益精生子，女子血闭腰痛，通五淋，利小便水道。生桑枝上，采蒸之。一名蚀肬。

性味归经 甘、咸，平。归肝、肾经。

附方

遗精白浊（盗汗虚劳） 桑螵蛸（炙）、白龙骨各等份，为细末，每服二钱，空心用盐汤送下。（《外台秘要》）

小便不通 桑螵蛸（炙黄）三十枚，黄芩二两，水煎，分二服。（《太平圣惠方》）

妇人胞转（小便不通） 桑螵蛸炙为末，饮服方寸匕，日用二。（《产乳书》）

妊娠遗尿（不禁） 桑螵蛸十二枚，为末，分二服，米饮下。（《产乳书》）

产后遗尿（或尿数） 桑螵蛸（炙）半两，龙骨一两，为末，每米饮服二钱。（《徐氏胎产方》）

咽喉肿塞 桑螵蛸一两（烧灰），马勃半两，研匀，蜜丸梧子大，煎犀角（代）汤，每服三五丸。（《总病论》）

咽喉骨硬 桑螵蛸醋煎，呷之。（《经验良方》）

底耳疼痛 桑螵蛸一个（烧存性），麝香一字，研末，每用半字，掺入神效，有脓先缴净。（《经验方》）

小儿软疖 桑螵蛸烧存性，研末，油调敷之。（《世医得效方》）

使用提示 阴虚火旺或膀胱有热者慎服。

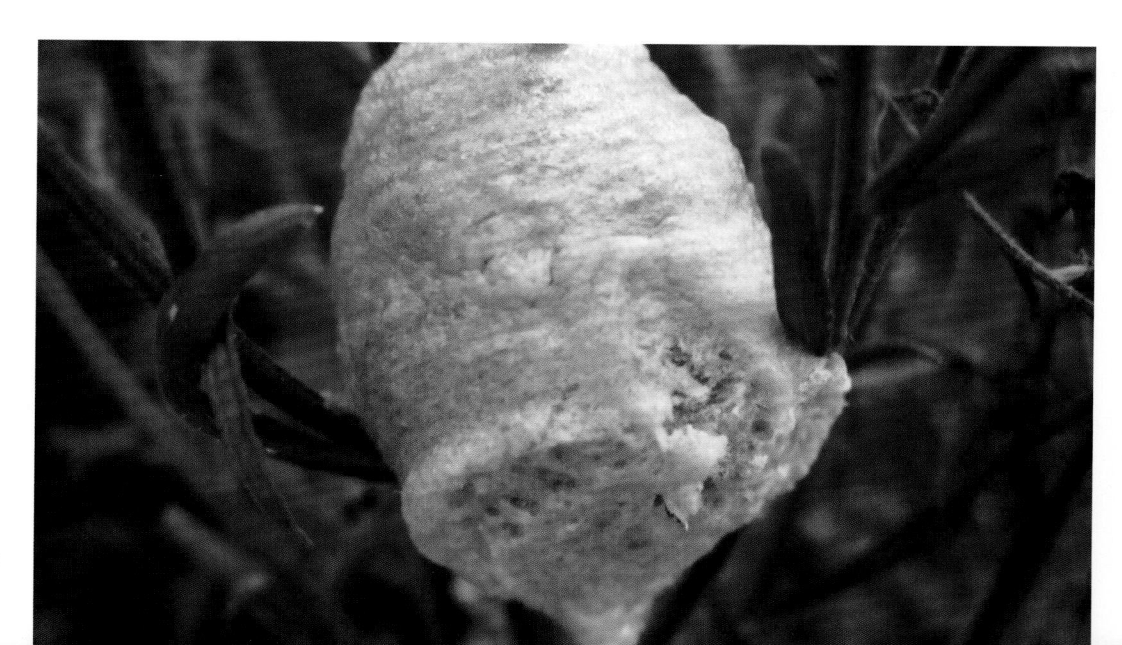

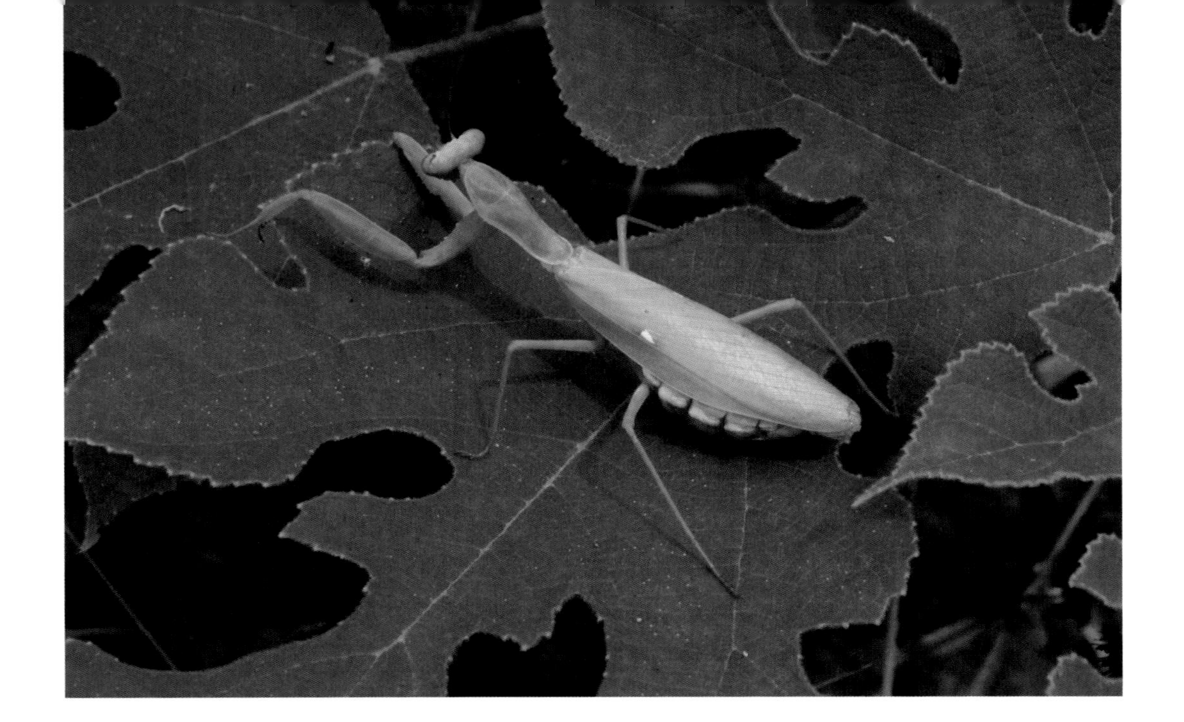

传统药膳

螵蛸高粱粥

原料 桑螵蛸20 g，高粱米50～100 g。

制法 将桑螵蛸用清水煎熬3次，过滤后收集液500 ml；将高粱淘洗干净，放入锅内，掺入桑螵蛸的汁，置火上煮成粥，至高粱米煮烂即成。

用法 每日2次，早、晚温服。

功效 健脾补肾，止遗尿。

适用 肾气不足、营养失调、小儿遗尿、小便频数等。

黄芪桑蛸粥

原料 黄芪、牡蛎、龙骨各20 g，桑螵蛸10个（焙干研粉），粳米60 g，白糖适量。

制法 将以上3味药加水500 ml，煮至300 ml，入粳米煮粥，拌桑螵蛸粉，加白糖。

用法 每日早、晚各服食1次。

功效 补气助阳缩尿。

适用 脾肺气虚的小儿遗尿等。

菟丝螵蛸止遗粥

原料 菟丝子、覆盆子各10 g，桑螵蛸10～12 g，五味子6 g，粳米50 g，白糖适量。

制法 上4味药水煎，取汁去渣，加入粳米煮，粥加白糖调味。

用法 每日2次，温热服。

功效 补肾，固摄，止遗。

适用 肾虚所致的遗尿及成人遗精、滑精。

益智桑蛸炖猪脬

原料 桑螵蛸、黑豆各30 g，益智仁15 g，糯米250 g，猪脬1个。

制法 将猪脬洗净，装入淘洗后的糯米，系紧脬口，用针在猪脬上刺若干小孔。加水适量，放入以上5味慢火炖至猪脬熟透即可。

用法 吃猪脬，糯米，喝汤，连服3～5剂。

功效 温肾助阳，固精缩尿。

适用 肾阳虚衰、下元不固、阳痿、遗精、尿频、遗尿、妇女带下等。

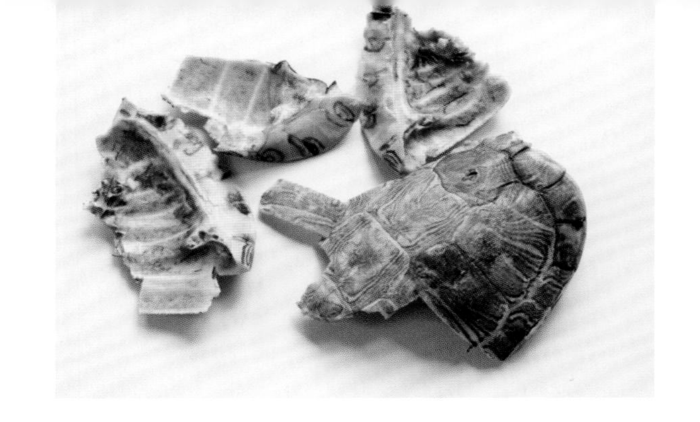

龟甲

别名● 下甲、乌龟壳、血板、烫板。

来源● 本品为龟科动物乌龟的背甲及腹甲。

原文● 味咸，平。主漏下赤白，破癥瘕，痎疟，五痔阴蚀，湿痹，四肢重弱，小儿囟不合。久服轻身不饥。一名神屋。生池泽。

性味归经● 咸、甘，微寒。归肝、肾、心经。

附方●

疟疾不止　龟甲烧存性，研末，酒服方寸匕。（《海上名方》）

抑结不散　龟甲（酒炙）五两，侧柏叶（炒）一两半，香附（童便浸，炒）三两，为末，酒糊丸梧子大，每空心温酒服一百丸。（《小品方》）

胎产下痢　龟甲一枚，醋炙为末，米饮服一钱，日二。（《经验方》）

难产催生　龟甲烧末，酒服方寸匕。（《子母秘录》）

肿毒初起、妇人乳毒、月蚀耳疮、口吻生疮　败龟甲一枚，烧研，酒服四钱。（《小山》）

小儿头疮　龟甲烧灰敷之。（《太平圣惠方》）

臁疮朽臭　生龟一枚，取壳，醋炙黄，更煅存性，出火气，入轻粉、麝香，葱汤洗净，搽敷之。（《急救方》）

人咬伤疮　龟甲骨、鳖肚骨各一片，烧研，油调搽之。（《叶氏摘玄》）

猪咬成疮　龟甲烧研，香油调搽之。（《叶氏摘玄》）

使用提示● 脾胃虚寒、内有寒湿者及孕妇禁服。

传统药膳

龟甲海参汤

原料　龟甲（炙酥）、白及各15 g，海参60 g。

制法　将龟甲、白及洗净，海参用温水浸软，去内脏，用清水漂洗干净，切块。把用料一齐放入砂锅内，加清水适量，大火煮沸，改小火煮1.5～2小时，调味即可饮用。

用法　佐餐食用。

功效　益气滋阴，敛肺止血。

适用　肺结核咯血。

龟甲鸡蛋

原料　鸡蛋1个，阿胶6 g，龟甲18 g，淡菜9 g。

制法　先煮龟甲、淡菜，加水500 ml，煎至100 ml，去渣；再加入阿胶烊化，打鸡蛋取黄入内，搅拌即可服食。

用法　直接食蛋。

功效 益气滋阴，敛肺止血。

适用 白血病阴虚出血。

安睡酒

原料 龟甲、龙骨各30 g，石菖蒲、远志各9 g，白糖70 g，猪心1对，60度白酒1500 ml。

制法 将猪心切片，焙干后与上4味药一起置于净器中，加白酒浸泡21日后去药渣，加白糖使溶即成。

用法 每日1次，每次40 ml，每晚临睡前饮服。

功效 补心益肾，健脑安神。

适用 心肾两亏所致的心烦、失眠、健忘、心悸、记忆力衰退等。

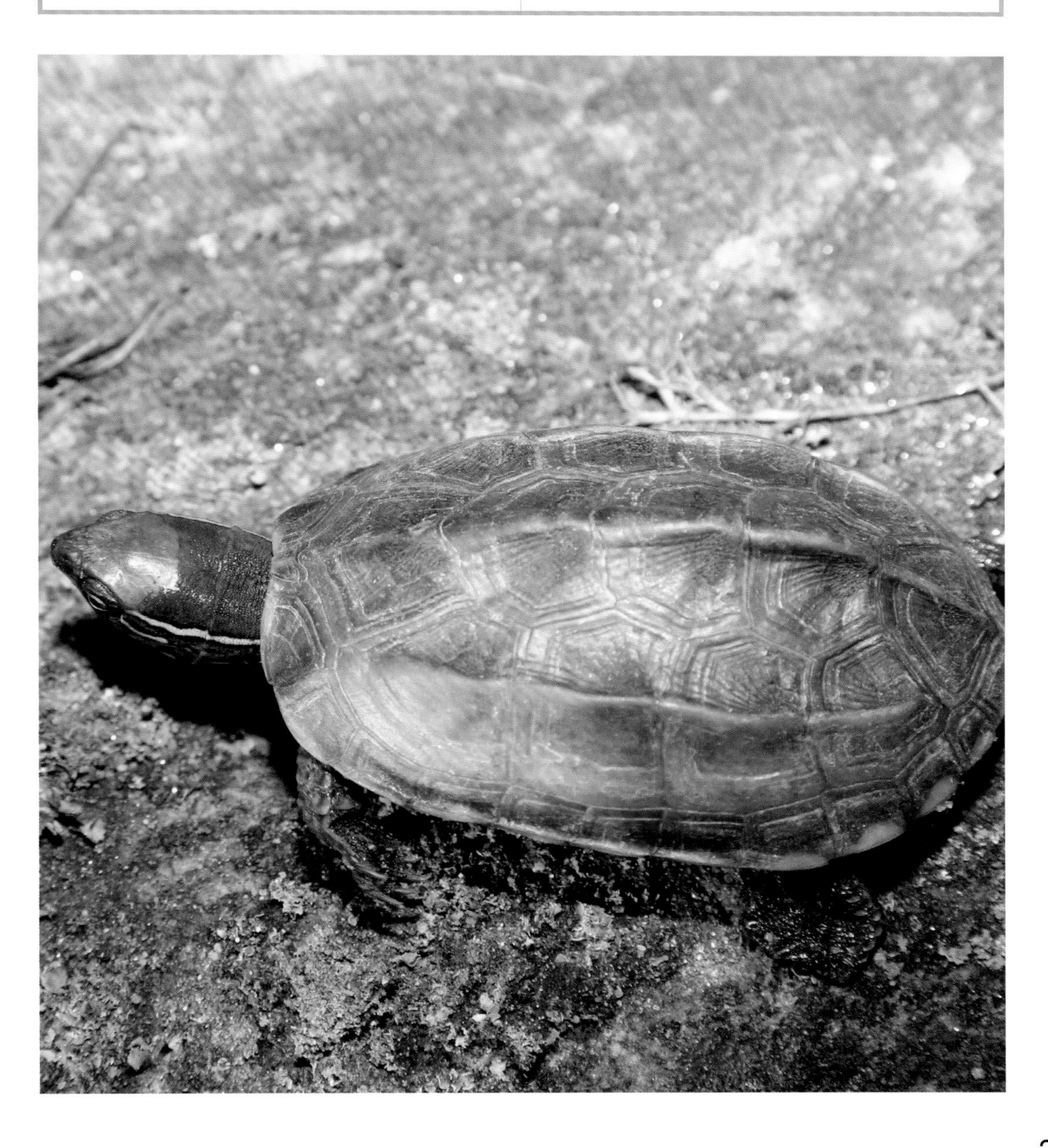

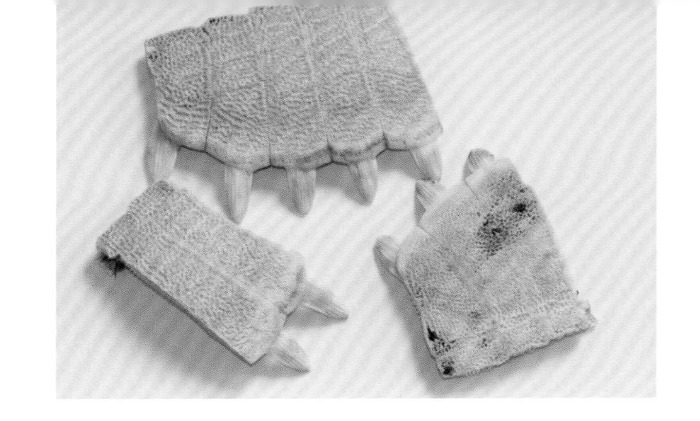

鳖甲

别名● **鳖壳、团甲鱼、鳖盖子。**

来源● 本品为鳖科动物鳖的背甲。

原文● 味咸，平。主心腹癥瘕，坚积寒热，去痞、息肉，阴蚀，痔，恶肉。生池泽。

性味归经● 咸，微寒。归肝、肾经。

附方●

老疟劳疟　鳖甲醋炙研末，酒服方寸匕。隔夜一服，清早一服，临时一服，无不断者。入雄黄少许，更佳。（《肘后备急方》）

妇人难产　鳖甲烧存性，研末，酒服方寸匕，立出。（《梅师集验方》）

劳复食复（笃病初起，受劳伤食，致复欲死者）　鳖甲烧研，水服方寸匕。（《肘后备急方》）

卒得腰痛，不可俯仰　鳖甲炙研末，酒服方寸匕，日二。（《肘后备急方》）

沙石淋痛　九肋鳖甲醋炙研末，酒服方寸匕，日三服。石出瘥。（《肘后备急方》）

吐血不止　鳖甲、蛤粉各一两（同炒色黄），熟地黄一两半（晒干），为末。每服二钱，食后茶下。（《圣济总录》）

小儿痫疾　用鳖甲炙研，乳服一钱，日二。亦可蜜丸服。（《子母录》）

阴头生疮（人不能治）　鳖甲一枚烧研，鸡子白和敷。（《千金翼方》）

人咬指烂，久欲脱　鳖甲烧灰敷之。（《叶氏摘玄方》）

石淋　取鳖甲杵末，以酒服方寸匕，日二三次，下石子，瘥。（《肘后备急方》）

痈疽不敛（不拘发背一切疮）　鳖甲烧存性，研掺。（《怪证奇方》）

使用提示● 虚而无热者忌用。

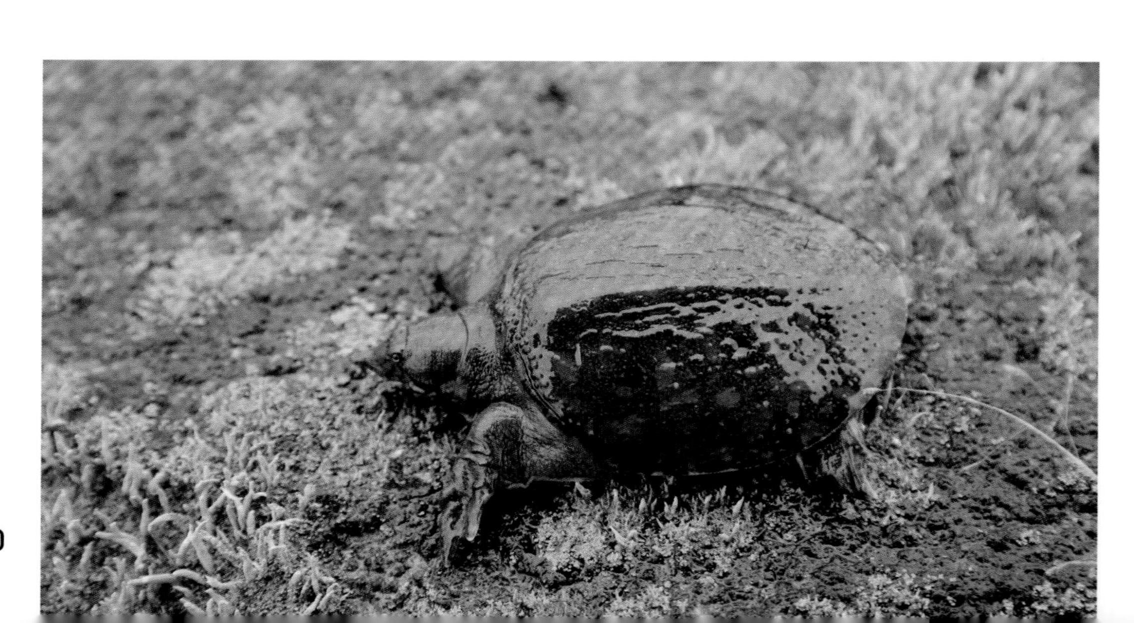

传统药膳

鳖甲薏苡仁粥

原料 鳖甲15 g，薏苡仁18 g，柴胡9 g，金银花12 g，红糖、粳米各适量。

制法 将鳖甲、金银花、柴胡洗净，放入锅中，加水煎汤，取汁，与淘洗干净的粳米和薏苡仁同入锅煮成粥，加入红糖调味即可。

用法 早、晚分服。

功效 清肝利胆。

适用 肝胆郁热所致的中耳炎等症的辅助食疗。

鳖甲鹿角粥

原料 鳖甲10 g，鹿角胶15～20 g，粳米100 g，姜3片。

制法 先煎鳖甲，取汁去渣，再加入洗净的粳米煮粥，待沸后放入鹿角胶、姜同煮为稀粥。

用法 每日1～2次，3～5日为1个疗程。

功效 补肾，益精，止带。

适用 肾气不足所致的带下量多、淋漓不断、腰酸胀痛等。

鳖甲酒

原料 鳖甲、海螵蛸、附子、升麻各5 g，恒山1.5 g。

制法 上药细锉，以绢袋盛。用酒250 ml，浸3～5日。

用法 每次10 ml，暖令温，空心服之。

功效 截疟祛痰。

适用 劳疟痰滞、发歇不定。

内金鳖甲猪肝汤

原料 猪肝2000 g，醋炙鳖甲粉、生鸡内金粉各10 g，调料适量。

制法 将猪肝洗净，切成薄片，用常法炒熟，加入炙鳖甲粉、生鸡内金和调料即成。

用法 每日 2 次，佐餐食用，半个月为 1 个疗程。

功效 舒肝健脾。

适用 肝硬化。

鳖甲炖鸽肉

原料 鳖甲35 g，姜块8 g，醪糟汁7 ml，白鸽1只，葱1根，味精2 g，盐1 g。

制法 将鸽子杀后，去毛，剖腹，取出内脏，斩去脚趾、嘴尖和尾臊，洗净。制鳖甲打碎洗净，放入鸽腹骨。砂锅置中旺火上，放入鸽肉。加水适量，烧至开时，撇净血泡，加醪糟汁、姜块、葱结，移至中小火上，炖熟透，再加精盐、味精、五香粉调味即成。

用法 每日1次，7日为1个疗程，7日以后，停几日再服用，经通停服。无副作用。

功效 滋肾益气，散滞通经。

适用 月经数月不行、少腹痛、胸胁胀痛、精神抑郁、舌质紫、脉沉弦等气滞血瘀之症。

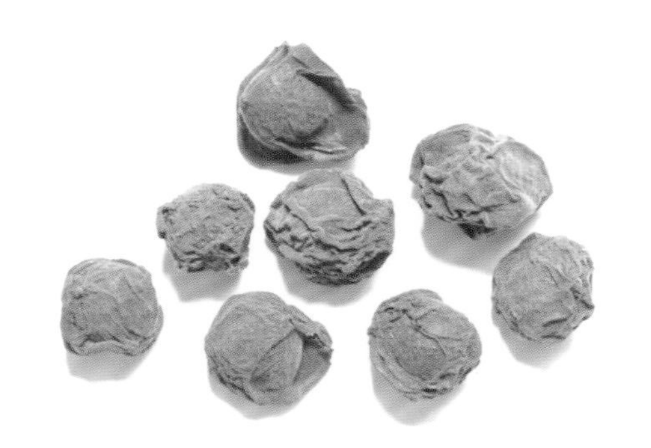

梅实

别名● 乌梅。

来源● 本品为蔷薇科植物梅近成熟果实经熏焙加工而成者。

原文● 味酸，平。主下气，除热烦满，安心，肢体痛，偏枯不仁，死肌。去青黑志，恶疾。生川谷。

性味归经● 平，酸，涩。归肝、脾、肺、大肠经。

附方●

消渴烦闷　梅实肉二两，微炒为末，每服二钱，水二盏，煎一盏，去滓，入豉二百粒，煎至半盏，温服。（《简要济众方》）

久痢不止，肠垢已出　梅实肉二十个，水一盏，煎六分，食前分二服。（《肘后备急方》）

久痢不止，肠垢已出　梅实肉、白梅肉各七个，捣烂，入乳香末少许，杵丸梧桐子大，

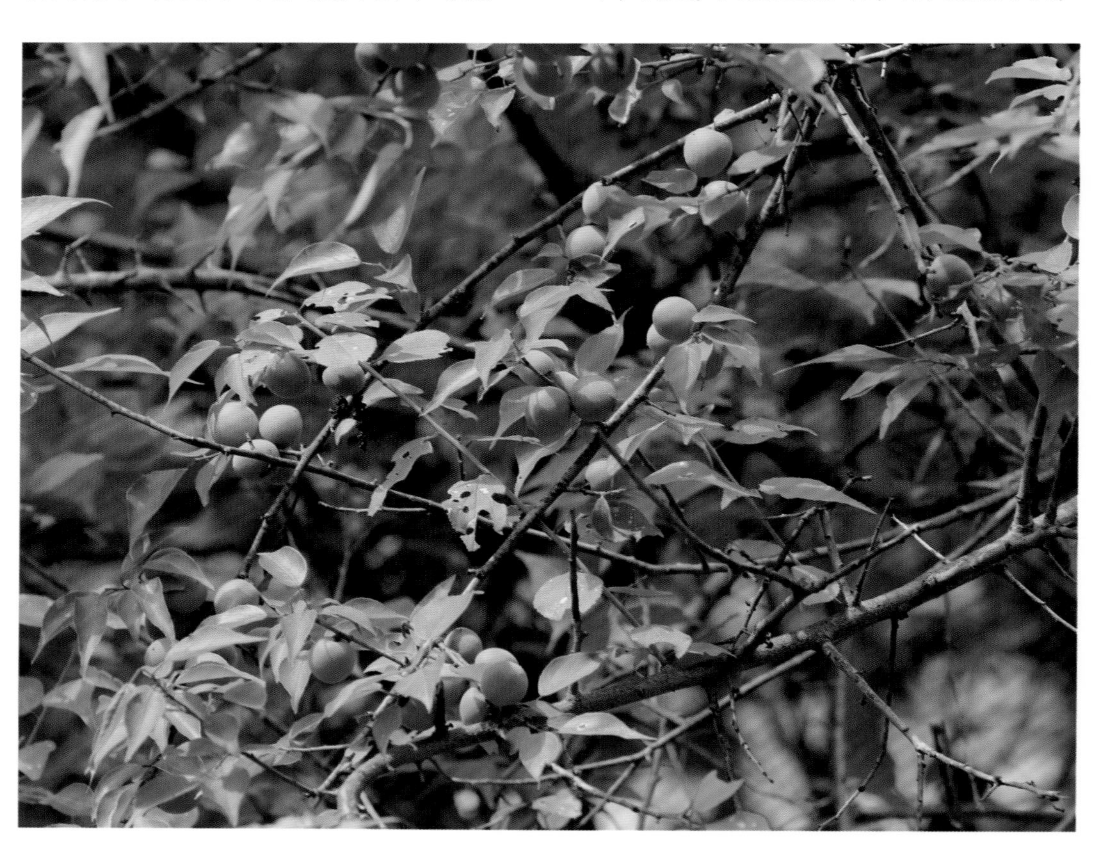

本经中品

每服二三十丸，茶汤下，日三。（《袖珍方》）

大便下血及酒痢、久痢不止 梅实三两，烧存性为末，醋煮米糊和，丸梧子大，每空心米饮服二十丸，日三。（《济生方》）

小便尿血 梅实烧存性研末，醋糊丸梧子大，每服四十丸，酒下。（《本草纲目》）

血崩不止 梅实肉七枚，烧存性研末，米饮服之，日二。（《本草纲目》）

大便不通（气奔欲死者） 梅实十颗，汤浸去核，丸枣大，纳入下部，少时即通。（《食方本草》）

霍乱吐利 盐梅煎汤，细细饮之。（《如宜方》）

折伤金疮 干梅烧存性敷之，一宿瘥。（《千金方》）

小儿头疮 梅实烧末，生油调涂。（《圣济总录》）

使用提示● 表邪未解者禁服，内有实邪者慎用。不宜多食。

传统药膳

梅实粥

原料 梅实20 g，粳米100 g，冰糖适量。

制法 将梅实水煎2次，去渣合汁一大碗，同粳米共入锅中，加水煮粥，待熟时入冰糖稍煮即成。

用法 供早、晚餐服食。

功效 敛肺止咳，涩肠止泻，止血止痛。

适用 慢性久咳、久泻久痢、便血、尿血等。

梅实汤

原料 梅实2个，小黑豆、绿豆各15 g。

制法 上为粗末，新汲水1碗，煎取清汁。

用法 即时服用。

功效 清热解毒，生津止渴。

适用 疮痘热渴。

梅实萝卜汤

配料 梅实3枚，新鲜萝卜250 g，盐少许。

制法 将萝卜洗净，切片备用。先煎梅实，去渣取汁半碗，再同萝卜片入锅中，加水适量煮汤，入盐调味即成。

用法 供上、下午饮用。

功效 消积滞，化痰，下气宽中。

适用 饮食积滞引起的胸闷、胃烧灼、腹胀、气逆等。

梅实陈皮汤

原料 梅实20 g，陈皮5 g，白糖适量。

制法 将梅实、陈皮煎煮后加糖调味即可。

用法 餐后服用。

功效 理气开胃。

适用 伤食腹胀、胃纳减少等。

冰糖梅实

原料 梅实、冰糖各250 g，白糖适量。

制法 梅实加水适量，浸泡透发，加热煎煮成五成熟，捞出，去核；把果肉切成丁，再放入梅实原液中，加碎冰糖继续煎煮成七成熟，收汁即可。待冷，外部再蘸上一层白糖，装瓶。

用法 食梅实，每次10 g，每日3次。

功效 温中散寒，祛湿止泻。

适用 寒湿引起的急慢性肠炎。

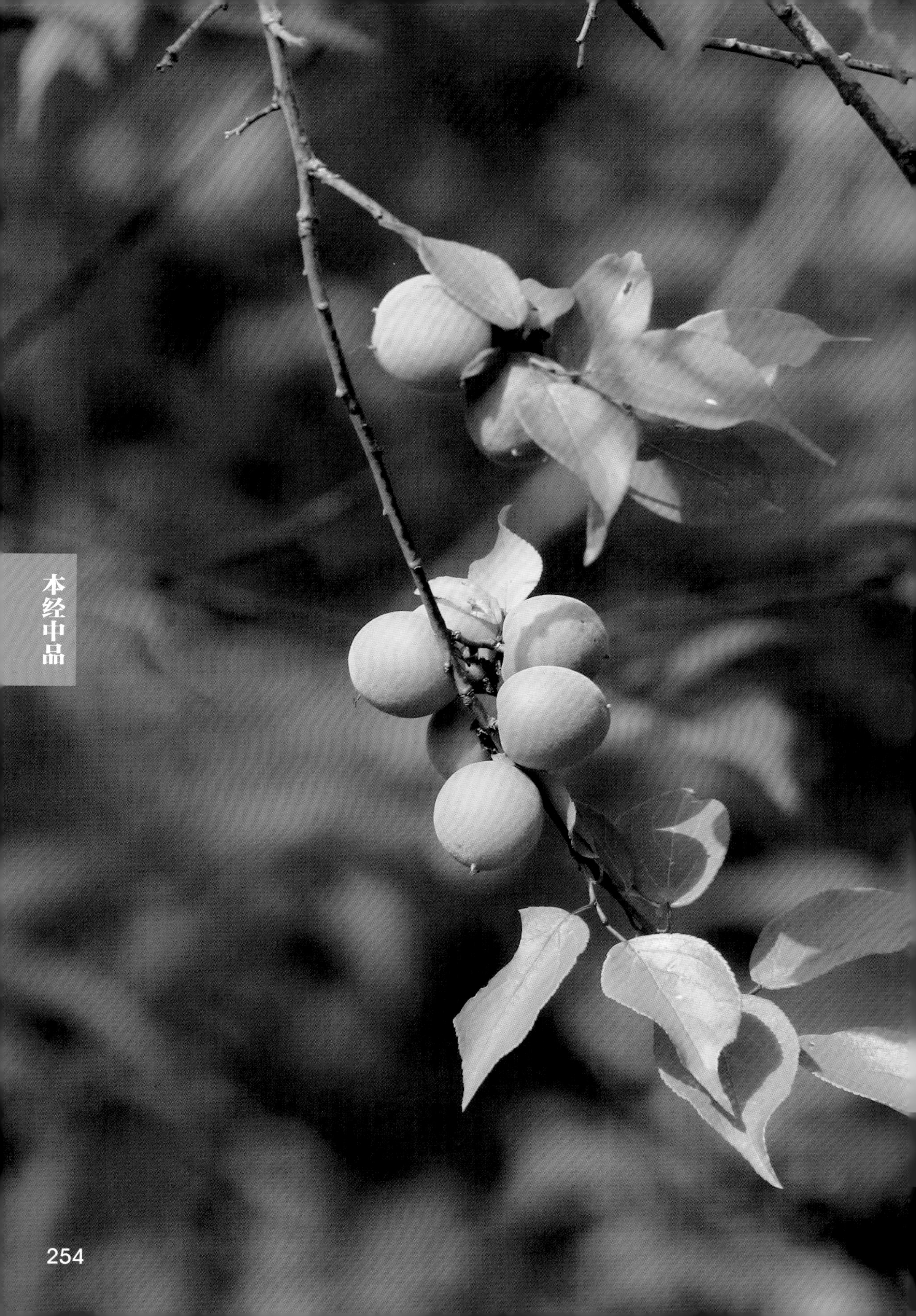

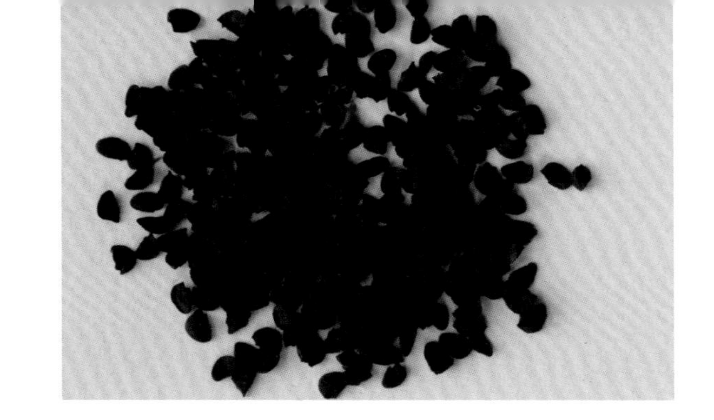

葱实

别名 葱子。

来源 本品为百合科植物葱的种子。

原文 味辛，温。主明目、补中不足。其茎，可作汤，主伤寒寒热，出汗，中风面目肿。生平泽。

性味归经 辛，温。归肝、肾经。

附方

眼暗，补不足 一葱实大半升，为末，每度取一匙头，水二升，煮取一升半，滤取滓，茸米煮粥食。二捣葱实和蜜丸如梧子大，食后饮汁服一二十丸，日二三服。（《食医心镜》）

疔 蜂蜜一两，葱心七个，同熬，滴水成珠，摊绢帛上贴。（《本草原始》）

使用提示 表虚多汗者忌服。煎煮不宜过久。

传统药膳

葱实粥

原料 葱实适量，茸米60 g。

制法 将葱实研为末，取100 ml水煎沸，滤去渣，入茸米煮作粥。

用法 顿服，连服数日。

功效 温肾，补虚，明目。

适用 目暗。

葱实羊肝粥

原料 羊肝1具，葱实20 g，粳米100 g。

制法 羊肝洗净去筋膜，切碎；葱实炒后研末。2味于砂锅里煮熟，取汁，与粳米煮粥食用。冬季服用尤宜。

用法 早餐食用。

功效 温补肝肾，明目。

适用 肝肾气虚型近视眼。

葱实韭菜粥

原料 葱实、韭菜籽各10 g，粳米100 g。

制法 将葱实、韭菜籽加水煎汁，去渣取汁，放入粳米，用文火熬成粥。

用法 每日1次，趁热食用。

功效 补肾精，壮肾阳。

适用 肾气虚引起的阳痿。

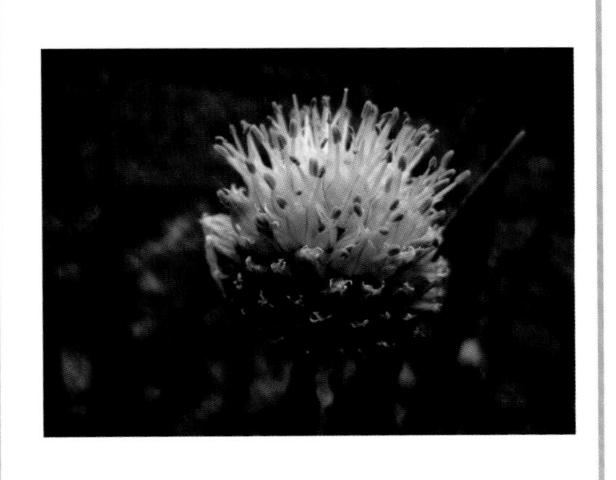

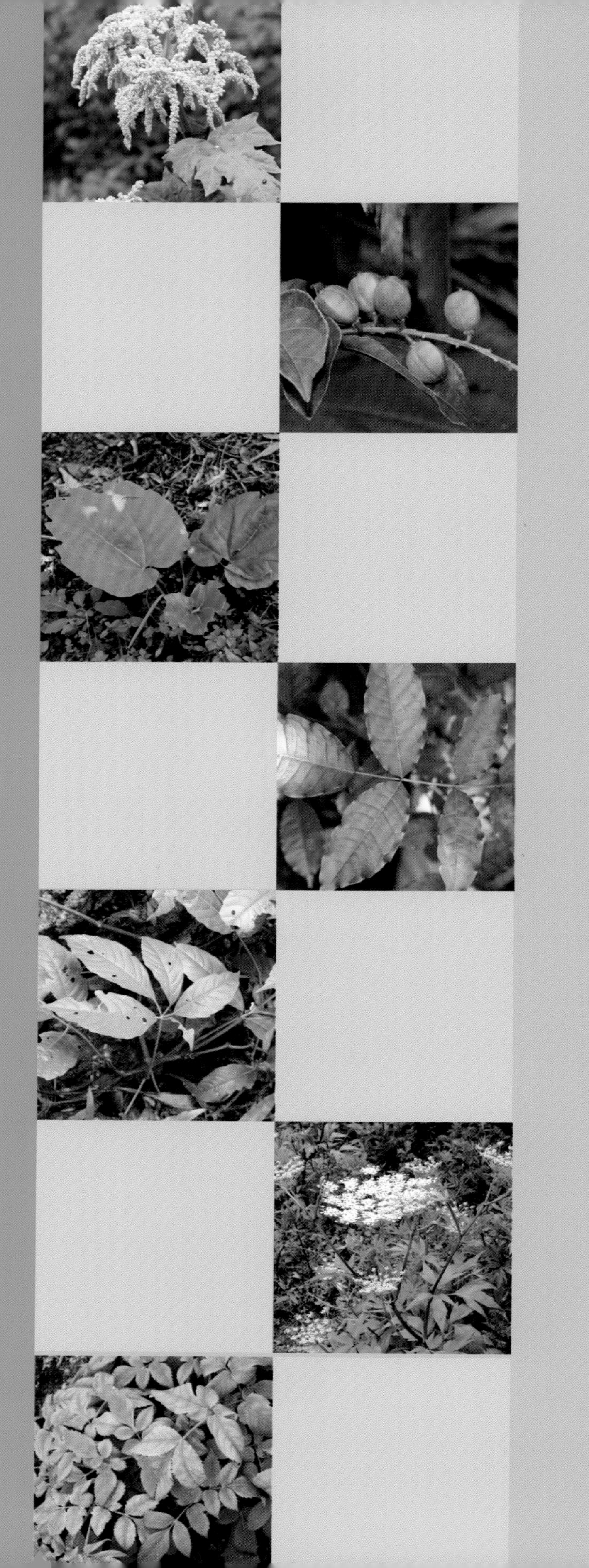

本经下品

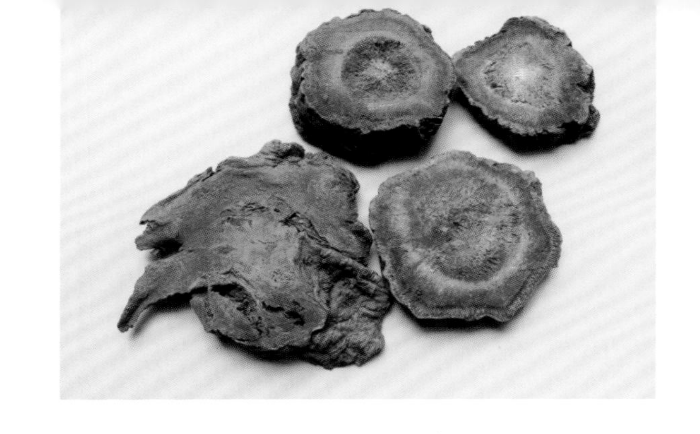

大黄

别名● 黄良、将军、肤如、锦纹大黄、川军。

来源● 本品为蓼科植物掌叶大黄、唐古特大黄或药用大黄的干燥根及根茎。

原文● 味苦，寒，有毒。主下瘀血，血闭，寒热，破癥瘕积聚，留饮宿食，荡涤肠胃，推陈致新，通利水谷，调中化食，安和五脏。生山谷。

性味归经● 苦，寒。归脾、胃、大肠、肝、心包经。

附方●

吐血衄血 大黄二两，黄连、黄芩各一两，水三升，煮一升，热服取利。（《金匮玉函》）

热病谵狂 川大黄五两，锉炒微赤，为散，用腊雪水五升，煎如膏，每服半匙，冷水下。（《太平圣惠方》）

腰脚风气作痛 大黄二两，切如棋子，和少酥炒干，勿令焦，捣筛，每用二钱，空心以水三大合，入姜三片，煎十余沸，取汤调服。当下冷脓恶物，即痛止。（《崔元亮海上方》）

一切壅滞（治风热积壅，化痰涎，治痞闷消食，化气导血） 用大黄四两，牵牛子半炒生四两，为末，炼蜜丸如梧子大。每服十丸，白汤下，并不损人。如要微利，加一二十丸。（《经验方》）

小儿诸热 大黄煨熟、黄芩各一两，为末，炼蜜丸麻子大，每服五至十丸，蜜汤下，加黄连，名三黄丸。（《小儿方》）

产后血块 大黄末一两，头醋半升，熬膏，丸梧子大。每服五丸，温醋化下，良久当下。（《千金方》）

风热牙痛（治风热秋壅，一切牙痛，去口气，大有奇效） 好大黄瓶内烧存性，为末，早、晚揩牙，漱去。（《千金家藏方》）

口疮糜烂 大黄、枯矾各等份，为末，擦之吐涎。（《太平圣惠方》）

鼻中生疮 生大黄、杏仁捣匀，猪脂和涂。

鼻中生疮 生大黄、黄连各一钱，麝香少许，为末，生油调搽。（《太平圣惠方》）

冻疮破烂 大黄末，水调涂之。（《卫生宝鉴》）

肿毒初起 大黄、五倍子、黄檗各等份，为末，新汲水调涂，日四五次。（《简便方》）

乳痈肿毒 川大黄、粉草各一两为末，好酒熬成膏收之。以绢摊贴疮上，仰卧。仍先以温酒服一大匙，明日取下恶物。（《妇人经验方》）

使用提示● 脾胃虚弱者慎用；妊娠、月经期、哺乳期妇女忌用。

本经下品

传统药膳

大黄消脂绿豆汤

原料　生大黄5 g，山楂30 g，车前子、黄芪各15 g，绿豆150 g，红糖适量，水6碗。

制法　山楂、车前子、生大黄、黄芪加水煮开，慢火熬20分钟，去渣备用。药汁加绿豆放入电锅煮烂，加红糖即可。

用法　佐餐食用。

功效　消脂及排出体内过多的水分。

适用　实热便秘。

大黄苡仁粥

原料　大黄10 g，麻子仁20 g，生薏苡仁60 g。

制法　大黄用纱布包好，先用水煮生薏苡仁、麻子仁，待熟投入大黄药包，煮作粥，取出药包。

用法　食粥。

功效　泻下通里。

适用　畅痢。

大黄茶

原料　大黄2 g，绿茶3 g。

制法　用沸水冲泡。

用法　代茶频饮。

功效　清热，泻火，消积，通便，去脂。

适用　高脂血症和肥胖症。

大黄酒

原料　大黄3 ~ 12 g，白酒适量。

制法　将上药研末备用。

用法　每日1剂，白酒调服。

功效　活血散瘀。

适用　月经不调、血瘀积滞、经络胞宫、月经延后、经期腹痛、结血块。

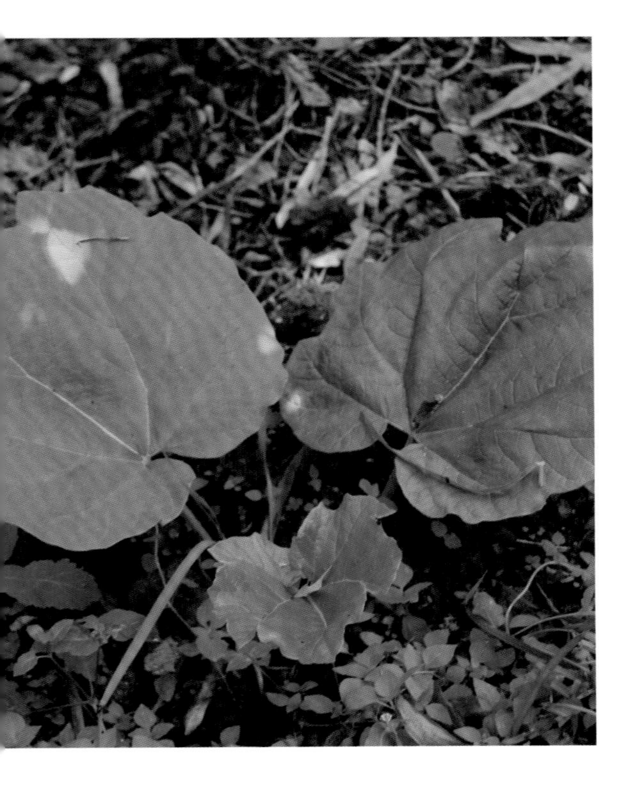

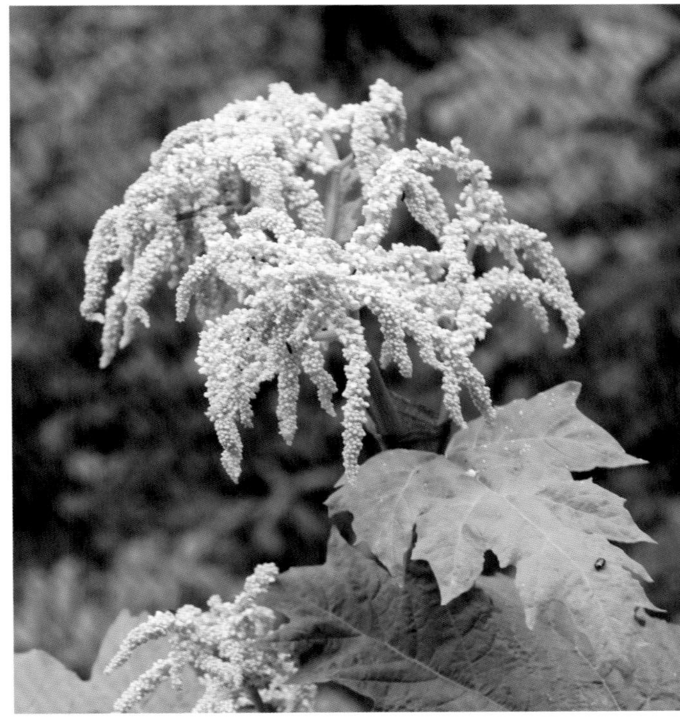

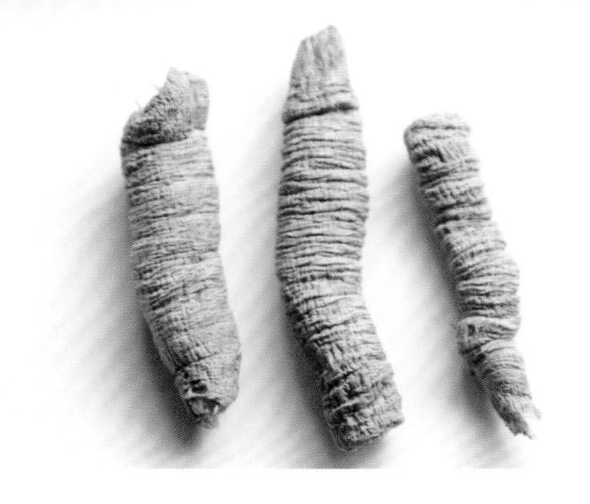

巴戟天

别名 糠藤、鸡肠风、黑藤钻、鸡眼藤、三角藤。

来源 本品为茜草科植物巴戟天的干燥根。

原文 味辛，微温。主大风邪气，阴痿不起。强筋骨，安五脏，补中，增志，益气。生山谷。

性味归经 甘、辛，微温。归肾、肝经。

附方

虚羸阳道不举、五劳七伤百病，能食，下气 巴戟天、生牛膝各三斤，以酒五斗浸之，去滓温服，常令酒气相及，勿至醉吐。（《千金方》）

妇人子宫久冷，月脉不调，或多或少，赤白带下 巴戟天三两，良姜六两，紫金藤十六两，青盐二两，肉桂（去粗皮）、吴茱萸各四两。上为末，酒糊为丸。每服二十丸，暖盐酒送下，盐汤亦得。日午、夜卧各一服。（《和剂局方》）

风冷腰胯疼痛，行步不得 巴戟天一两半，牛膝三两（去苗），羌活一两半，桂心一两半，五加皮一两半，杜仲二两（去粗皮，炙微黄），干姜一两半（炮裂）。上药捣罗为末，炼蜜和捣三二百杵，丸如梧桐子大。每于食前，以温酒饮下三十丸。（《太平圣惠方》）

小便不禁 益智仁、巴戟天（去心，二味以青盐、酒煮）、桑螵蛸、菟丝子（酒蒸）各等份，为细末，酒煮糊为丸，如梧桐子大。每服二十丸，食前用盐酒或盐汤送下。（《奇效良方》）

白浊 菟丝子（酒煮一日，焙干）、巴戟天（去心，酒浸煮），补骨脂（炒）、鹿茸、山药、赤石脂、五味子各一两，共为末，酒糊丸，空心盐汤下。（《普济方》）

使用提示 阴虚火旺者忌服。

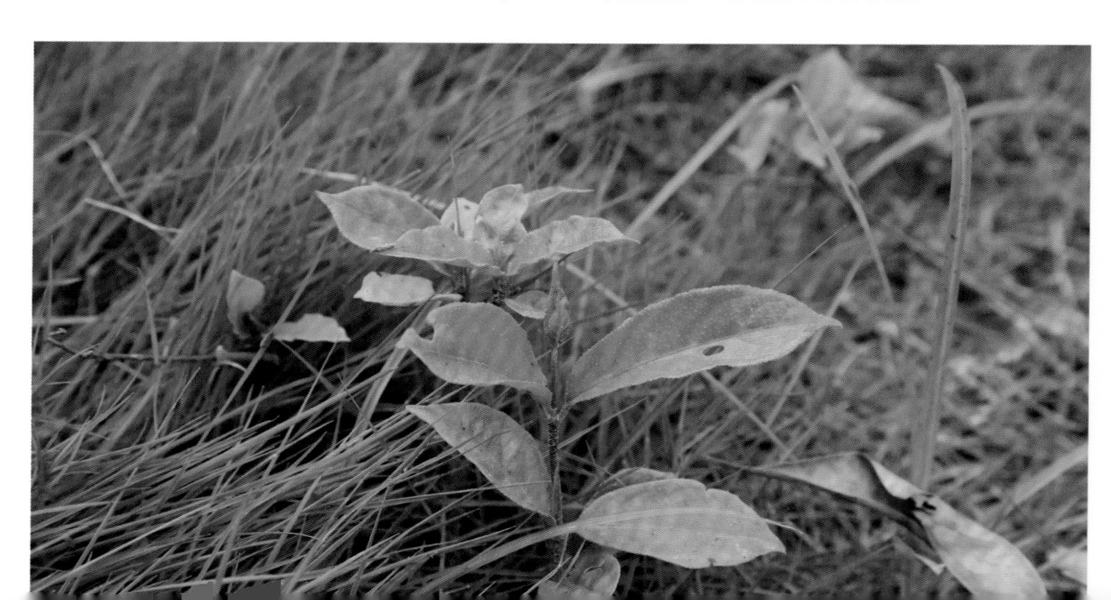

传统药膳

巴戟羊肉粥

原料 巴戟天、肉苁蓉各10～15 g，精羊肉63 g，粳米100 g，葱白2茎，生姜3片，食盐适量。

做法 分别将巴戟天、肉苁蓉、精羊肉洗净、细切。先用砂锅水煎巴戟天、肉苁蓉，去渣取汁，再与羊肉、粳米同煮，待煮沸后，加入食盐、生姜、葱白煮为稀粥。

用法 每日1～2次，温服。5～7日为1个疗程。

功效 补肾助阳，健脾养胃，润肠通便。

适用 肾阳虚弱所致的女子不孕、男子阳痿、遗精、早泄、腰膝冷痛、小便频数、夜间多尿、遗尿及老年阳虚便秘等。

巴戟苁蓉鸡

原料 巴戟天、肉苁蓉各15 g，仔鸡1只，姜、花椒、盐各适量。

制法 将2药用纱布包扎；鸡去肠杂等，洗净，切块，加水与药包一同煨炖，以姜、花椒、盐等调味。

用法 去纱布包后，饮汤食肉。

功效 益肾壮阳。

适用 肾虚阳痿。

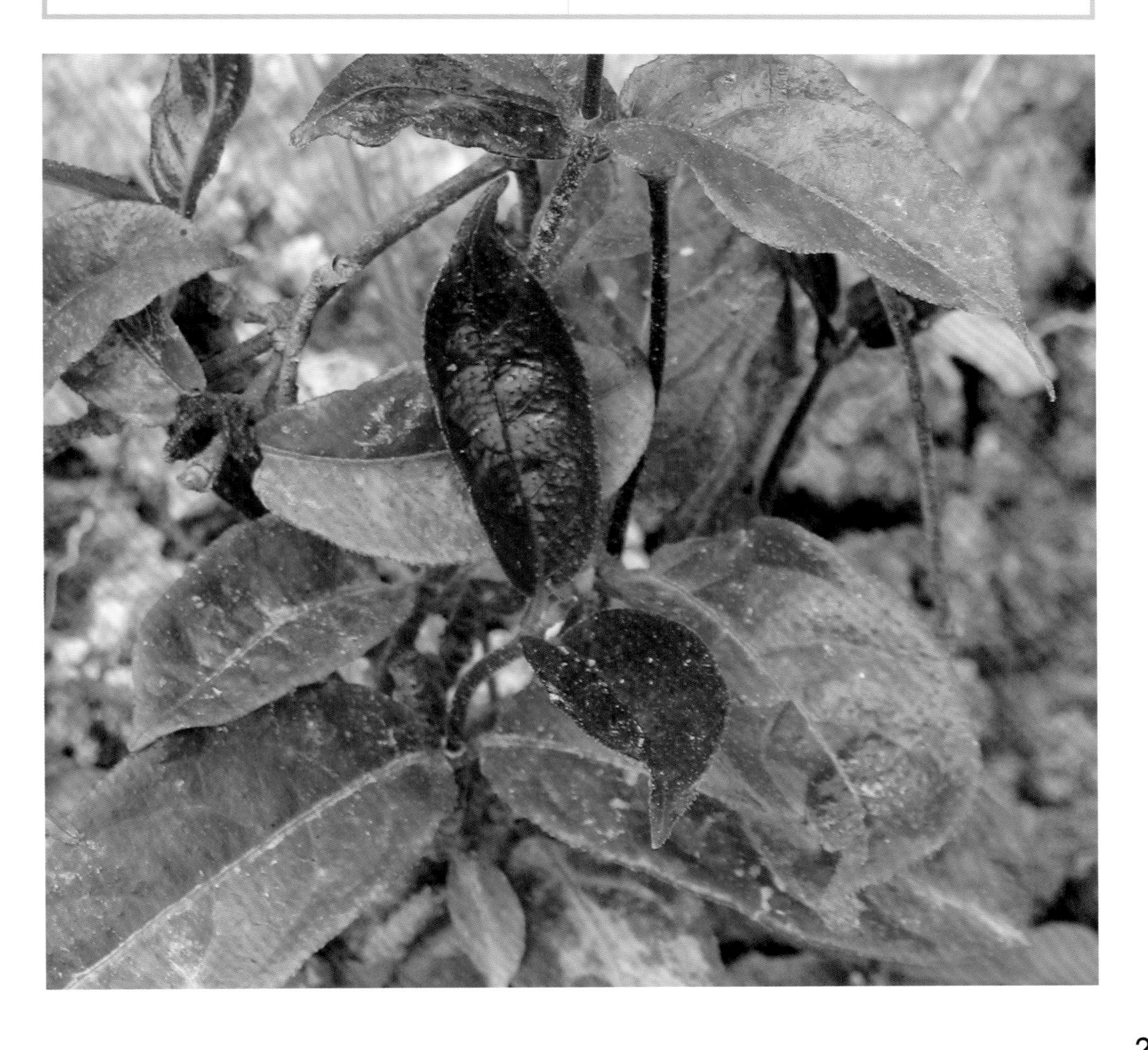

巴戟鹿肉

原料 巴戟天10 g，肉桂6 g，鹿肉250 g，盐、味精、料酒各适量。

制法 将鹿肉洗净、切小块，与巴戟天、肉桂共入砂锅内，加少许盐、料酒，小火煮炖，待鹿肉烂熟加味精即可。

用法 每晚1次顿服，连服数日。

功效 补益精血，壮阳固精。

适用 精血不足，阳虚不固之阳痿、遗精、早泄、体弱身倦等。

巴戟煲猪肚

原料 巴戟天12 g，熟附子15 g，猪肚250 g，调料适量。

制法 将猪肚洗净切块，同熟附子、巴戟天煲汤，汤成调味即可。

用法 随餐食用，饮汤食猪肚。

功效 补肾添精，强腰壮阳。

适用 阳事不举、精液清稀、头晕目眩、耳鸣、面色苍白或晦暗、精神萎靡、畏寒肢冷、腰膝酸软等。

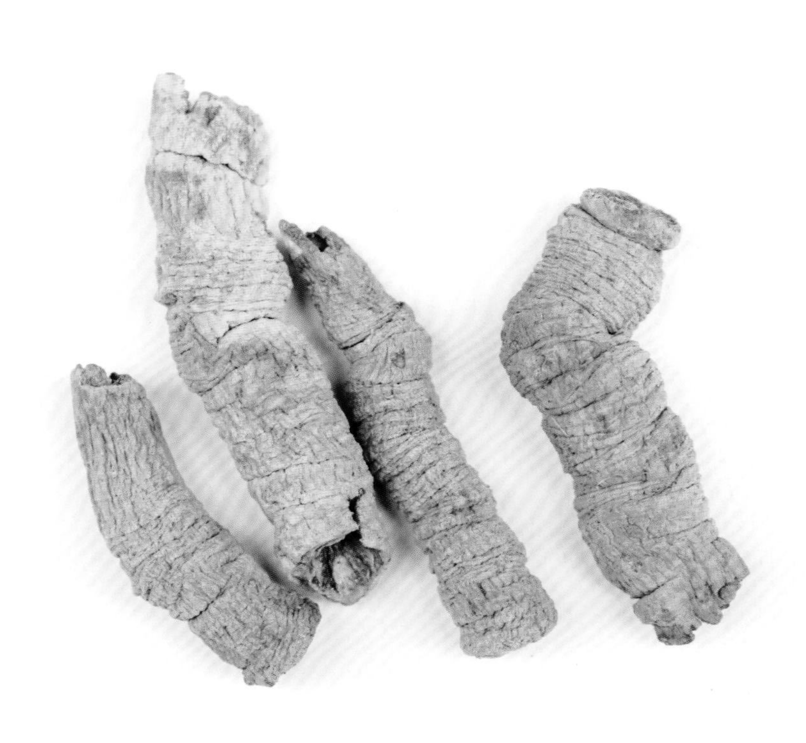

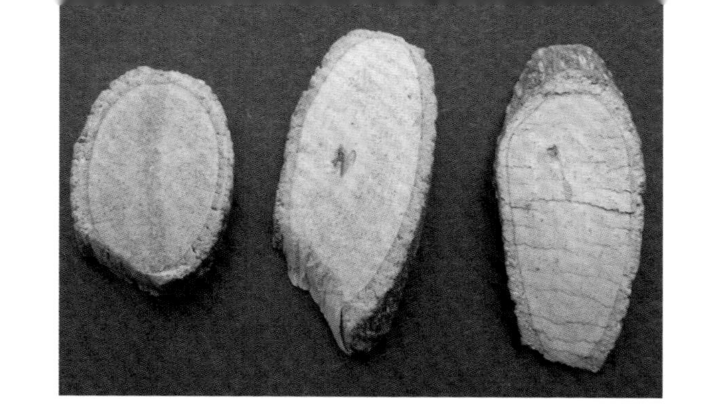

蔓椒

别名● 两面针、入地金牛。

来源● 本品为芸香科植物两面针的根或枝叶。

原文● 味苦，温。主风寒湿痹，历节痛，除四肢厥气，膝痛。一名豕椒。生川谷。

性味归经● 辛、苦，温，有小毒。归肝、胃经。

附方●

喉闭，水饮不入 蔓椒根，擂烂，用黄糖煮，做成弹子，含化。（《本草求原》）

风湿骨痛 蔓椒根皮三钱，鸡蛋一个。水煎服。（《陆川本草》）

牙痛 蔓椒干根三至五钱，水煎服；或研成粉五分，水冲服。（《常用中草药手册》）

蛇咬伤 两面针干根研末，每次三钱，开水送服；另取末调米泔水外敷。（《福建中草药》）

跌打劳伤、风湿骨痛 蔓椒根一两，泡酒一斤，七日后可服，每次服五至十毫升，一日三次；或用蔓椒根三至五钱，煎服。（《云南中草药选》）

烫伤 蔓椒干根，研成粉撒布局部，在撒粉前先用两面针煎水外洗。（《广西实用中草药新选》）

对口疮 蔓椒鲜根皮配红糖少许，捣烂外敷。（《福建中草药》）

使用提示● 阴虚火亢者、孕妇、小儿及年老体弱者慎用。

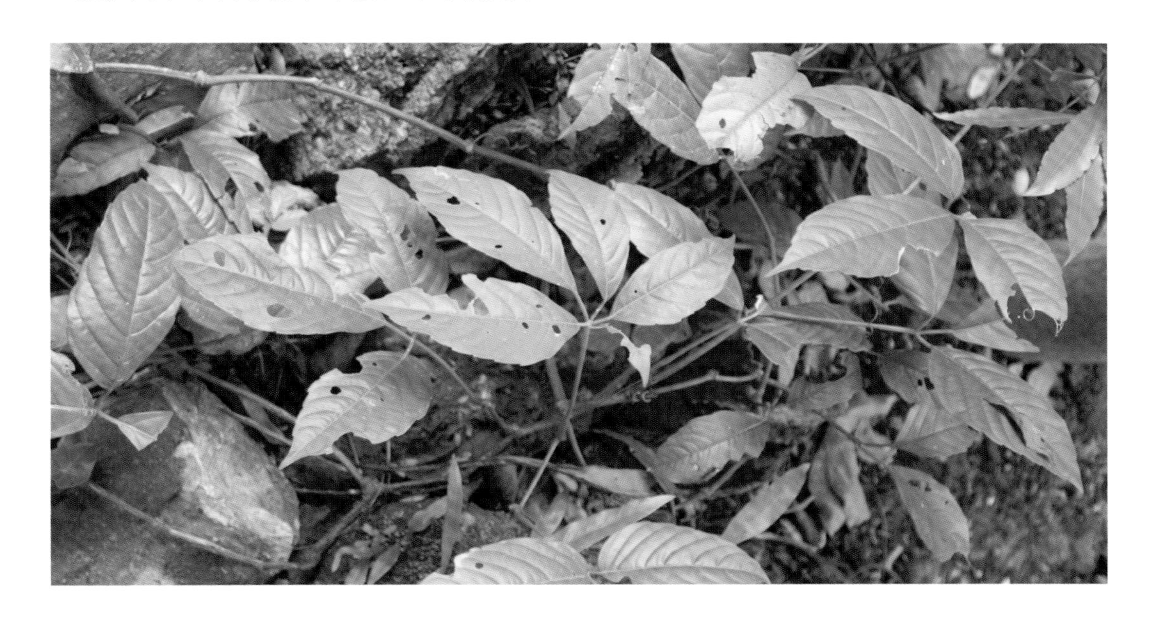

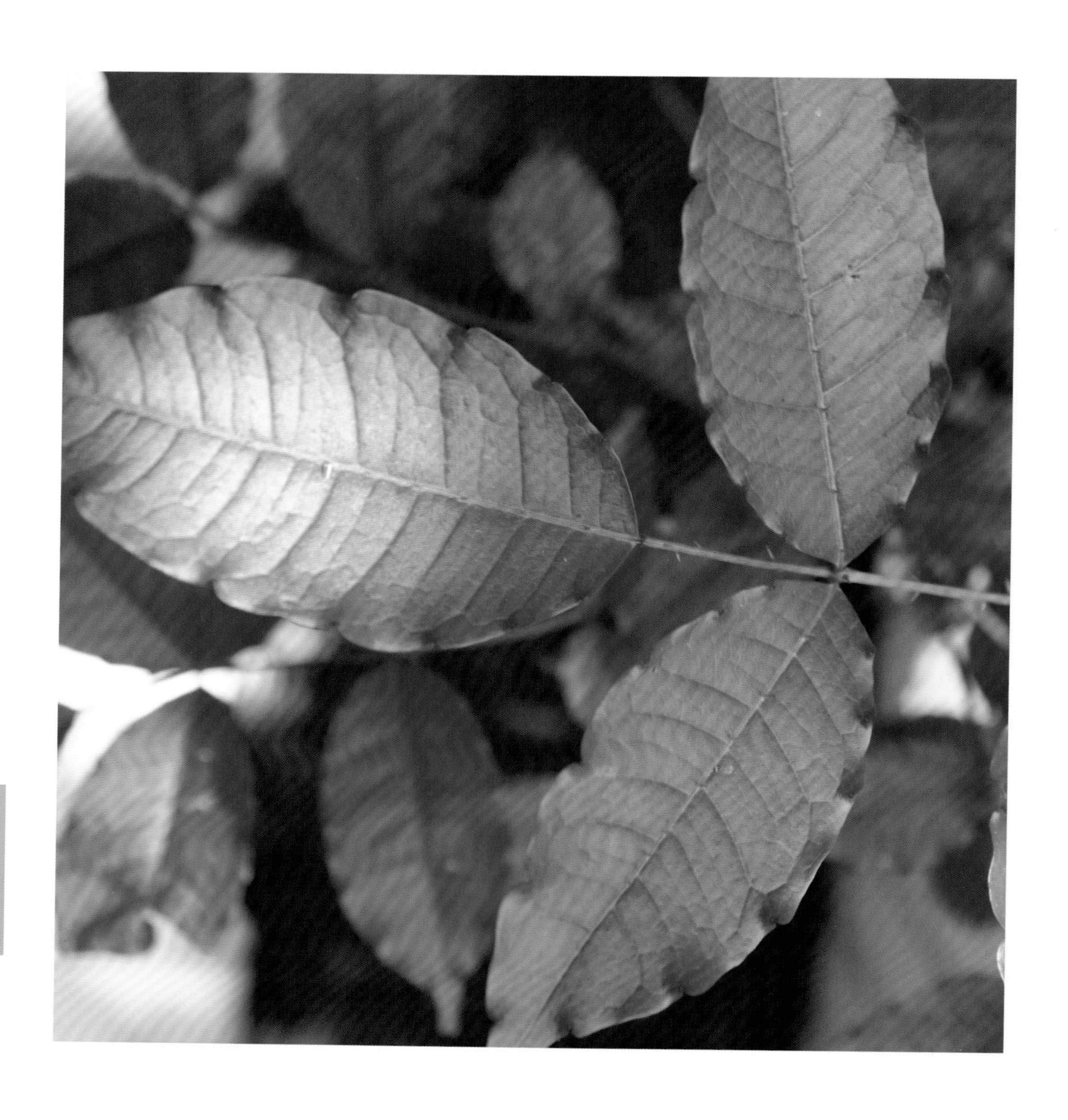

传统药膳

蔓椒煲鸡蛋

原料 蔓椒根20 g，鸡蛋1个。

制法 上味药一同放入锅中，加水二碗煎煮，蛋熟去壳再煮10分钟，煮成一碗。

用法 饮汤食蛋。

功效 消炎止痛。

适用 肩周炎。

蔓椒细辛糊剂

原料 蔓椒根皮、细辛各15 g，冰片0.5 g，米醋或小麻油适量。

制法 取上药研末，用时取药末加米醋或小麻油调成糊状。

用法 涂患处，每日数次。

功效 清热止痛。

适用 带状疱疹。

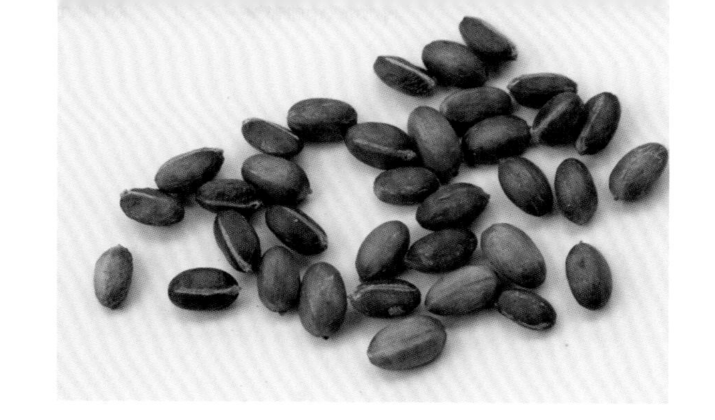

巴豆

别名● 巴米、巴贡。

来源● 本品为大戟科植物巴豆的干燥成熟果实。

原文● 味辛温有毒。主伤寒温疟寒热，破癥瘕结聚坚积，留饮痰癖，大腹水胀，荡涤五脏六腑，开通闭塞，利水谷道，去恶肉，除鬼毒蛊注邪物，杀虫鱼。一名巴椒。生川谷。

性味归经● 辛，热；有大毒。归胃、大肠经。

附方●

气痢赤白　巴豆一两去皮、心，熬研，以熟猪肝丸绿豆大。空心米饮下三四丸，量人用。此乃郑獬侍御所传方也。（《经验方》）

泻血不止　巴豆一个去皮，以鸡子开一孔纳入，纸封煨熟，去豆食之，其病即止。虚人分作二服，决效。（《普济方》）

小儿吐泻　巴豆一个，针穿灯上烧过，黄蜡一豆大，灯上烧，滴入水中，同杵丸黍米大。每用五七丸，莲子、灯心汤下。

解中药毒　巴豆（去皮、不去油）、马牙消各等份，研丸。冷水服一弹丸。（《广利方》）

风虫牙痛　用巴豆一粒，煨黄去壳，蒜一瓣，切一头，剜去中心，入豆在内盖定，绵裹，随左右塞耳中。（《太平圣惠方》）

风虫牙痛　用巴豆一粒研，绵裹咬之。又方针刺巴豆，灯上烧令烟出，熏痛处。三五次神效。（《经验方》）

一切积滞　巴豆一两，蛤粉二两，黄柏三两，为末，水丸绿豆大。每水下五丸。（《医学切问》）

一切恶疮　巴豆三十粒，麻油煎黑，去豆，以油调硫黄、轻粉末，频涂取效。（《普济方》）

使用提示● 孕妇禁用；不宜与牵牛子同用。

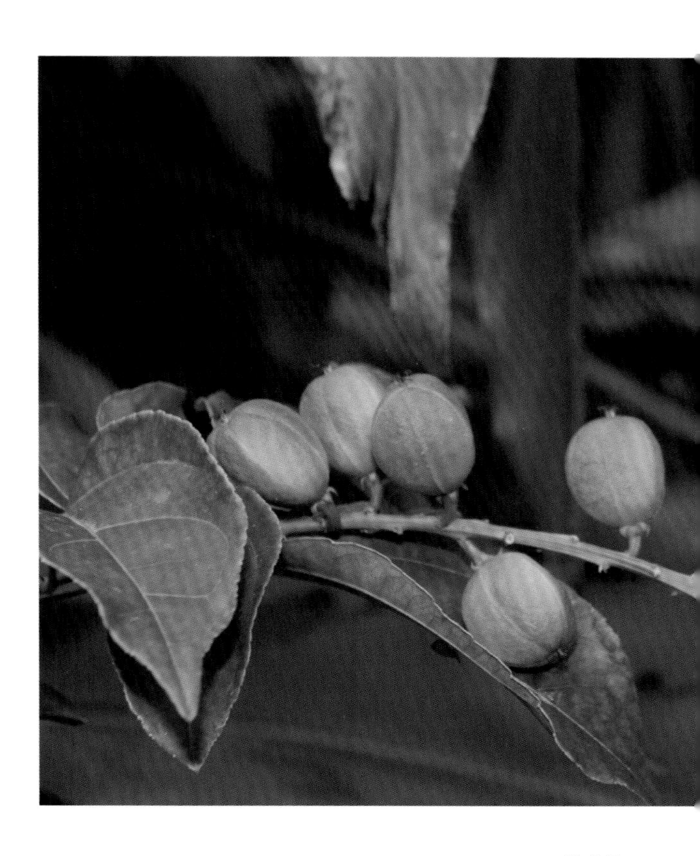

传统药膳

巴豆酒

原料 巴豆3～5粒，酒500 ml。

制法 巴豆研细，放铝壶或玻璃瓶中，加入75％乙醇（酒精）或好烧酒500 ml，炖热外用。

用法 外熏面瘫之手掌心劳宫穴，每次1～2小时，重者可治疗4小时，每日1次，5次为1个疗程。

功效 温经，祛痰，通络。

适用 面神经麻痹。

巴豆鲤鱼汤

原料 巴豆12粒，鲤鱼1条（约500 g）。

制法 将鲤鱼去鳞，去内脏洗净，将巴豆放入鱼腹中，再将鱼放入砂锅，加水煎煮至鱼熟，去巴豆，加调料即成。

用法 佐餐食用。

功效 利水消肿，补虚逐水。

适用 肝硬化腹水、肾炎水肿。

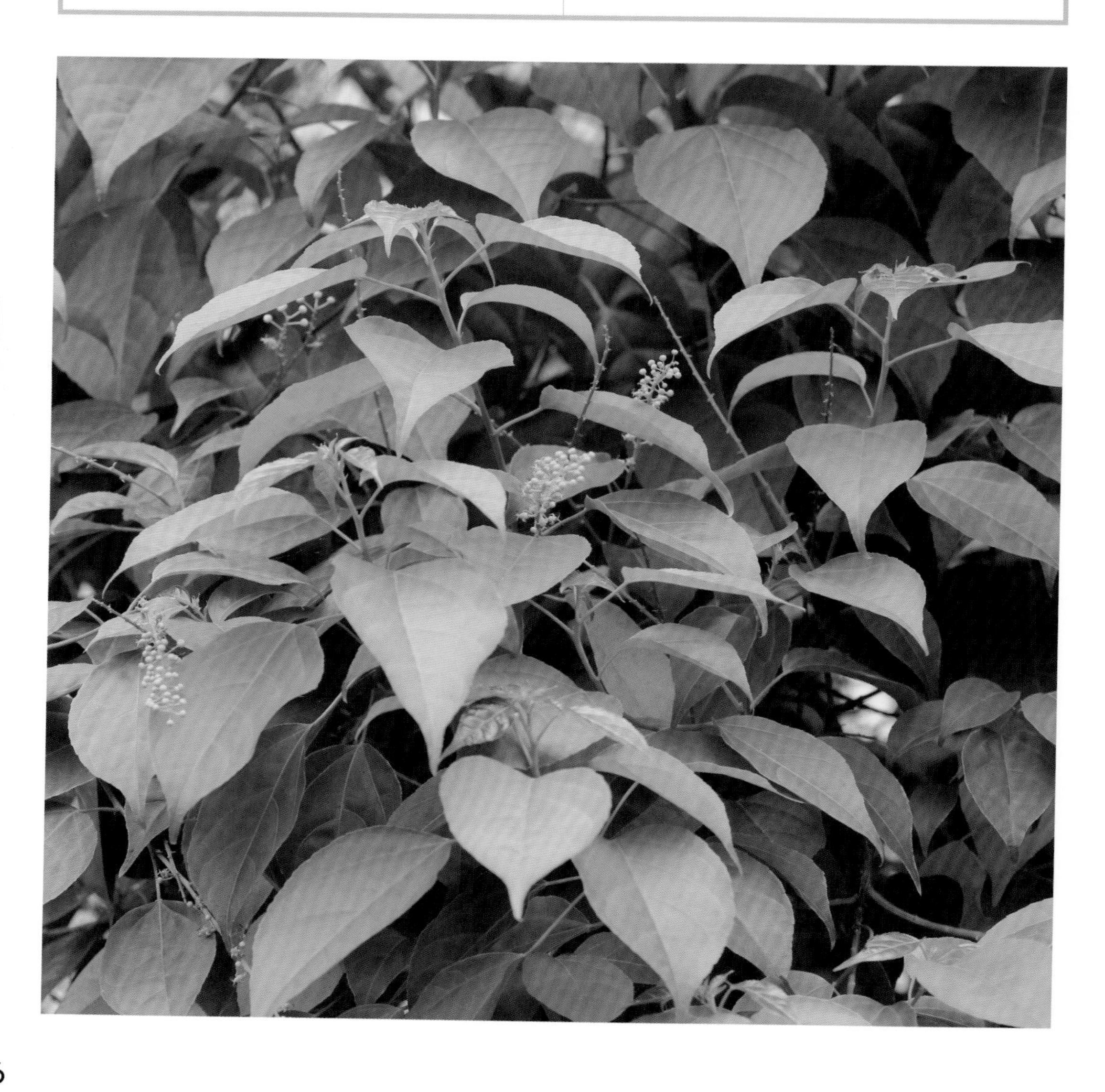

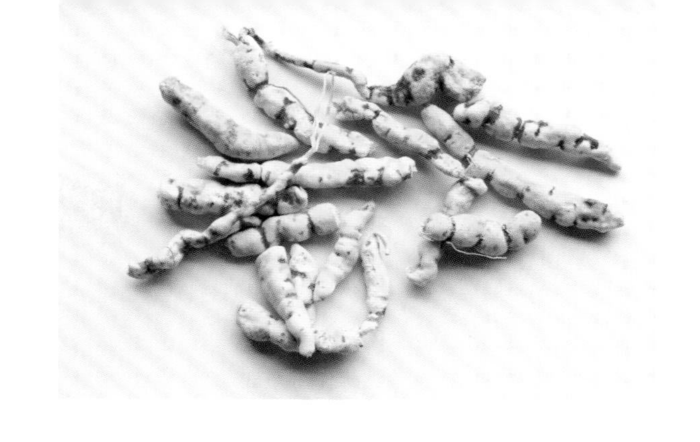

甘遂

别名 甘泽、肿手花根。

来源 本品为大戟科植物甘遂的干燥块根。

原文 味苦，寒，有毒。主治大腹癥瘕，腹满，面目浮肿，留饮宿食，破癥坚积聚，利水谷道。一名主田。生川谷。

性味归经 苦，寒；有毒。归肺、肾、大肠经。

附方

水肿腹满 甘遂炒二钱二分，黑牵牛一两半，为末，水煎，时时呷之。（《普济方》）

身面洪肿 甘遂二钱，生研为末，以豮猪肾一枚，分为七脔，入末在内，湿纸包煨，令熟食之，日一服，至四五服，当觉腹鸣，小便利，是其效也。（《肘后备急方》）

水蛊喘胀 甘遂、大戟各一两，慢火炙研。每服一字，水半盏，煎三五沸服。不过十服。（《圣济总录》）

脚气肿痛 甘遂半两，木鳖子仁四个，为末。猪腰子一个，去皮膜，切片，用药四钱掺于内，湿纸包煨熟，空心食之，米饮下。服后便伸两足。大便行后，吃白粥二三日为妙。（《普济本事方》）

二便不通 甘遂末，以生面糊调敷脐中及丹田内，仍艾三壮，饮甘草汤，以通为度。又太山赤皮甘遂末一两，炼蜜和匀，分作四服，日一服取利。（《太平圣惠方》）

疝气偏肿 甘遂、茴香各等份，为末，酒服二钱。（《儒门事亲》）

妇人血结 大黄二两，甘遂、阿胶各一两，水一升半，煮半升，顿服，其血当下。（《张仲景方》）

癫痫心风 甘遂二钱，为末，以猪心取三管血和药，入猪心内缚定，纸裹煨熟，取末，入朱砂末一钱，分作四丸。每服一丸，将心煎汤调下。大便下恶物为效，不下再服。（《济生方》）

消渴引饮 甘遂（麸炒）半两，黄连一两，为末，蒸饼丸绿豆大。每薄荷汤下二丸。忌甘草。（《杨氏家藏方》）

使用提示 孕妇禁用。不宜与甘草同用。

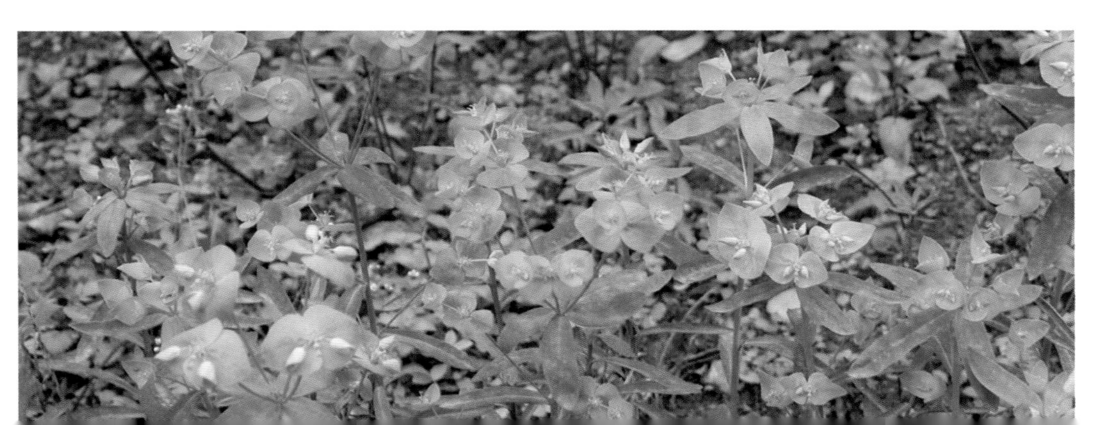

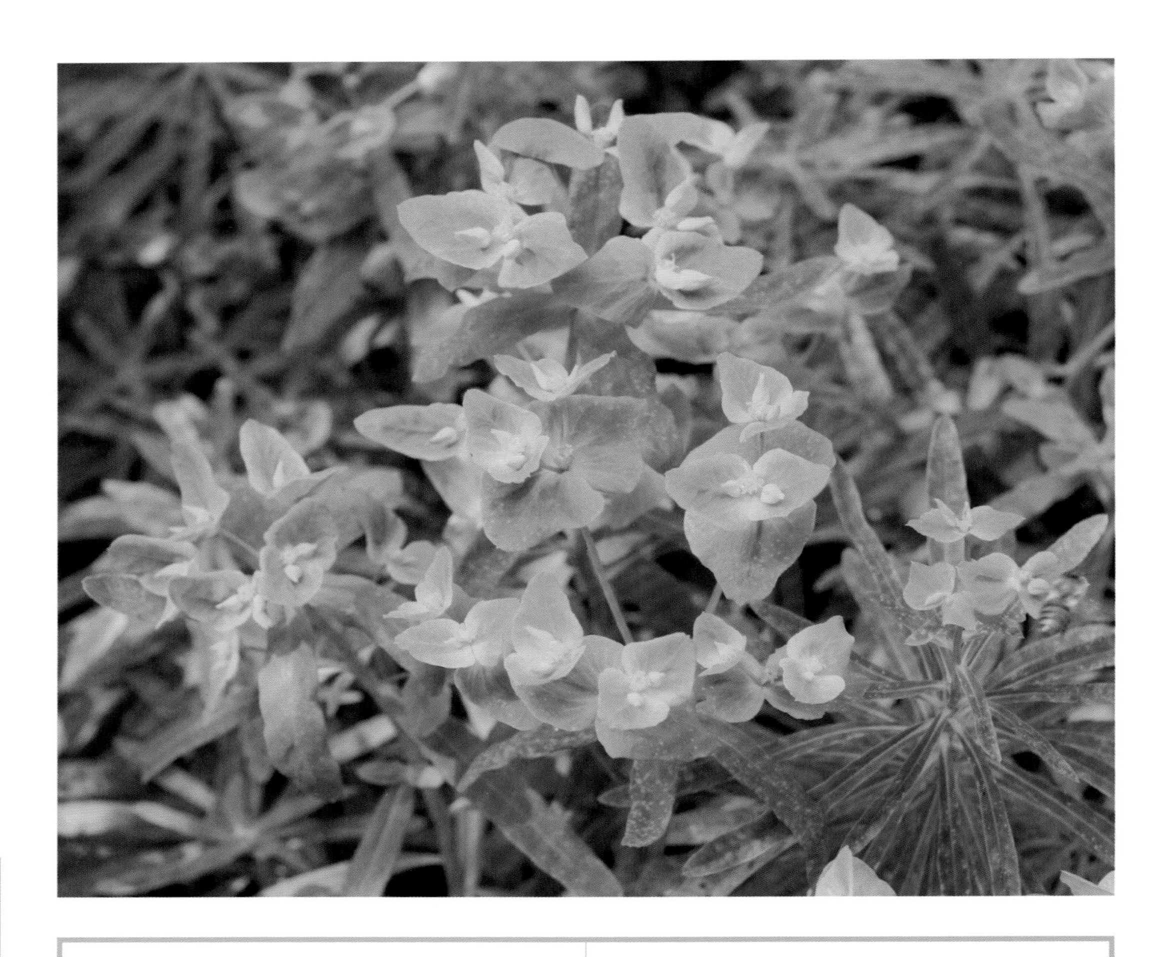

传统药膳

甘遂烤猪腰子

原料 甘遂3 g，猪腰子1枚。

制法 腰肾分为7脔，每脔用甘遂0.3 g，粉之，蘸脔上，火炙令熟。

用法 每日1食，至4、5次，当觉腹胁鸣，小便利，不利更进。勿盐。

功效 和理肾气，通利膀胱。

适用 卒肿满、身面皆洪大。

甘遂猪心

原料 甘遂6 g，猪心1个，朱砂3 g。

制法 甘遂研末，以猪心血作丸，放入猪心内，纸裹煨熟；取出甘遂再研末，同水飞朱砂和匀，分作4丸。将猪心炖汤。

用法 食猪心，并以肉汤送服1丸，以腹泻为度，不泻再进1丸。

功效 逐痰饮。

适用 痰迷心窍所致之癫狂痫症。

煨甘遂猪肾

原料 甘遂5 g，木鳖子2枚，猪肾1个。

制法 将甘遂、木鳖子（去壳）研为细末；猪腰去膜，切片。以药末1 g拌和猪腰片，湿纸包裹，煨熟。

用法 空腹食之，米饮送下。每日1次，得畅泻后喝粥2、3日调养。

功效 逐水，利尿，退肿。

适用 水肿。

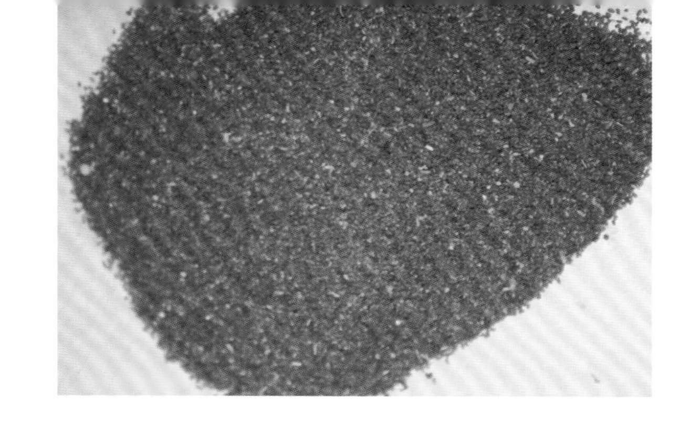

葶苈

别名● 北葶苈子、甜葶苈子、辣辣菜。

来源● 本品为十字花科植物独行菜或播娘蒿的干燥成熟种子。前者习称“北葶苈子”，后者习称“南葶苈子”。

原文● 味辛，寒。主癥瘕积聚结气，饮食寒热，破坚逐邪，通利水道。一名大室，一名大适。生平泽及田野。

性味归经● 辛、苦，大寒。归肺、膀胱经。

附方●

腹胀积聚 葶苈子一升（熬），以酒五升浸七日，日服三合。（《千金方》）

肺湿痰喘 甜葶苈炒为末，枣肉丸服。（《摘玄方》）

痰饮咳嗽 用曹州葶苈子一两，纸衬炒令黑，知母一两，贝母一两，为末，枣肉半两，砂糖一两半，和丸弹丸大。每以新绵裹一丸，含之咽津，甚者不过三丸。（《箧中方》）

月水不通 葶苈一升，为末，蜜丸弹子大，绵裹纳阴中二寸，一宿易之，有汁出，止。（《千金方》）

卒发癫狂 葶苈一升，捣三千杵，取白犬血和丸麻子大。酒服一丸，三服取瘥。（《肘后备急方》）

头风疼痛 葶苈子为末，以汤淋汁沐头，三四度即愈。（《肘后备急方》）

疳虫蚀齿 葶苈、雄黄各等份，为末，腊月猪脂和成，以绵裹槐枝蘸点。（《金匮要略》）

白秃头疮 葶苈末涂之。（《太平圣惠方》）

水肿尿涩 用甜葶苈二两，炒为末，以大枣二十枚，水一大升，煎一小升，去枣，入葶苈末，煎至可丸如梧子大。每饮服六十丸，渐加，以微利为度。（《梅师方》）

使用提示● 葶苈子遇水发黏，不宜用水淘洗。肺虚咳喘、脾虚肿满、肾虚水肿者慎服；不宜久服。

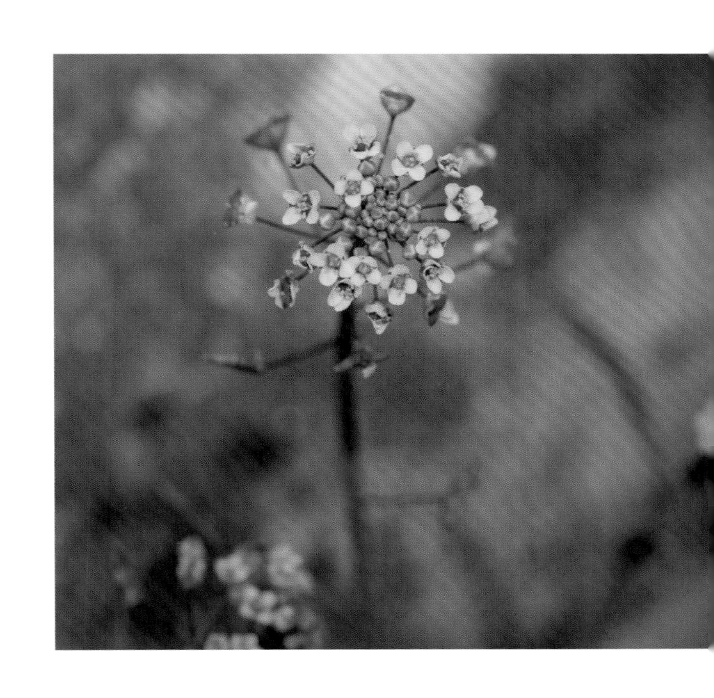

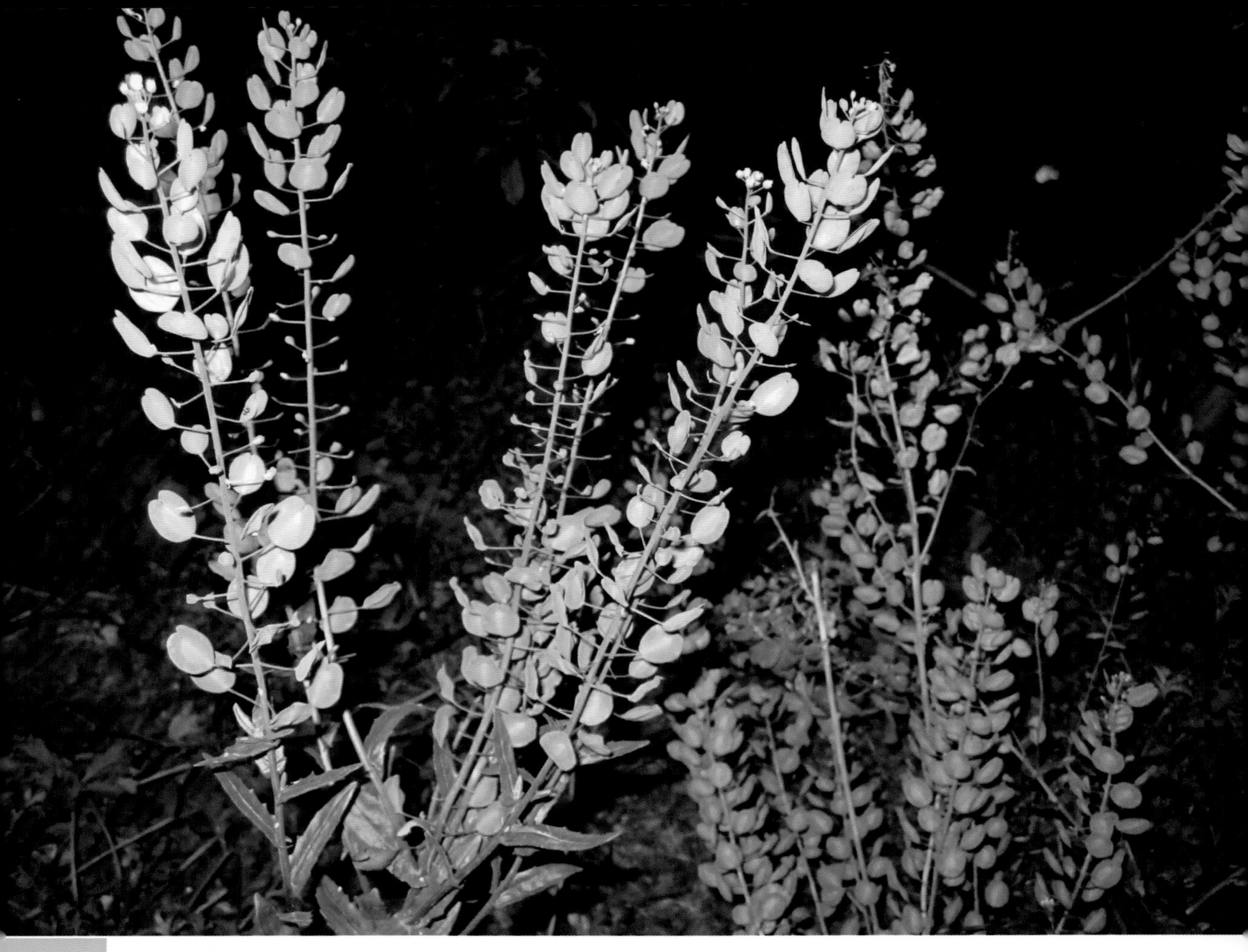

传统药膳

葶百糯米粥

原料 葶苈子、百合、鱼腥草、大枣各30 g，薏苡仁、糯米各90 g。

制法 先将葶苈子、鱼腥草水煎，去渣取液，再入薏苡仁、百合、大枣、糯米同煮成粥。

用法 分4次，1日内服完，连服1周。

功效 清肺解毒，疗痈补虚。

适用 肺痈咳吐大量黄脓痰。

葶苈子粥

原料 葶苈子5 g，粳米50 g，白糖适量。

制法 取葶苈子文火炒至微香，放凉后加水煎汁，去渣后加粳米煮粥，酌加白糖搅匀。

用法 每日2～3次，趁温热服用。

功效 平喘下气，行水消肿。

适用 水肿。

葶苈定喘汤

原料 葶苈子、紫苏子各5 g，麻黄、半夏、白果、款冬花各4 g，黄芩、桑白皮、杏仁各3 g，甘草2 g。

制法 先煎麻黄，后纳诸药，每剂连煎2次，药汁混匀。

用法 每日1剂，少量多次服。服药后避风寒，勿过食甘甜之物以免助湿生痰。

功效 宣降肺气，化痰平喘。

适用 毛细支气管炎。

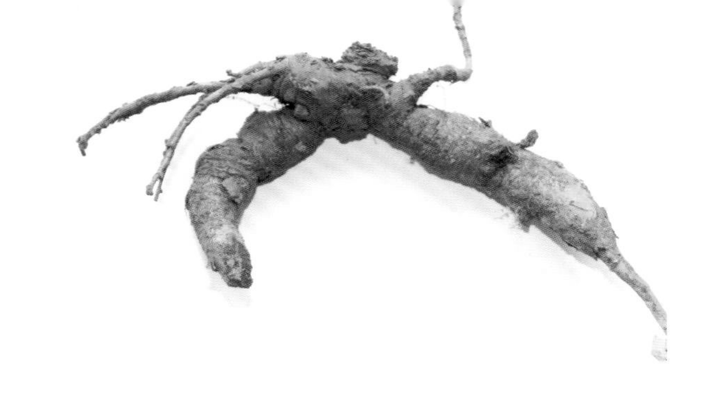

大戟

别名 邛钜、下马仙、紫大戟、京大戟、红芽大戟。

来源 本品为大戟科植物大戟的干燥根。

原文 味苦，寒。主治蛊毒十二水。腹满急痛，积聚，中风，皮肤疼痛，吐逆。一名邛钜。

性味归经 苦，寒；有毒。归肺、脾、肾经。

附方

斑疮变黑、大便秘结 大戟一两，枣三枚，水一碗同煮，暴干，去大戟，以枣肉焙丸服，从少至多，以利为度。（《本草纲目》）

水肿喘急、小便涩及水蛊 大戟炒二两，干姜炮半两，为散。每服三钱，姜汤下。大小便利为度。（《圣济总录》）

水病肿满（不问年月浅深） 大戟、当归、橘皮各一两切，以水二升，煮取七合，顿服。利下水二三升，勿怪。至重者，不过再服便瘥。禁毒食一年，永不复作。此方出张尚客。（《李绛兵部手集》）

牙齿摇痛 大戟咬于痛处，良。（《生生编》）

中风发热 大戟、苦参四两，白酢浆一斗，煮熟洗之，寒乃止。（《千金方》）

水肿 枣一斗，锅内入水，上有四指，用大戟并根苗盖之遍，盆合之，煮熟为度，去大戟不用，旋旋吃，无时。（《活法机要》）

通身肿满喘息、小便涩 大戟（去皮，细切，微妙）二两，干姜（炮）半两，上二味捣罗为散，每服三钱匕，用生姜汤调下，良久，糯米饮投之，以大小便利为度。（《圣济总录》）

水气肿胀 大戟一两，广木香半两，为末，五更酒服一钱半，取下碧水，后以粥补之。忌咸物。（《本草纲目》）

黄疸小水不通 大戟一两，茵陈二两。水浸空心服。（《本草汇言》）

温疟寒热腹胀 大戟五钱，柴胡、姜制半夏各三钱，广皮一钱，生姜三片。水二大碗，煎七分服。（《方脉正宗》）

颈项腋间痈疽 大戟三两（浸酒炒，晒干），当归、白术各二两，共为末；生半夏（姜水炒）为末，打糊丸如梧桐子大。每服二钱，食后白汤下。（《本草汇言》）

使用提示 孕妇禁用。不宜与甘草同用。虚寒阴水者及孕妇忌服。体弱者慎用。

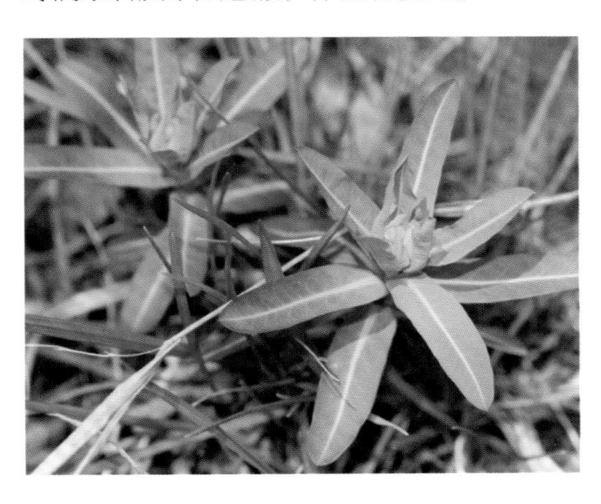

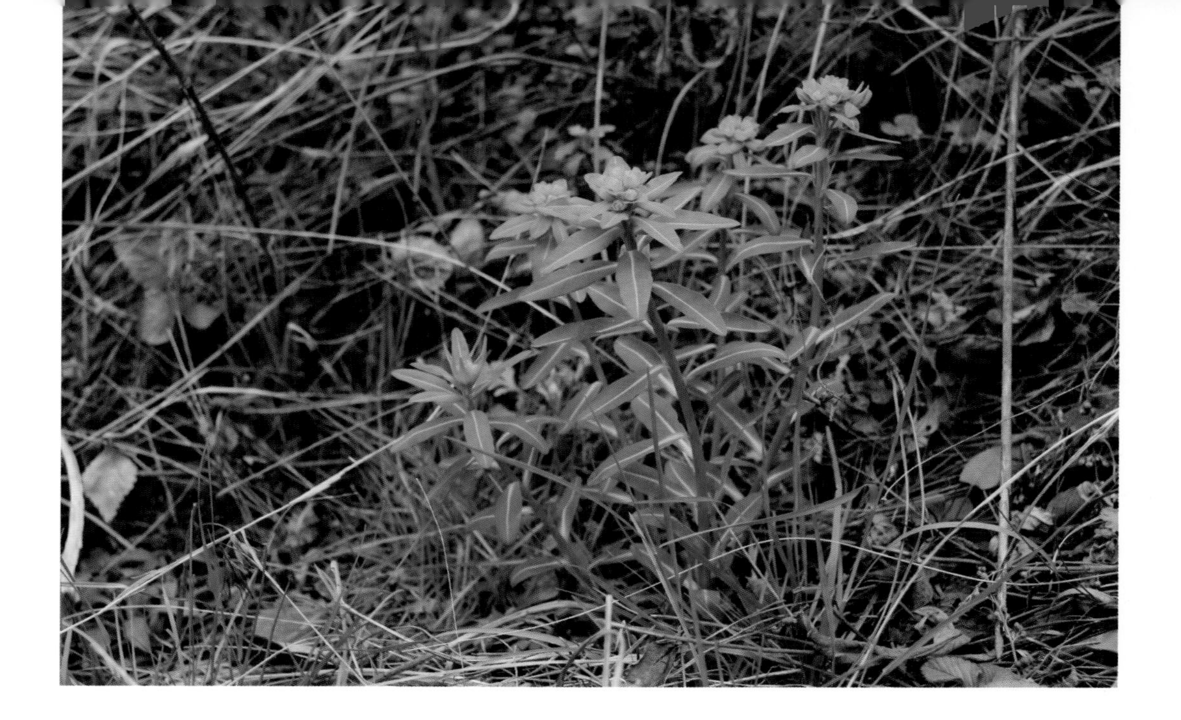

传统药膳

芹菜大戟煎

原料 干芹菜30 g，大戟2 g。

制法 将干芹菜、大戟加水二碗，煎一碗温服。

用法 于月经前4～5日服，4～5次即可。

功效 调经止痛。

适用 经前腹痛者。

大枣煮大戟

原料 大戟根苗30 g（或大戟根10 g），大枣60 g。

制法 加水适量，密闭煮1小时，去大戟食大枣。

用法 每日1次，每次10～20 g。

功效 逐水，利尿，退肿。

适用 水肿。

大戟饼子

原料 醋大戟、好面各15 g。

制法 将大戟为末，与好面等量相和，捻作饼子，如小钱大，厚1 cm，烙熟。

用法 每服1饼，米饮嚼送，儿小减服。

功效 去积逐饮。

适用 小儿食癖、饮食不生肌肉等。

退水饼

原料 大戟、甘遂各3 g，大麦面30 g。

制法 甘遂、大戟为末，入大麦面内，水调做饼，共作5～8个，火煨熟。

用法 空腹服饼1～2个。

功效 逐水消肿。

适用 肿甚、尿黄少、服一般利水药不效者。

大戟煮鸡蛋

原料 大戟60 g，鸡蛋7个。

制法 将药和蛋共放砂锅内，水煮3小时，将蛋取出。

用法 每日早上吃鸡蛋1个（临服时去蛋壳）。

功效 消痰散结。

适用 颈淋巴结核。

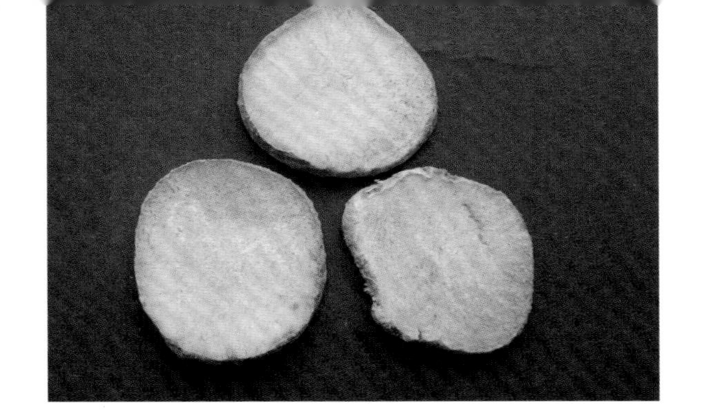

泽漆

别名 五朵云、猫儿眼草、奶浆草。

来源 本品为双子叶植物大戟科泽漆的干燥全草。

原文 味苦，微寒。主皮肤热，大腹水气，四肢面目浮肿，丈夫阴气不足。生川泽。

性味归经 辛、苦，微寒；有毒。归肺、小肠、大肠经。

附方

肺咳上气、脉沉者 泽漆三斤，以东流水五斗，煮取一斗五升，去滓。入半夏半升，紫参、白前、生姜各五两，甘草、黄芩、人参、桂心各三两，煎取五升。每服五合，日三服。（《金匮要略》）

心下伏瘕、大如杯、不得食者 泽漆四两，大黄、葶苈熬三两，捣筛，蜜丸梧子大，每服二丸，日三服。（《肘后备急方》）

十种水气 泽漆十斤，夏月取嫩茎叶，入水一斗，研汁约二斗，于银锅内，慢火熬如稀饧，入瓶内收。每日空心温酒调下一匙，以愈为度。（《太平圣惠方》）

牙齿疼痛 泽漆一撮，研烂，汤泡取汁，含漱吐涎。（《卫生易简方》）

癣疮有虫 泽漆，晒干为末，香油调搽之。（《卫生易简方》）

使用提示 气血虚者禁用。

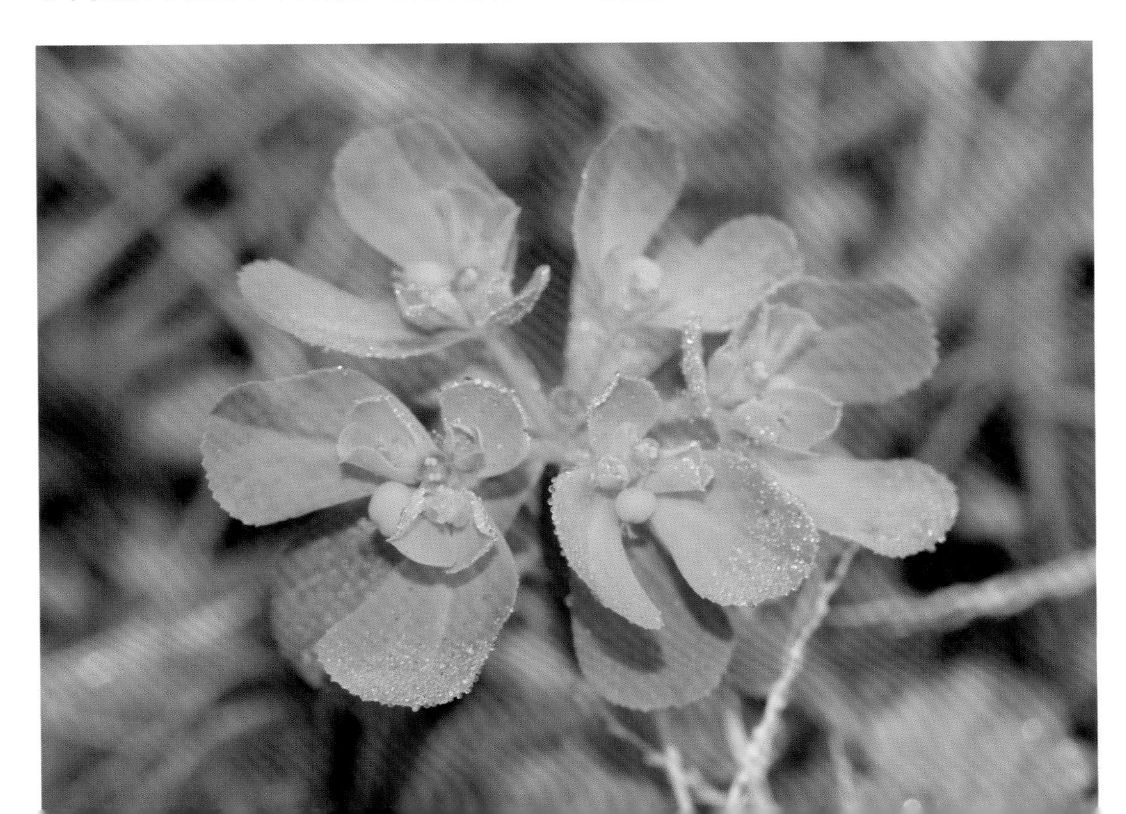

传统药膳

泽漆蛋

原料 鲜泽漆茎叶60 g，鸡蛋2个。

制法 将鲜泽漆茎叶洗净、切碎，加水适量，放入鸡蛋，煮熟，去壳刺孔，再煮数分钟。

用法 先吃蛋后服汤，每日1剂。

功效 行水，消痰，补虚。

适用 肺源性心脏病、心悸、怔忡等。

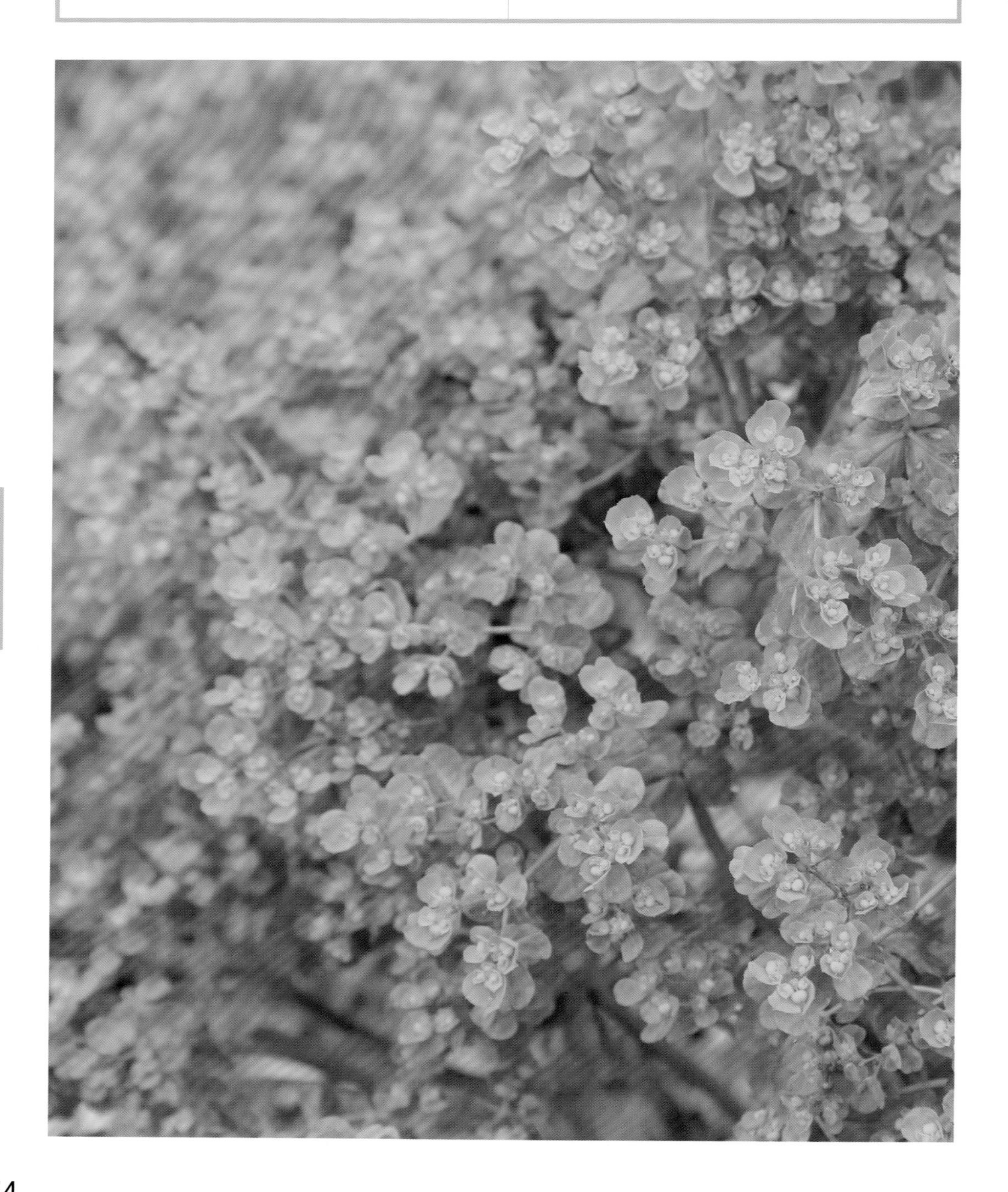

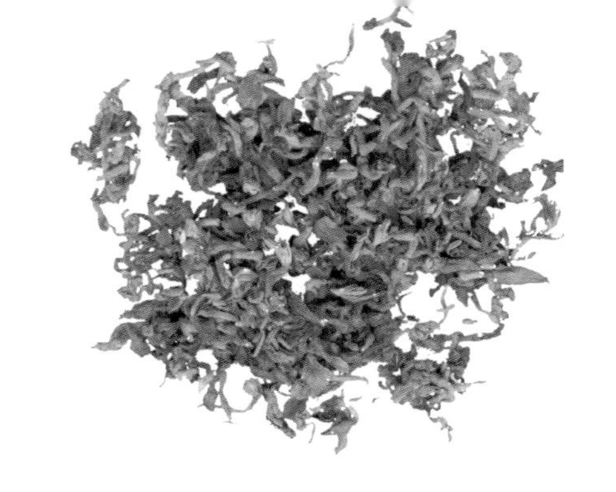

芫花

别名● 杜芫、赤芫、去水、毒鱼、头痛花、儿草、败华。

来源● 本品为瑞香科植物芫花的花蕾。

原文● 味苦，温，有毒。主咳逆上气，喉鸣喘，咽肿气短，蛊毒鬼疟，癥瘕痈肿，杀虫鱼。一名去水。生川谷。

性味归经● 苦，辛，有毒。归肺、脾、肾经。

附方●

卒得咳嗽 芫花一升，水三升，煮取一升，去滓，以枣十四枚，煎令汁尽，一日一食之，三日讫。（《肘后备急方》）

蛊胀 枫壳、芫花各等份，上用酽醋浸芫花透，将醋再煮枳壳至烂，擂芫花末，和为丸，如梧桐子大。每服数丸，温白汤送下。（《普济方》）

痈 芫花为末，胶和如粥敷之。（《千金方》）

白秃头疮 芫花末，猪脂和涂之。（《集效方》）

牙痛 芫花碾为末，擦痛处令热。（《魏氏家藏方》）

心痛有虫 芫花一两（蜡炒），雄黄一钱。为末，每服一字，温醋汤下。（《乾坤生意》）

诸般气痛 芫花（醋煮）半两，延胡索（炒）一两半，为末，每服一钱，疟疾，乌梅汤下；妇人血气痛，当归酒下；诸气痛，香附汤下；小肠气痛，茴香汤下。（《仁存堂经验方》）

酒疸、心懊痛、足胫满、小便黄、饮酒发赤斑黄黑 芫花、椒目各等份，烧末，服半钱，日一两遍。（《肘后备急方》）

一切菌毒 芫花生研，新汲水服一钱，以利为度。（《世医得效方》）

妇人积年血气癥块结痛 芫花一两（醋拌炒令干），当归一两（锉，微炒），桂心一两，上药，捣罗为末，以软饭和丸，如梧桐子大。每服，食前以热酒下十丸。（《太平圣惠方》）

使用提示● 孕妇禁用，不宜与甘草同用。

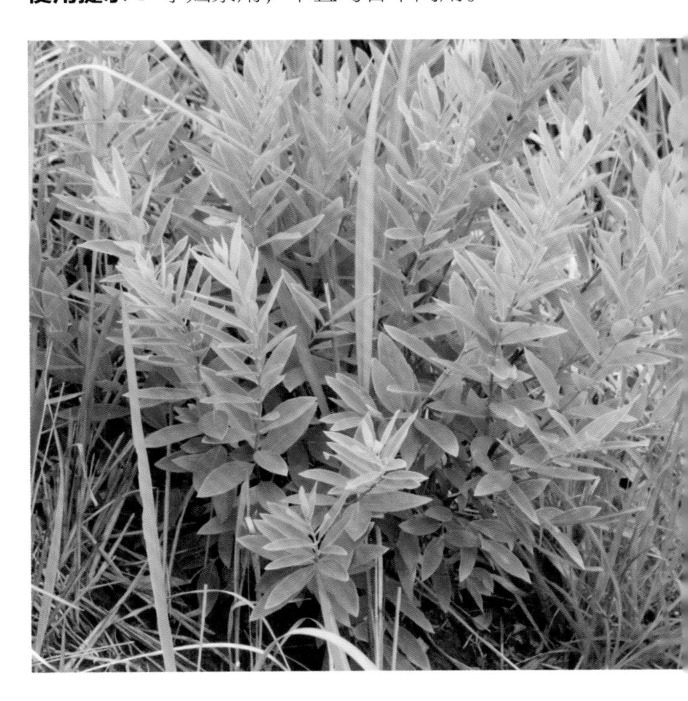

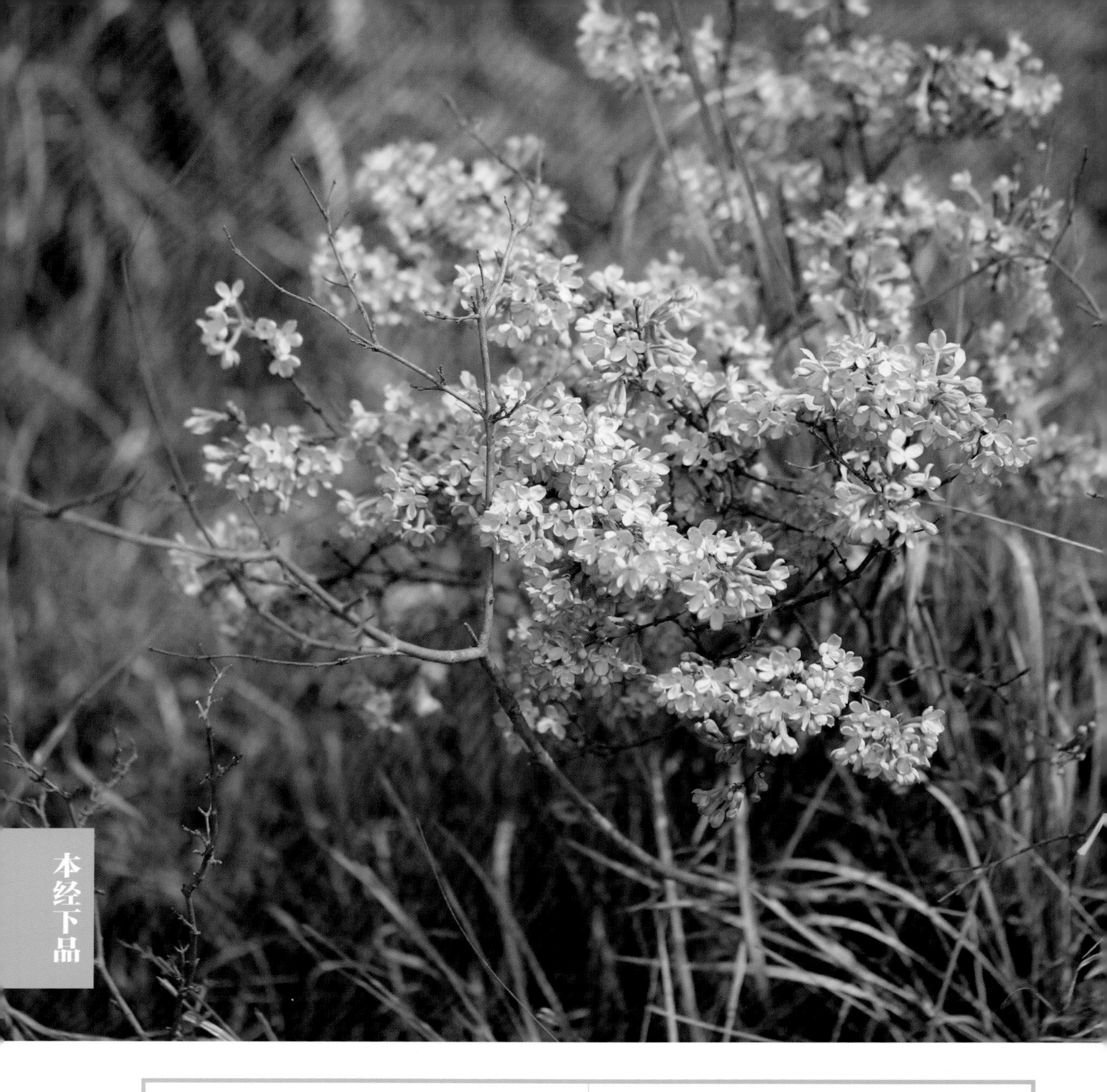

本经下品

传统药膳

芫花煮鸡蛋

原料 芫花15～30 g，鸡蛋3～5个。

制法 将上2物煮，蛋熟后去壳，刺数小洞再煮，至蛋变黑为度。

用法 吃蛋喝汤，每日1～2次，每次吃1个鸡蛋。

功效 消痰散结。

适用 深部脓肿（阴疽流注）及急性乳腺炎。

芫花菟丝子酒

原料 芫花、菟丝子各200 ml，酒1000 ml。

制法 以酒浸上2药二三宿。

用法 每服200 ml，每日2次。

功效 解毒消肿。

适用 卒肿满身面皆肿。

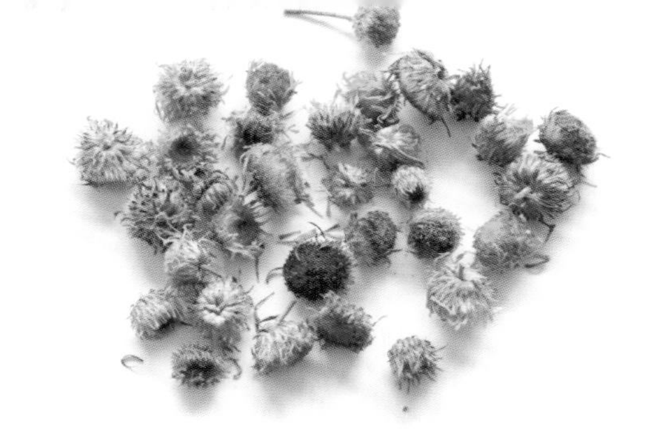

旋覆花

别名● **艾菊、金钱花、野油花、六月菊、金盏花、猫耳朵花。**

来源● 本品为菊科植物旋覆花或欧亚旋覆花的干燥头状花序。

原文● 味咸，温。主结气，胁下满，惊悸，除水，去五脏间寒热。补中下气。一名金沸草，一名盛湛。生川谷。

性味归经● 苦，辛，咸，微温。归肺、脾、胃、大肠经。

附方●

中风壅滞 旋覆花，洗净焙研，炼蜜丸梧子大。夜卧以茶汤下五至七丸、十丸。（《经验方》）

月蚀耳疮 旋覆花烧研，羊脂和涂之。（《集简方》）

小儿眉癣、小儿眉毛眼睫因癣退不生 用野油花即旋覆花、赤箭即天麻苗、防风各等份，为末。洗净，以油调涂之。（《总微论》）

半产漏下，虚寒相抟、其脉弦芤 用旋覆花三两，葱十四茎，新绛少许，水三升，煮一升，顿服。（《金匮要略》）

使用提示● 阴虚劳嗽、风热燥咳者禁服。

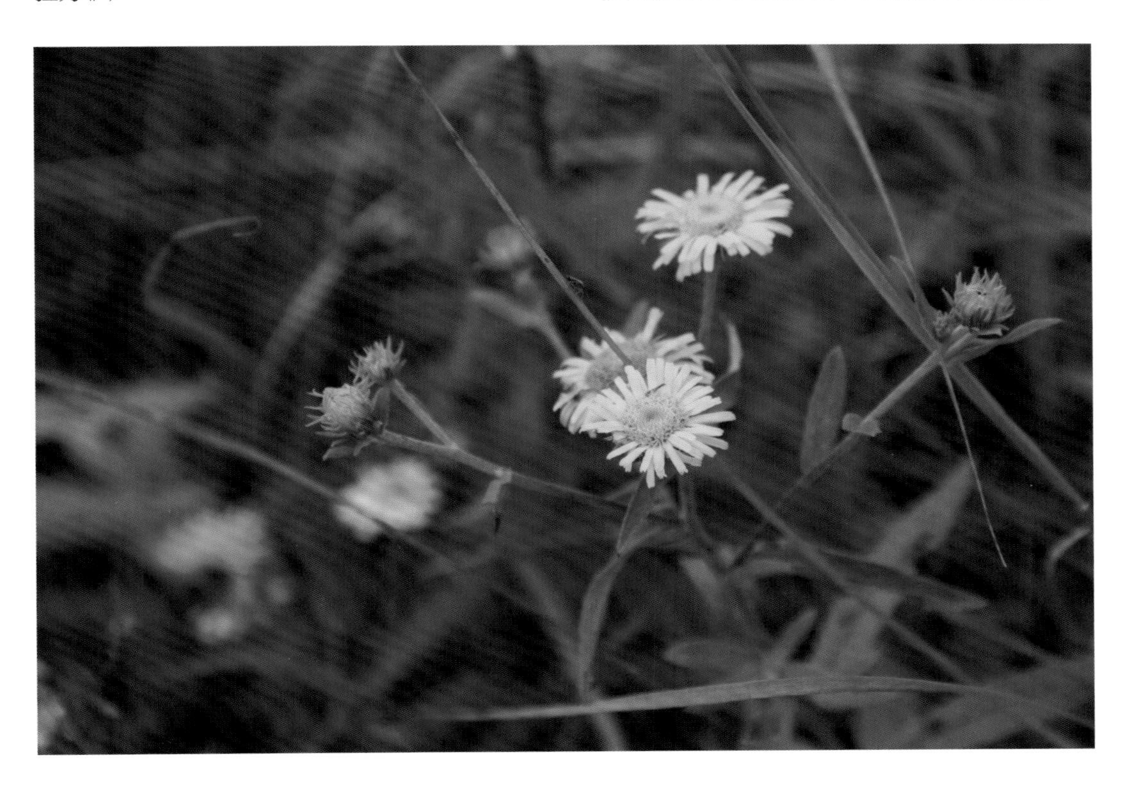

传统药膳

旋覆花粥

原料 旋覆花10 g，郁金10 g，葱白5根，粳米100 g，丹参15 g。

制法 先将旋覆花用布包扎，与丹参、郁金同入砂锅中，加适量水煎煮，取药液约1000 ml，再用药液与粳米同煮成粥，待粥熟时，加入葱白，搅和即可。

用法 早、晚空腹服食。

功效 活血通络，下气散结。

适用 慢性肝炎气滞血瘀、两肋胀痛、纳差食少等。

旋覆花代赭石汤

原料 旋覆花、菝葜、威灵仙各15 g，代赭石30 g，刀豆子、姜半夏、姜竹茹、急性子、五灵脂、山慈菇各9 g。

制法 水煎取药汁。

用法 佐餐食用。

功效 清热解毒，化瘀散结。

适用 胃癌。

旋覆花威灵仙汤

原料 旋覆花、菝葜、威灵仙各15 g，刀豆子、姜半夏、姜竹茹、五灵脂、凤仙子各9 g，代赭石30 g。

制法 水煎取药汁。

用法 每日1剂，分2次服。

功效 降逆化痰，解毒散结。

适用 食管癌。

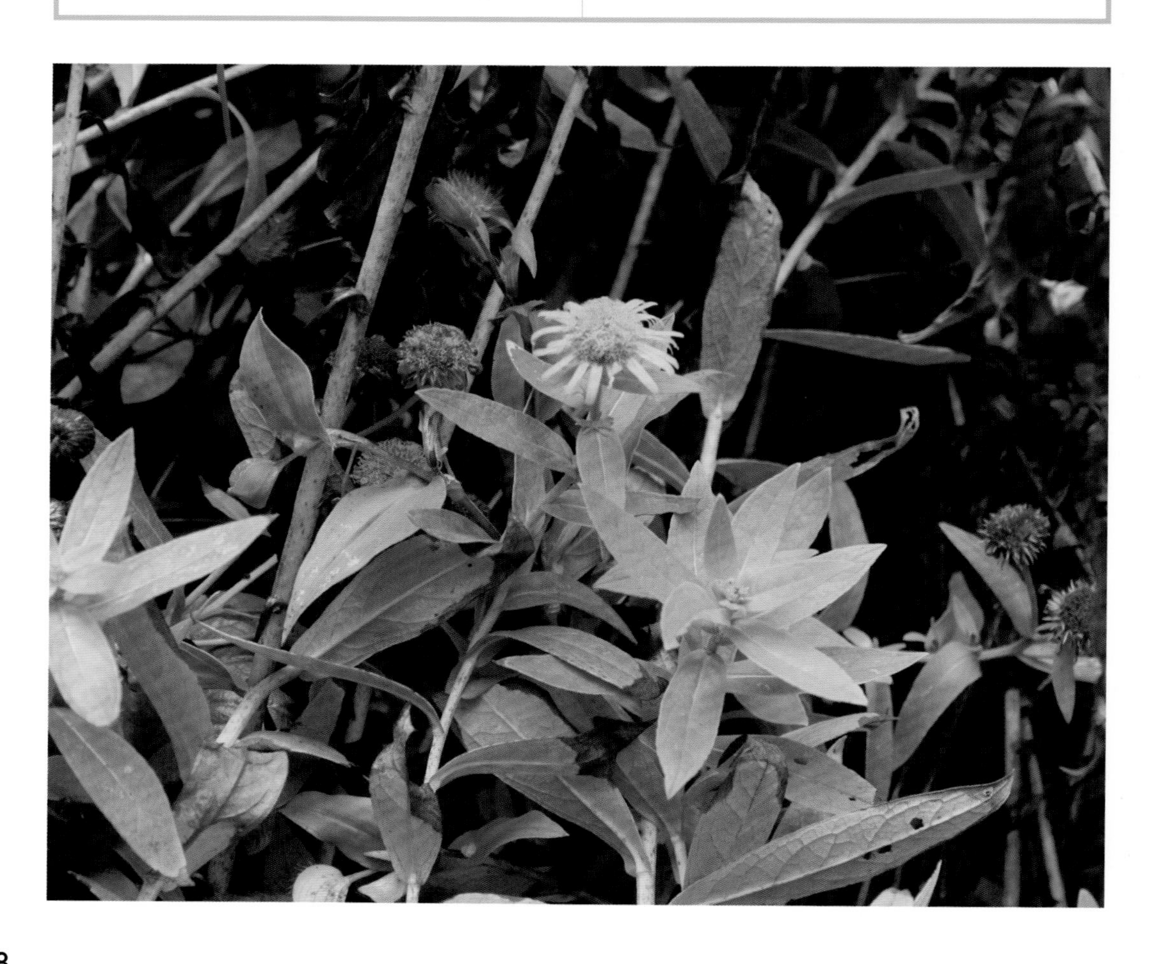

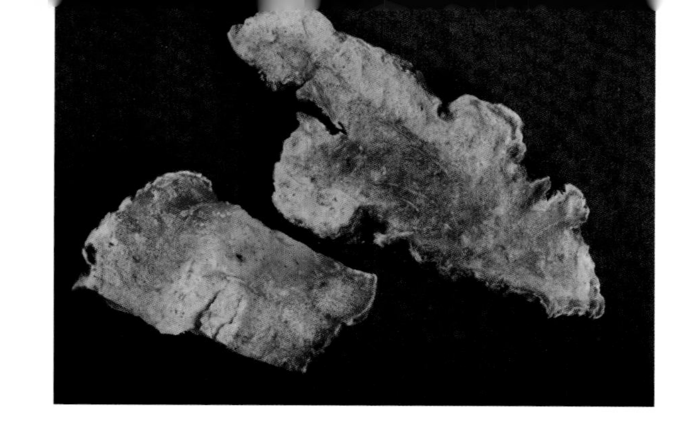

蚤休

别名● 紫河车、重台草、白甘遂、金钱重楼、土三七。

来源● 本品为百合科植物化重楼、云南重楼或七叶一枝花的根茎。

原文● 味苦，微寒。主惊痫摇头弄舌，热气在腹中，癫疾，痈疮阴蚀，下三虫，去蛇毒。一名螫休。生川谷。

性味归经● 苦，寒，小毒。归肝经。

附方●

慢惊发搐（带有阳证） 蚤休一钱，栝楼根末二钱，同于慢火上炒焦黄，研匀。每服一字，煎麝香薄荷汤调下。（《小儿方》）

中鼠莽毒 蚤休根，磨水服，即愈。（《集简方》）

使用提示● 虚寒证、阴证外疡串者及孕妇禁服。

传统药膳

百部蚤休酒

原料 蚤休、百部各50 g，白酒750 ml。

制法 先将百部、蚤休在锅内稍炒动，再用纱布包，放酒中密封浸泡，30日后可以饮用。

用法 每日10 ~ 20 ml，早、晚分服。

功效 止咳化痰平喘。

适用 一切新旧咳嗽。

蚤休鸡肉煲

原料 蚤休15 g，鸡肉或猪肉适量。

制法 蚤休加水适量，用鸡肉或猪肉煲服。

用法 适量食之。

功效 清热解毒，止咳平喘。

适用 肺痨久咳及哮喘。

蚤休茶

原料 蚤休15 g，玄参12 g，连翘10 g。

制法 上药捣碎，置热水瓶中，用沸水冲泡，盖闷10多分钟后，频频代茶饮用。

用法 每日1剂，用沸水冲泡2 ~ 3次。

功效 清热解毒，利咽消肿。

适用 肺热咳嗽、咽喉肿痛。

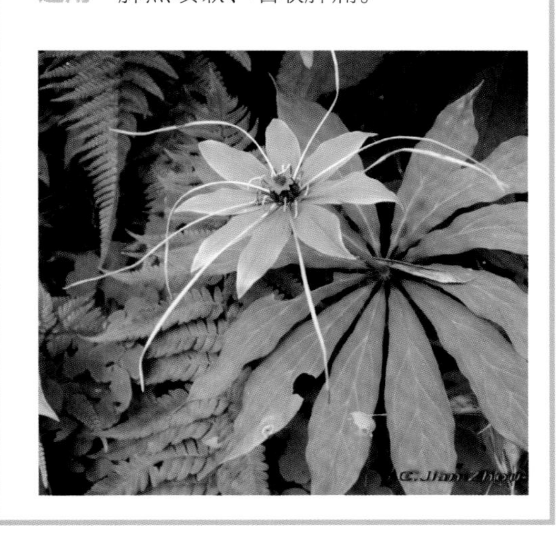

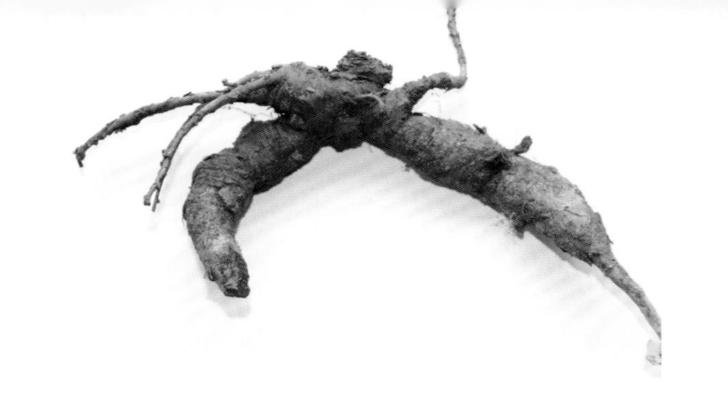

狼毒

别名● **红狼毒、绵大戟、一把香、山萝卜、红火柴头花、断肠草。**

来源● 本品瑞香科狼毒属植物瑞香狼毒的根。

原文● 味辛，平。主咳逆上气，破积聚饮食，寒热水气，恶疮鼠瘘疽蚀，鬼精蛊毒，杀飞鸟走兽。一名续毒。生山谷。

性味归经● 辛，平，有大毒。归肺经。

附方●

心腹连痛、作胀 用狼毒二两，附子半两，捣筛，蜜丸梧子大。一日服一丸，二日二丸，三日三丸止；又从一丸起，至三丸止，以瘥为度。（《肘后备急方》）

腹中冷痛，水谷阴结，心下停痰，两胁痞满，按之鸣转，逆害饮食 用狼毒三两，附子一两，旋覆花三两，捣末，蜜丸梧子大。每服三丸，食前白汤下，日三服。（《肘后备急方》）

阴疝欲死，丸缩入腹，急痛欲死 狼毒四两，防风二两，附子三两烧，以蜜丸梧子大。每服三丸，日夜三度白汤下。（《肘后备急方》）

一切虫病 用狼毒杵末，每服一钱，用饧一皂子大，砂糖少许，以水化开，卧时空腹服之，次早即下虫也。（《集效方》）

干湿虫疥 狼毒不拘多少，捣烂，以猪油、马油调搽患处。方睡勿以被蒙头，恐药气伤面。（《经验方》）

久年干疥干癣及一切癞疮 狼毒（微炒研细末），轻粉减半。和匀，干疥癣癞疮，搔破搽之；湿者干掺，数次效。（《永类钤方》）

恶疾风疮 狼毒、秦艽各等份，为末，每服方寸匕，温酒下，日一二服。（《千金方》）

使用提示● 本品有毒，内服宜慎；体弱者及孕妇忌服。

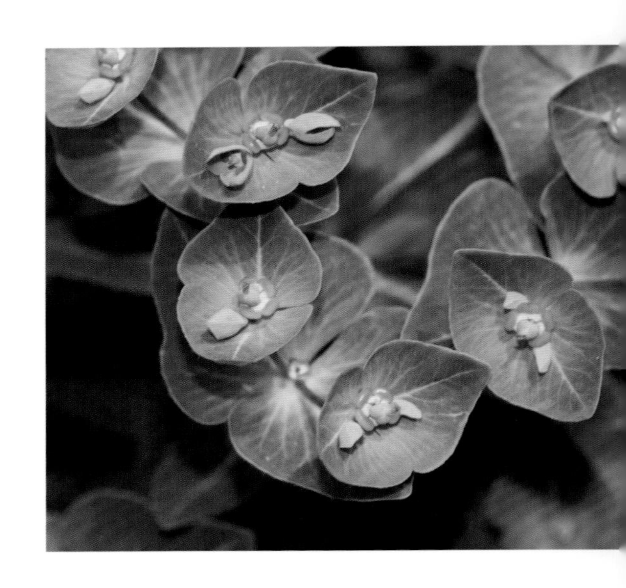

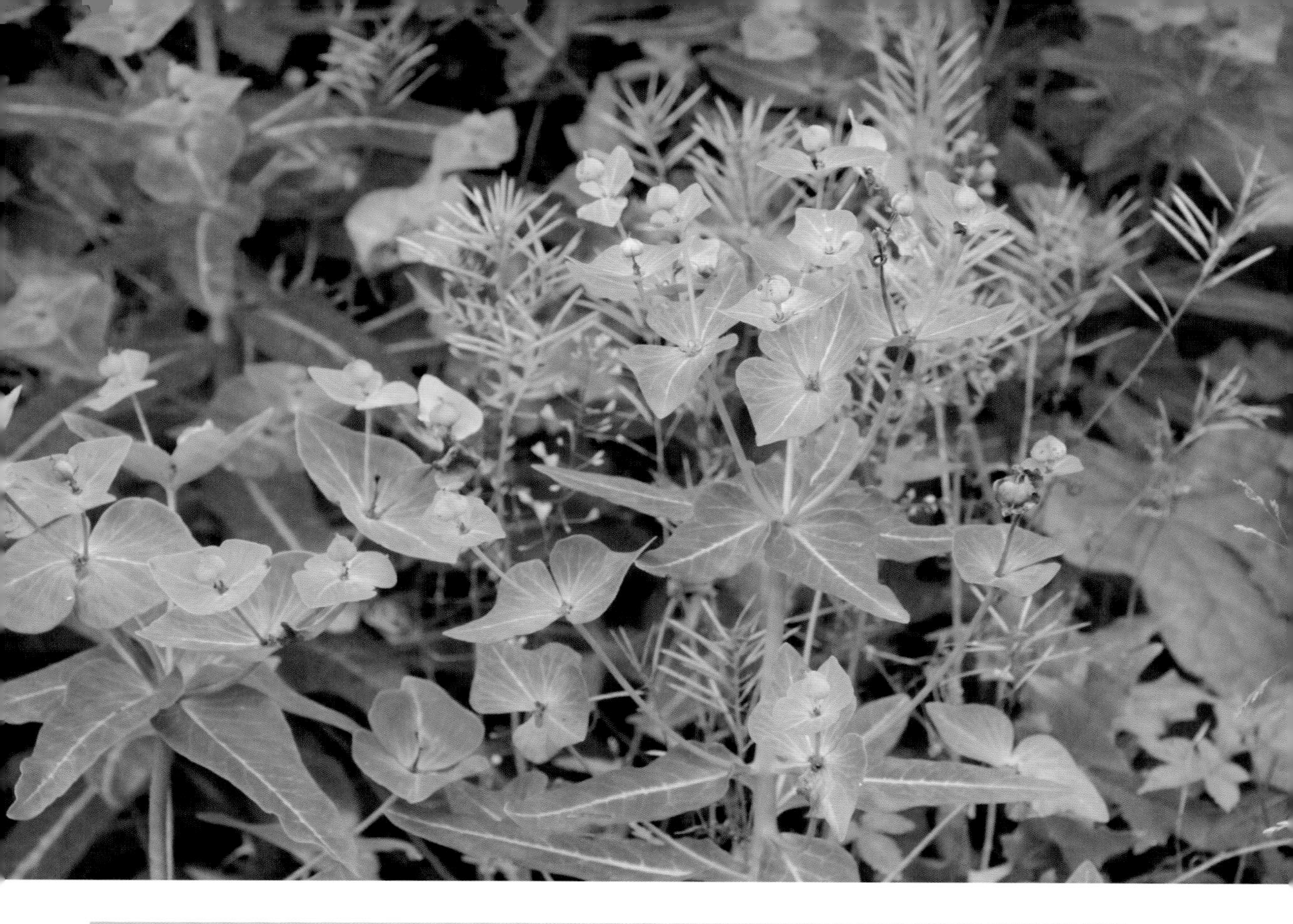

传统药膳

狼毒蒸枣

原料 狼毒250 g，大枣500 g。

制法 将狼毒放入锅内加水煮，大枣放笼上蒸至熟为度。

用法 每次服枣7枚，每日2～3次，连服10～15日。

功效 祛痰破积，健脾和中。

适用 淋巴结结核、皮肤结核、结核性角膜炎、肺结核等。

狼毒枣

原料 狼毒、大枣各适量。

制法 狼毒与大枣按3：4配制。将狼毒放入锅内加水煎煮，把大枣放入笼屉，约蒸2小时半即成。

用法 成人每日3次，开始服狼毒枣每次10粒，视不良反应有无，递增或递减，每次最多20粒；或第1周每日130 g（约30粒），第2周每日225 g（约45粒），第3周以后每日300 g（约60粒），分3次食后内服，连服3个月为1个疗程，间隔1～2周，视情况再给第2个疗程。

功效 破积杀虫，逐水祛痰。

适用 淋巴结结核、骨结核、皮肤结核、结核性角膜炎、肺结核等。

狼毒蛋

原料 狼毒3 g，鸡蛋2个。

制作 将狼毒放入200 ml水中煮，捞出，再打入2个鸡蛋煮熟。

用法 吃蛋喝汤。

功效 破积聚癥瘕，下气杀虫，逐水祛痰。

适用 胃癌、肝癌、肺癌、甲状腺乳头状腺癌等。

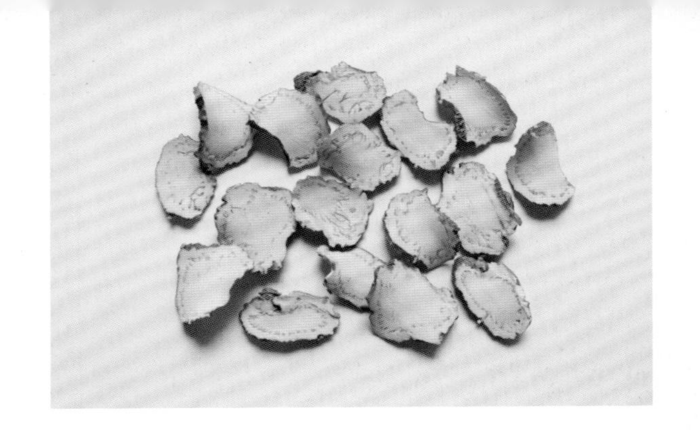

鬼臼

别名● **八角莲、八角乌。**

来源● 本品为小檗科植物八角莲的根茎。

原文● 味辛，温。主杀蛊毒鬼注精物，辟恶气不祥，逐邪解百毒。一名爵犀，一名马目毒公，一名九臼。生山谷。

性味归经● 温，苦，辛，有毒。

附方●

子死腹中，胞破不生，此方累效 鬼臼不拘多少，黄色者，去毛为细末，不字神散。（《妇人良方》）

气血痰饮积胀成蛊 鬼臼一斤（切片），生姜二两，白矾五钱。泡汤浸二日，再用酒煮，捣烂成膏；巴豆肉三钱（去油），沉香五钱，蟾酥五钱，俱为末，和入为丸，如黍米大，每早、晚各服二三十丸，白汤送下。（《本草汇言》）

瘿瘤 鬼臼（切片，姜汁浸）、海藻、昆布、海带（俱用热水洗净）、海粉（水飞过）、海螵蛸各二两，甘草一两，海螺一个（火烧醋炙，如颈下摇者用长螺，颈不摇者用圆螺）。共为极细末，炼蜜丸如梧子大。每晚临睡时，口中噙化一丸。（《海上方》）

疔肿痈疽 鬼臼根，醋酒磨涂；叶贴，能消痈肿。（《本草纲目拾遗》）

使用提示● 孕妇忌服，畏垣衣。

传统药膳

治痨鸽子

原料 鬼臼15 g，鸽子1只，食盐、味精各少许。

制法 将鸽子宰杀，去毛、内脏，与鬼臼共蒸1小时。

用法 加食盐、味精调味食之，连服数日即可。

功效 解毒，化痰，补虚。

适用 肺痨体弱、咳嗽、自汗、盗汗。

鬼臼炖肉

原料 鬼臼果实30 g，奶参、糖果根、白果根各30 g，猪瘦肉250 g。

制法 将肉洗净，切小块，与以上原料加水共炖，肉熟烂为度。

用法 分2次食肉服汤。

功效 清热，燥湿，收敛。

适用 白带。

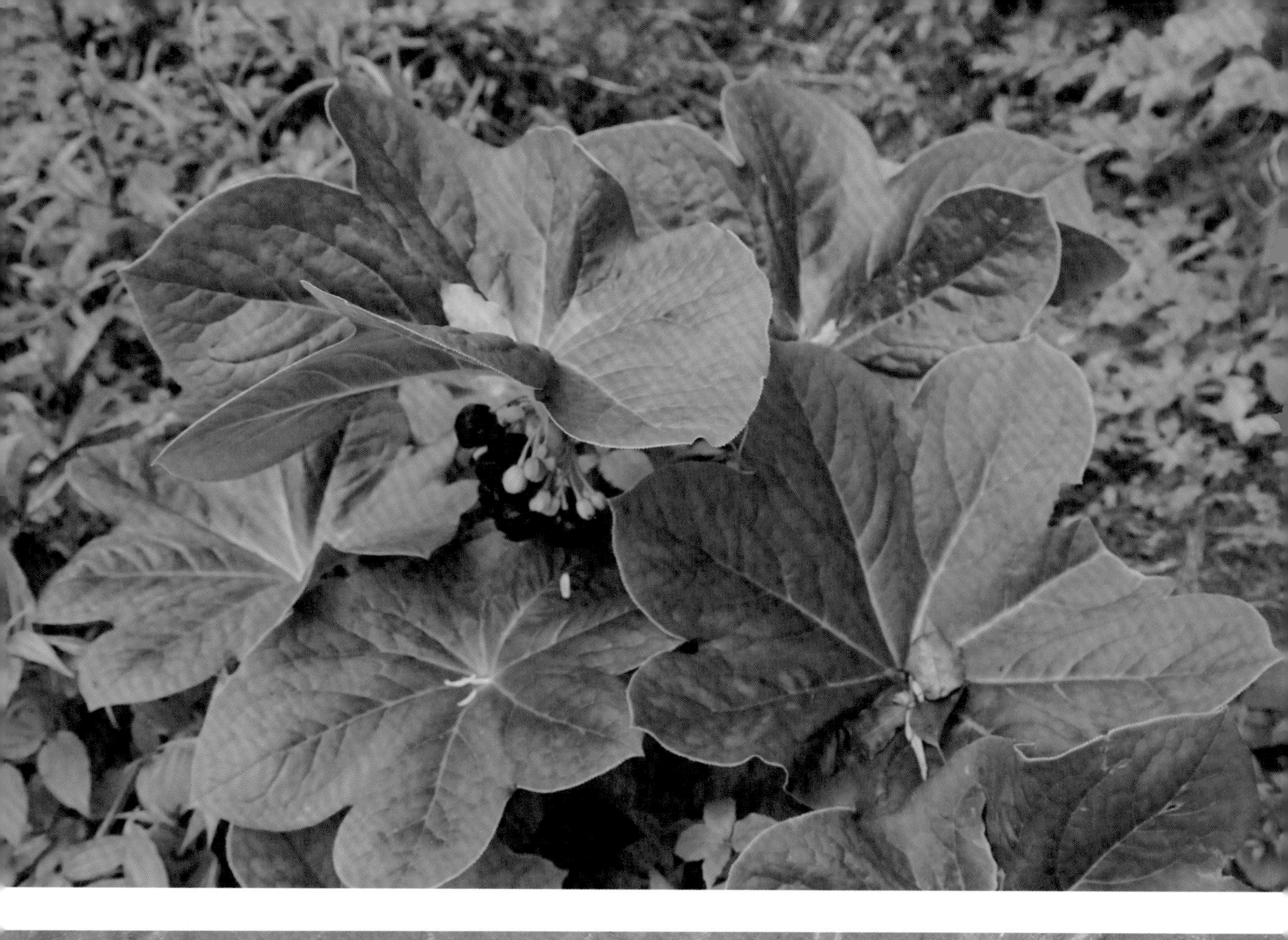

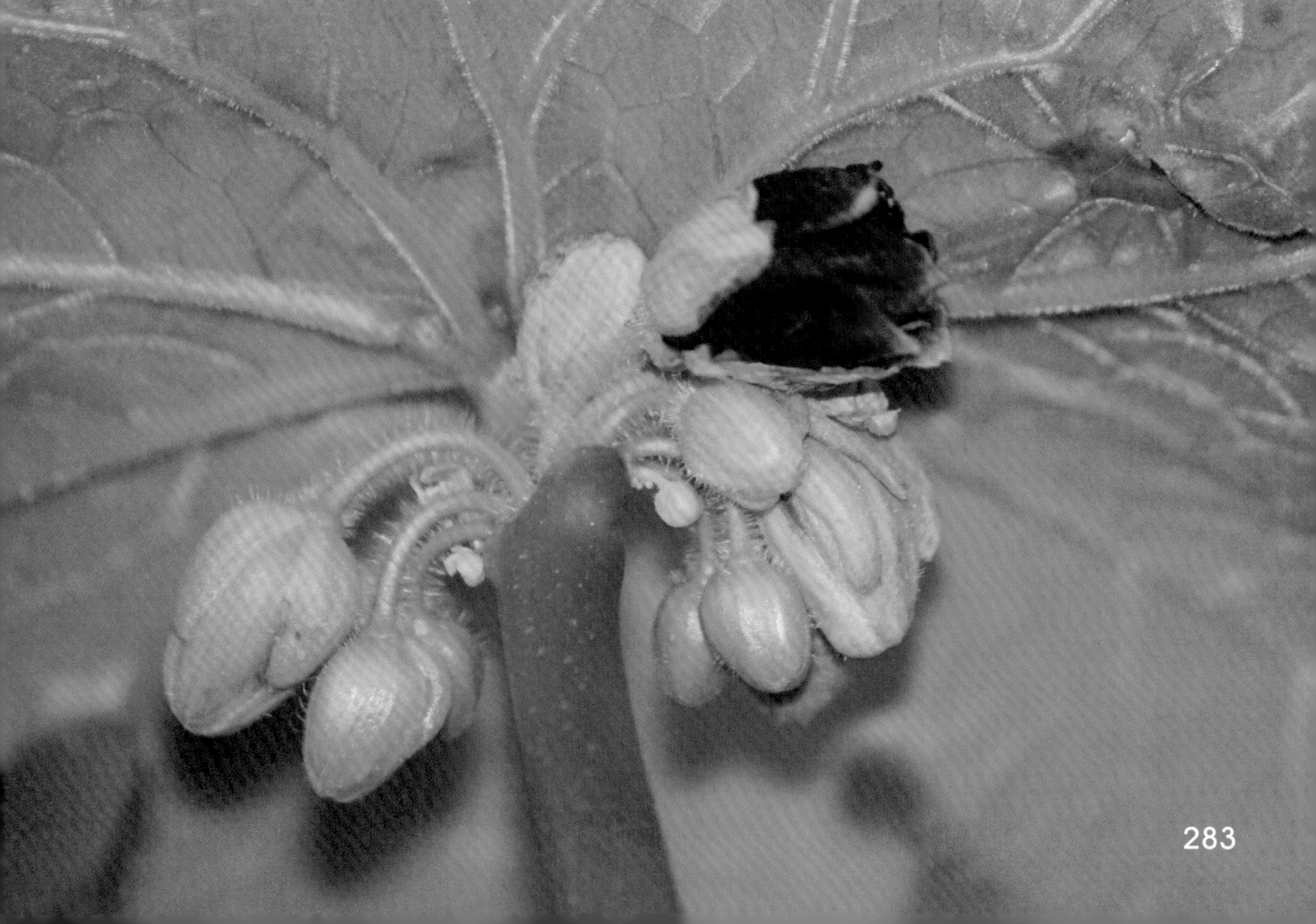

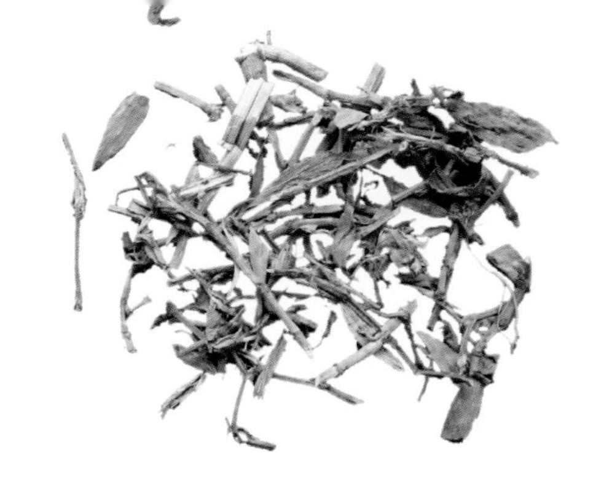

萹蓄

别名● 扁竹、竹节草、乌蓼、蚂蚁草。

来源● 本品为蓼科植物萹蓄的地上部分。

原文● 味苦，平。主浸淫疥瘙疽痔，杀三虫。生山谷。

性味归经● 苦，微寒。归膀胱经。

附方●

热淋涩痛　萹蓄煎汤频饮。（《生生编》）

热黄疸疾　萹蓄捣汁，顿服一升。多年者，日再服之。（《药性论》）

霍乱吐利　萹蓄入豉汁中，下五味，煮羹食。（《食医心镜》）

丹石冲眼（服丹石人毒发，冲眼肿痛）　萹蓄根一握，洗，捣汁服之。（《食疗本草》）

虫食下部（虫状如蜗牛，食下部作痒）　取萹蓄一把，水二升，煮熟。五岁儿，空腹服三五合。（《产乳书》）

恶疮痂痒，作痛　萹蓄捣封，痂落即瘥。（《肘后备急方》）

使用提示● 无湿热水肿、体弱津亏者均不宜服用。

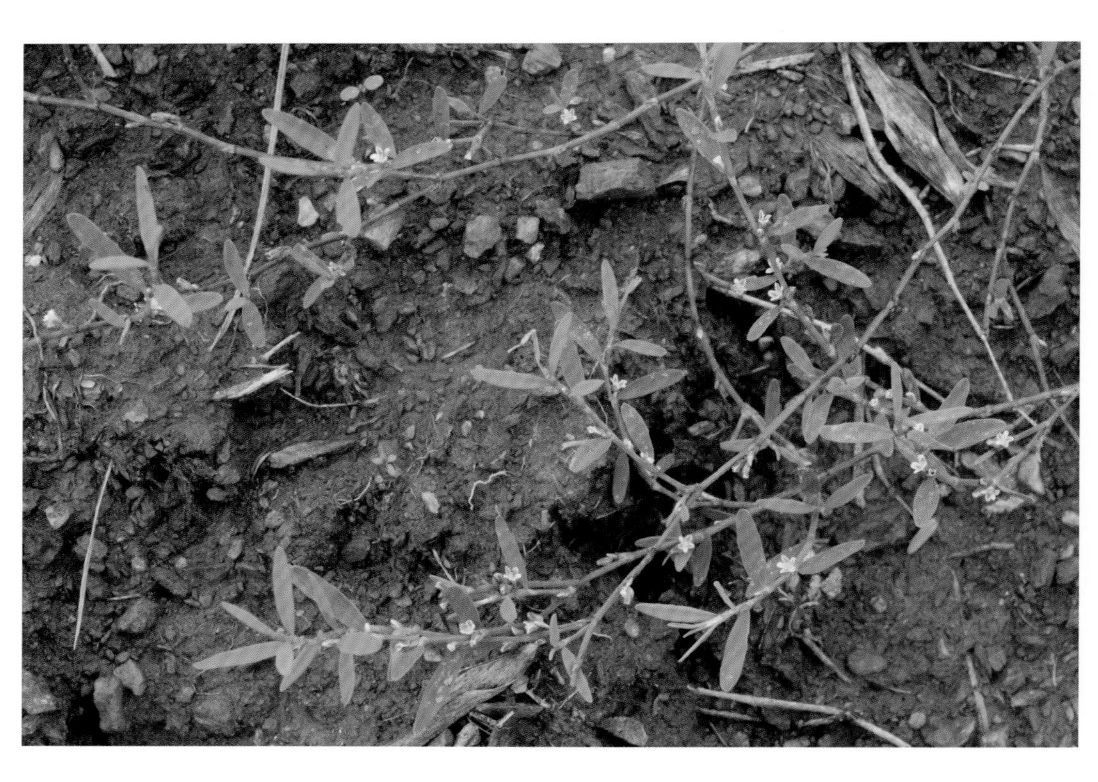

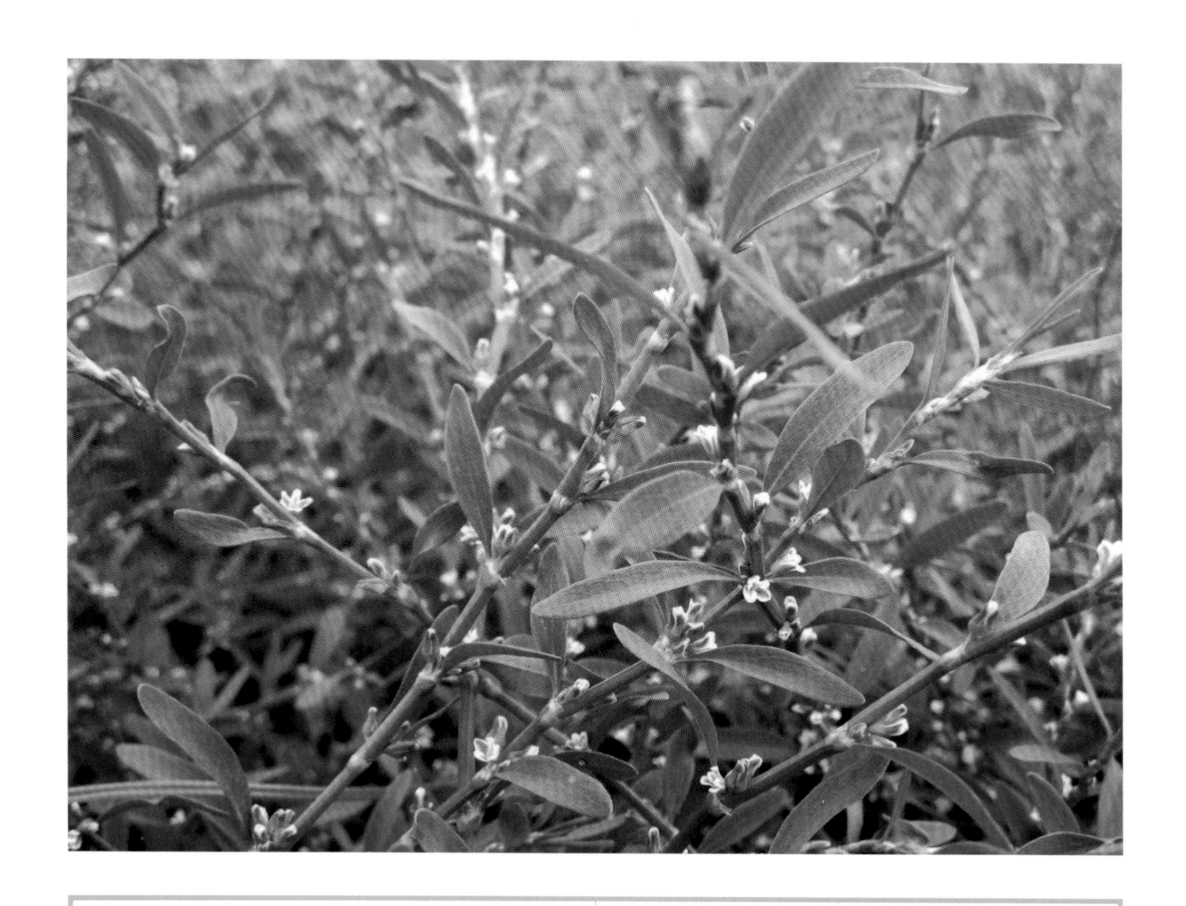

传统药膳

萹蓄煮鸡蛋

原料 鲜萹蓄60 g，生姜10 g，鸡蛋2个。

制法 萹蓄洗净，生姜切片，与鸡蛋共同放入水中，至鸡蛋熟透即可。

用法 每日1剂，分2次服。

功效 止泻止淋。

适用 气淋。

萹蓄粥

原料 萹蓄50 g，粳米100 g。

制法 萹蓄洗净，加水煎煮取汁，去渣，掺入装有粳米的锅中煮粥，待米烂熟后即可。

用法 每日早、晚温热服食。孕妇忌服。

功效 清热利水通淋，杀虫止痒。

适用 皮肤湿疹、阴痒。

萹蓄粥

原料 萹蓄嫩茎叶100 g，粳米150 g，食盐、葱花、素油各适量。

制法 将萹蓄去杂洗净，入沸水锅焯一下，捞出洗净切段。油锅烧热，放入葱花煸香，放入萹蓄煸炒几下，加入食盐炒至入味，出锅待用。再将粳米淘洗干净，放入锅内，加入适量的水煮至熟，放入炒好的萹蓄，继续煮至成粥，即可出锅。

用法 每日早、晚温热服食。

功效 清热利水通淋，杀虫止痒。

适用 小儿蛲虫病、热淋、白带、蛔虫、疳积等病症。

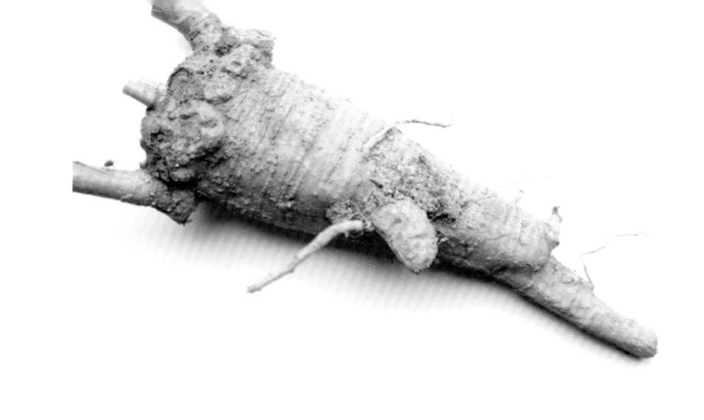

商陆

别名 山萝卜、水萝卜。

来源 本品为商陆科植物商陆或垂序商陆的干燥根。

原文 味辛，平。主水胀，瘕瘕痹，熨除痈肿。杀鬼精物。一名调根，一名夜呼。生川谷。

性味归经 苦，寒；有毒。归肺、脾、肾、大肠经。

附方

湿气脚软 商陆根切小豆大，煮熟，更以绿豆同煮为饭。每日食之，以瘥为度，最效。（《斗门方》）

痃癖如石，在胁下坚硬 生商陆根汁一升，杏仁一两，浸去皮，捣如泥，以商陆汁绞杏泥，火煎如饧。每服枣许，空腹热酒服，以利下恶物为度。（《太平圣惠方》）

产后腹大，坚满，喘不能卧 用商陆根三两，大戟一两半，甘遂炒一两，为末。每服二三钱，热汤调下，大便宣利为度。此乃主水圣药也。（《保命集》）

小儿痘毒 商陆根和葱白捣敷脐上，斑止痘出，方免无虞。（《摘玄方》）

耳卒热肿 生商陆，削尖纳入，日再易。（《圣济总录》）

喉卒攻痛 商陆切根炙热，隔布熨之，冷即易，立愈。（《本草图经》）

瘰疬喉痹、攻痛 生商陆根捣作饼，置疬上，以艾炷于上灸三四壮良。（《外台秘要》）

一切毒肿 商陆根和盐少许，捣敷，日再易之。（《千金方》）

石痈如石，坚硬不作脓者 生商陆根捣擦之，燥即易，取软为度。亦治湿漏诸疖。（《张文仲方》）

疮伤水毒 商陆根捣炙，布裹熨之，冷即易之。（《千金方》）

使用提示 孕妇禁用。

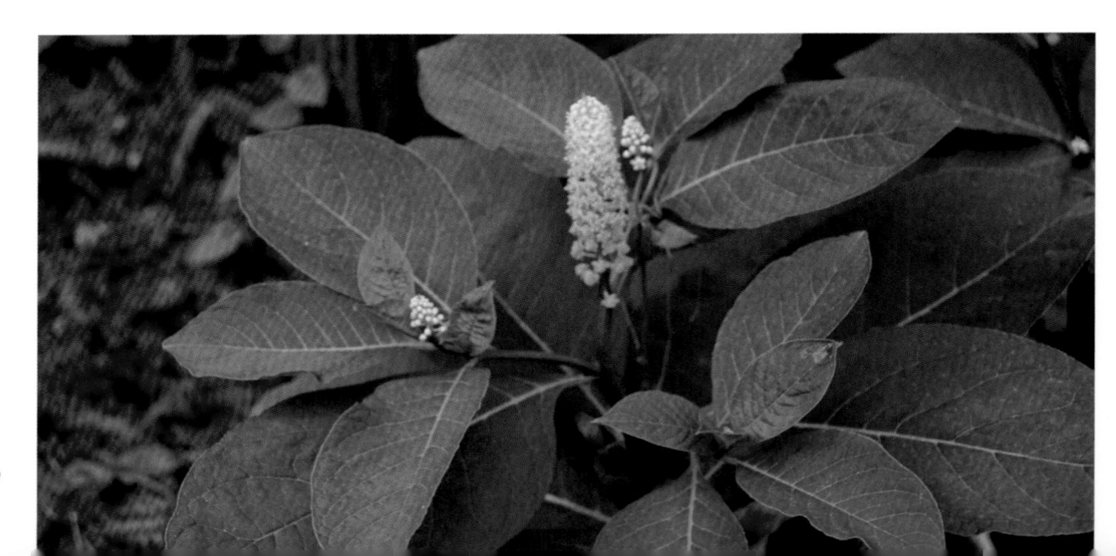

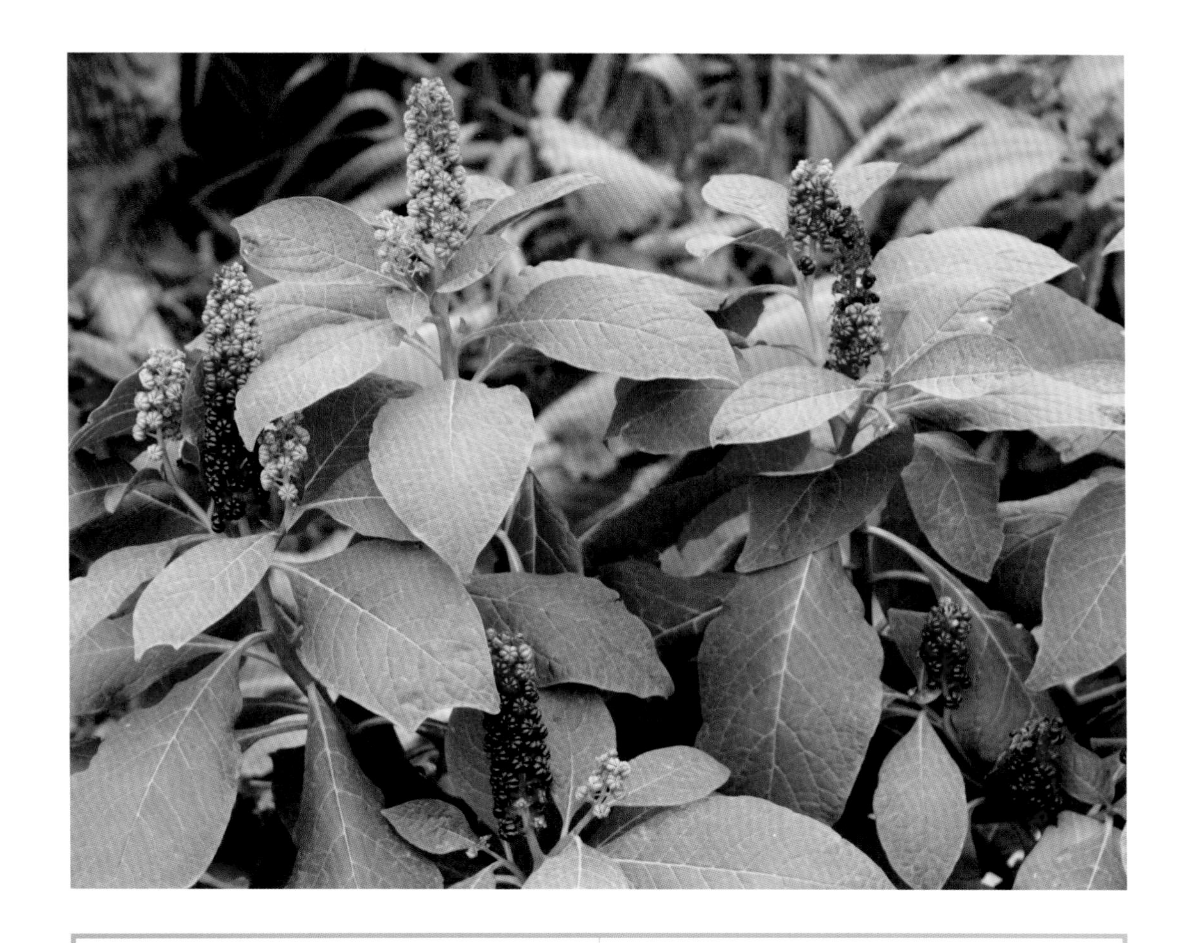

传统药膳

商陆粥

原料 商陆5 g，粳米50 ~ 100 g。

制法 先将商陆用水煎汁，去渣，然后加入粳米煮粥。

用法 每日或隔日1次。

功效 通利大小便，利水消肿。

适用 慢性肾炎水肿、肝硬化腹水等。

商陆粟米粥

原料 白商陆20 g，粟米60 g。

制法 先用水煮商陆，去渣取汁，同粟米共煮成粥。

用法 空心服之，取微利，连服数日，水消即止。

功效 养胃，益虚，逐水。

适用 水肿胀满。

陆豆鲫鱼汤

原料 商陆15 g，赤小豆30 g，鲫鱼3尾（大者2尾）。

制法 商陆、赤小豆用清水冲洗，待用；把鲫鱼留鳞去内脏，装入前2药（等份），装满鱼腹扎口，用清水3000 ml煮烂，去鱼及商陆即可。

用法 饮汤食豆，每2日1次，待肿消止。

功效 清热解毒，利水填精。

适用 湿热水肿、小便黄少、尿蛋白多者，以及肝硬化腹水。

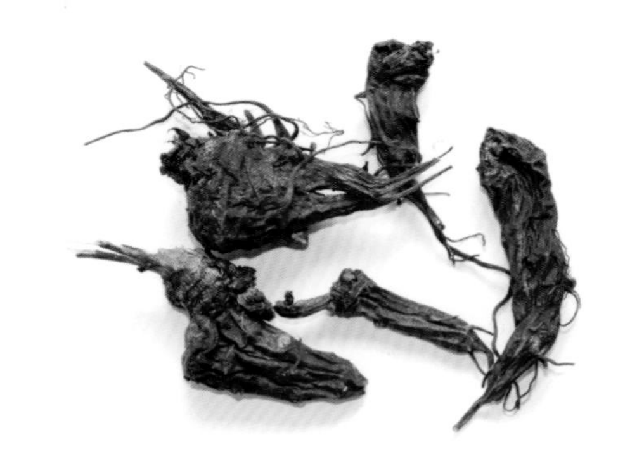

天雄

别名● 白幕。

来源● 本品为附子或草乌头之形长而细者。

原文● 味辛，温。主大风，寒湿痹，历节痛，拘挛缓急，破积聚，邪气，金疮，强筋骨，轻身健行。一名白幕。生山谷。

性味归经● 辛，热，大毒。归肾经。

附方●

元阳素虚、寒邪外攻、手足厥冷、大小便滑数、小便白浑、六脉沉微，除痼冷，扶元气及伤寒阴毒　乌头、附子、天雄（并爆裂、去皮脐）各等份，为粗末，每服四钱，水二盏，姜十五片，煎八分，温服。（《肘后备急方》）

肾脏虚积、冷气攻腹疼痛、少力、行步难、不思饮食　天雄（炮裂、去皮脐）二两，茴香子（炒）、山芋、蜀椒（去目及口合者，炒出汗）各一两，上四味，捣罗为末，用羊肾一对，切去皮膜细研，酒、面同煮成膏，候冷拌前药为丸，如梧桐子大。每服二十至三十丸，温酒盐汤任下，空心食前服。（《圣济总录》）

风湿痹皮肉不仁，骨髓疼痛不可忍　天雄（炮裂、去皮脐）、附子（炮裂、去皮脐）各一两，桂（去粗皮）一两半，干姜（炮）三两，防风（去叉）三两，上五味，为细末，炼蜜丸，如梧桐子大。每服二十丸，温酒下，日三夜一。（《圣济总录》）

男子失精　天雄三两炮，白术八两，桂枝六两，龙骨三两，为散，每酒服半钱。（《金匮要略》）

使用提示● 阴虚阳盛者及孕妇禁服。

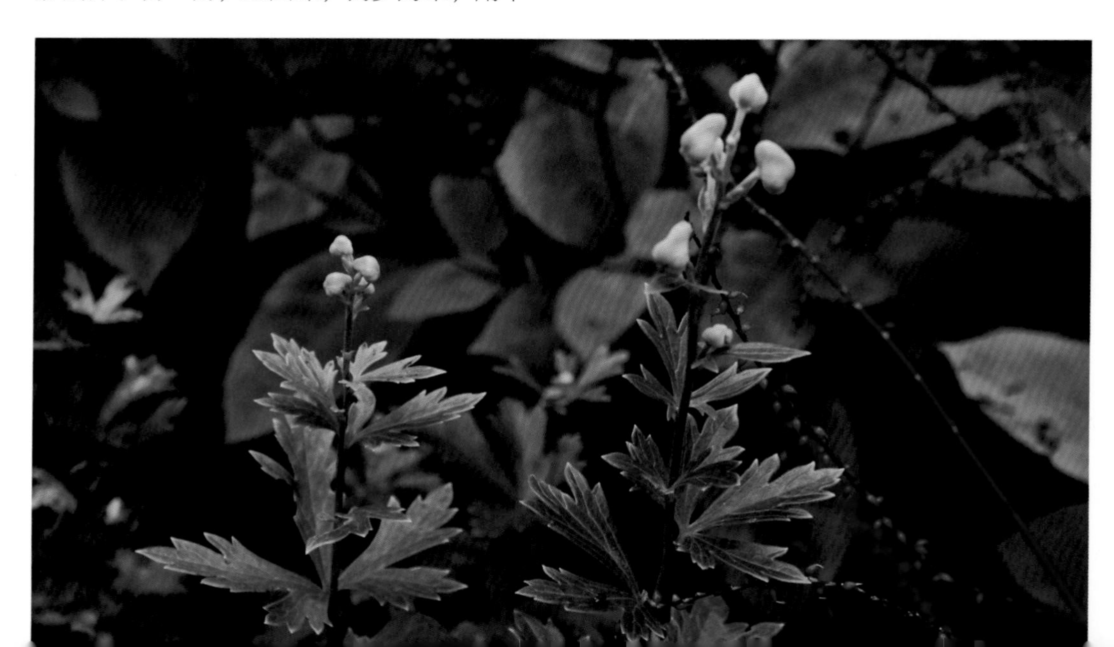

传统药膳

天雄补骨脂汤

原料 天雄3 g，补骨脂、巴戟天、杜仲、山茱萸肉、柏子仁各10 g，菟丝子15～30 g，鹿角片（先煎）、熟地黄各15 g，龙骨（先煎）、肉苁蓉各30 g，泽泻、五味子、石斛各6 g，温肭脐1条。

制法 水煎取药汁。

用法 口服，每日1剂。

功效 温补肾阳，涩精治浊。

适用 肾阳虚惫型尿精症。

天雄浸酒

原料 天雄、茵芋各150 g，防风、干姜、羊踯躅、蜀椒各50 g，附子、乌头各100 g。

制法 上8味，作如麻豆，用生绢囊贮，以酒5000 ml浸之，春夏5日，秋冬7日。

用法 每服30 ml，空心临卧各1服。

功效 祛风却湿。

适用 肾中风筋急，两膝不得屈伸，手不为用，起居增剧等。

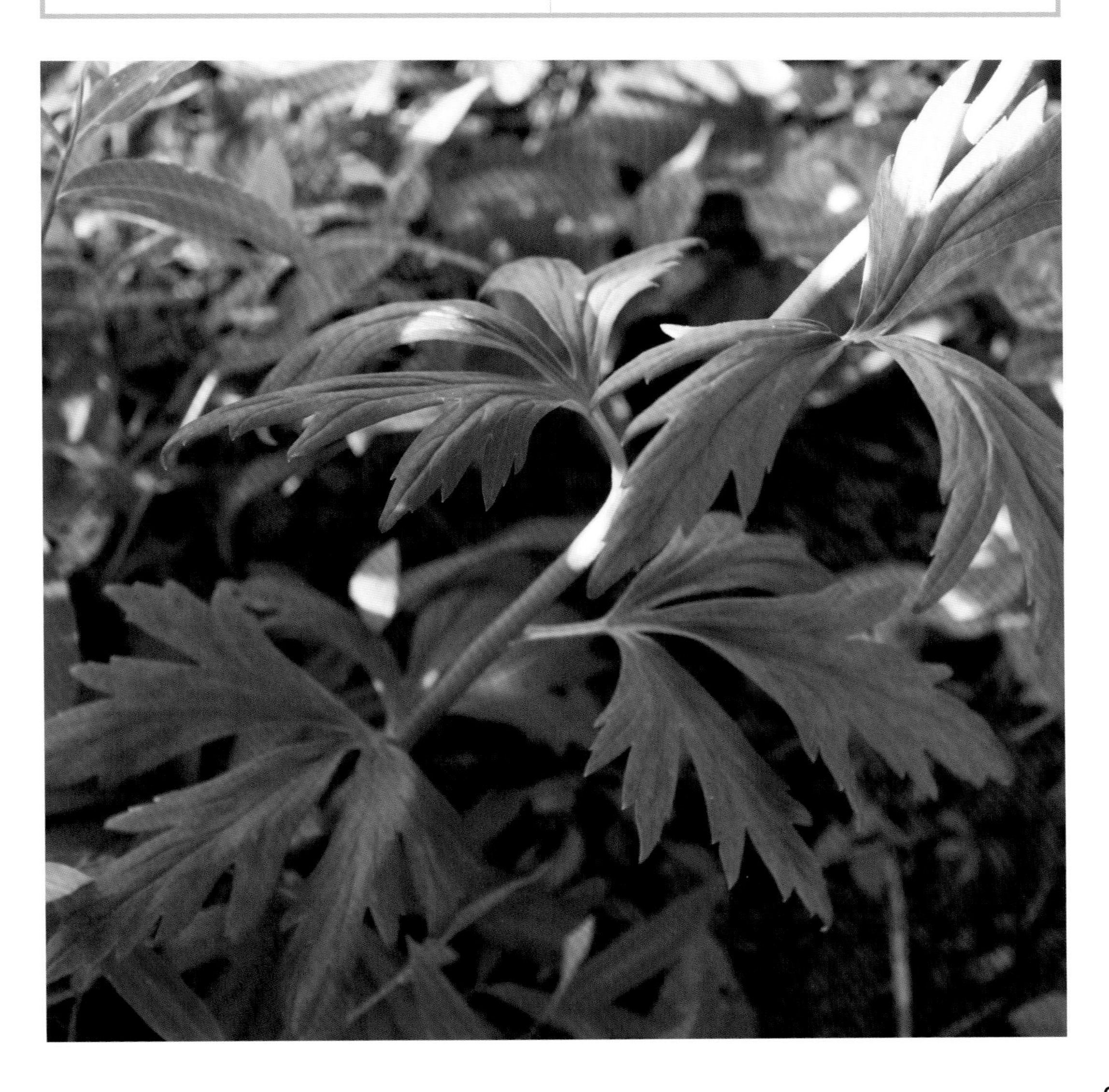

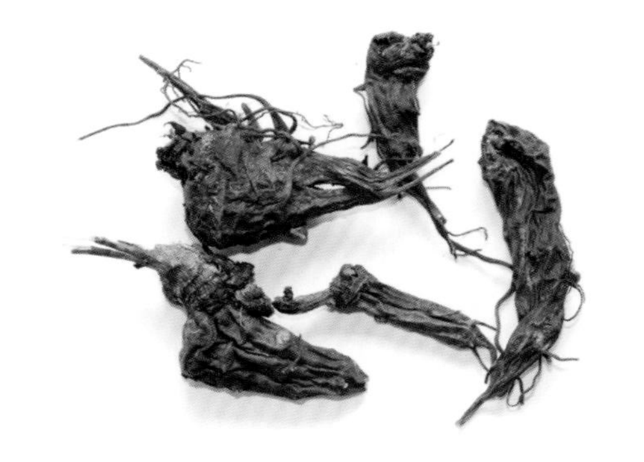

乌头

别名 川乌头。

来源 本品为毛茛科植物乌头（栽培品）的块根。

原文 味辛，温，有毒。主中风恶风洗洗，出汗，除寒湿痹，咳逆上气，破积聚寒热。其汁煎之，名射罔，杀禽兽。一名奚毒，一名即子，一名乌喙。生山谷。

性味归经 辛，热，有毒。归肺、肾经。

附方

中风瘫痪（手足颤掉，言语謇涩） 用草乌头炮去皮四两，川乌头炮去皮二两，乳香、没药各一两，为末。生乌豆一升，以斑蝥三七个，去头翅，同煮，豆熟去蝥，取豆焙干为末。和匀，以醋面糊丸梧子大。每服三十丸，温酒下。（《卫生简易方》）

风湿痹木 草乌头连皮生研、五灵脂各等份，为末，六月六日滴水丸弹子大。四十岁以下分六服，病甚一丸作二服，薄荷汤化下，觉微麻为度。（《本事方》）

远行脚肿 草乌头、细辛、防风各等份，为末，掺鞋底内，如草鞋，以水微湿掺之。用之可行千里，甚妙。（《经验方》）

脚气掣痛或胯间有核 生草乌头、大黄、木鳖子作末，姜汁煎茶调贴之。又法草乌一味为末，以姜汁或酒糟同捣贴之。（《永类钤方》）

除风去湿 用草乌头一斤，苍术二斤，以去白陈皮半斤，生甘草四两，黑豆三升，水一石，同煮干，只拣乌、术晒焙为末，酒糊丸梧子大，焙干收之。每空心温酒下二三十丸，觉麻即渐减之。名乌术丸。（《集简方》）

风痰头痛 草乌头炮去皮尖半两，川乌头去皮尖一两，藿香、乳香三皂子大，为末。每服二钱，薄荷姜汤下，食后服。（《陈言三因汤》）

女人头痛 草乌头、栀子各等份，为末，以自然葱汁调，随左右涂太阳穴及额上，勿过眼。避风。（《济生方》）

耳鸣耳痒（如流水及风声，不治成聋） 用生乌头掘得，乘湿削如枣核大，塞之。日易二次，不三日愈。（《千金方》）

结阴下血腹痛 草乌头（蛤粉炒，去皮脐切）一两，茴香（炒）三两。每用三钱，水一盏，入盐少许，煎八分，去滓，露一夜，五更冷服。（《圣济总录》）

老人遗尿（不知出者） 草乌头一两，童便浸七日，去皮，同盐炒为末，酒糊丸绿豆大。每服二十丸，盐汤下。（《普济方》）

内痔不出 草乌为末，津调点肛门内，痔即反出，乃用枯痔药点之。（《外科集验方》）

使用提示 阴虚阳盛、热证疼痛者及孕妇忌服。

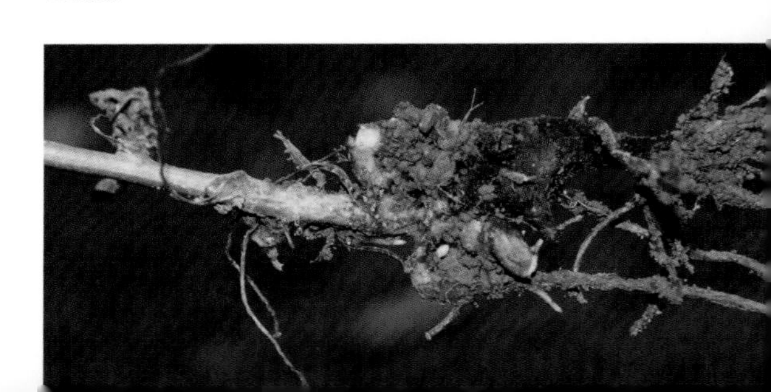

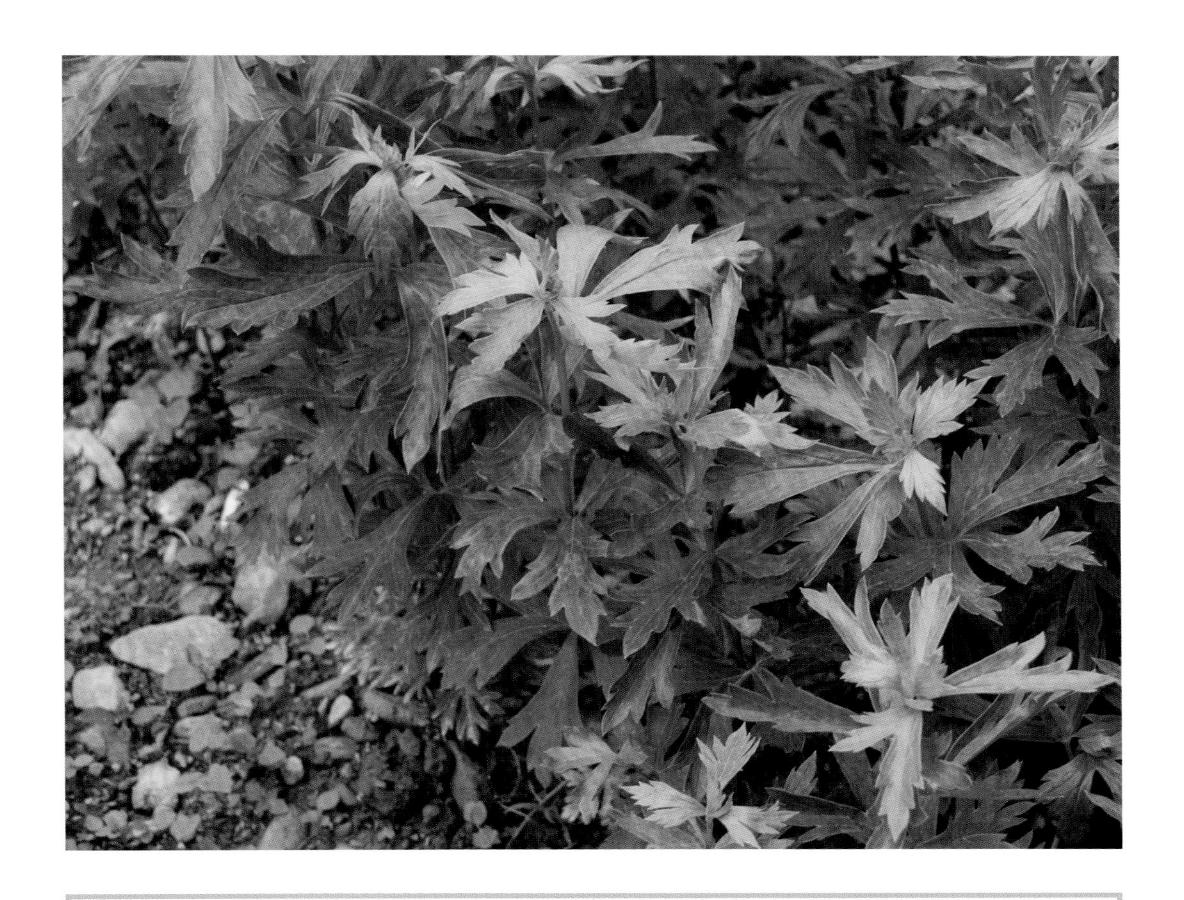

传统药膳

川乌红藤酒

原料 生川乌、川牛膝、生草乌各15 g，红藤、葛根各20 g，甘草12 g，白酒500 ml。

制法 将各药研粗末，入酒中密封浸泡2周，经常摇动，启封后，去药渣，贮瓶备用。

用法 每日1次，临睡前饮服10 ml。

功效 活血通络止痛。

适用 颈椎病。

乌头白米粥

原料 生川乌头末10 g，香白米50 g。

制法 将香白米与生川乌末同放锅中，加水500 ml，水沸后取微火煮，至米开花时即可食用。

用法 每日1剂，空腹趁热食用。

功效 温经散寒，除痹止痛。

适用 风寒湿痹型风湿性关节炎。

乌头黄芪汤

原料 制川乌、制草乌各6～12 g，当归、桂枝各12 g，白芍20 g，黄芪30～60 g，川牛膝15 g，威灵仙、川续断各15 g，甘草6 g，生姜3片，大枣5枚。

制法 水煎2次，取药汁混合（制川乌、制草乌先煎30分钟）。

用法 每日1剂，分3次服。

功效 益气养血，散寒定痛，祛风除湿，通利筋脉。

适用 坐骨神经痛。

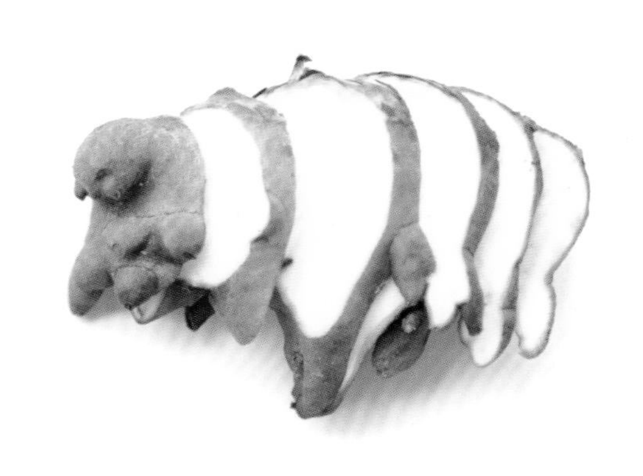

附子

别名 虎掌、漏篮子、熟白附子、黑附子。

来源 本品为毛茛科植物乌头的子根的加工品。6月下旬至8月上旬采挖，除去母根、须根及泥沙，习称“泥附子”。

原文 味辛，温，有毒。主风寒咳逆邪气，温中，金疮，破癥坚积聚，血瘕寒湿，踒躄拘挛，膝痛不能行走。生山谷。

性味归经 辛，甘，大热；有毒。归心、肾、脾经。

附方

热病吐下及下利（身冷脉微，发躁不止者） 附子炮一枚，去皮脐，分作八片，入盐一钱，水一升，煎半升，温服，立效。（《经验良方》）

十指疼痛、麻木不仁 生附子（去皮脐）、木香各等份，生姜五片，水煎温服。（《王氏简易方》）

耳卒聋闭 附子醋浸，削尖插之，或更于上灸二七壮。（《本草拾遗》）

聤耳脓血 生附子为末，葱涕和，灌耳中。（《肘后备急方》）

喉痹肿塞 附子去皮，炮令坼，以蜜涂上，炙之令蜜入，含之勿咽汁。已成者即脓出，未成者即消。（《本草拾遗》）

小便虚闭（两尺脉沉，用利水药不效者，乃虚寒也） 附子一个，炮去皮脐，盐水浸良久，泽泻一两。每服四钱，水一盏半，灯心七茎，煎服即愈。（《普济方》）

经水不调（血脏冷痛） 熟附子去皮、当归各等份，每服三钱，水煎服。（《普济方》）

丁疮肿痛 醋和附子末涂之，干再上。（《千金翼方》）

使用提示 孕妇禁用，不宜与半夏、栝楼、天花粉、贝母、白蔹、白及同用。

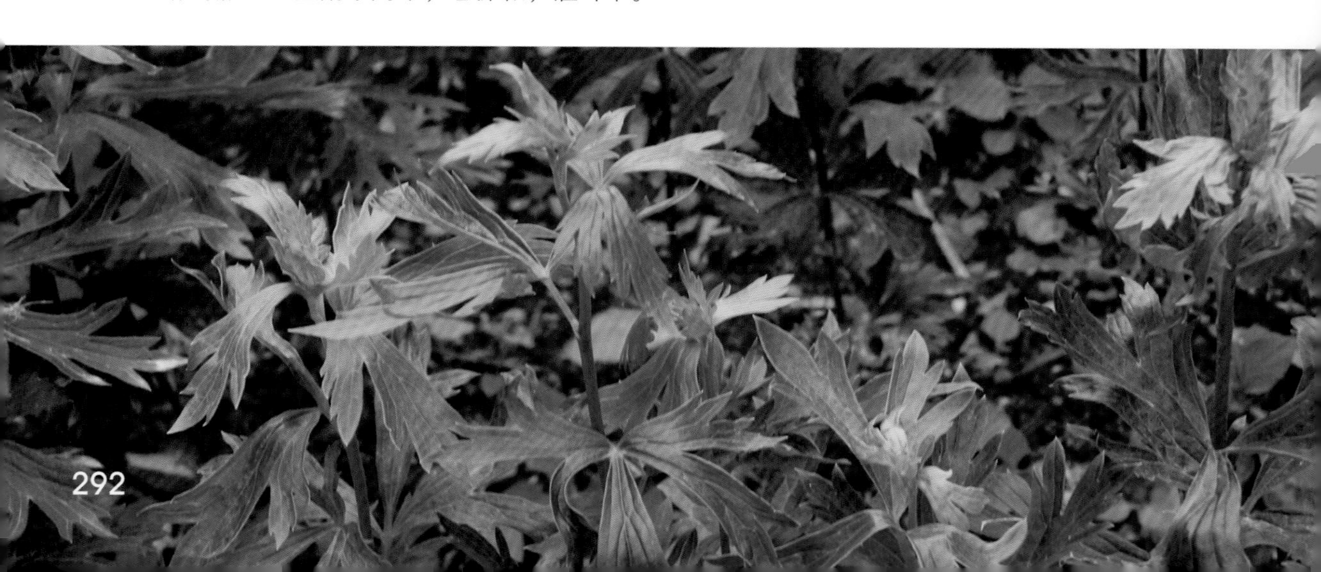

传统药膳

附子补阳粥

原料 炮附子3～10 g，干姜3 g，粳米100 g，红糖、葱白各适量。

制法 先将炮附子、干姜2药捣细，过罗为末，再与粳米同煮为粥，粥熟后加入葱白、红糖调味。

用法 每日2次，温热服食，一般3～5日为1个疗程。

功效 补阳温中，散寒止痛。

适用 肾阳不足、命门火衰所致畏寒肢冷、阳痿尿频，以及脾阳不振、脘腹冷痛、大便溏泄、冷痢等。

附子粟米粥

原料 炮附子12 g，北枣10 g，粟米30 g。

制法 附子为末，与粟米、北枣共煮成稀粥。

用法 空腹温服，每日1次，连服几日。

功效 温阳散寒，补虚。

适用 反胃呕逆、手足易冷、畏寒等。

附子泽泻汤

原料 附子3 g，泽泻15 g。

制法 附子、泽泻煎煮滤汁。

用法 代茶频饮。

功效 补肾回阳。

适用 肾阳虚所致之腰痛、腰以下冷、遗精、阳痿等。

附子煨猪肾

原料 熟附子末3 g，猪肾1对。

制法 将猪肾切开去膜、臊腺，洗净，加入熟附子末，用湿绵纸裹煨熟。

用法 空腹食，每日1次。

功效 补肾益精。

适用 肾阳虚所致之腰痛、腰以下冷、遗精、阳痿、耳鸣耳聋、小便频数等。

附子酒

原料 生附子片30 g，白酒250 ml。

制法 附片捣粗末，入白酒中浸泡，春冬5日，夏秋3日。

用法 每日2次，每次10～15 ml。

功效 壮阳，散寒，通络。

适用 偏风、半身不遂及大风冷、痃癖胀满等。

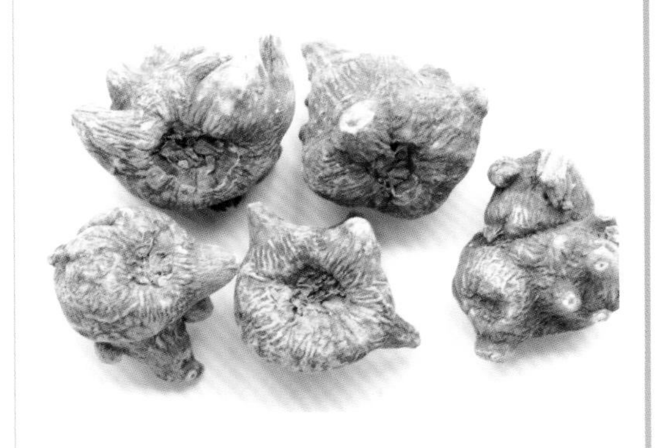

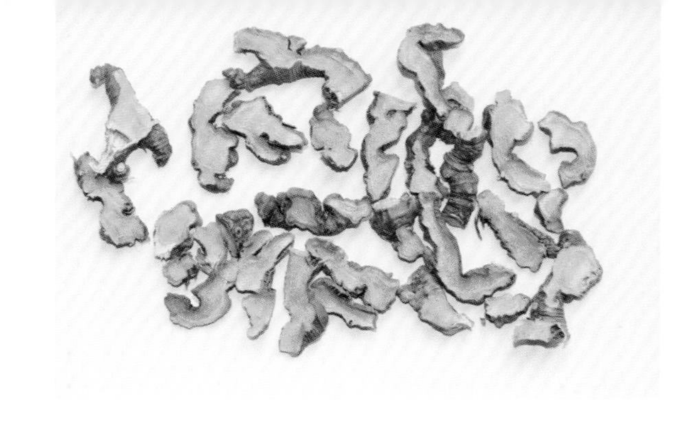

射干

别名● 黄远、乌扇、扁竹、剪刀草。

来源● 本品为鸢尾科植物射干的干燥根茎。

原文● 味苦，平。主咳逆上气，喉痹咽痛不得消息，散结气，腹中邪逆，食饮大热。一名乌扇，一名乌蒲。生川谷。

性味归经● 苦，寒。归肺经。

附方●

咽喉肿痛 射干花根、山豆根各适量，阴干为末，吹之如神。（《袖珍方》）

伤寒咽闭、肿痛 生射干、猪脂各四两，合煎令焦，去滓，每噙枣许取瘥。（《庞安常伤寒论》）

喉痹不通，浆水不入 射干一片，含咽汁良。（《外台秘要》）

喉痹不通，浆水不入 用射干新根擂汁咽之，大腑动即解。或醋研汁噙，引涎出亦妙。（《医方大成》）

喉痹不通，浆水不入 射干根一钱，黄芩、生甘草、桔梗各五分，为末，水调顿服，立愈。（《便民方》）

二便不通，诸药不效 紫花射干根，生水边者佳，研汁一盏服，即通。（《普济方》）

水蛊腹大、动摇水声，皮肤黑 用射干根捣汁，服一杯，水即下。（《肘后备急方》）

阴疝肿刺，发时肿痛如刺 用生射干捣汁，与服取利，亦可丸服。（《肘后备急方》）

乳痈初起 射干根（僵蚕状）和萱草根，共研为末，加蜜调敷，极有效。（《水类钤方》）

使用提示● 病无实热、脾虚便溏者及孕妇禁服。

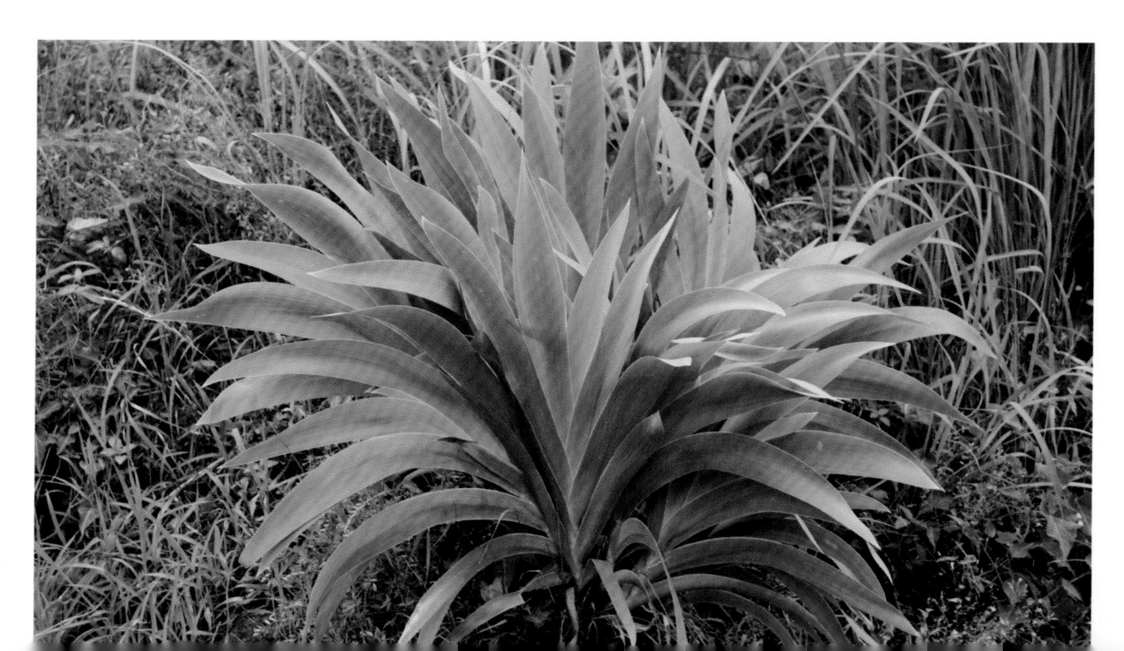

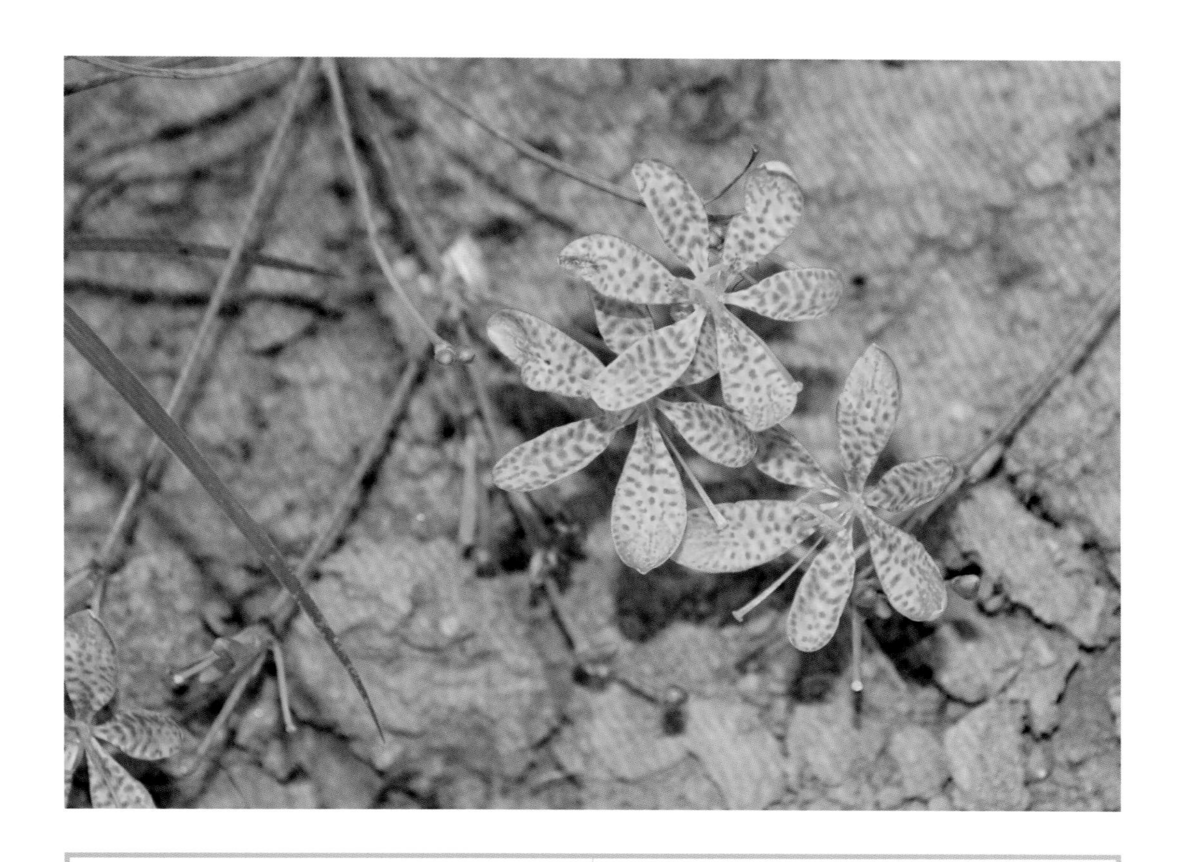

传统药膳

豆根射干栀子汤

原料 山豆根、射干、栀子各9 g。

制法 水煎服。

用法 每日1剂。

功效 消炎。

适用 化脓性扁桃体炎。

射干土鳖虫汤

原料 射干、炒土鳖虫、土贝母、胖大海各9 g，凤凰衣、蝉蜕、板蓝根各6 g，桔梗、地龙各4.5 g，凤尾草、败酱草各12 g。

制法 水煎取药汁。

用法 每日1剂，分2次服。

功效 凉血解毒，通络消瘤。

适用 喉癌。

射干黄芪汤

原料 射干30 g，黄芪20 g，白毛藤、仙鹤草、蒲公英各25 g，琥珀5 g（冲）。

制法 水煎取药汁。

用法 每日1剂，分2次服。

功效 清热解毒，益气利湿。

适用 前列腺癌。

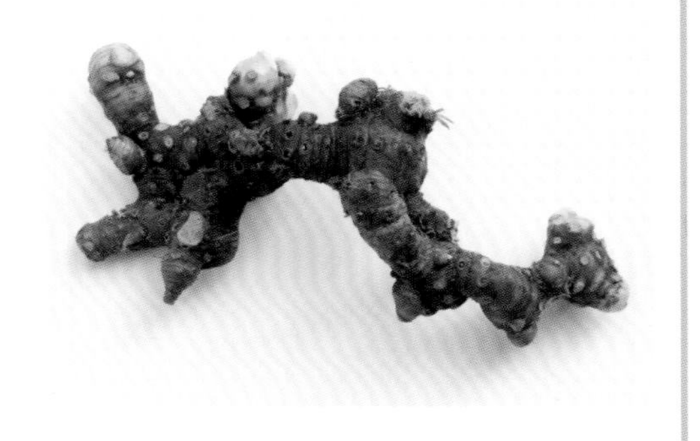

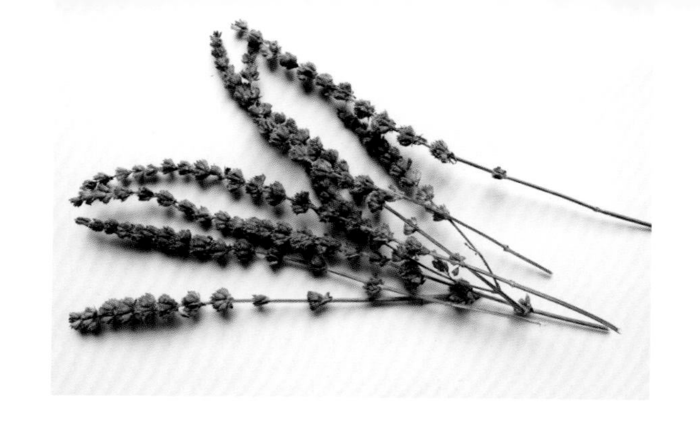

荆芥

别名 荆芥。

来源 本品为唇形科植物荆芥的干燥地上部分。

原文 味辛，温。主寒热鼠瘘瘰疬生疮，破结聚气，下瘀血，除湿痹。一名鼠蓂。生川泽。

性味归经 辛，微温。归肺、肝经。

附方

头项风强 八月后，取荆芥穗作枕，及铺床下，立春日去之。（《千金方》）

产后血运（筑心眼倒，风缩欲死者） 取干荆芥穗捣筛末，每用二钱匕，童子小便一酒盏，调匀，热服立效。口噤者挑齿，口闭者灌鼻中，皆效。（《本草图经》）

产后鼻衄 荆芥焙研末，童子小便服二钱，海上方也。（《妇人良方》）

九窍出血 荆芥煎酒，通口服之。（《仁斋直指方》）

吐血不止 荆芥连根洗，捣汁半盏服。干穗为末亦可。（《经验方》）

吐血不止 荆芥穗为末，生地黄汁调服二钱。（《太平圣惠方》）

痔漏肿痛 荆芥煮汤，日日洗之。（《简易方》）

大便下血 荆芥炒为末，每米饮服二钱，妇人用酒下，亦可拌面做馄饨食之。（《经验方》）

大便下血 荆芥二两，槐花一两，同炒紫为末，每服三钱，清茶送下。（《简便方》）

一切疮疥 荆芥末，以地黄自然汁熬膏，和丸梧子大，每服三十五丸，茶酒任下。（《普济方》）

小儿风寒（烦热有痰，不省人事） 荆芥穗半两焙，麝香、片脑各一字，为末，每茶服半钱。大人亦治。（《普济方》）

风瘙瘾疹 荆芥穗、赤小豆各等份，为末，鸡子清调涂之。（《十便良方》）

使用提示 表虚自汗、阴虚头痛者忌服。

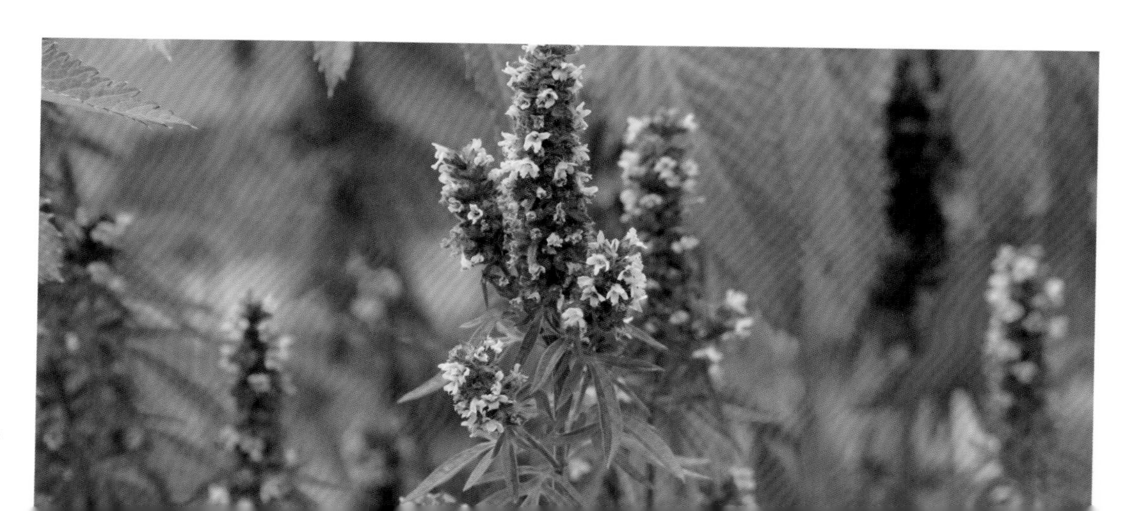

传统药膳

荆芥防风粥

原料　荆芥10 g，薄荷5 g，淡豆豉8 g，防风12 g，白糖20 g，粳米80 g。

制法　将荆芥、防风、薄荷、豆豉去净灰渣，入砂罐煎沸6～7分钟，取汁去渣。再将粳米淘洗干净，入铝锅内加清水煮粥，待粥熟时，倒入药汁，同煮成稀粥，加白糖即成。

用法　每日2次，每次适量，2～3日为1个疗程。

功效　祛风散寒，发汗解表，利咽，退热除烦。

适用　伤风感冒、发热恶寒、头痛、咽痛、心烦等。

荆芥生姜粥

原料　干荆芥5 g（或者新鲜的荆芥8 g），淡豆豉6 g，薄荷3 g，生姜10 g，粳米70 g，白糖适量。

制法　将上味药放入砂锅中，加水适量，大火煮6分钟，去渣取汁备用；将粳米洗净，放入砂锅中，加水适量煮粥，粥将成时，将药汁倒入锅中，搅拌均匀，小火煮9分钟，根据个人口味加白糖即可。

用法　每日1次。

功效　祛风散寒，退热除烦。

适用　风寒感冒、发热，头痛、咽痛、心烦等。

荆芥粥

原料　荆芥、淡豆豉各6～10 g，薄荷3～6 g，粳米60 g。

制法　先将前3药煎5分钟，取汁去渣；另以粳米煮粥，待粥成时，加入药汁，稍煮即可。

用法　趁热食用。

功效　发汗解表，清利咽喉。

适用　伤风感冒、发热恶寒、头昏、头痛、咽痒咽痛等。

荆芥糖

原料　荆芥、膏子糖、炒芝麻各适量。

制法　将荆芥扎成花朵样，膏子糖1层，炒芝麻1层，焙干。

用法　食之，不拘多少。

功效　润燥，通便。

适用　胃阴不足、大便干、身瘦。

薄荷荆芥茶

原料　荆芥、薄荷各10 g。

制法　先将薄荷叶、荆芥去杂，清水洗净，用刀切碎，沥干水。再把薄荷、荆芥碎末放入水杯中，用刚刚煮的1000 ml开水冲泡，加盖盖严，自然冷却后即可饮用。

用法　代茶频饮。

功效　发汗解表，清利咽喉。

适用　外感风热、风热型感冒。

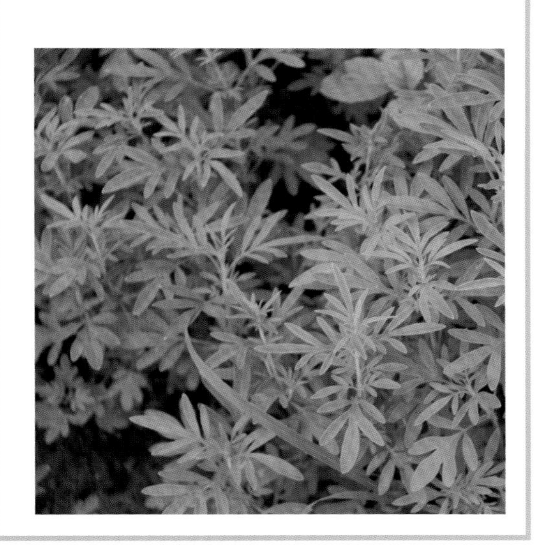

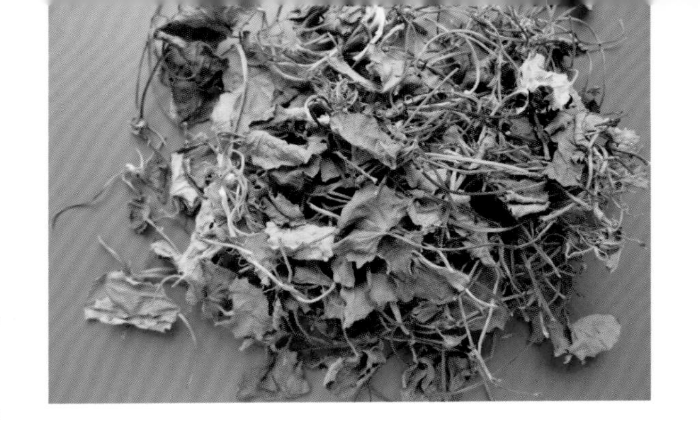

积雪草

别名● 落得打、崩大碗。

来源● 本品为伞形科植物积雪草的干燥全草。

原文● 味苦，寒，主治大热，恶疮痈疽，浸淫赤熛，皮肤赤，身热。生川谷。

性味归经● 苦、辛，寒。归肝、脾、肾经。

附方●

热毒痈肿 秋后收积雪草阴干为末，水调敷之，生捣亦可。（《寇氏衍义》）

牙痛塞耳 积雪草和水沟污泥同捣烂，随左右塞耳内。（《摘玄方》）

使用提示● 虚寒者不宜。

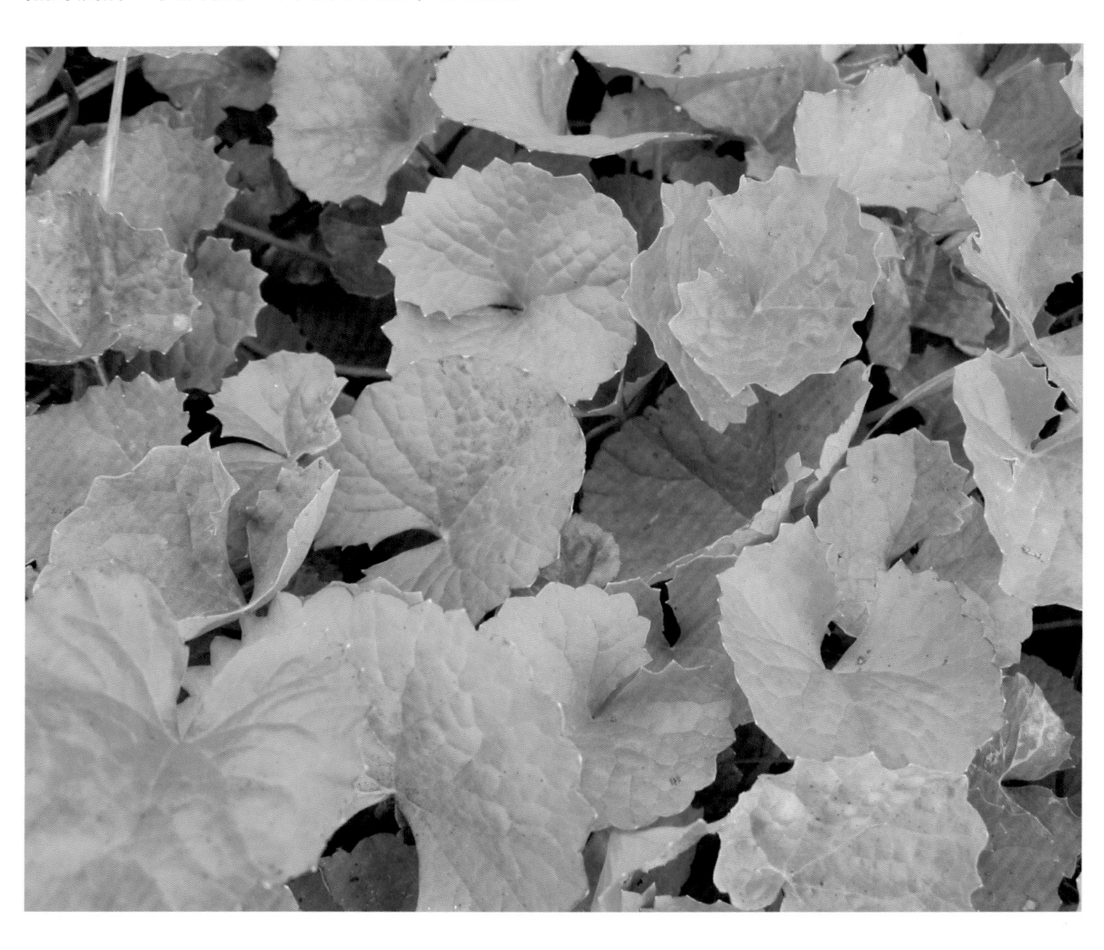

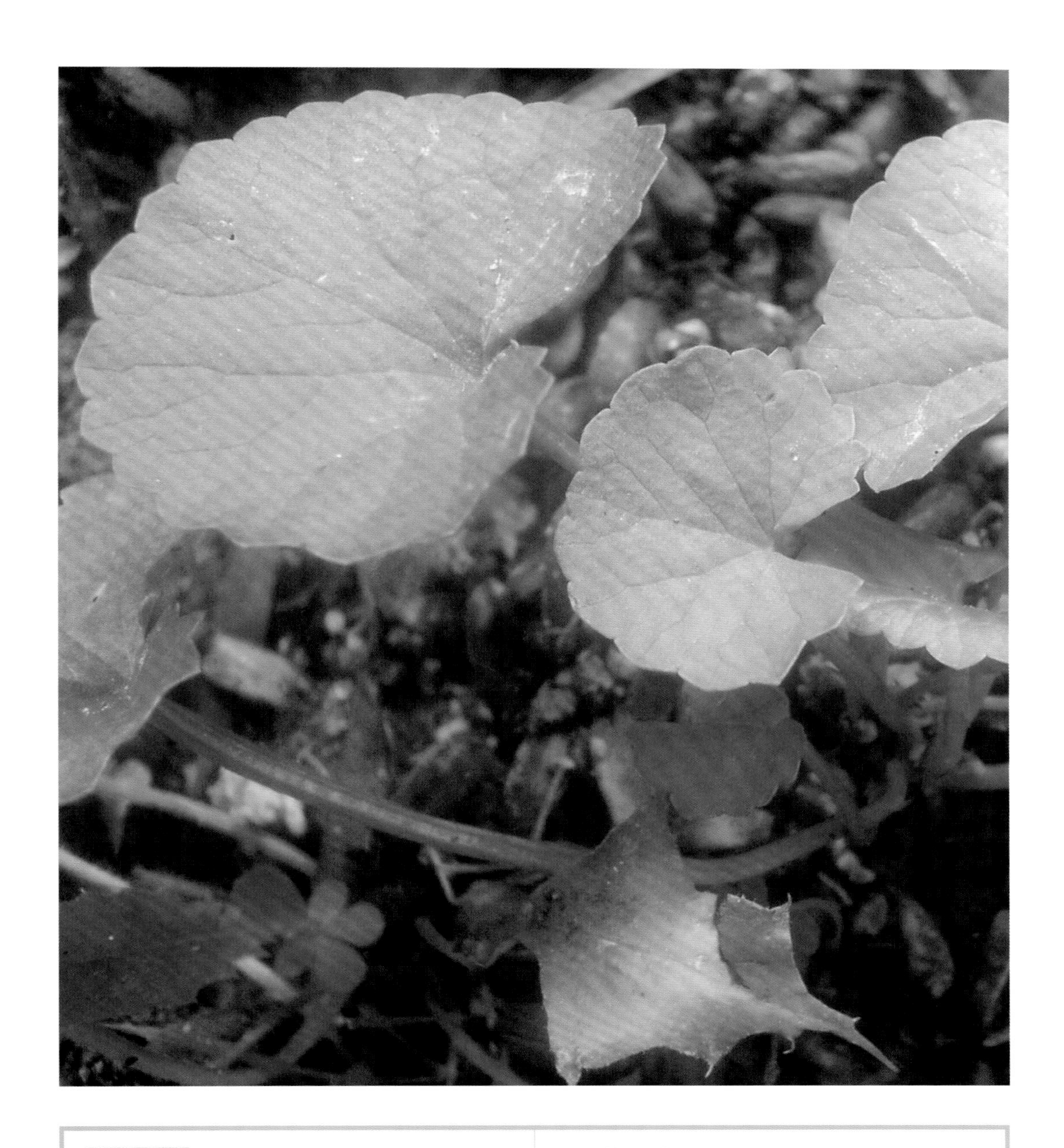

传统药膳

积雪草煮猪肉

原料 积雪草（大叶金铁草、崩大碗）90 g，猪瘦肉50 g。

制法 将上2味同煎1小时，煮熟。

用法 分2次服，连服数日。

功效 祛风，清热。

适用 肺热咳嗽、百日咳。

大黄雪金汤

原料 生大黄、郁金各10 g，积雪草（又名落得打）20 g，山楂、川楝子各12 g。

制法 水煎取药汁。

用法 每日1剂，分2次服。

功效 清热利湿，理气通降。

适用 急性胆囊炎。

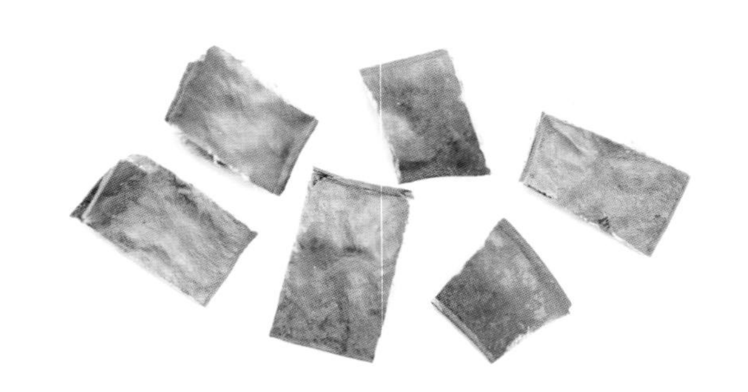

皂荚

别名● **皂角、猪牙皂。**

来源● 本品为豆科植物皂荚的果实或不育果实。前者称皂荚，后者称猪牙皂。

原文● 味辛，咸，温。主治风痹死肌，邪气，风头泪出。利九窍，杀精物。生川谷。

性味归经● 辛、咸，温；微毒。归肺、肝、胃、大肠经。

附方●

咽喉肿痛　皂荚一挺去皮，米醋浸炙七次，勿令太焦，为末，每吹少许入咽，吐涎即止。（《圣济总录》）

咳逆上气（唾浊不得卧）　用皂荚炙，去皮、子，研末，蜜丸梧子大，每服一丸，枣膏汤下，日三、夜一服。（《张仲景方》）

卒寒咳嗽　皂荚烧研，豉汤服二钱。（《千金方》）

肿满入腹，胀急　皂荚去皮、子，炙黄为末，酒一斗，石器煮沸，服一斗，日三服。（《肘后备急方》）

食气黄肿气喘胸满　用不蛀皂荚（去皮、子，醋涂炙焦为末）一钱，巴豆七枚（去油、膜），以淡醋研好墨和，丸麻子大。每服三丸，食后陈橘皮汤下，日三服。隔一日增一丸，以愈为度。（《经验方》）

时气头痛、烦热　用皂荚烧研，新汲水一中盏，姜汁、蜜各少许，和二钱服之。先以暖水淋浴，后服药，取汗即愈。（《太平圣惠方》）

卒病头痛　皂荚末吹鼻取嚏。（《斗门方》）

风虫牙痛　皂荚末涂齿上，有涎吐之。（《外台秘要》）

风虫牙痛　用猪皂荚角、盐各等份，为末，日揩之。（《千金方》）

揩牙乌须　大皂荚二十挺，以姜汁、地黄汁蘸炙十遍，为末。日用揩牙甚妙。（《普济方》）

足上风疮，作痒甚者　皂荚炙热，烙之。（《潘氏方》）

咽喉骨鲠　猪皂荚角二条切碎，生绢袋盛缝满，线缚顶中，立消。（《简便方》）

鱼骨鲠咽　皂荚末吹鼻取嚏。（《太平圣惠方》）

肾风阴痒　以稻草烧皂荚，烟熏十余次即止。（《济急仙方》）

使用提示● 内服剂量不宜过大，以免引起呕吐、腹泻。孕妇，气虚阴亏、有出血倾向者忌用。

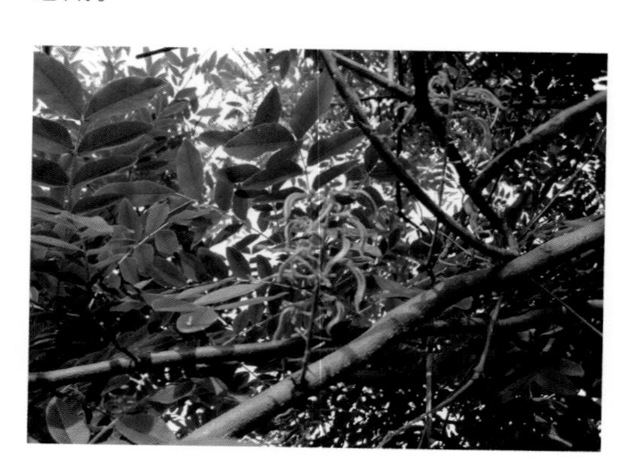

传统药膳

皂荚粥

原料 皂荚粉9 g，粳米30 g。

制法 先把粳米淘洗干净，再加适量水煮粥。

用法 待粥成时，取粥送服皂荚面。体弱者减量。

功效 通窍涤痰，和胃降浊。

适用 慢性肾衰竭痰浊闭阻、大小便不通等。

皂荚炖猪肚

原料 皂荚30 g，猪肚1个。

制法 将皂荚放入猪肚内，煮熟。

用法 去皂荚食之。

功效 祛风止痒。

适用 疥痒。

皂荚刺煨鸡

原料 皂荚刺120 g（以新鲜者为佳），老母鸡1只（1500 g以上）。

制法 将老母鸡去毛及内脏，洗净，再将皂荚刺戳满鸡身，放锅中文火煨烂，去皂荚刺，食肉喝汤。

用法 2～3日吃1只，连服5～7只为1个疗程。一般1个疗程即能治愈或改善症状。

功效 消肿排脓，祛风杀虫。

适用 骨结核。

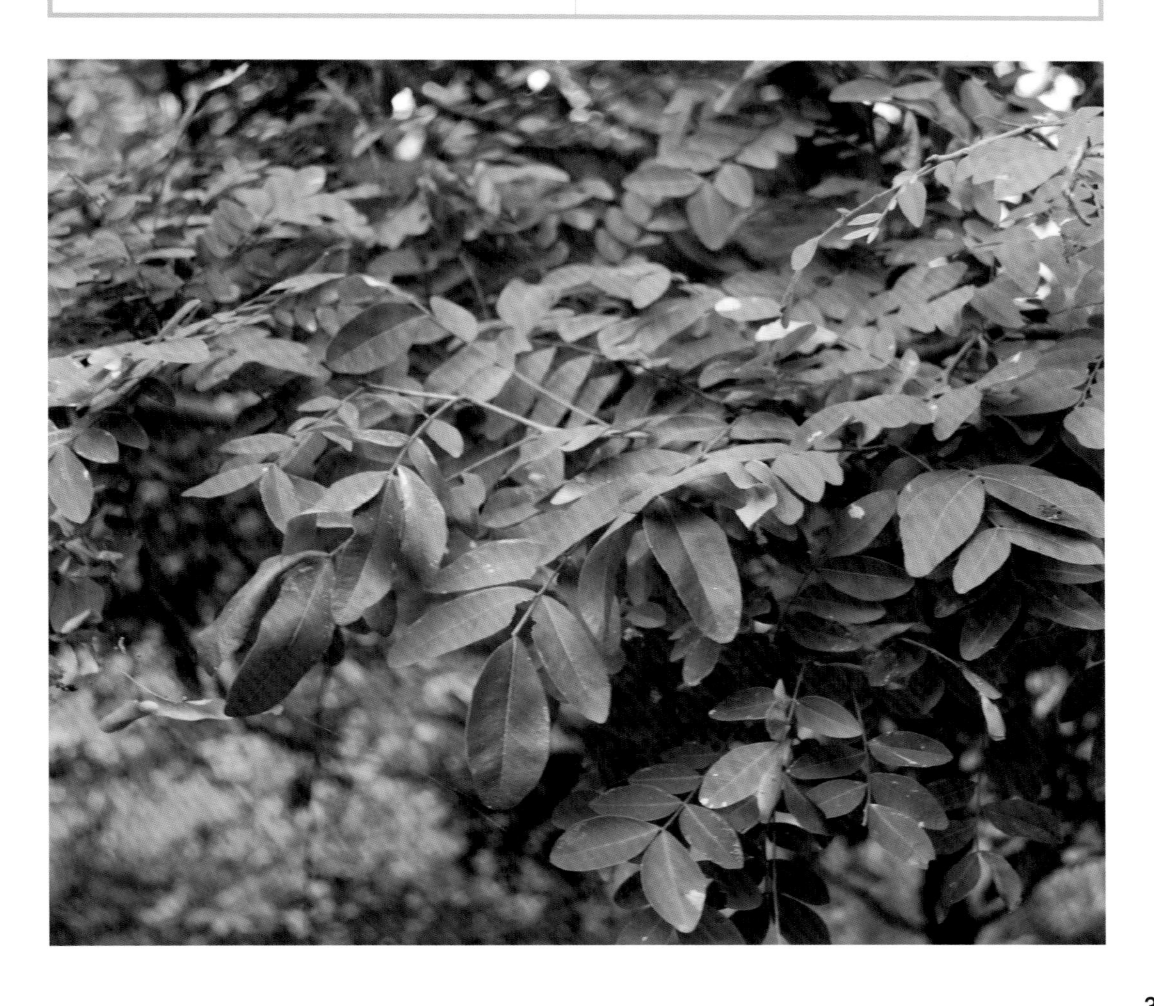

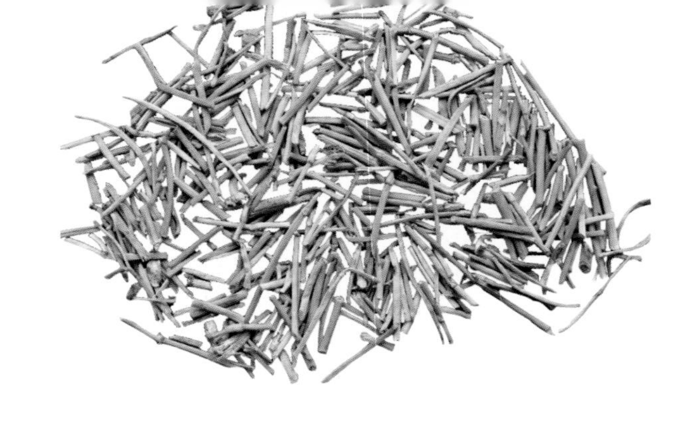

麻黄

别名 龙沙、狗骨、卑相、卑盐。

来源 本品为麻黄科植物草麻黄、中麻黄或木贼麻黄的干燥草质茎。

原文 味苦，温，无毒。主中风伤寒头痛，温疟，发表出汗，去邪热气，止咳逆上气，除寒热，破癥坚积聚。一名龙沙。生山谷。

性味归经 辛，微苦，温。归肺、膀胱经。

附方

伤寒黄疸（表热者） 麻黄一把，去节绵裹，美酒五升，煮取半升，顿服取小汗。春月用水煮。（《千金方》）

里水黄肿（一身面目黄肿，其脉沉，小便不利） 麻黄四两，水五升，煮去沫，入甘草二两，煮取三升。每服一升，重复汗出。不汗再服。慎风寒。（《本草汇言》）

风痹冷痛 麻黄去根五两，桂心二两为末，酒二升，慢火熬如饧。每服一匙，热酒调下，至汗出为度，避风。（《太平圣惠方》）

小儿慢脾风（因吐泄后而成） 麻黄长五寸十个去节，白术指面大二块，全蝎二个，生薄荷叶包煨，为末。二岁以下一字，三岁以上半钱，薄荷汤下。（《太平圣惠方》）

心下悸病 用半夏、麻黄各等份，末之，炼蜜丸小豆大，每饮服三丸，日三服。（《金匮要略》）

使用提示 本品发汗力较强，故表虚自汗及阴虚盗汗、由于肾不纳气喘咳的虚喘者慎用。

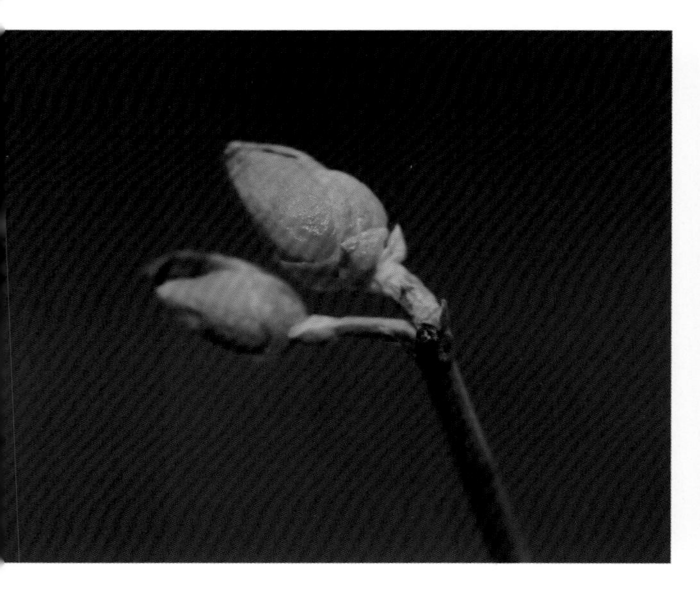

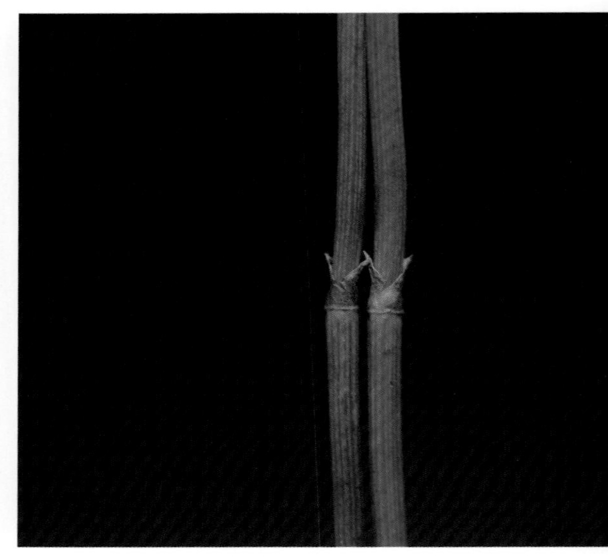

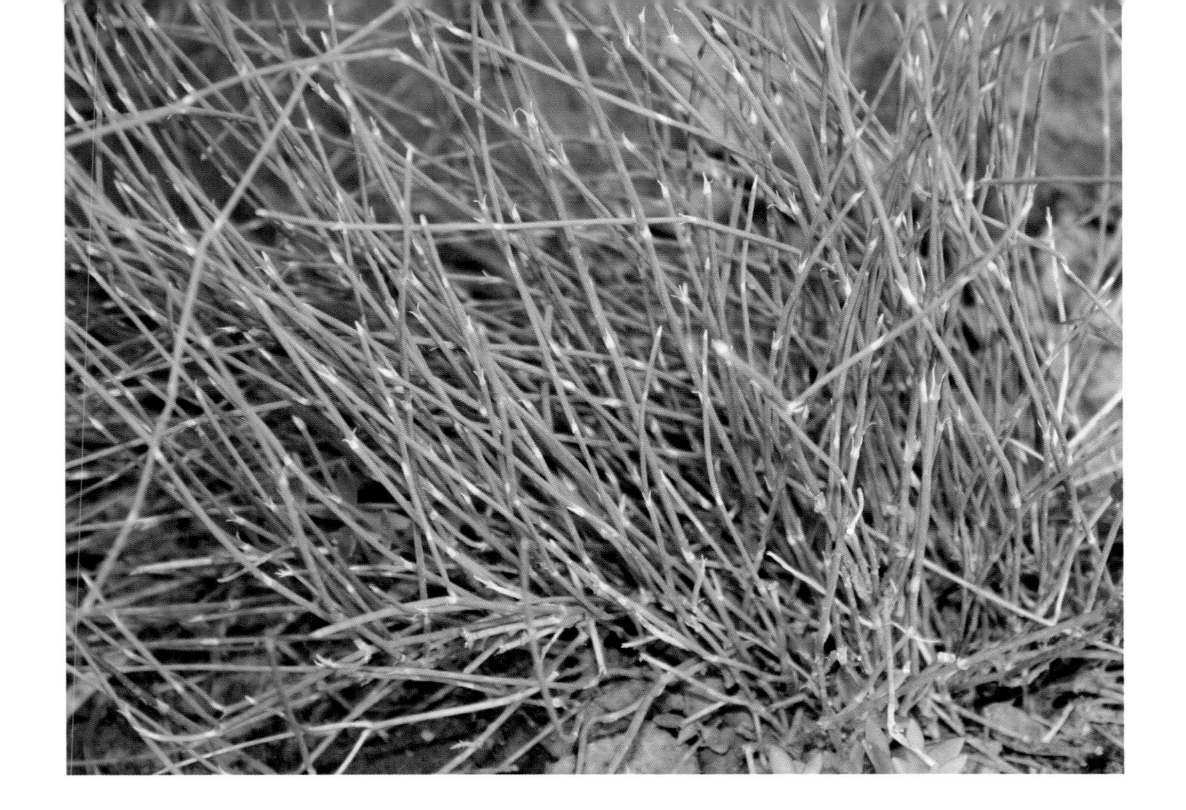

传统药膳

麻黄根酒

原料 麻黄、麻黄根各60 g，黄酒500 ml。

制法 将麻黄、麻黄根浸于黄酒中，隔水炖2～3小时，再放阳台上露1夜。

用法 每日早、晚各饮3～5小杯（酒量小者可酌减量），连续饮用至痊愈。

功效 扩张末梢血管。

适用 酒渣鼻。

麻黄蒸萝卜

原料 白萝卜250 g，麻黄5 g，蜂蜜30 ml。

制法 白萝卜洗净，切片，放入大瓷碗内，加入蜂蜜及麻黄，隔水蒸30分钟即成。

用法 每日1次，趁热饮服。

功效 清热解毒，消炎。

适用 对风寒犯肺型慢性支气管炎尤为适宜。

麻黄根炖猪肺

原料 麻黄根15 g，猪肺1具。

制法 将上2味共炖，至肺熟为度。

用法 适量食肺饮汤。

功效 补肺。

适用 风寒久咳。

麻桂酒

原料 麻黄、桂枝、制川乌各15 g，鸡血藤、当归各20 g，50度白酒1500 ml。

制法 将上药平均分为3包，每包用500 ml白酒浸泡7日。

用法 每次服25 ml，每日3次，10日为1个疗程。

功效 祛风通络。

适用 肩周炎。

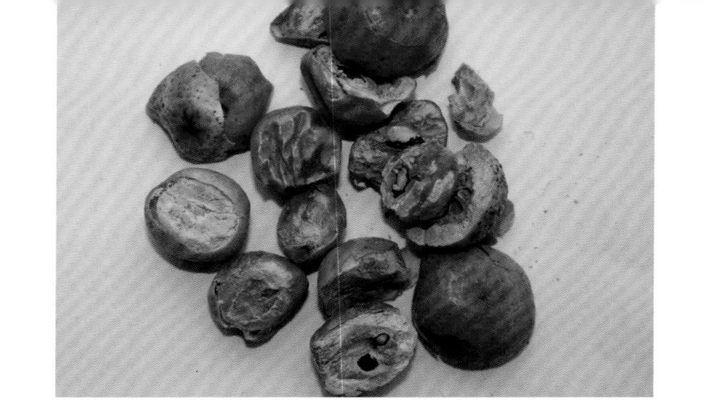

楝实

别名● 川楝子、金铃子。

来源● 本品为楝科植物川楝的果实。

原文● 味苦，寒。主温疾伤寒大热烦狂，杀三虫，疥疡，利小便水道。（即楝实）生山谷。

性味归经● 苦，寒；有小毒。归肝、小肠、膀胱经。

附方●

热厥心痛（或发或止，身热足寒，久不愈者） 先灸太溪、昆仑，引热下行。再内服金铃散，用楝实、玄胡索各一两，为末。每服三钱，温酒调下。（《活法机要》）

小儿冷疝、气痛、肤囊浮肿 楝实（去核）五钱，吴茱萸二钱半，为末，酒糊丸黍米大。每盐汤下二三十丸。（《全幼心鉴》）

丈夫疝气（本脏气伤，膀胱连小肠等气） 楝实一百个，温汤浸过去皮，巴豆二百个，微打破，以面二升，同于铜铛内炒，至楝实赤为度。放冷取出，去核为末，巴、面不用。每服三钱，热酒或醋汤调服。一方入盐炒茴香半两。（《经验方》）

脏毒下血 苦楝子炒黄为末，蜜丸梧子大。米饮每吞十至二十丸。（《经验方》）

腹中长虫 楝实以淳苦酒渍一宿，绵裹，塞入谷道中三寸许，日二易之。（《外台秘要》）

耳卒热肿 楝实五合捣烂，绵裹塞之，频换。（《太平圣惠方》）

肾消膏淋（病在下焦） 苦楝子、茴香各等份，炒为末。每温酒服一钱。（《太平圣惠方》）

使用提示● 脾胃虚寒者忌服。

传统药膳

夏枯草楝实汤

原料 楝实、夏枯草、连翘、白芍、伸筋草、茯苓、甘草各10 g，川续断、玄参各15 g。

制法 水煎取药汁。

用法 口服，每日1剂，早、晚各服1次。

功效 活血，化痰，散结。

适用 阴茎硬结症。

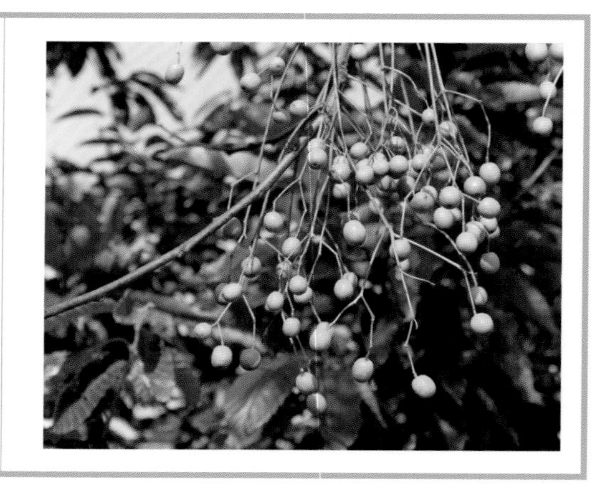

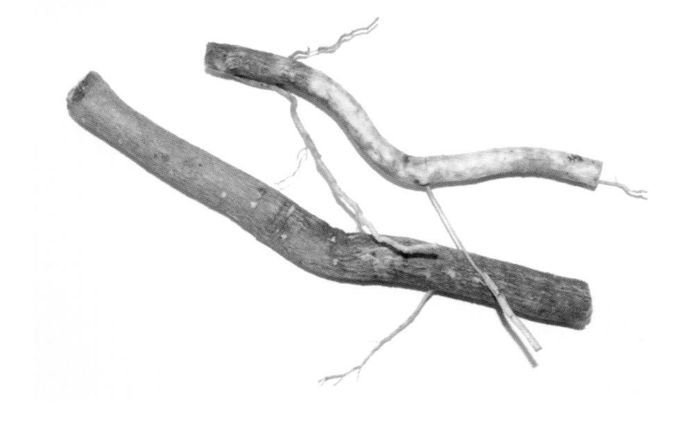

梓白皮

别名 梓皮、梓树皮、梓根白皮、梓木白皮。

来源 本品为紫葳科植物梓的根皮或树的韧皮部。

原文 味苦，寒。主热，去三虫。华叶，捣敷猪疮，饲猪肥大三倍。生山谷。

性味归经 苦，寒。归胆、胃经。

附方

时气温病（头痛壮热，初得一日） 用生梓白皮削去黑皮，取里白者切一升，水二升五合煎汁。每服八合，取瘥。（《肘后备急方》）

伤寒瘀热在里，身发黄 生梓白皮（切）、赤小豆各一升，麻黄（去节）、连轺（连翘根）、生姜（切）、甘草（炙）各二两，杏仁四十个（去皮、尖），大枣十二枚（剖），以潦水一斗，先煮麻黄再沸，去上沫，内诸药，煮取三升，去滓。分温三服，半日服尽。（《伤寒论》）

肾脏炎浮肿 梓根白皮、梓实、玉蜀黍须。水煎服。（《四川中药志》）

传统药膳

五皮止痒饮

原料 梓白皮、榆白皮、川槿皮、海桐皮、白鲜皮、生地黄、熟地黄各15 g，何首乌、苦参各10 g，蛇床子、地肤子、赤芍、当归各9 g，红花6 g，甘草5 g。

制法 水煎2次，汁混匀。

用法 内服后的中药渣再加入苦参、蛇床子各30 g，以适量水复煎，于每晚睡前洗浴患处。

功效 清热解毒，消炎凉血。

适用 神经性皮炎，属血热风盛证。

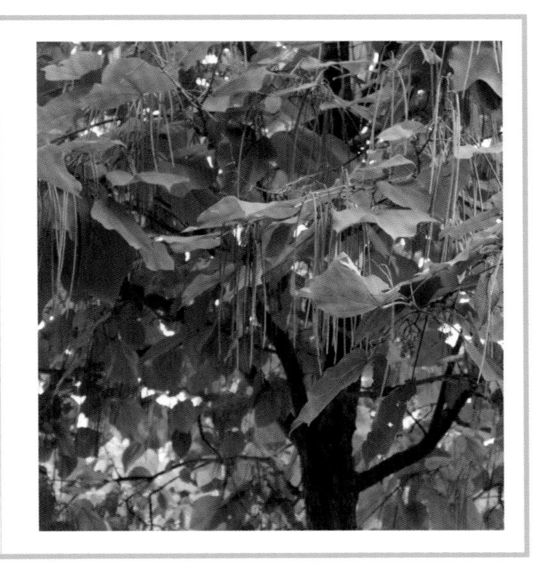

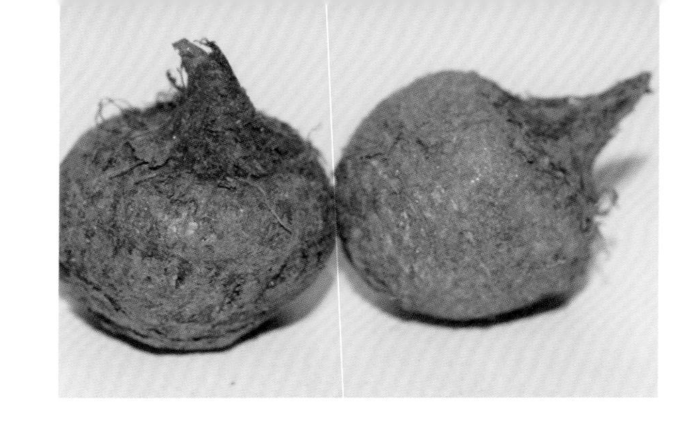

半夏

别名● 地文、守田、水玉、示姑。

来源● 本品为天南星科植物半夏的干燥块茎。

原文● 味辛，平。主伤寒寒热，心下坚，下气，喉咽肿痛，头眩胸胀，咳逆肠鸣，止汗。一名地文，一名水玉。生川谷。

性味归经● 辛，温；有毒。归脾、胃、肺经。

附方●

清痰化饮，壮脾顺气 用大半夏，汤洗七次，焙干再洗，如此七转，以浓米泔浸一日夜。每一两用白矾一两半，温水化，浸五日。焙干，以铅白霜一半，温水化，又浸七日。以浆水慢火内煮沸，焙干收之。每嚼一二粒，姜汤送化下。（《御药院方》）

消风热，清痰涎，降气利咽 大半夏，汤浸焙制如上法。每一两入龙脑五分，朱砂为衣染之。先铺灯草一重，约一指厚，排半夏于上，再以灯草盖一指厚。以炒豆焙之，候干取出。每嚼一两粒，温水送下。（《御药院方》）

化痰镇心，祛风利膈 用半夏一斤，汤泡七次，为末筛过，以水浸三日，生绢滤去滓，澄清去水，晒干，一两，入辰砂一钱，姜汁打糊丸梧子大。每姜汤下七十丸，此周府方也。（《袖珍方大全》）

老人风痰、大腑热不识人，及肺热痰实、不

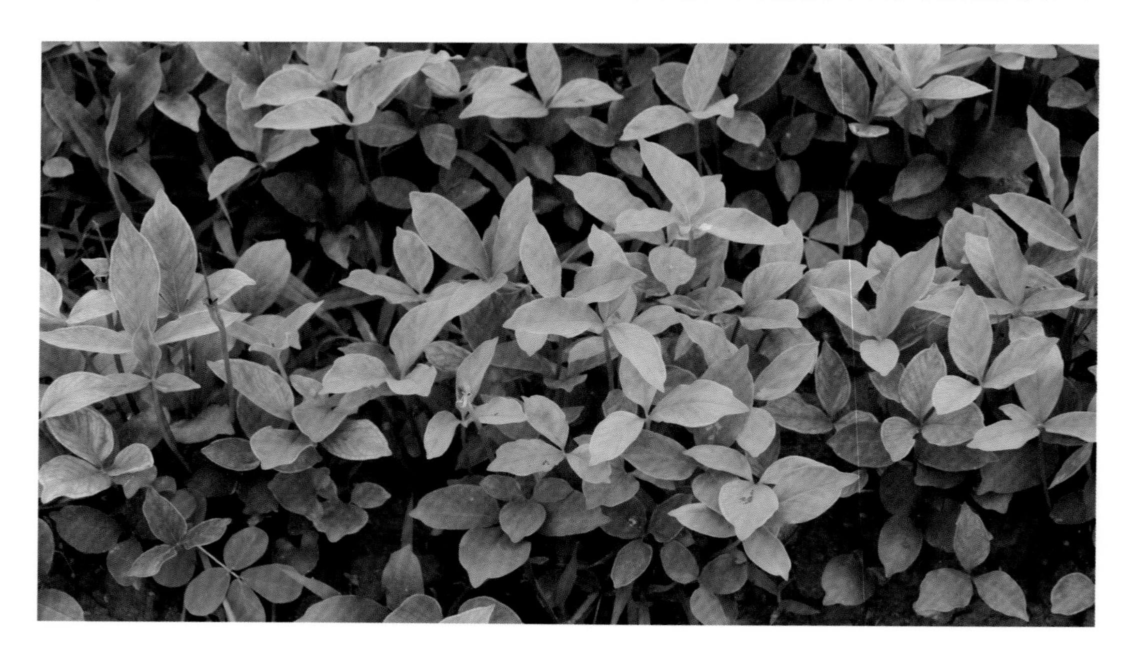

利 半夏炮七次焙，硝石半两，为末，入白面捣匀，水和丸绿豆大。每姜汤下五十丸。（《普济方》）

上焦热痰、咳嗽 制半夏一两，片黄芩末二钱，姜汁打糊丸绿豆大。每服七十丸，淡姜汤食后服。此周宪王亲制方也。（《袖珍方大全》）

肺热痰嗽 制半夏、栝楼仁各一两，为末，姜汁打糊丸梧子大。每服二三十丸，白汤下。或以栝楼瓤煮熟丸。（《济生方》）

小儿痰热、咳嗽惊悸 半夏、天南星各等份，为末，牛胆汁和，入胆内，悬风处待干，蒸饼丸绿豆大。每姜汤下三五丸。（《摘玄方》）

小结胸痛 半夏半升，黄连一两，栝楼实大者一个，水六升，先煮栝楼取三升，去滓，再合另二味煮取二升，分三服。（《伤寒论》）

停痰冷饮、呕逆 用半夏水煮熟，陈橘皮各一两。每服四钱，生姜七片，水二盏，煎一盏，温服。（《和剂局方》）

呕逆厥逆，内有寒痰 半夏一升洗滑焙研，小麦面一升，水和作弹丸，水煮熟。初吞四五枚，日三服。稍增至十五枚，旋煮旋吞。觉病减，再作。忌羊肉、饧糖。此乃许仁则方也。（《外台秘要》）

呕吐反胃 半夏三升，人参三两，白蜜一升，水一斗二升和，扬之一百二十遍。煮取三升半，温服一升，日再服。亦治膈间支饮。（《金匮要略》）

胃寒哕逆、停痰留饮 用半夏汤泡炒黄二两，藿香叶一两，丁皮半两。每服四钱，水一盏，姜七片，煎服。（《和剂局方》）

霍乱腹胀 半夏、肉桂各等份，为末。水服方寸匕。（《肘后备急方》）

小儿惊风 生半夏一钱，皂角半钱，为末。吹少许入鼻，名嚏惊散，即苏。（《直指方》）

骨鲠去咽 半夏、白芷各等份，为末。水服方寸匕，当呕出。忌羊肉。（《外台秘要》）

使用提示 ● 一切血证及阴虚燥咳、津伤口渴者忌服。

传统药膳

半夏小米粥

原料 半夏5 g，小米15 g。

制法 将半夏、小米洗净，加水一同煮粥。

用法 早、晚餐食用。

功效 镇静催眠。

适用 间断型失眠伴有噩梦。

半夏山药粥

原料 半夏6 g，山药粉30 g，粳米60 g，白糖适量。

制法 将半夏放入砂锅，加水煎煮半小时，去渣留汁，加入粳米煮至米开花，再加入山药粉拌匀，继续煮成粥，加白糖即成。

用法 空腹服食。

功效 燥湿化痰。

适用 咳嗽声重、咳痰量多兼胃气上逆恶心等。

半夏棋子粥

原料 半夏6 g，炮干姜3 g，白面90 g，鸡子白1个。

制法 前2药为末，与面及鸡子白等相和（加水适量）至软硬适宜，切作棋子，煮熟，用熟水淘后食用。

用法 空腹食之，连服3～5剂。

功效 温中降逆，益气补虚。

适用　脾胃气弱、痰哕呕吐、不下饮食等。

半夏黄芩酒

原料　制半夏、黄芩各60 g，炙甘草、干姜、人参各40 g，大枣20 g，黄连12 g，白酒2000 ml。

制法　上药共捣碎，装入布袋，放入酒坛，倒入白酒，密封坛口，浸泡10日后即成。

用法　每日2次，每次20 ml。

功效　和胃降逆，开结散痞。

适用　胃气不和、寒热互结、心下痞硬、呕恶上逆、肠鸣不利、呃逆等。

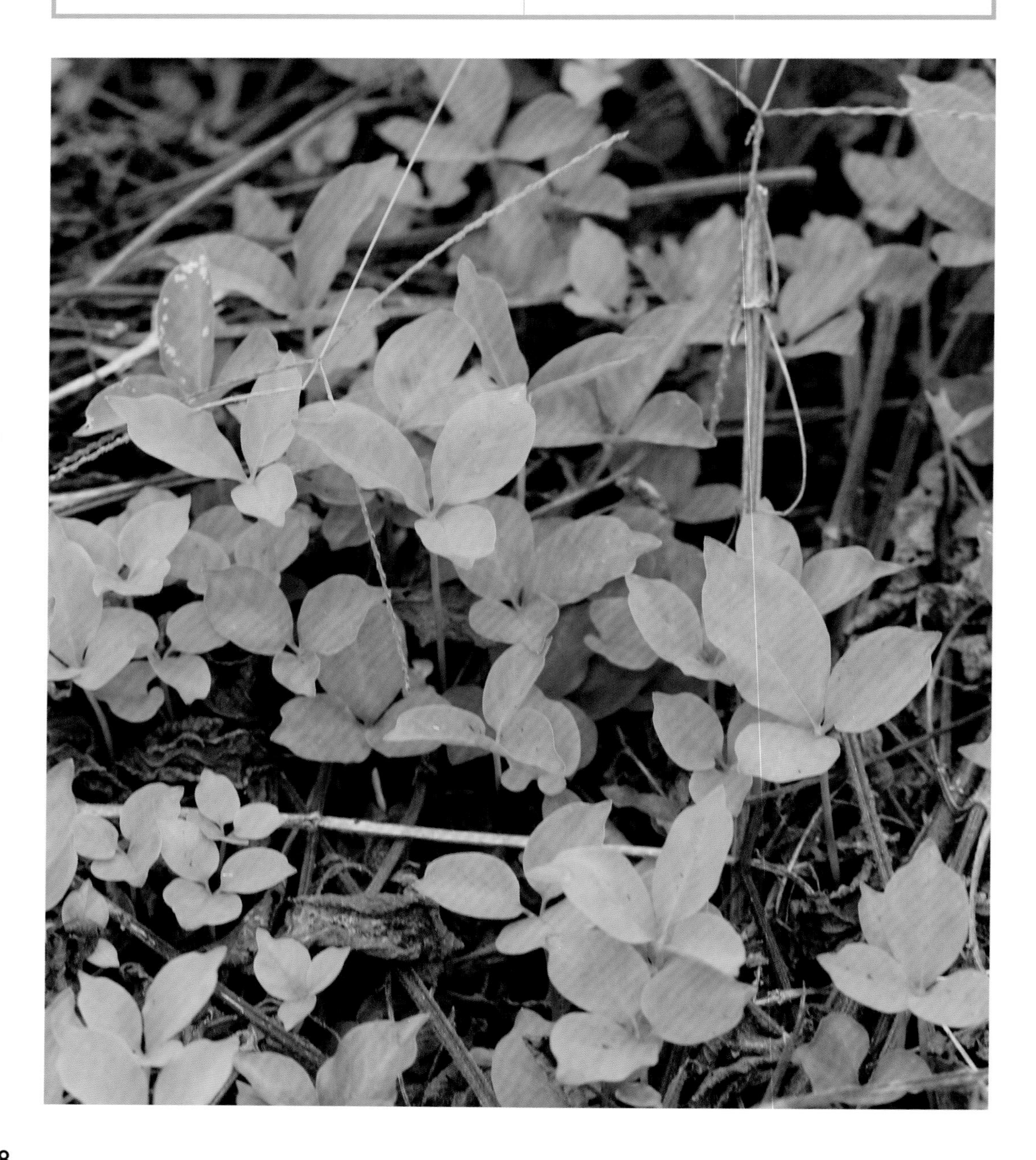

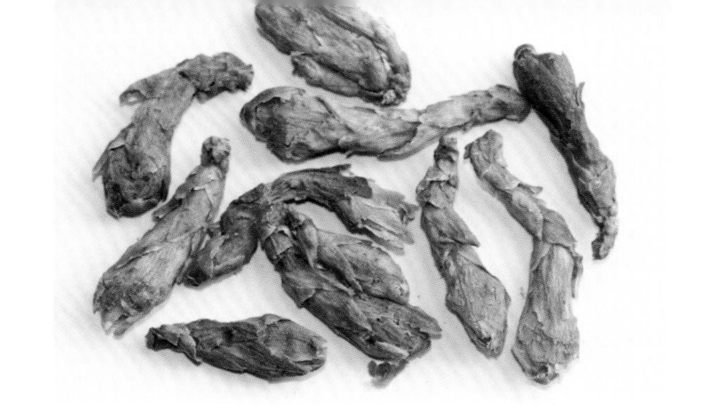

款冬

别名● 冬花。

来源● 本品为菊科植物款冬的干燥花蕾。

原文● 味辛，温。主咳逆上气，善喘，喉痹，诸惊痫，寒热邪气。一名橐吾、颗东、虎虚、菟奚。生山谷。

性味归经● 辛、微苦，温。归肺经。

附方●

痰嗽带血 款冬花、百合蒸焙，各等份为末，蜜丸龙眼大，每卧时嚼一丸，姜汤下。（《济生方》）

口中疳疮 款冬花、黄连各等份，为细末，用唾津调成饼子，先以蛇床子煎汤漱口，再以饼子敷之，少顷确住，其疮立消也。（《经验方》）

暴发咳嗽 款冬花二两，桑根白皮（锉）、贝母（去心）、五味子、甘草（炙，锉）各半两，知母一分，杏仁（去皮尖，炒，研）三分，上七味，粗捣筛，每服三钱匕，水一盏，煎至七分，去滓温服。（《圣济总录》）

久嗽不止 紫菀三两，款冬花三两，上药粗捣罗为散，每服三钱，以水一中盏，入生姜半分，煎至六分，去滓温服，日三四服。（《太平圣惠方》）

肺痈嗽而胸满振寒、脉数、咽干、大渴、时出浊唾腥臭、臭久吐脓如粳米粥状 款冬花一两五钱（去梗），甘草一两（炙），桔梗二两，薏苡仁一两，上作十剂，水煎服。（《经验全书》）

喘嗽不已，或痰中有血 款冬花、百合（蒸，焙）各等份为细末，炼蜜为丸，如龙眼大，每服一丸，食后临卧细嚼，姜汤咽下，噙化尤佳。（《济生方》）

口中疳疮 用款冬花、黄连，等分为末，以唾液调成饼子，将蛇床子煎汤漱口，同时将饼子敷患处。

使用提示● 恶皂角、硝石、玄参，畏贝母、辛夷、麻黄、黄芪、黄芩、黄连、青葙。肺火盛者慎服。

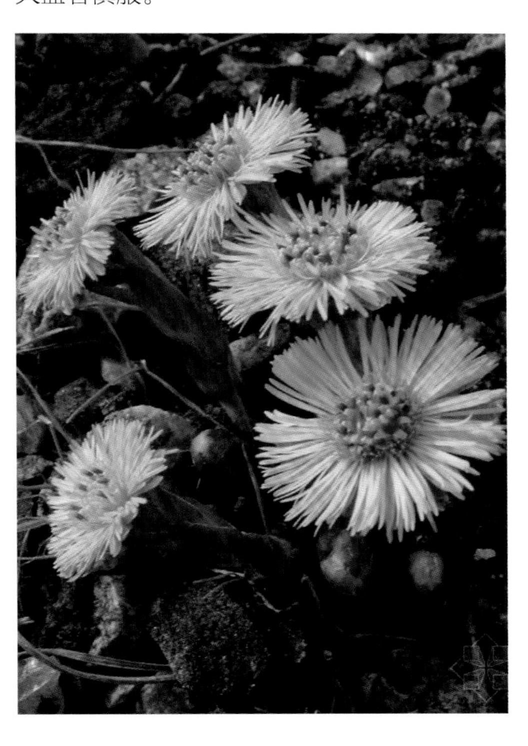

传统药膳

款冬花茶

原料 款冬花、紫菀各3 g，茶叶6 g。

制法 用开水冲泡上3物，加盖片刻即可。

用法 每日1剂，代茶饮，不拘时。

功效 祛痰止咳。

适用 感冒痰多、咳嗽。

款冬花粥

原料 款冬花50 g，粳米100 g，蜂蜜20 ml。

制法 粳米淘洗干净，用冷水浸泡半小时，捞出，沥干水分；将款冬花择洗干净，取锅加入冷水、粳米，先用旺火煮沸，加入款冬花，再改用小火续煮至粥成，加入蜂蜜调味即可。

用法 早餐食用。

功效 祛咳化痰，提高免疫力。

适用 感冒痰多、咳嗽。

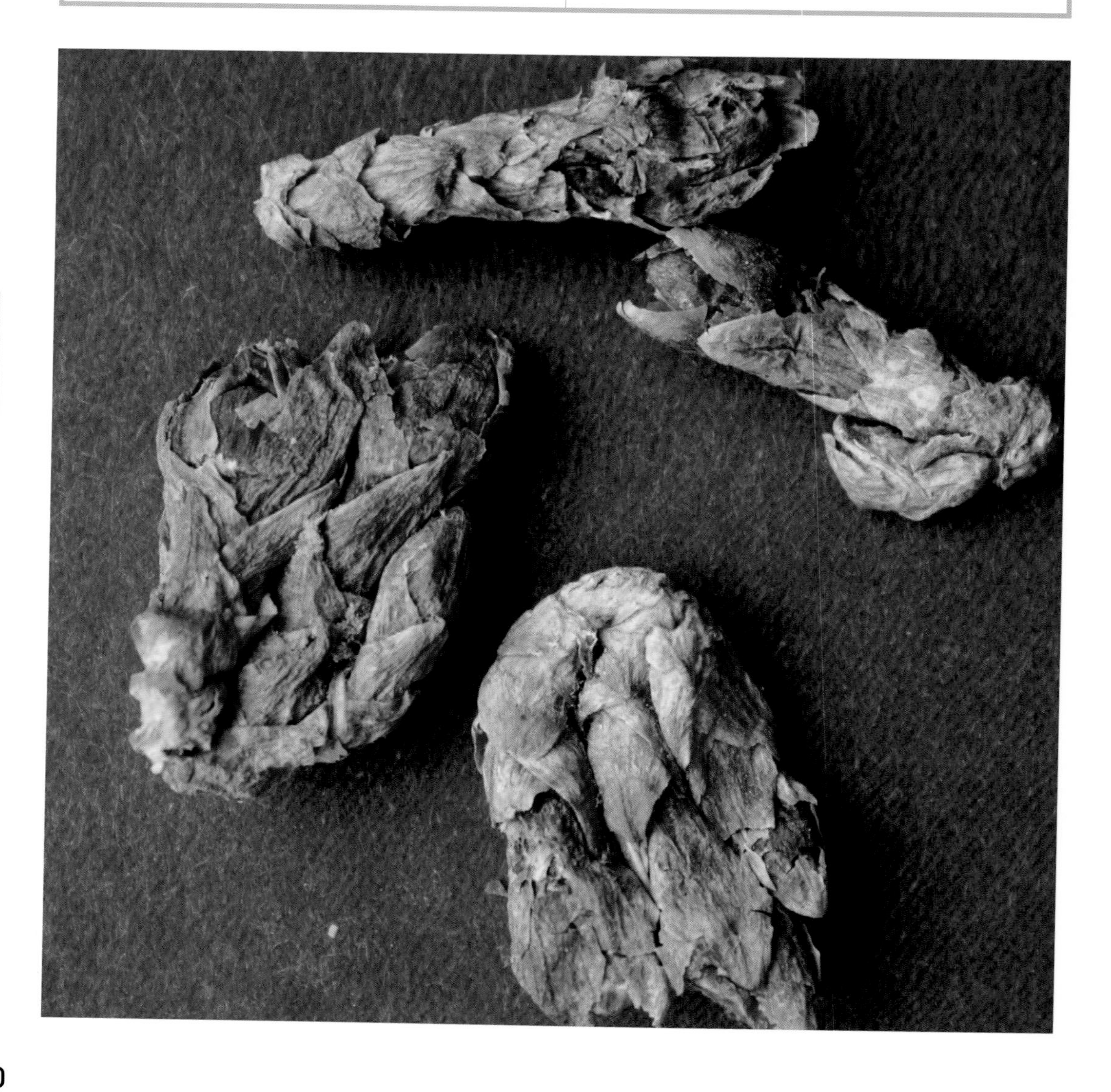

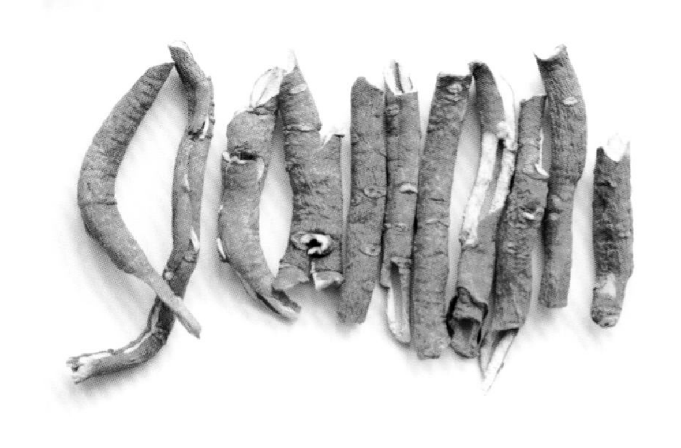

牡丹皮

别名 丹皮、木芍药、粉丹皮、条丹皮、洛阳花。

来源 本品为毛茛科双子叶植物牡丹的干燥根皮。

原文 味辛，寒。主寒热中风，瘈疭痉，惊痫邪气，除癥坚，瘀血，留舍肠胃，安五脏，疗痈疮。一名鹿韭，一名鼠姑。生山谷。

性味归经 苦、辛，微寒。归心、肝、肾经。

附方

妇人恶血，攻聚上面多怒 牡丹皮半两，干漆烧烟尽半两，水二钟，煎一钟服。（《诸证辨疑》）

伤损瘀血 牡丹皮二两，虻虫二十一枚，熬过同捣末。每旦温酒服方寸匕，血当化为水下。（《贞元广利方》）

金疮内漏 牡丹皮为末，水服三指撮，立尿出血也。（《千金方》）

胎前衄血 丹皮、黄芩、蒲黄、白芍、侧柏叶。共为细末，早米糊为丸。空心白汤下百丸。（《秘传内府经验女科》）

解中蛊毒 牡丹根捣末，服一钱匕，日三服。（《外台秘要》）

使用提示 血虚有寒、月经过多者及孕妇不宜用。

传统药膳

槐花柏叶丹皮粥

原料 牡丹皮10 g，槐花50 g，侧柏叶15 g，粳米100 g，冰糖30 g。

制法 将槐花、侧柏叶、牡丹皮加水煮30分钟，去渣，再入粳米，待米半熟时入冰糖，至熟食用。

用法 每日1次，连服10日。

功效 生发，补血。

适用 血瘀型脱发，临床表现为脱发头痛、面色黯晦、舌质黯红或有瘀点、脉沉细等。

牡丹桃仁莲藕汤

原料 牡丹皮15 g，桃仁30 g，藕250 g，红糖适量，调味品少许。

制法 将藕洗净，切成厚1 cm左右薄块；牡丹皮、桃仁加水适量，煮半小时，入藕块再煮10分钟，加红糖及调味品。

用法 吃藕喝汤，每日11次。

功效 养阴凉血，活血逐瘀。

适用 产后血瘀发热。

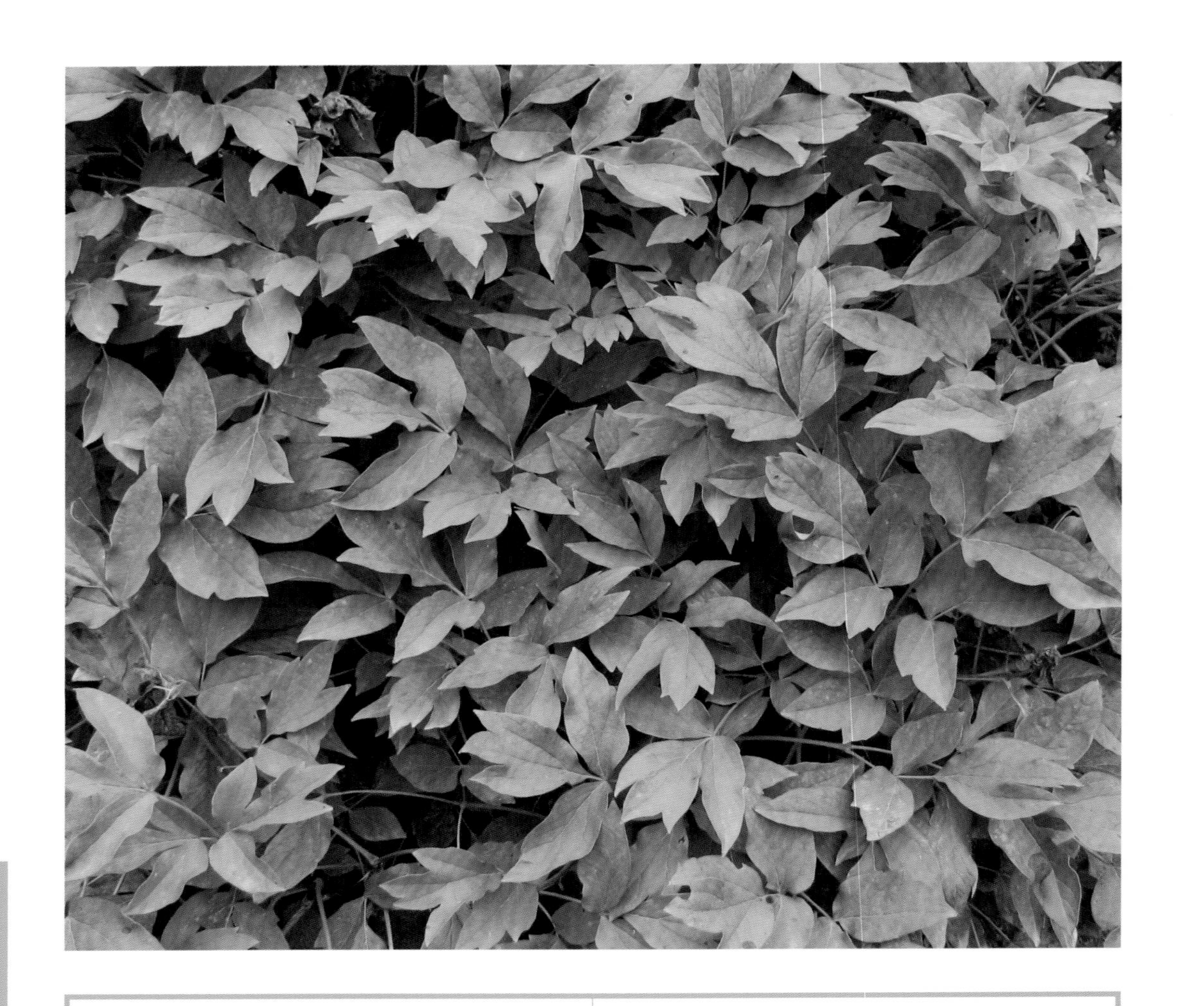

双皮炖鸽子

原料 牡丹皮、地骨皮各10 g，白鸽1只，料酒、味精、香油、酱油、盐各适量。

制法 将白鸽活杀，去毛、血、内脏，洗净。将地骨皮、牡丹皮洗净，装入纱布袋内，扎口，置瓦罐内加清水，旺火煮沸，加入白鸽、精盐、料酒，改文火，再煨1小时，去药袋，在汤中加入味精。捞出白鸽放盘中，用酱油、香油拌鸽肉。

用法 吃鸽肉，喝汤。自月经干净第6日起，每日1剂，连食6只白鸽，即可见效。

功效 滋补肝肾，益气养血。

适用 肾阴虚亏不孕的女子食用。

丹皮乌鸡汤

原料 牡丹皮5 g，紫草、侧柏叶各10 g，桑椹、熟地黄各30 g，乌骨鸡1只（约700 g）。

制法 将乌鸡去毛、皮及内脏，其他药料洗净，放入乌骨鸡腹腔里，用线或绳捆扎好，放入锅中，加清水适量煎煮，煮至乌骨鸡肉熟烂，调味即可。

用法 饮汤吃鸡肉，每日1料。

功效 凉血滋阴。

适用 阴虚血热所致之白发、脱发等。

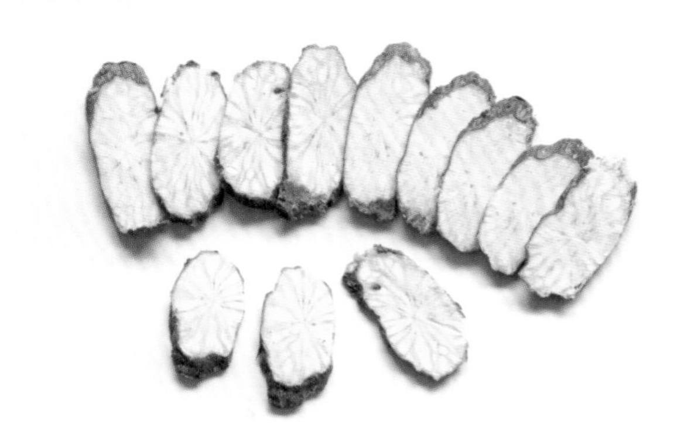

防己

别名● 粉防己、汉防己、粉寸己、土防己。

来源● 本品为防己科植物粉防己的干燥根。

原文● 味辛，平。主风寒温疟热气，诸痫，除邪利大小便。一名解离。生川谷。

性味归经● 苦，寒。归膀胱、肺经。

附方●

风水恶风汗出身重 防己一两，黄芪二两二钱半，白术七钱半，炙甘草半两，锉散。每服五钱，生姜四片，枣一枚，水一盏半，煎八分，温服。良久再服。腹痛加芍药。（《本草汇言》）

膈间支饮 木防己三两，人参四两，桂枝二两，石膏鸡子大十二枚，水六升，煮二升，分服。（《张仲景方》）

肺痿喘嗽 汉防己末二钱，浆水一盏，煎七分，细呷。（《儒门事亲》）

霍乱吐利 防己、白芷各等份，为末，新汲水服二钱。（《太平圣惠方》）

目睛暴痛 防己酒浸三次，为末，每一服二钱，温酒下。（《摘玄方》）

解雄黄毒 防己煎汁服。（《肘后备急方》）

使用提示● 阴虚而无湿热者慎服。

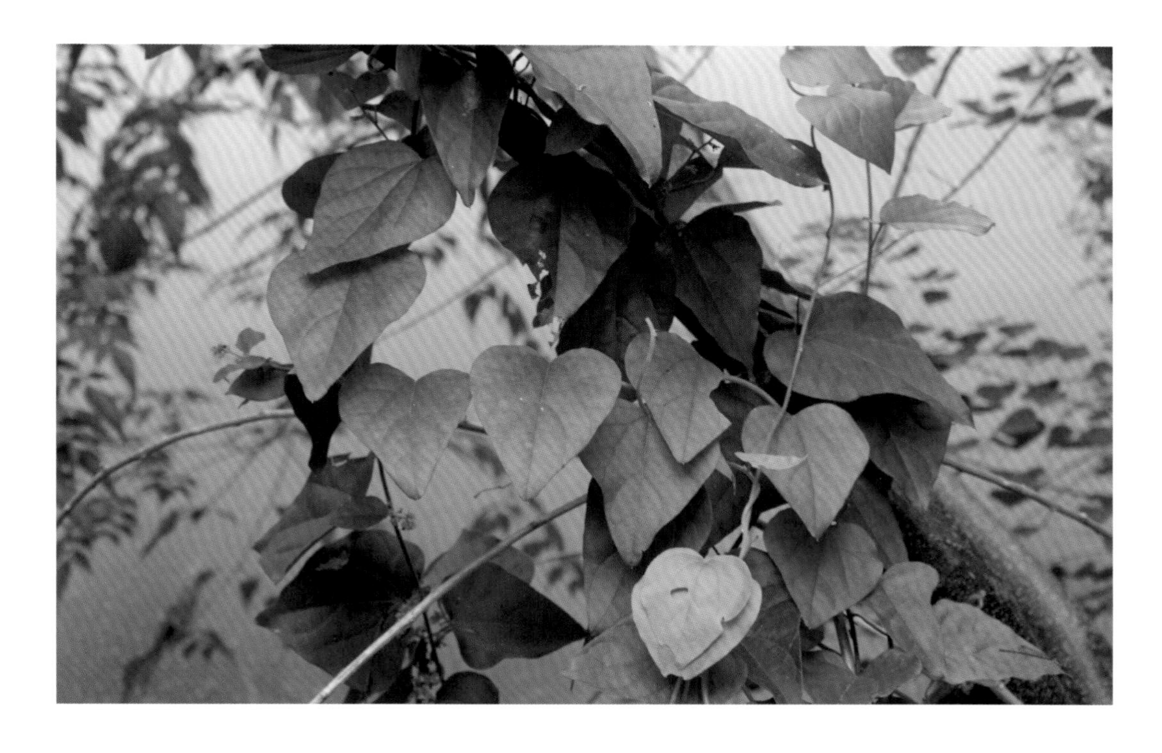

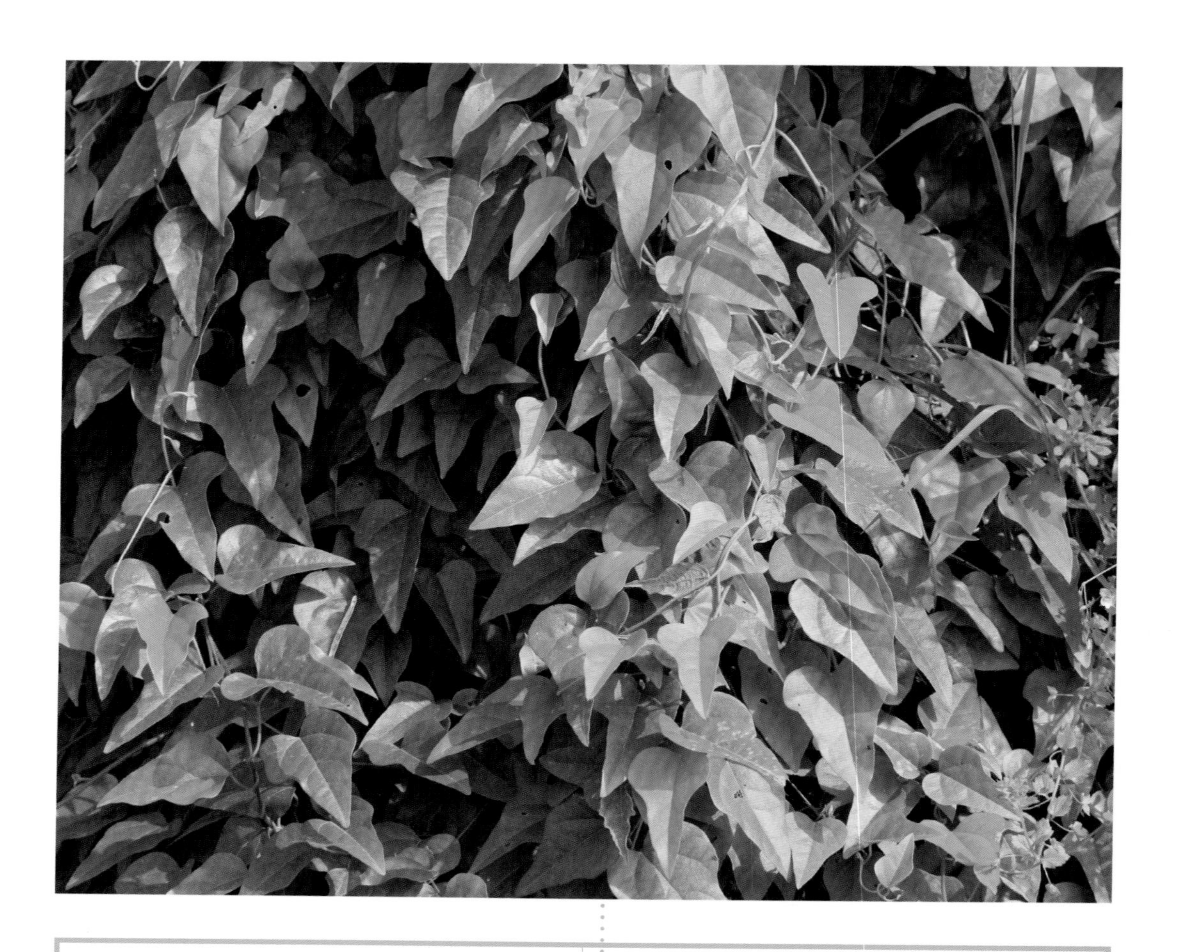

传统药膳

防己黄芪汤

原料 防己、白术各10 g，黄芪12 g，甘草3 g，生姜3片，大枣5枚。

制法 水煎服。

用法 每日2次。

功效 益气健脾，利水消肿。

适用 气虚所致突发水肿，症见汗出恶风、身重浮肿、小便不利、肢重麻木等。

桑枝防己汤

原料 桑枝15 g，防己6 g，黄芪12 g，当归、茯苓、威灵仙、秦艽各9 g，川芎4.5 g，升麻3 g。

制法 水煎取药汁。

用法 每日1剂，分次服用。

功效 祛风除湿。

适用 肩周炎。

桑枝防己薏苡粥

原料 桑枝30 g，防己12 g，薏苡仁50 g，赤小豆60 g，红糖适量。

制法 将以上原料洗净，一起放入砂锅内，先武后文火，煮至赤小豆成粥即弃桑枝、防己，加红糖后可供食用。

用法 早餐食用。

功效 清热利湿，消肿，宣通经络。

适用 风湿热痹证、类风湿关节炎、小便短赤、暑日湿热等。

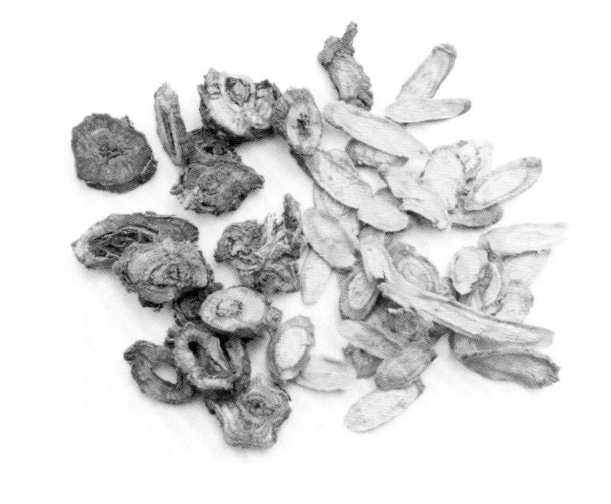

黄芩

别名● 条芩、黄金条、山麻子、山菜根、黄金条根、香水水草。

来源● 本品为唇形科植物黄芩的干燥根。

原文● 味苦，平。主诸热黄疸，肠澼泄利，逐水，下血闭，恶疮疽蚀，火疡。一名腐肠。生川谷。

性味归经● 苦，寒。归肺、胆、脾、大肠、小肠经。

附方●

男子五劳七伤、消渴不生肌肉、妇人带下、手足寒热、泻五脏火 春三月，黄芩四两，大黄三两，黄连四两；夏三月，黄芩六两，大黄一两，黄连七两；秋三月，黄芩六两，大黄三两，黄连三两；冬三月，黄芩三两，大黄五两，黄连二两。三物随时合捣下筛，蜜丸乌豆大。米饮每服五丸，日三。不知，增至七丸。服一月病愈，久服走及奔马，人用有验。禁食猪肉。（《本草图经》）

上焦积热、泻五脏火 黄芩、黄连、黄檗各等份，为末，蒸饼丸梧子大，每白汤下二三十丸。（《丹溪纂要》）

小儿惊啼 黄芩、人参各等份，为末，每服一字，水饮下。（《普济方》）

吐血衄血（或发或止，积热所致） 黄芩一两，去中心黑朽者，为末，每服三钱，水一盏，煎六分，和滓温服。（《太平圣惠方》）

吐衄下血 黄芩三两，水三升，煎一升半，每温服一钱，亦治妇人漏下血。（《总病论》）

血淋热痛 黄芩一两，水煎热服。（《千金方》）

使用提示● 脾肺虚热者忌之。

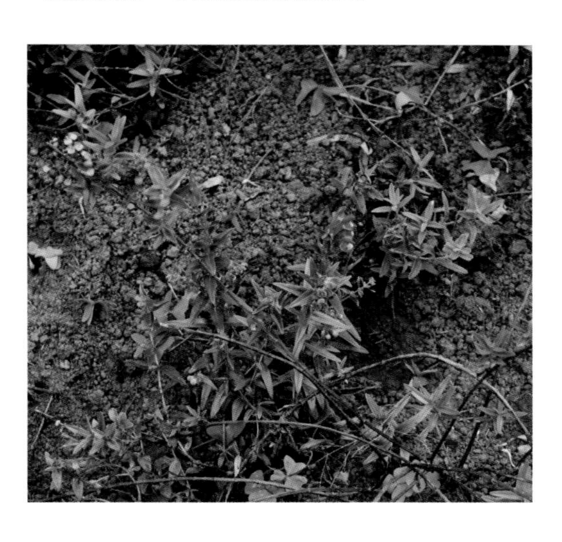

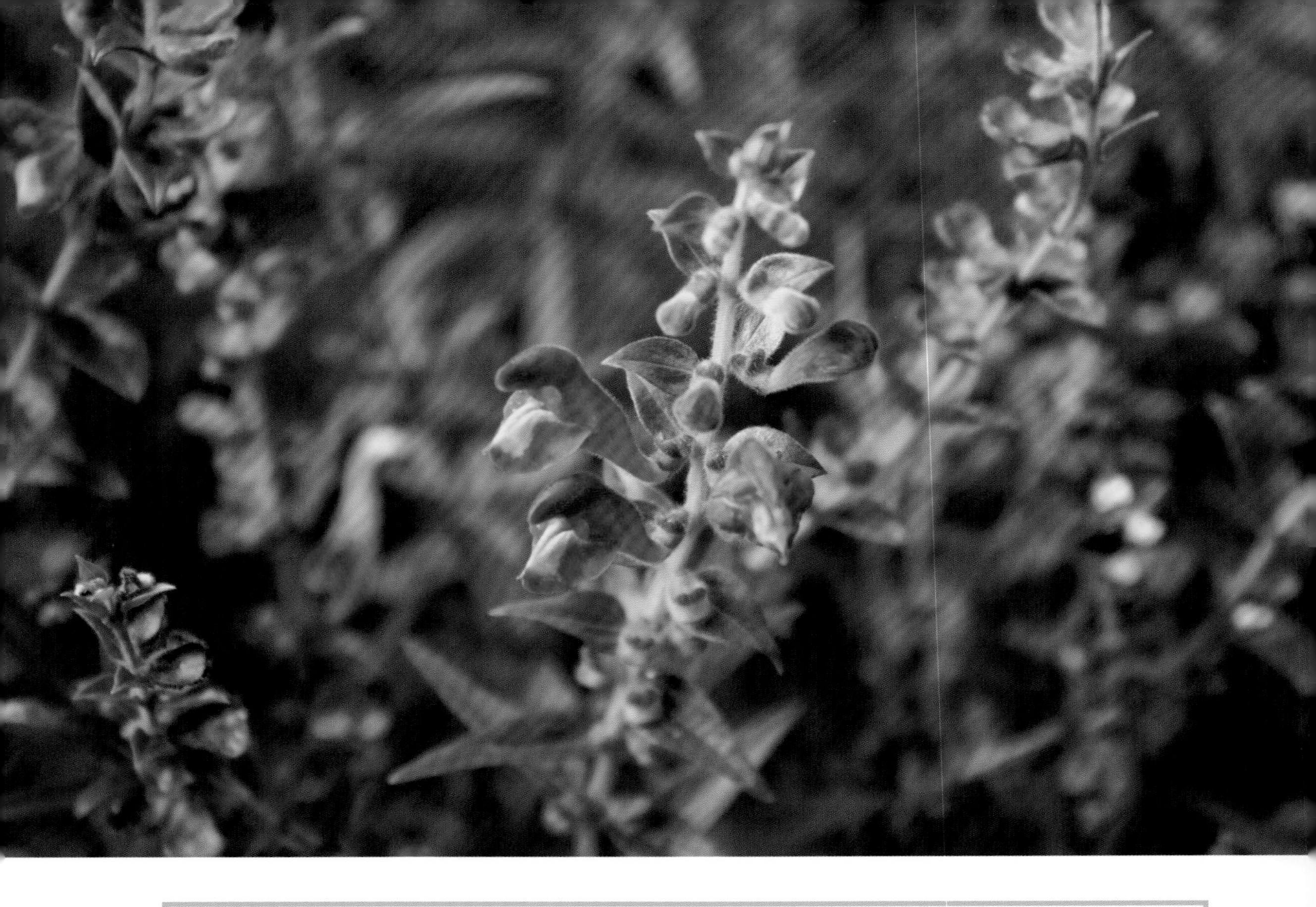

本经下品

传统药膳

黄芩羊肾汤

原料 羊肾1双，远志（去心）、黄芩（去黑心）、防风（去叉）、白茯苓、人参、独活、炙甘草各15 g，白芍、熟地黄（焙干）各30 g。

制法 羊肾去脂膜，切片，用水煮1小时；余药为末，入肾汤内继煮半小时，去渣。

用法 温服，每次1小碗。

功效 健脾益肾，益气补血。

适用 产后血虚、心气不足、言语谬妄、眠卧不安等。

绿茶黄芩汤

原料 黄芩12 g，罗汉果15 g，甘草、绿茶各3 g。

制法 将黄芩、罗汉果、甘草放入砂锅中，加清水500 ml，小火煎药一个半小时。把茶叶放保温瓶中，将煎好的药汁倒入保温瓶中沏茶，盖好保温瓶盖。向药锅中加清水500 ml，如前次一样再煎一次，把药汁也倒入保温瓶中沏茶，盖好瓶盖，去药渣。

用法 佐餐食用。

功效 泻火解毒，清热燥湿，安胎。

适用 抗菌消炎、降压止痛、抗癌抑癌等。

柴胡黄芩粥

原料 柴胡、黄芩各10 g，大米100 g，白糖适量。

制法 将柴胡、黄芩水煎取汁，加大米煮为稀粥，待熟时调入白糖，再煮一二沸服食。

用法 每日1剂，连续5～7日。

功效 清热解毒，泄火解肌。

适用 感冒高热症。

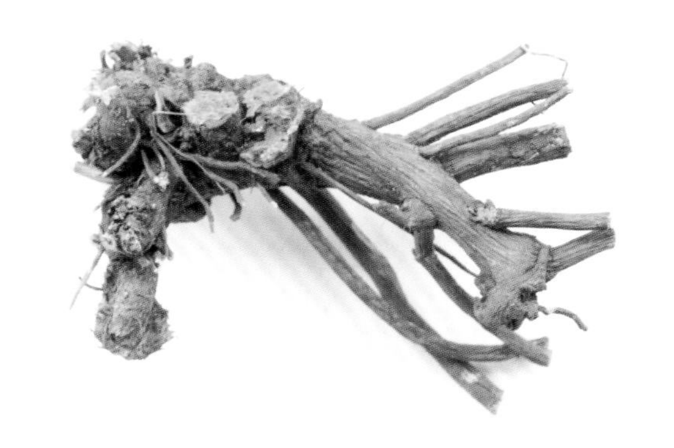

地榆

别名● 玉豉、酸赭。

来源● 本品为蔷薇科植物地榆的根。

原文● 味苦，微寒。主妇人乳痛，七伤，带下病，止痛，除恶肉，止汗，疗金疮。生山谷。

性味归经● 苦、酸、涩，微寒。归肝、大肠经。

附方●

男女吐血　地榆三两，米醋一斤，煮十余沸，去滓，食前稍热服一合。（《太平圣惠方》）

血痢不止　地榆晒研，每服二钱，掺在羊血上，炙熟食之，以捻头煎汤送下。一方，以地榆煮汁作饮，每服三合。（《圣济总录》）

下血不止（二十年者）　取地榆、鼠尾草各二两。水二升，煮一升，顿服。若不断，以水渍屋尘饮一小杯投之。（《肘后备急方》）

小儿疳痢　地榆煮汁，熬如饴糖，与服便已。（《肘后备急方》）

毒蛇螫人　新地榆根捣汁饮，兼以渍疮。（《肘后备急方》）

虎犬咬伤　地榆煮汁饮，并为末敷之，亦可为末，白汤服，日三，忌酒。（《梅师集验方》）

代指肿痛　地榆煮汁渍之，半日愈。（《千金方》）

小儿湿疮　地榆煮浓汁，日洗二次。（《千金方》）

使用提示● 本品性寒酸涩，凡虚寒性便血、下痢、崩漏及出血有瘀者慎用。

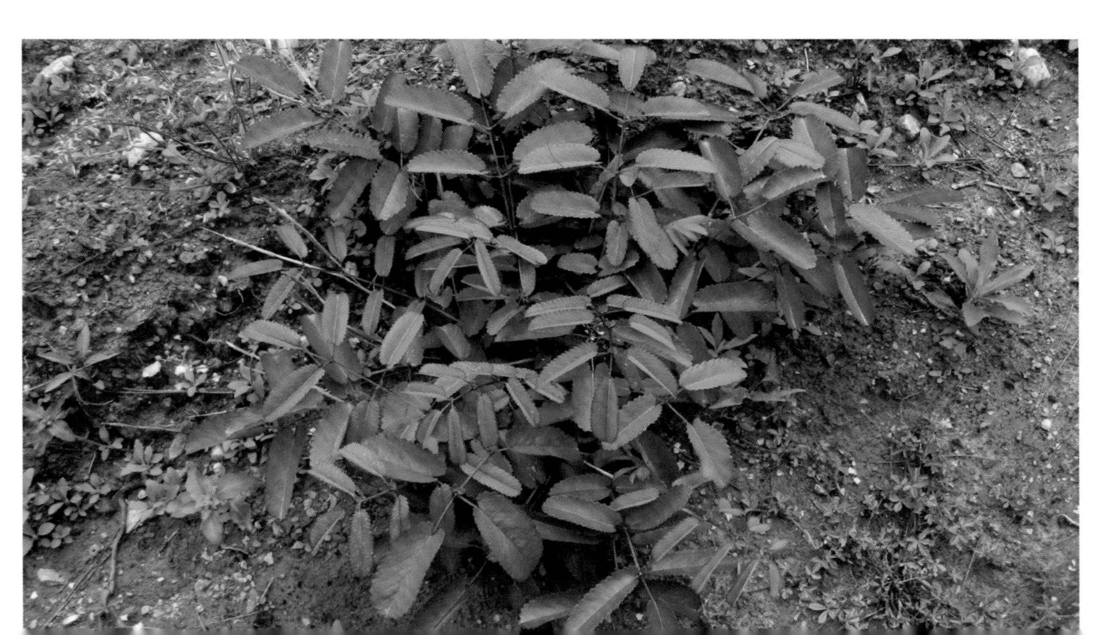

传统药膳

地榆黄酒

原料 地榆60 g，黄酒适量。

制法 将地榆研成细末，用黄酒煎服。

用法 每日2次，每次饮服10 ~ 30 ml。

功效 清热凉血。

适用 月经过多或过期不止、经色深红、质稠有块、腰腹胀痛、心烦口渴等。

地榆酒

原料 地榆62 g，甜酒适量。

制法 将地榆研成细末，用甜酒煎服。

用法 每次6 g。

功效 清热凉血，补肾壮腰，止渴，通便。

适用 月经过多或过期不止、经色深红或紫红、质地黏稠有块、腰腹胀痛、心烦口渴、面红唇干、小便短赤、舌质红、苔黄、脉滑数等。

地榆粥

原料 地榆20 g，大米100 g，白糖适量。

制法 将地榆择净，放入锅中，加清水适量，浸泡5 ~ 10分钟后，水煎取汁，加大米煮粥，待粥熟时下白糖，再煮一二沸即成。

用法 每日1剂，连续3 ~ 5日。

功效 凉血止血，解毒敛疮。

适用 衄血、咯血、吐血、尿血、痔疮出血、崩漏、血痢不止及水火烫伤等。

地榆槐花炖猪心

原料 地榆30 g，槐花20 g，猪心1只，调料少许。

制法 将猪心、地榆、槐花切碎，加水适量煮至猪心熟，入调料。

用法 分2次吃，每日1剂，连服5日。

功效 清胃泻火，化瘀止血。

适用 胃火亢盛型上消化道出血。

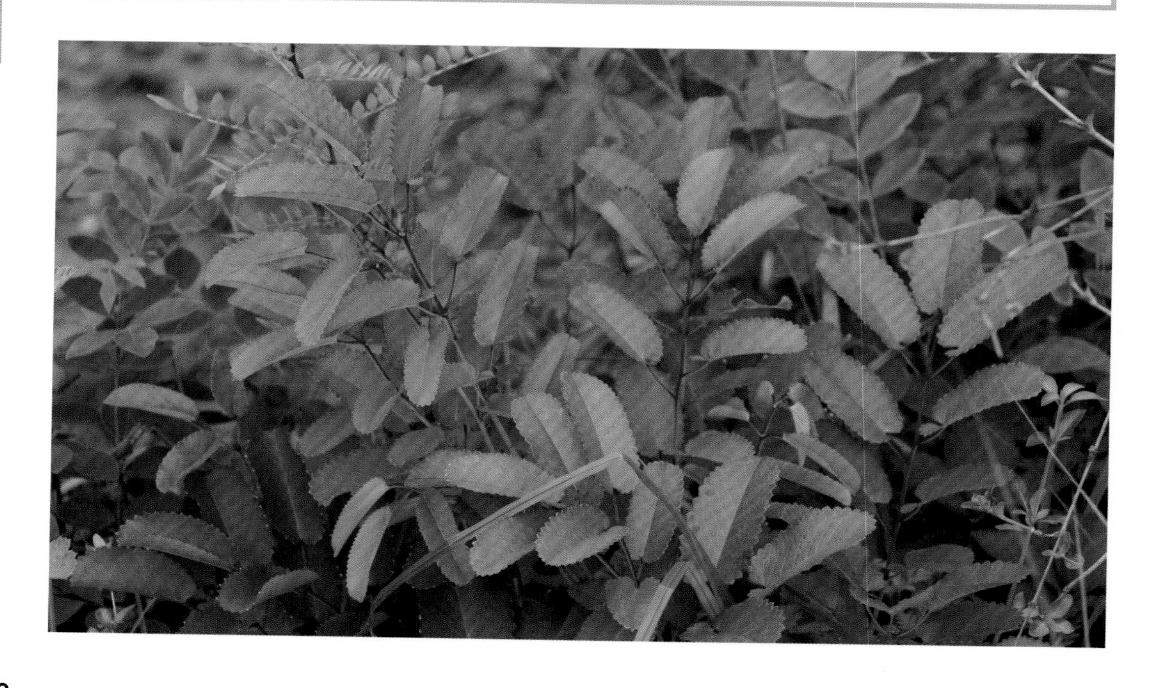

泽兰

别名 地石蚕、蛇王草、地瓜儿苗。

来源 本品为唇形科植物毛叶地瓜儿苗的干燥地上部分。

原文 味酸，无毒。主乳妇衄血，中风余疾，大腹水肿，身面四支浮肿，骨节中水，金疮，痈肿疮脓。一名虎兰，一名龙枣。生泽傍。

性味归经 苦、辛，微温。归肝、脾经。

附方

产后水肿、血虚浮肿 泽兰、防己各等份，为末。每服二钱，醋汤下。（《张文仲备急方》）

小儿蓐疮 嚼泽兰心封之，良。（《子母秘录》）

疮肿初起 泽兰捣封之，良。（《集简方》）

产后阴翻（产后阴户燥热，遂成翻花） 泽兰四两，煎汤熏洗二三次，再入枯矾煎洗之，即安。（《集简方》）

经候微少，渐渐不通，手足骨肉烦痛，日渐羸瘦，渐生潮热，其脉微数 泽兰叶三两，当归、白芍药各一两，甘草半两。上为粗末。每服五钱匕，水二盏，煎至一盏，去滓温服，不以时。（《鸡峰普济方》）

疮肿初起及损伤瘀肿 泽兰捣封之。（《濒湖集简方》）

使用提示 孕妇忌用。

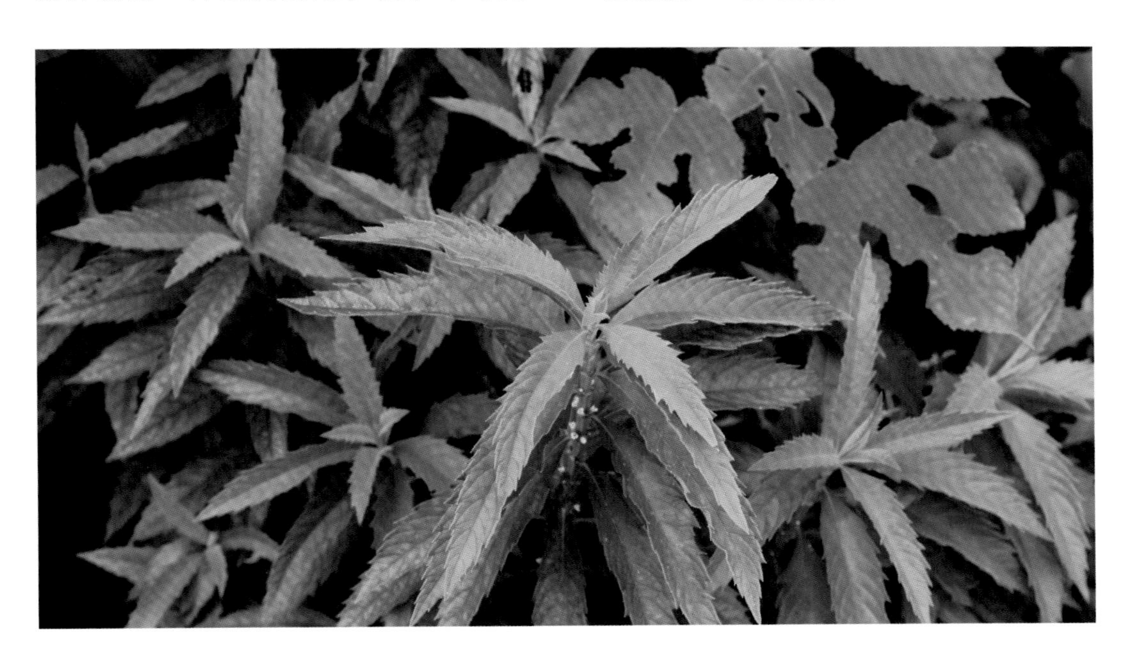

传统药膳

泽兰粳米粥

原料　泽兰30 g，粳米50 g。

制法　先煎泽兰，去渣取汁，入粳米煮成粥。

用法　每日2次，空腹食用。

功效　活血，行水，解郁。

适用　妇女经闭、产后瘀腹痛、身面浮肿、小便不利等。

泽兰炖鳖肉

原料　活鳖1只，泽兰叶10 g，米酒少许。

制法　活鳖用开水烫死，用刀去内脏，泽兰叶末入鱼腹中，炖熟，加入米酒即可。

用法　食鳖肉。

功效　活血通经。

适用　闭经、月经过少。

泽兰茶

原料　泽兰叶（干品）10 g，绿茶1 g。

制法　用刚沸的开水冲泡大半杯，加盖闷5分钟后可饮。

用法　代茶频饮。

功效　活血化瘀，通经利尿，健胃舒气。

适用　月经提前或错后、经血时多时少、气滞血阻、小腹胀痛、原发性痛经等。

泽兰酒

原料　泽兰500 g，白酒2500 ml。

制法　将泽兰研碎，放入酒坛，倒入白酒，加盖密封坛口，置阴凉干燥处，每日摇荡2次，浸泡15日后即成。

用法　每日早、晚各1次，每次15～20 ml。

功效　补肝，益肾，养血。

适用　血虚头晕、腰酸腿软、肝肾阴亏、须发早白等。

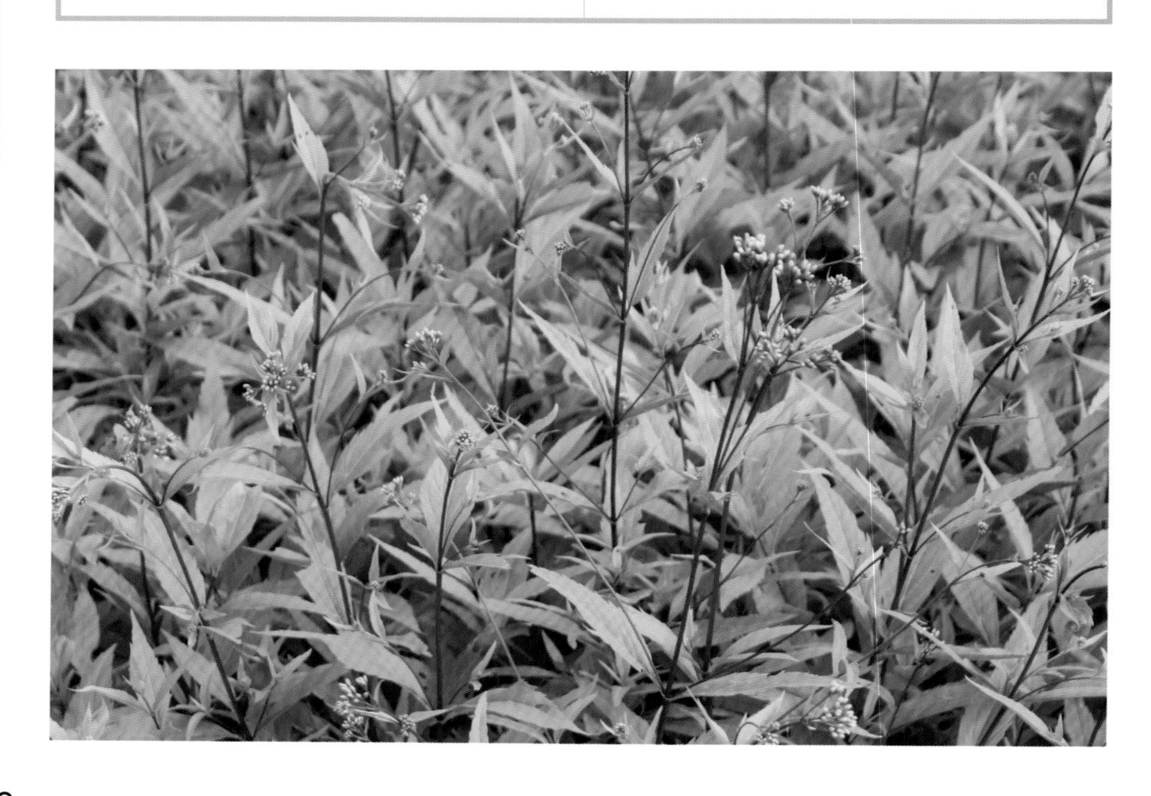

紫参

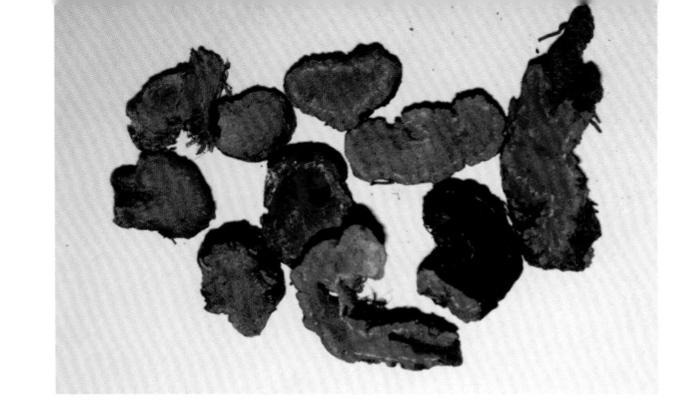

别名● 石见穿、石打穿、月下红。

来源● 本品为唇形科植物华鼠尾的全草。

原文● 味苦，寒。主心腹积聚，寒热邪气，通九窍，利大小便。一名牡蒙。生山谷。

性味归经● 苦，平，辛。归肺、肾经。

附方●

痢下　紫参半斤，水五升，煎二升，入甘草二两，煎取半升，分三服。（《金匮玉函》）

吐血不止　紫参、人参、阿胶（炒）各等份，为末，乌梅汤服一钱。一方去人参，加甘草，以糯米汤服。（《太平圣惠方》）

面上酒刺　紫参、丹参、人参、苦参、沙参各一两，为末，胡桃仁杵和丸梧子大。每服三十丸，茶下。（《普济方》）

使用提示● 畏辛夷。

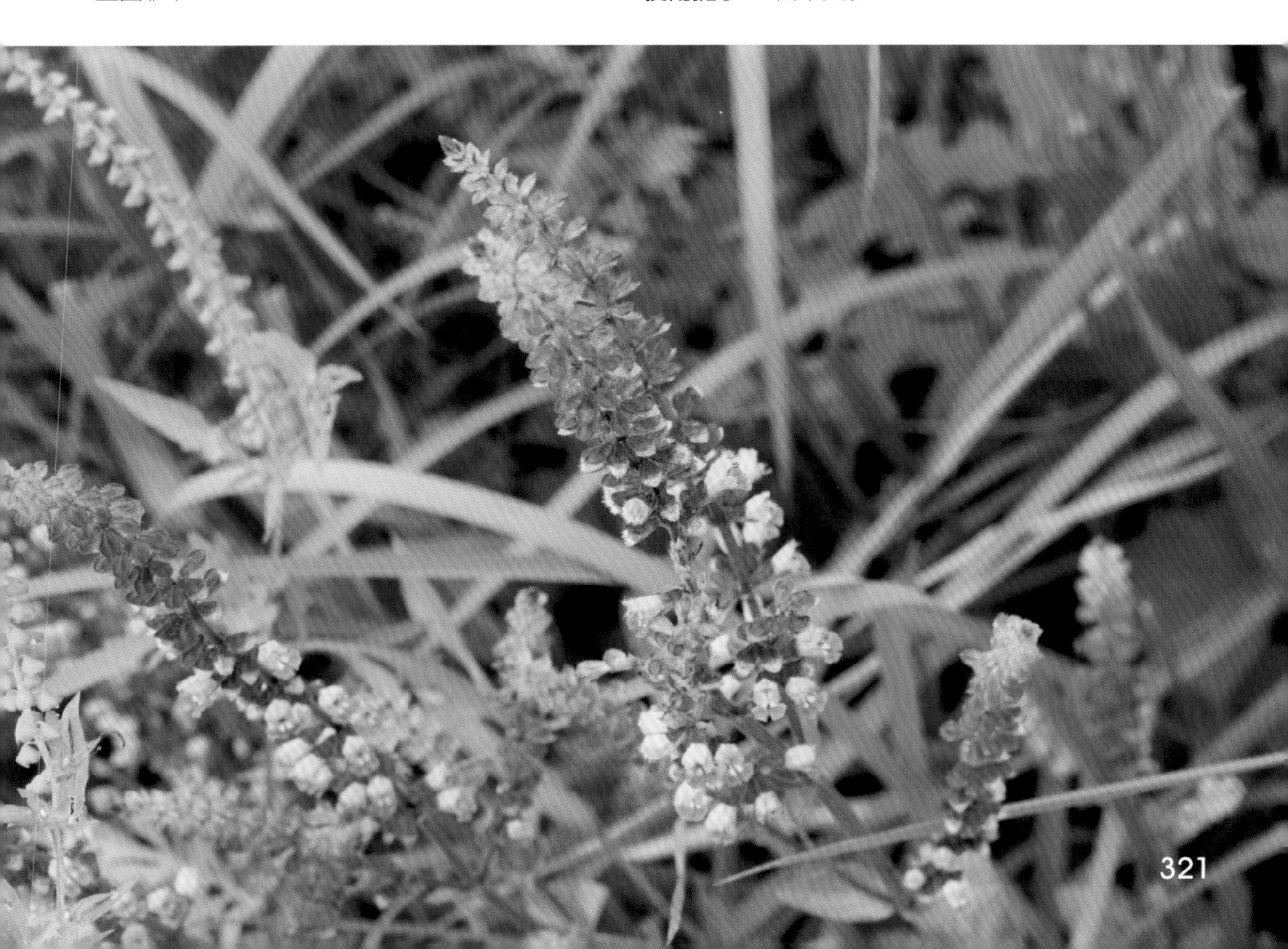

传统药膳

二紫通尿茶

原料 紫参、紫花地丁、车前草各15 g，海金砂30 g。

制法 上药研为粗末，置保温瓶中，以沸水500 ml泡闷15分钟。

用法 代茶饮用，每日1剂，连服5～7日。

功效 消炎利尿。

适用 小便不畅。

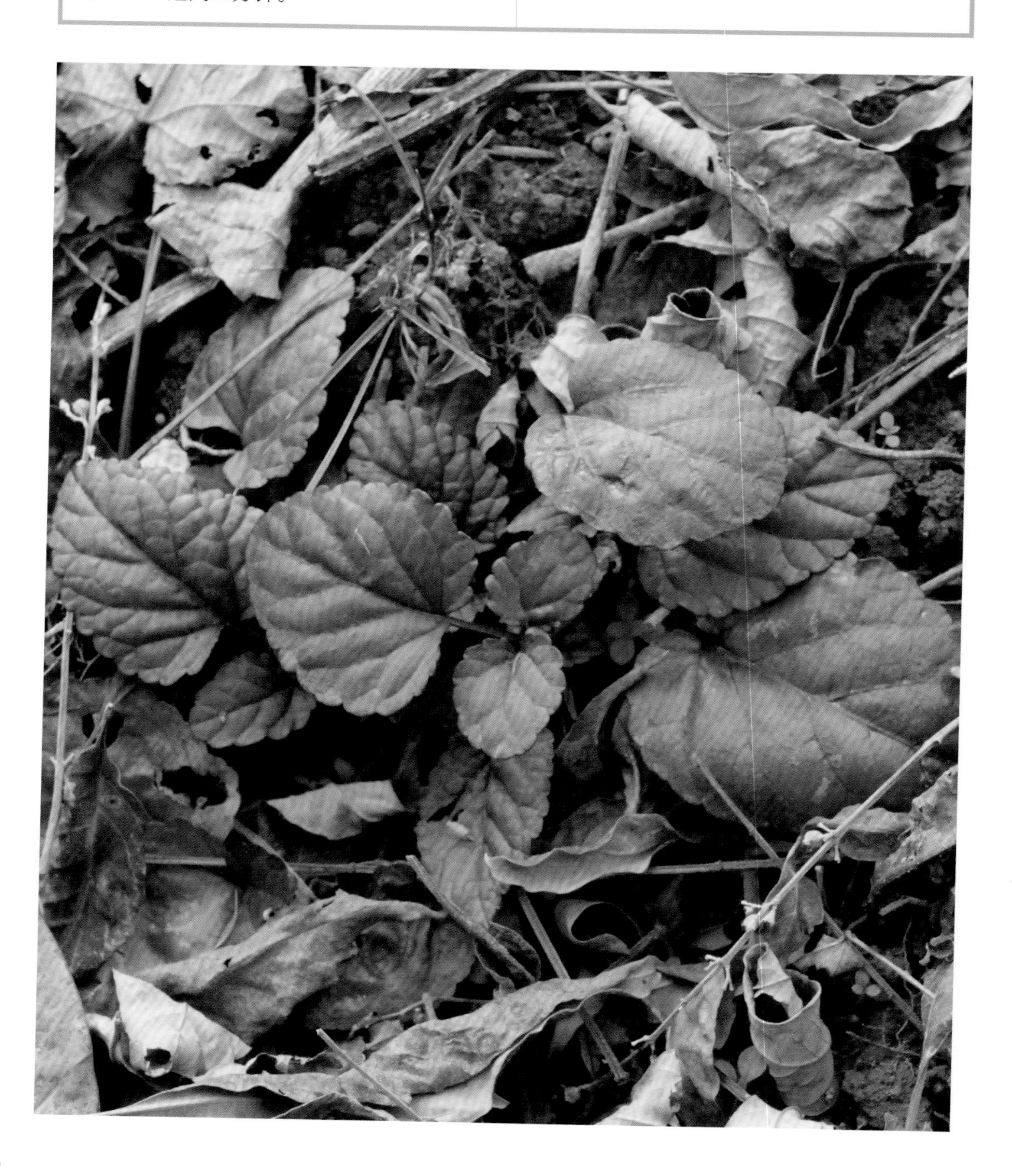

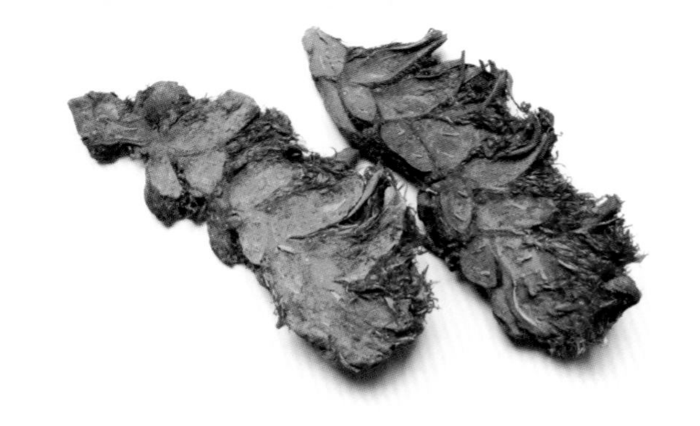

贯众

别名● 凤尾草。

来源● 本品为鳞毛蕨科植物粗茎鳞毛蕨的干燥根茎及叶柄残基。

原文● 味苦，微寒，有毒。主腹中邪热气，诸毒，杀三虫。一名贯节，一名贯渠，一名百头，一名虎卷，一名扁苻。生山谷。

性味归经● 苦，微寒，有小毒。归肝、胃经。

附方●

鼻衄不止　贯众根末，水服一钱。（《普济方》）

诸般下血（肠风酒痢，血痔鼠痔下血）　贯众，去皮毛，锉焙为末，每服二钱，空心米饮下，或醋糊丸梧子大，每米饮下三四十丸，或烧存性，出火毒为末，入麝香少许，米饮服二钱。（《普济方》）

女人血崩　贯众半两，煎酒服之，立止。（《集简方》）

头疮白秃　贯众烧末，油调涂。（《太平圣惠方》）

漆疮作痒　油调贯众末涂之。（《千金方》）

鸡鱼骨鲠　贯众、缩砂、甘草各等份，为粗末，绵包少许，含之咽汁，久则随痰自出。（《普济方》）

血痢不止　贯众五钱，煎酒服。（《集简方》）

使用提示● 阴虚内热及脾胃虚寒者不宜，孕妇慎用。

传统药膳

贯众鸡蛋

原料　贯众10 g，鸡蛋1个。

制法　将贯众与鸡蛋同放锅中，加水300 ml煮至蛋熟，去药渣。

用法　每日1次，饮汤吃蛋，连服5～7日。

功效　清热解毒。

适用　发热、头痛等。

贯众板蓝根茶

原料　贯众、板蓝根各30 g，甘草15 g。

制法　将上3药放入茶杯内，冲入开水，加盖闷泡15分钟，代茶饮用。

用法　每日1剂，频频冲泡饮服。

功效　祛风，清热，利咽。

适用　流行性感冒、发热、头痛、周身酸痛等。

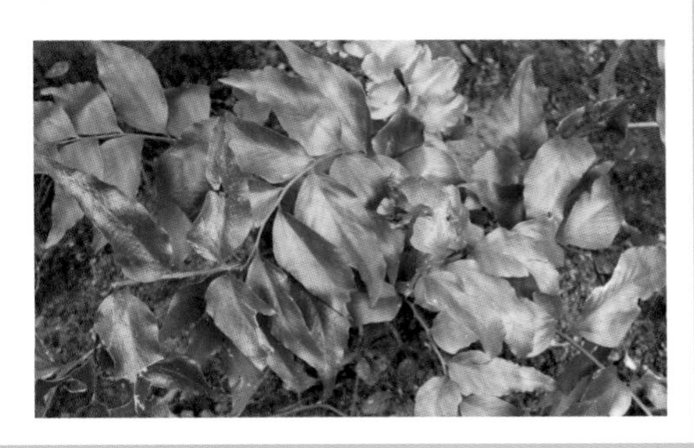

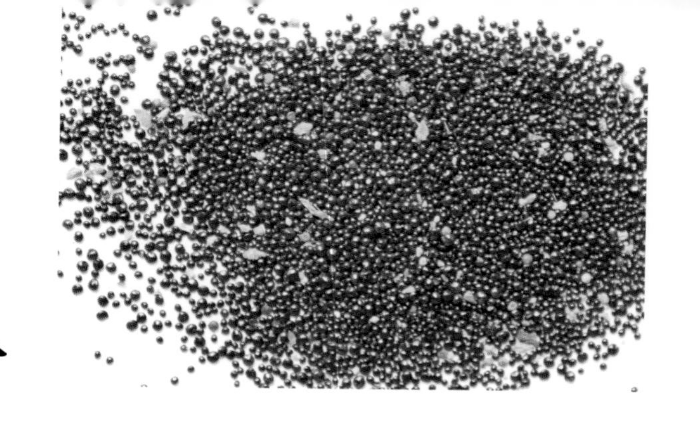

青葙子

别名● 草蒿、牛尾花子、野鸡冠花子。

来源● 本品为苋科植物青葙的干燥成熟种子。

原文● 味苦，微寒。主邪气，皮肤中热，风瘙身痒，杀三虫。子名草决明，疗唇口青。一名草蒿，一鸣萋蒿。生平谷。

性味归经● 苦，微寒。归肝经。

附方●

鼻衄不止、眩冒欲死　青葙子汁三合，灌入鼻中。（《贞元广利方》）

风热泪眼　青葙子五钱，鸡肝炖服。（《泉州本草》）

夜盲、目翳　青葙子五钱，乌枣一两，开水冲炖，饭前服。（《闽东本草》）

鼻衄出血不止　青葙子汁灌鼻中。（《广利方》）

头风痛　青葙子五钱至一两，煎水服。（《福建中草药》）

使用提示● 肝肾不足所致之目疾、青光眼患者，不宜使用。

传统药膳

青葙子生地粳米粥

原料　青葙子10 g，生地黄15 g，粳米60 g，陈皮6 g。

制法　将青葙子、生地黄、陈皮放入锅中，加水适量，煎约20分钟后去渣取汤，再放入粳米煮，待粳米熟成粥即成。

用法　每日1次，供早、晚餐食，可连用7日。

功效　滋阴泻火。

适用　阴虚肝旺导致的青光眼。

青葙子鱼汤

原料　青葙子15 g，鱼肉200 g，海带、豆腐、蔬菜、调料各适量。

制法　将青葙子加水煎汁约50 ml，备用；鱼肉切片，蔬菜切好，豆腐切成小块备用。把青葙子汁倒入锅内，加入适量开水，依次放入海带丝、鱼片和豆腐，用火煮至鱼肉将熟时再放入蔬菜及调料，此后略煮片刻即可。

用法　食肉饮汤。

功效　强化肝脏。

适用　肝肾亏虚引起的视力和听力减退等。

青葙子炖鸡肝

原料　青葙子20 g，鸡肝2个。

制法　先将青葙子去杂，洗净，晾干。将鸡肝洗净，入沸水锅中焯去血水，取出，切成小块或切成片，放入蒸碗中，将青葙子匀放在鸡肝面上，加清水适量，放入蒸锅隔水，大火蒸30分钟，待鸡肝蒸熟即成。

用法 早、晚2次分食。

功效 清肝明目。

适用 原发性青光眼。

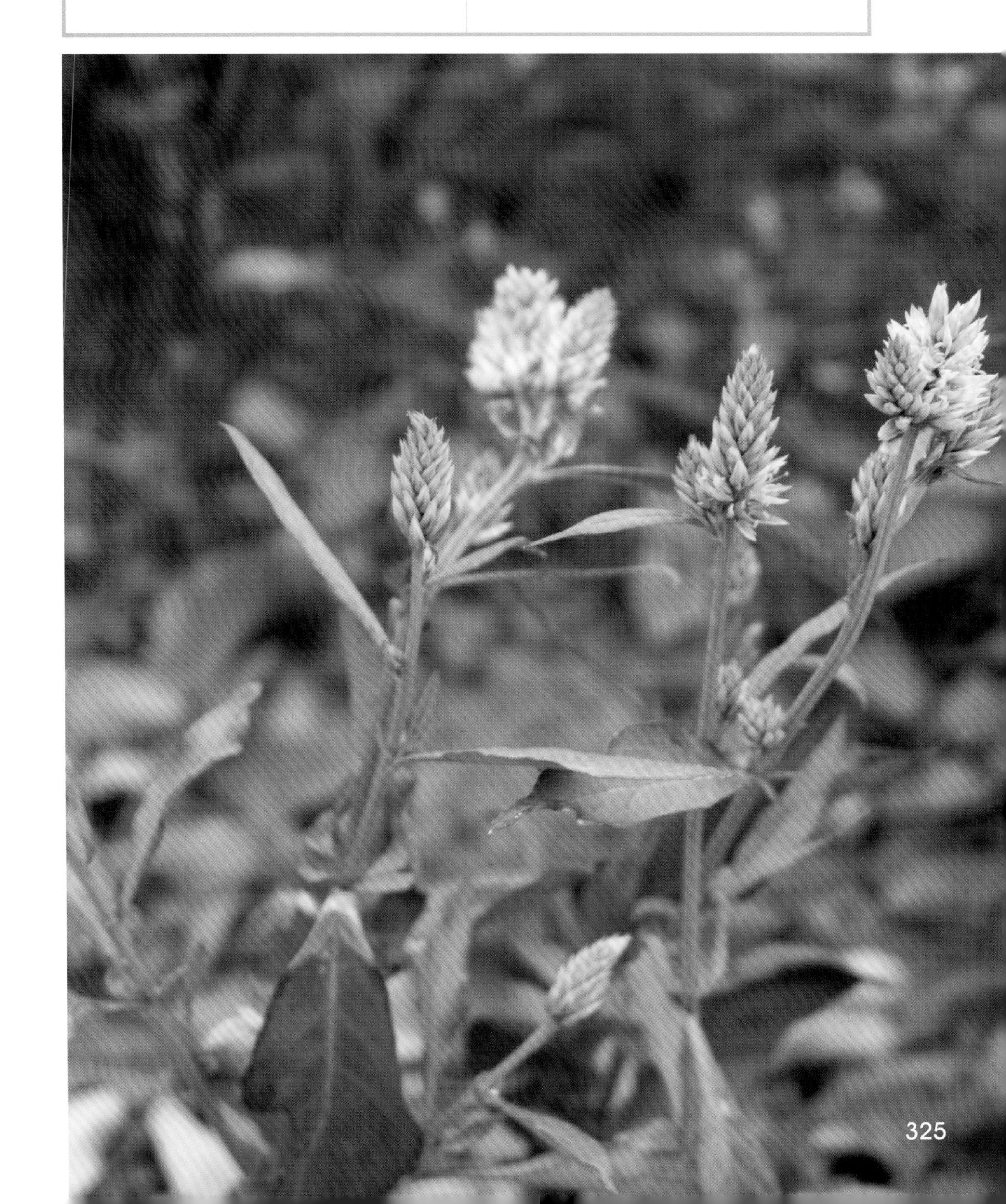

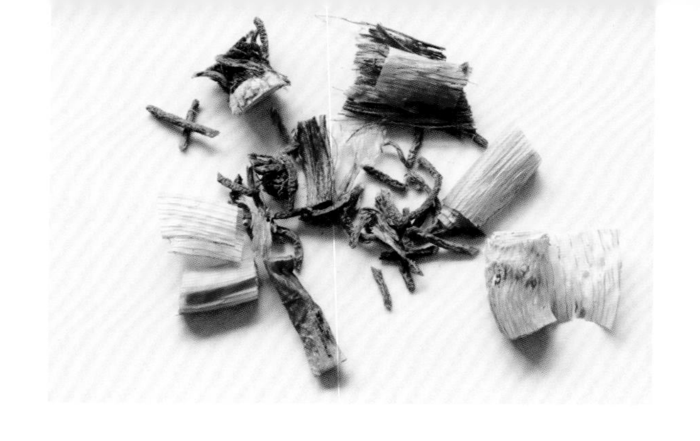

藜芦

别名 山葱、黑藜芦、棕包头、七厘丹、人头发、大叶藜芦。

来源 本品为百合科藜芦属植物藜芦的根部或带根全草。

原文 味辛，寒，有毒。主蛊毒，咳逆，泻痢肠澼，头疡疥瘙恶疮，杀诸虫毒，去死肌。一名黄苚。生山谷。

性味归经 苦、辛，寒，有毒。归肝经。

附方

痰疟积疟 藜芦、皂荚炙各一两，巴豆二十五枚，熬黄，研末，蜜丸小豆大。每空心服一丸，未发时一丸，临发时又服一丸。勿用饮食。（《肘后备急方》）

黄疸肿疾 藜芦灰中炮，为末，水服半钱匕，小吐，不过数服效。（《肘后备急方》）

身面黑痣 藜芦灰五两，水一大碗淋汁，铜器重汤煮成黑膏，以针刺破点之，不过三次效。（《太平圣惠方》）

鼻中息肉 藜芦三分，雄黄一分，为末，蜜和点之，每日三上自消，勿点两畔。（《圣济方》）

牙齿虫痛 藜芦末，内入孔中，勿吞汁，神效。（《千金翼方》）

白秃虫疮 藜芦末，猪脂调涂之。（《肘后备急方》）

头风白屑（痒甚） 藜芦末，沐头掺之，紧包二日夜，避风效。（《本事方》）

使用提示 内服宜慎，孕妇忌服。不宜与人参、沙参、丹参、玄参、苦参、细辛、芍药同用。

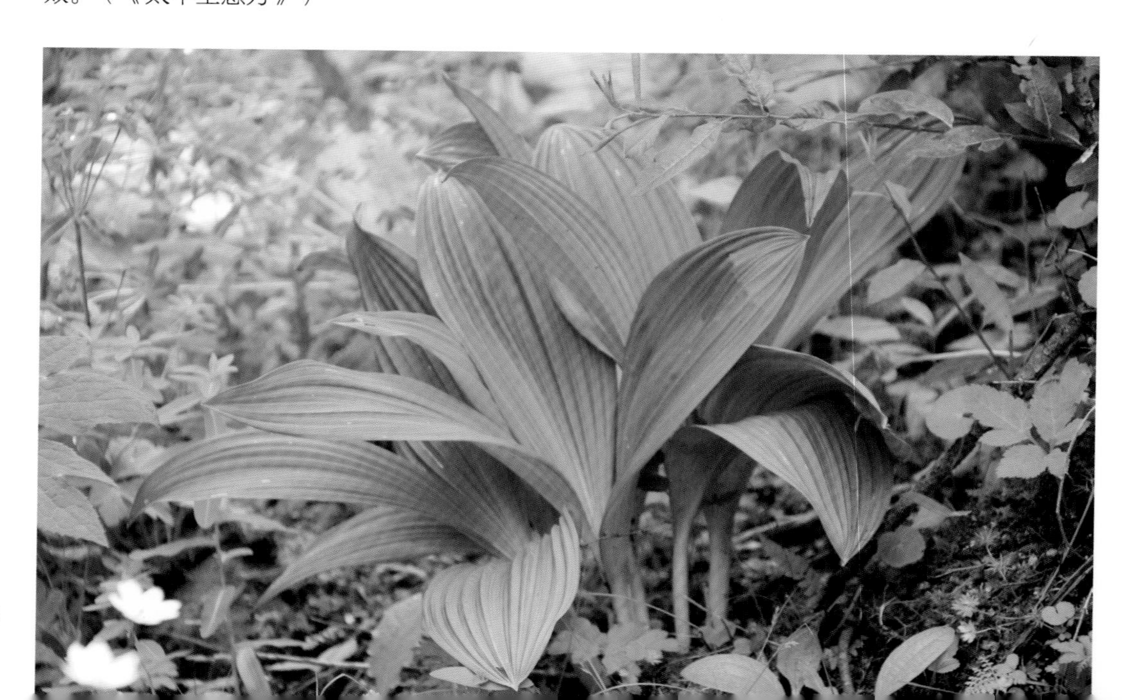

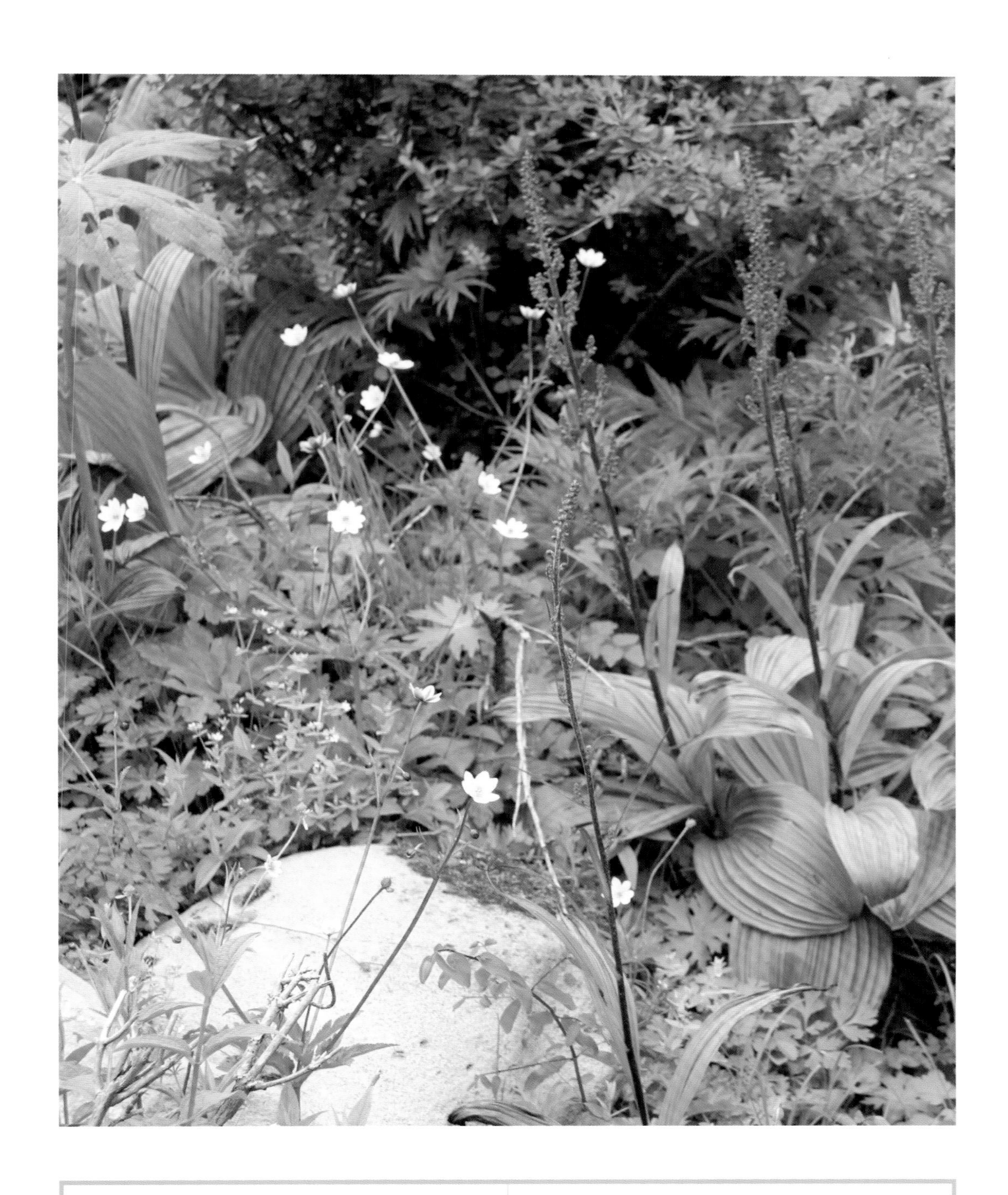

传统药膳

藜芦酒

原料　藜芦6 g，60度白酒300 ml。

制法　将上药切碎，置容器中，加入白酒密封，浸泡6日后，过滤去渣即成。

用法　口服，每次0.6 ml，兑温开水10 ml服，每日2～3次。

功效　化痰止咳。

功效　祛风痰、止痫。

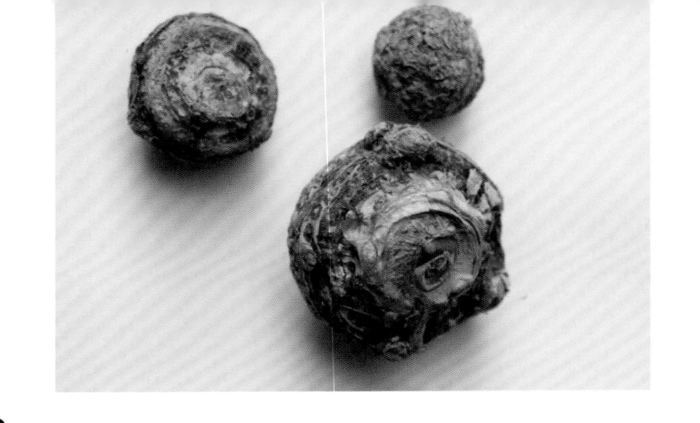

天南星

别名 半夏精。

来源 本品为天南星科植物天南星、异叶天南星或东北天南星的干燥块茎。

原文 味苦，温，有毒。主心痛，寒热，结气，积聚伏梁，伤筋痿拘缓，利水道。生山谷。

性味归经 苦、辛，温；有毒。归肺、肝、脾经。

附方

风痫痰迷 用天南星九蒸九晒，为末，姜汁面糊丸梧子大。每服二十丸，人参汤下。石菖蒲、麦门冬汤亦可。（《卫生宝鉴》）

小儿口噤（牙关不开） 天南星一枚，煨热，纸裹斜包，煎一小孔，透气于口中，牙关自开也。一方用生南星同姜汁擦之，自开。（《和剂局方》）

痫利痰 天南星煨香一两，朱砂一钱，为末，猪心血丸梧子大，每防风汤化下一丸。（《普济方》）

破伤风疮 生南星末，水调涂疮四围，水出有效。（《普济方》）

角弓反张 南星、半夏各等分，为末。姜汁、竹沥灌下一钱。仍灸印堂。（《摘玄方》）

毒壅滞，凉心压惊 用牛胆南星一两，入金钱薄荷十片，丹砂一钱半，龙脑、麝香各一字，研末，炼蜜丸芡子大。每服一丸，竹叶汤化下。（《全幼心鉴》）

壮人风痰及中风，中气初起 用南星四钱，

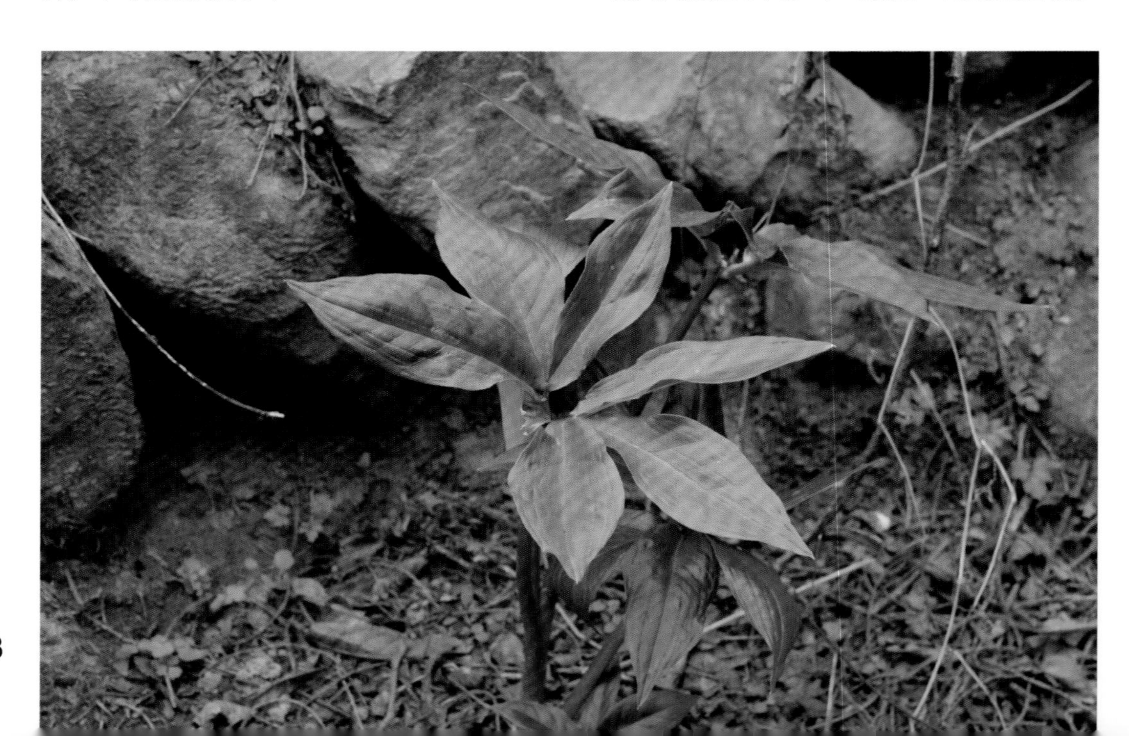

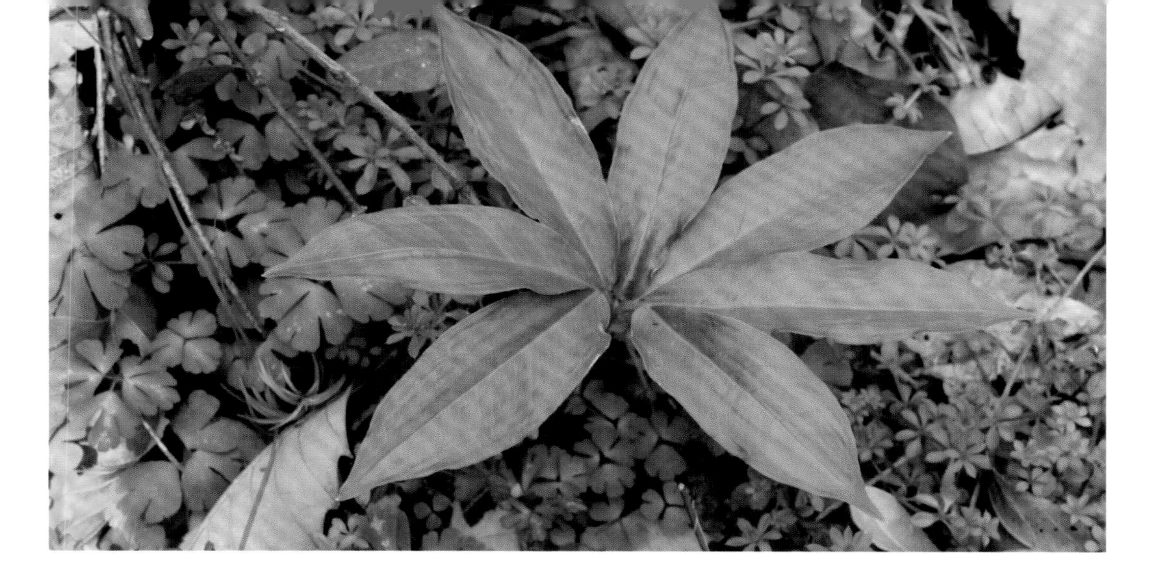

木香一钱。水二盏，生姜十四片，煎六分，温服。（王硕《易简方》）

痰湿臂痛（右边者） 天南星（制）、苍术各等份，生姜三片，水煎服之。（《摘玄方》）

温中散滞（消导饮食） 天南星（炮）、高良姜（炮）各一两，砂仁二钱半，为末，姜汁糊丸梧子大。每姜汤下五十丸。（《和剂局方》）

吐泄不止（四肢厥逆，虚风不省人事。服此则阳回，名回阳散） 天南星为末，每服三钱，京枣二枚，水二钟，煎八分，温服。未省再服。又方醋调南星末，贴足心。（《普济方》）

肠风泻血（诸药不效） 天南星石灰炒至焦黄色，为末，酒糊丸梧子大。每酒下二十丸。（《普济方》）

走马疳蚀，透骨穿腮 生天南星一个，当心剜空，入雄黄一块，面裹烧，候雄黄作汁，以盏子合定，出火毒，去面为末，入麝香少许，拂疮数日，甚效。（《经验方》）

身面疣子 醋调南星末涂之。（《简易方》）

使用提示 孕妇慎用。

传统药膳

天南星钩藤汤

原料 生天南星、钩藤各9 g，蝉蜕、防风、天麻、僵蚕各6 g，全蝎3 g。

制法 用以上7味加水共煎3次，取100 ml药汁，加入2 ml黄酒。

用法 不拘时喂服。用药2小时后，若患儿眉、胸、背、手、足处得微汗者效佳。反之，应加速服药。

功效 疏风解痉。

适用 新生儿脐风。

天南星炖乌鸡

原料 天南星3个，人参末15 g，乌鸡1只，红酒3000 ml。

制法 将乌鸡去毛及内脏，天南星切碎，纳鸡内，以绳缚定，红酒煮之，煮干为度，去南星不用。

用法 以人参末调温酒，送食鸡肉，次食糯米，然后以平胃散多加姜枣煎汤服。

功效 补虚，散结，化痰。

适用 结肠翻胃，食入不化，经宿而吐等。

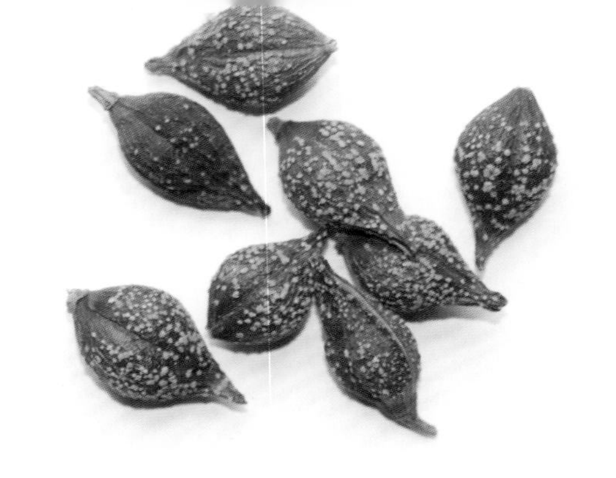

连翘

别名 ● **落翘、黄花条。**

来源 ● 本品为木犀科植物连翘的干燥果实。

原文 ● 味苦，平。主治寒热鼠漏，瘰疬痈肿，恶疮瘿瘤，结热蛊毒。一名异翘，一名蕳华，一名折根，一名三廉。生山谷。

性味归经 ● 苦，微寒。归肺、心、小肠经。

附方 ●

瘰疬结核　连翘、脂麻各等份，为末，时时食之。（《简便方》）

小儿一切热　连翘、防风、甘草（炙）、山栀子各等分。上捣罗为末，每服二钱，水一中盏，煎七分，去滓温服。（《类证活人书》连翘饮）

痔疮肿痛　连翘煎汤熏洗，后以刀上飞过绿矾，入麝香贴之。（《集验方》）

使用提示 ● 脾胃虚弱、气虚发热、痈疽已溃、脓稀色淡者忌服。

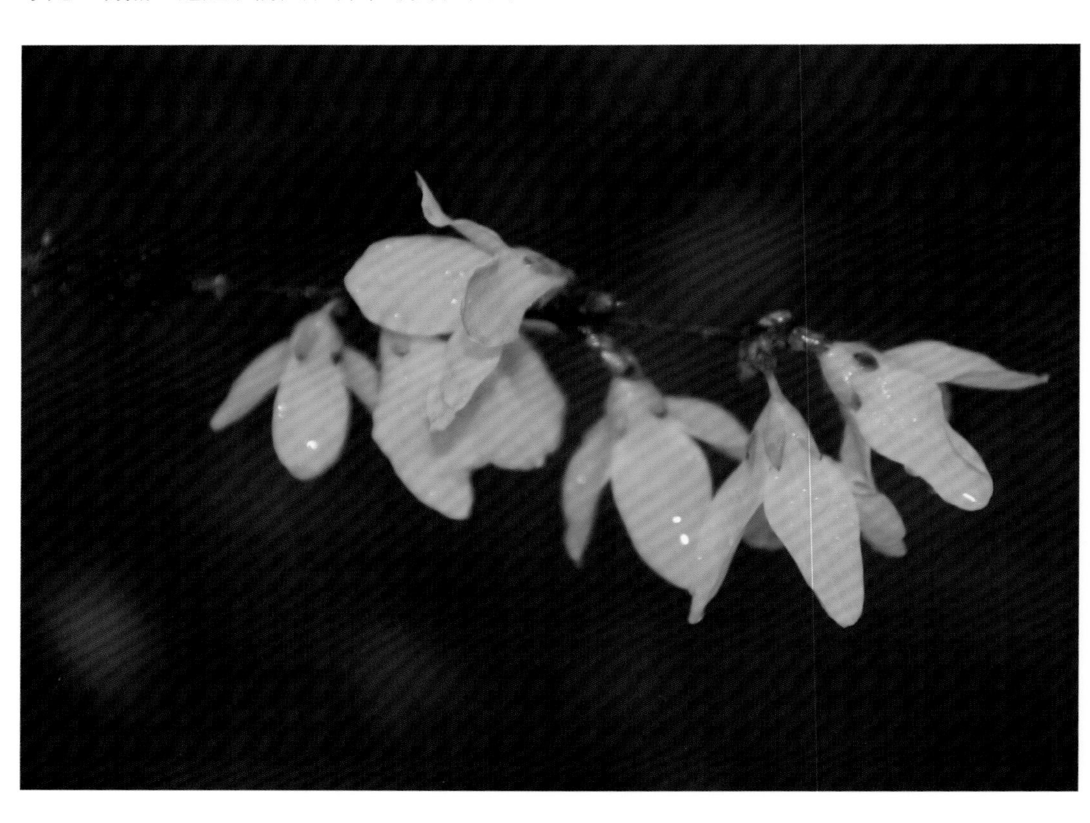

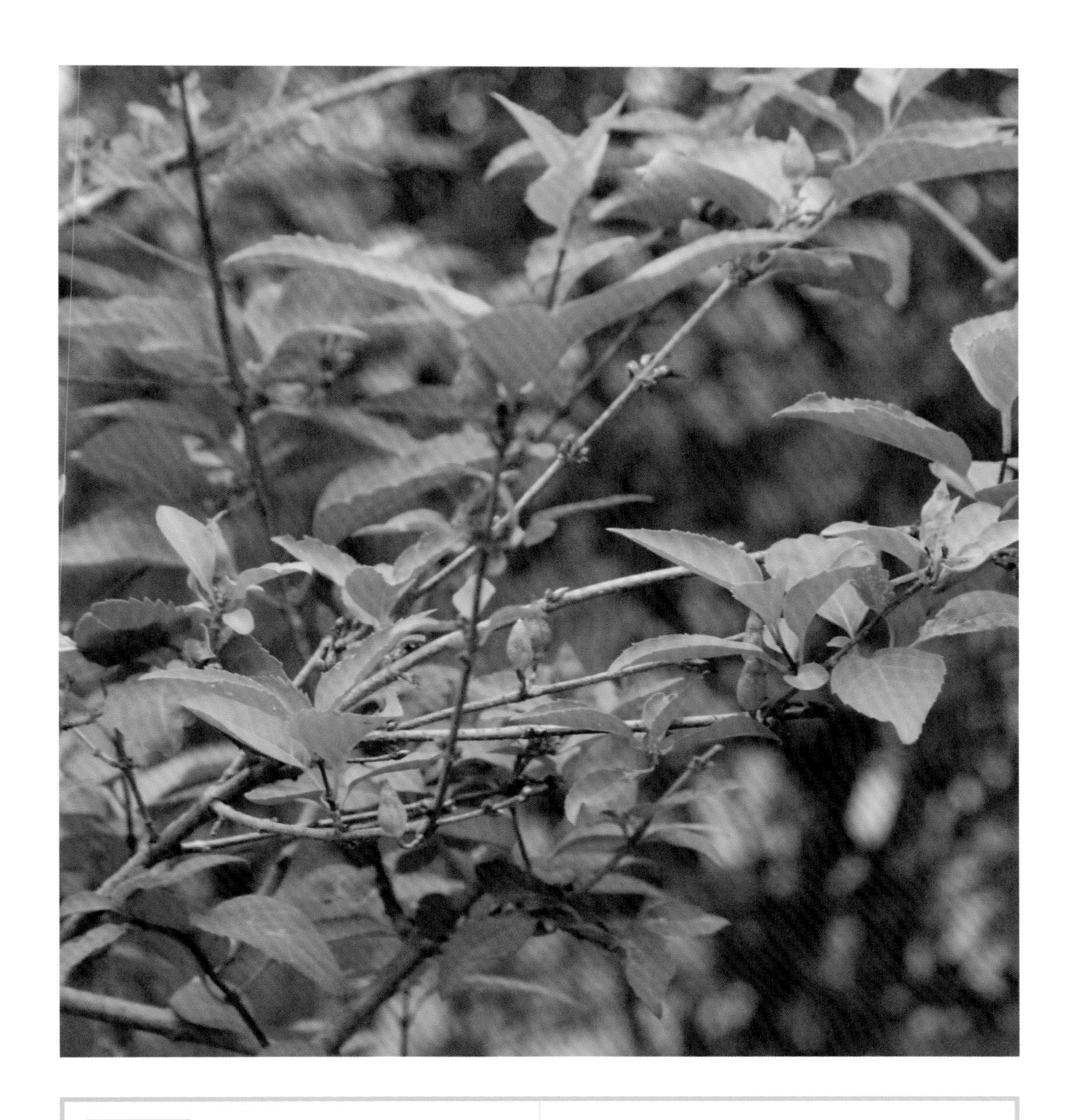

传统药膳

连翘地肤子土茯苓汤

原料 连翘、地肤子、土茯苓各20 g，荆芥、当归、黄柏、苍术、白鲜皮各10 g，生甘草6 g。

制法 水煎取药汁。

用法 口服，每日1剂，分2次服。

功效 清热解毒。

适用 脓疱疮。

连翘银花甘草汤

原料 连翘、金银花各15 g，菟丝子、茯苓各10 g，半枝莲、牡丹皮各12 g，甘草6 g。

制法 水煎取药汁。

用法 每日1剂，分2次服。

功效 清热解毒，利湿，益肾活血。

适用 淋病。

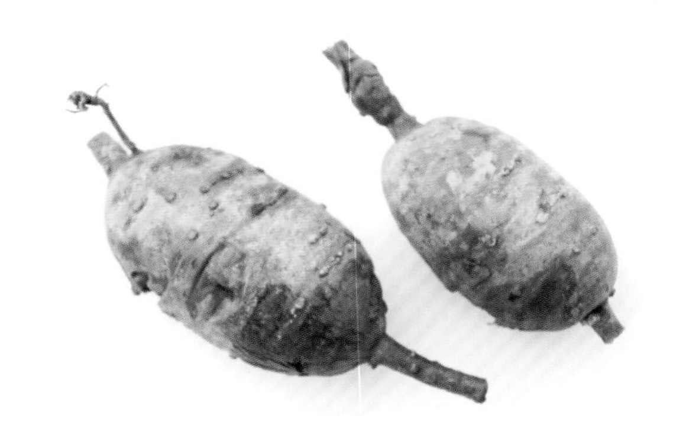

白蔹

别名● **猫儿卵、山地瓜。**

来源● 本品为葡萄科植物白蔹的干燥块根。

原文● 味苦，平。主痈肿疽疮，散结气，止痛除热，目中赤，小儿惊痫，温疟，女子阴中肿痛。一名菟核，一名白草。生山谷。

性味归经● 苦，微寒。归心、胃经。

附方●

发背初起　水调白蔹末，涂之。（《肘后备急方》）

面生粉刺　白蔹二分，杏仁半分，鸡屎白一分，为末，蜜和杂水拭面。（《肘后备急方》）

冻耳成疮　白蔹、黄檗各等份，为末，生油调搽。（《谈野翁方》）

汤火灼伤　白蔹末敷之。（《外台秘要》）

诸物哽咽　白蔹、白芷各等份，为末，水服二钱。（《太平圣惠方》）

铁刺诸哽，刺在肉中及竹木哽在咽中　白蔹、半夏（泡）各等份，为末，酒服半钱，日二服。（《太平圣惠方》）

胎孕不下　白蔹、生半夏各等份，为末，滴水丸梧子大。每榆皮汤下五十丸。（《保命集》）

风痹筋急（肿痛，辗转易常处）　白蔹二分，熟附子一分，为末。每酒服半刀圭，日二服。以身中热行为候，十日便觉。忌猪肉、冷水。（《千金方》）

诸疮不敛　白蔹、赤敛、黄檗各三钱炒研，轻粉一钱，用葱白浆水洗净，敷之。（《瑞竹堂经验方》）

使用提示● 不宜与乌头类药材同用。

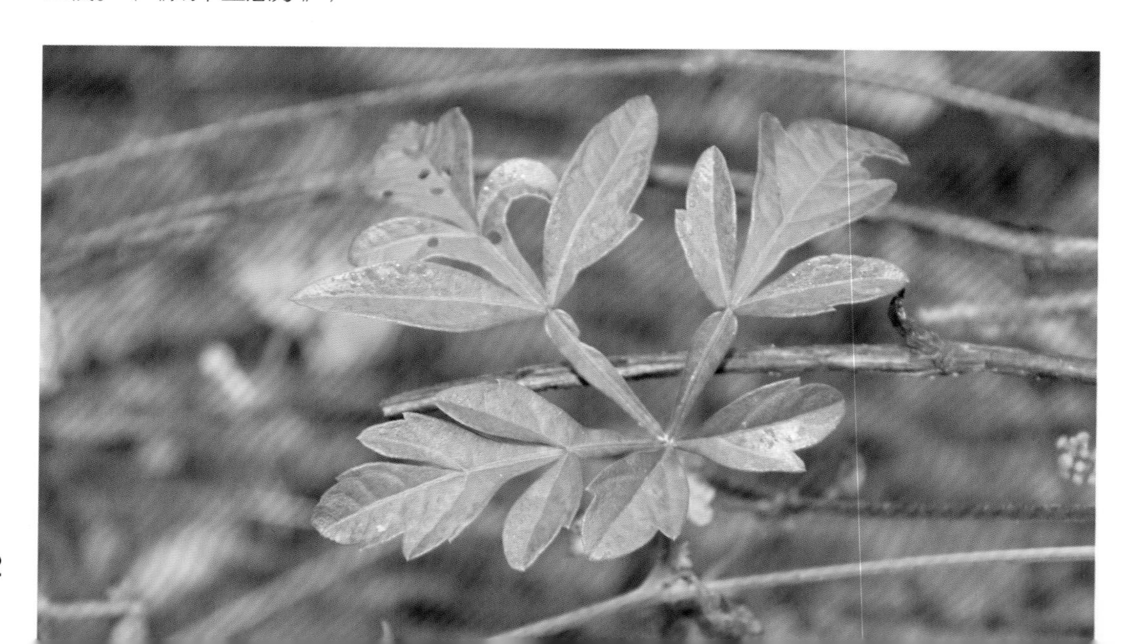

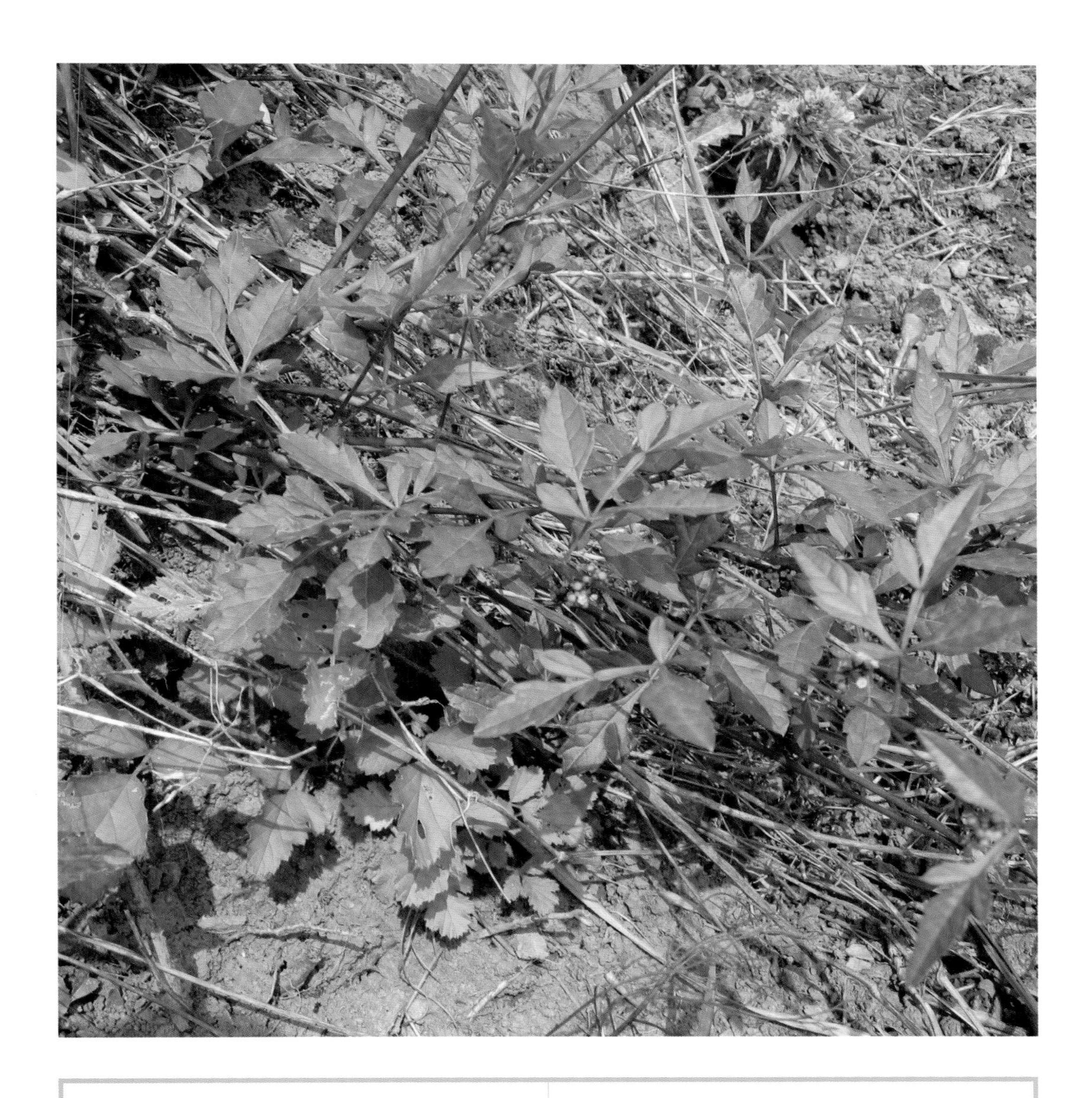

传统药膳

二豆星蔹散

原料 白蔹、天南星各10 g，赤豆、淡豆豉各30 g，鸡蛋清或米醋适量。

制法 取以上几味共研细末，每次取药末适量，用鸡蛋清或米醋调为糊状，备用。

用法 敷于脐部，然后用消毒纱布覆盖，再用胶布固定。

功效 清热解毒，消肿散结。

适用 疮疖感染。

白蔹川柏方

原料 白蔹、川柏各等份。

制法 把以上2味共研细末，用酒调为糊状，备用。

用法 擦敷患处。

功效 解毒生肌，燥湿止痛。

适用 冻疮未溃。

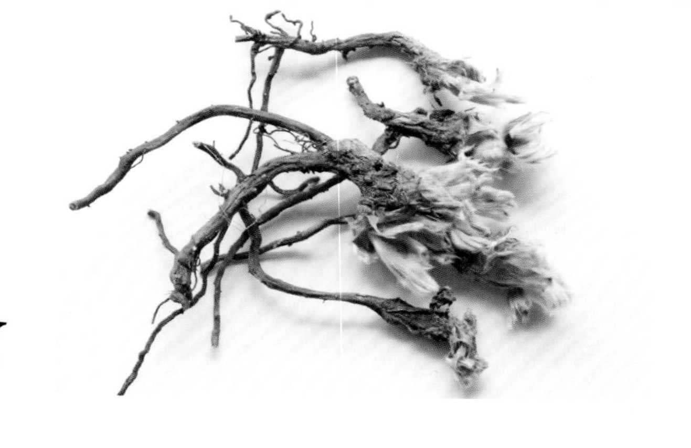

白头翁

别名● 翁草、野丈人、白头公、老翁花、犄角花、胡王使者。

来源● 本品为毛茛科植物白头翁的干燥根。

原文● 味苦，温，无毒。主治温疟狂易，寒热，癥瘕积聚，瘿气，逐血止痛，疗金疮。一名野丈人，一名胡王使者。生川谷。

性味归经● 苦，寒。归胃、大肠经。

附方●

热痢下重 用白头翁二两，黄连、黄檗、秦皮各三两，水七升，煮二升，每服一升，不愈更服。妇人产后痢虚极者，加甘草、阿胶各二两。（《金匮玉函》）

下痢咽痛（春夏病此） 宜用白头翁、黄连各一两，木香二两，水五升，煎一升半，分三服。（《太平圣惠方》）

外痔肿痛 白头翁草根，捣涂之，逐血止痛。（《卫生易简方》）

小儿秃疮 白头翁根捣敷，一宿作疮，半月愈。（《肘后备急方》）

使用提示● 虚寒泻痢者慎服。

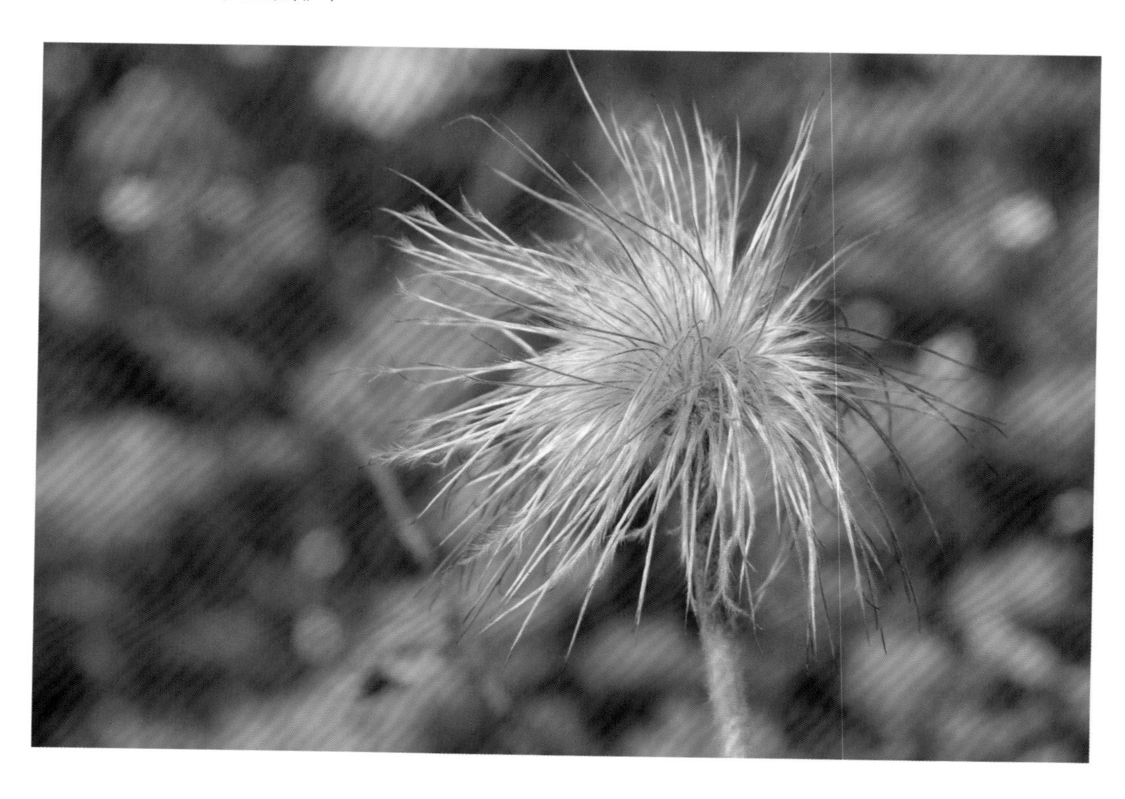

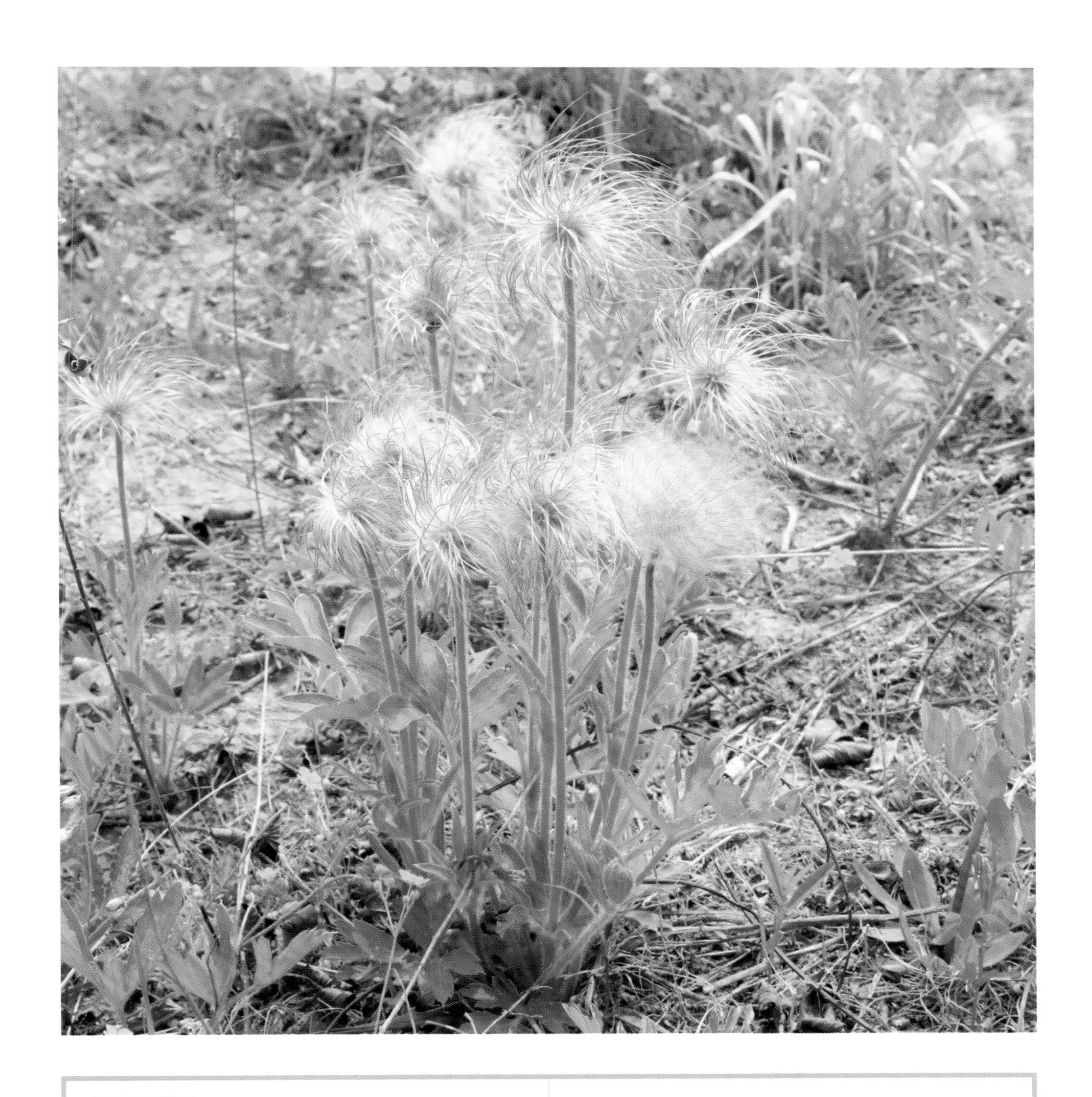

传统药膳

白头翁粥

原料 白头翁50 g，粳米100 g。

制法 白头翁加水适量煎汁备用。粳米淘洗干净，如常法制粥，待粥将成，加入白头翁药汁，加糖再煮一二沸即可服用。

用法 早餐食用。

功效 清热利湿，健脾止泻。

适用 肠道疫毒。

白头翁酒

原料 白头翁250 g，白酒1000 ml。

制法 白头翁洗净，剪成寸段，用白酒浸泡，装坛内密封，隔水煎煮数沸，取出后放地上阴凉处2～3日，然后开坛，捞出白头翁，将酒装瓶密封备用。

用法 早、晚食后1小时各服1次，每次饮1～2盅。

功效 治瘰疬。

适用 瘰疬溃后、脓水清稀、久不收口。

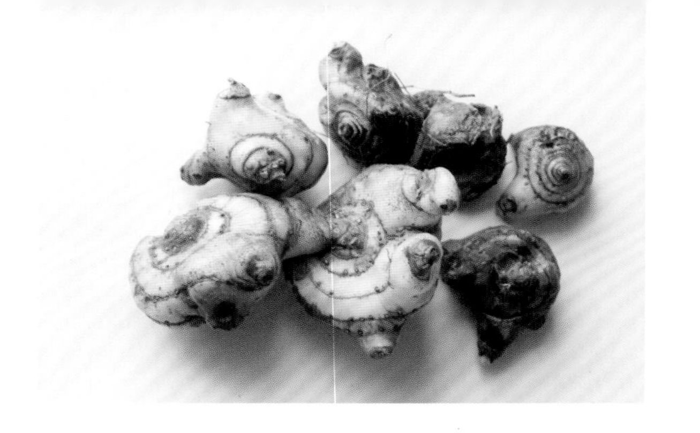

白及

别名● 白根、羊角七。

来源● 本品为兰科植物白及的干燥块茎。

原文● 味苦，平。主痈肿恶疮败疽，伤阴，死肌，胃中邪气，贼风鬼击，痱缓不收。一名甘根，一名连及草。生川谷。

性味归经● 苦、甘、涩，微寒。归肺、肝、胃经。

附方●

鼻衄不止 津调白及末，涂山根上，仍以水服一钱，立止。（《经验方》）

重舌鹅口 白及末，乳汁调涂足心。（《太平圣惠方》）

疔疮肿毒 白及末半钱，以水澄之，去水，摊于厚纸上贴之。（《袖珍方》）

跌打骨折 酒调白及末二钱服，其功不减自然铜、古铢钱也。（《永类钤方》）

刀斧伤损 白及、石膏煅各等份，为末，掺之，亦可收口。（《济急仙方》）

一切疮疖痈疽 白及、芙蓉叶、大黄、黄柏、五倍子。上为末，用水调搽四周。（《保婴撮要》铁箍散）

汤火伤灼 白及末油调敷之。（《赵真人方》）

使用提示● 不宜与乌头类药材同用。

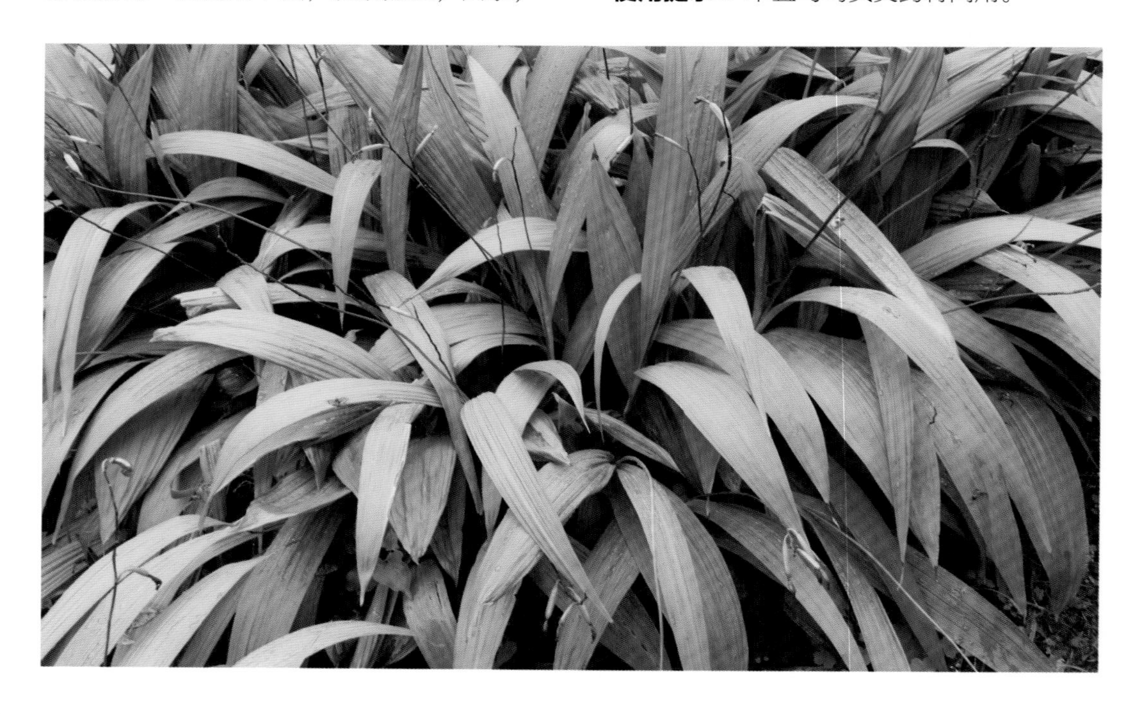

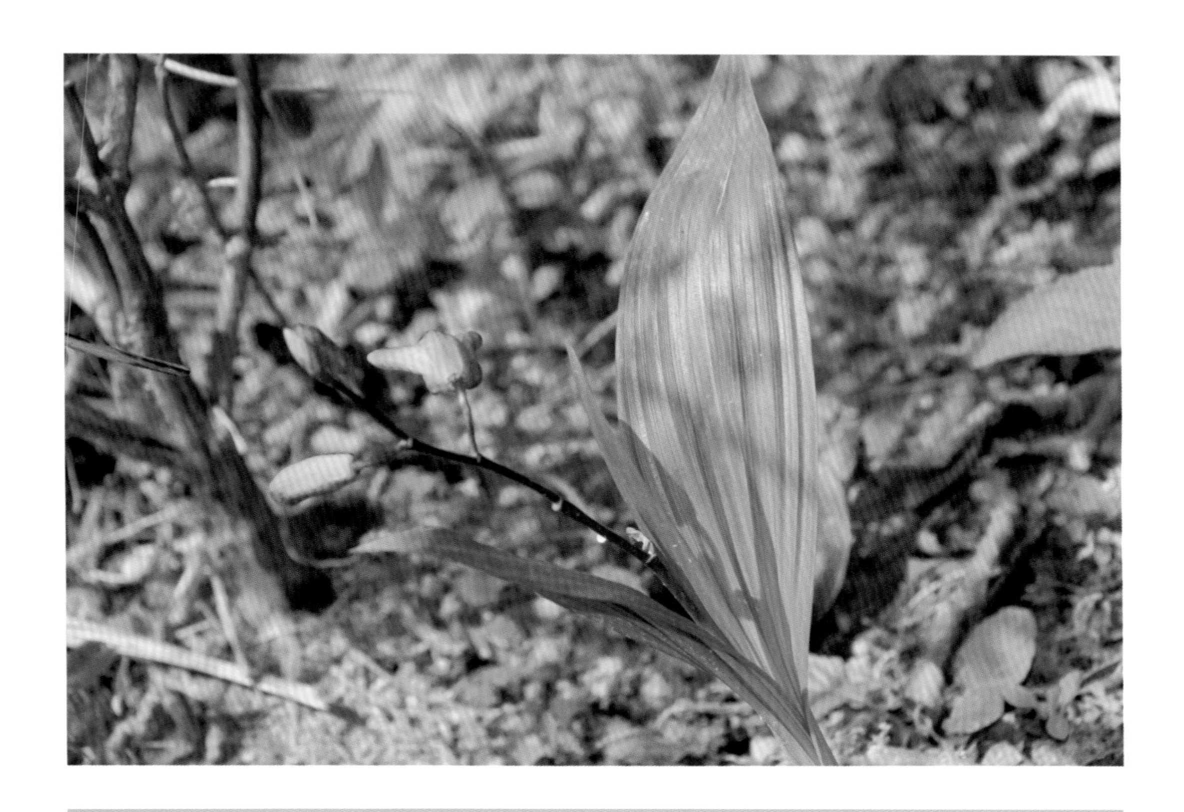

传统药膳

白及粥

原料 白及粉15 g，蜂蜜25 ml，糯米100 g，大枣5枚。

制法 用糯米、大枣、蜂蜜加水煮粥至将熟时，将白及粉入粥中，改小火稍煮片刻，待粥汤稠黏时即可。

用法 每日2次，温热食，10日为1个疗程。

功效 补肺止血，养胃生肌。

适用 肺胃出血病，包括肺结核、支气管扩张、胃及十二指肠溃疡出血等。

白及蛋羹

原料 白及3 g，鸡蛋1个，食盐适量。

制作 将鸡蛋打入碗内，加适量清水、食盐；再将白及研为细面，亦倒入碗内，共同搅拌均匀，上笼蒸5分钟左右即可。

用法 每晨服1次。

功效 养肺止血。

适用 肺痨咯血。

白及末煨鸡蛋

原料 白及3 g，鸡蛋1个，百合、玉竹各9 g。

制法 将白及研成细末，把鸡蛋打一个小洞，放入药末，用筷子搅匀，以湿草纸把洞封固，外面再包4～5层湿草纸，然后放入热灰中将鸡蛋煨熟，剥去外壳即可食用。另将玉竹、百合煎汤，备用。

用法 每日吃鸡蛋1个，用玉竹百合汤送服。

功效 益阴，清热，止血。

适用 阴虚火旺所致的倒经。

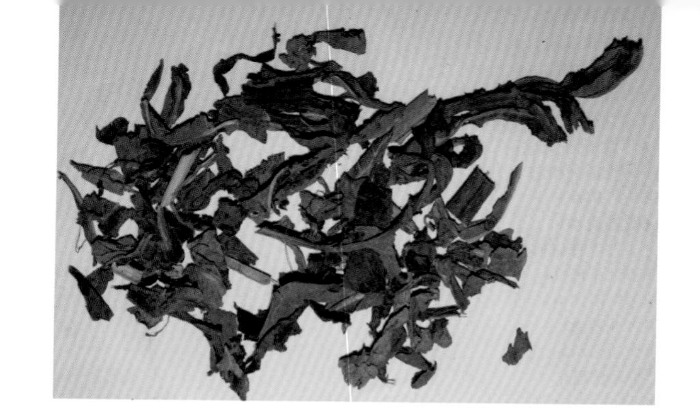

败酱

别名 败酱草。

来源 本品为败酱草科植物黄花龙芽、白花败酱的干燥带根全草。

原文 味苦，平。主暴热火疮，赤气，疥瘙疽痔，马鞍热气。一名鹿肠。生川谷。

性味归经 辛、苦，凉。归胃、大肠、肝经。

附方

腹痛有脓 用薏苡仁十分，附子二分，败酱五分，捣为末。每以方寸匕，水二升，煎一升，顿服。小便当下，即愈。（《金匮玉函》）

产后恶露（七八日不止） 败酱、当归各六分，续断、芍药各八分，川芎、竹茹各四分，生地黄炒十二分，水二升，煮取八合，空心服。（《外台秘要》）

产后腰痛（乃血气流入腰腿，痛不可转者） 败酱、当归各八分，川芎、芍药、桂心各六分，水二升，煮八合，分二服。忌葱。（《广济方》）

产后腹痛（如锥刺者） 败酱草五两，水四升，煮二升，每服二合，日三服，良。（《卫生易简方》）

蠼螋尿疮，绕腰者 败酱煎汁涂之，良。（《产乳书》）

使用提示 脾胃虚弱者及孕妇慎服。

传统药膳

败酱草煮鸡蛋

原料 败酱草500 g，鲜鸡蛋2个，清水适量。

制法 先将败酱草加水适量制成败酱卤，再取败酱卤300 ml，放入鸡蛋煮熟。

用法 喝汤吃蛋，每日1次。

功效 清热解毒，祛瘀消肿。

适用 面部、身体微肿。

利胆排石茶

原料 金钱草、败酱草、茵陈各30 g，白糖适量。

制法 将上味药放入锅中，加清水1000 ml，沸煮后改用小火煮30分钟，滤去渣，在汁中加白糖即可。

用法 代茶频饮。

功效 解郁消食。

适用 胆结石症。

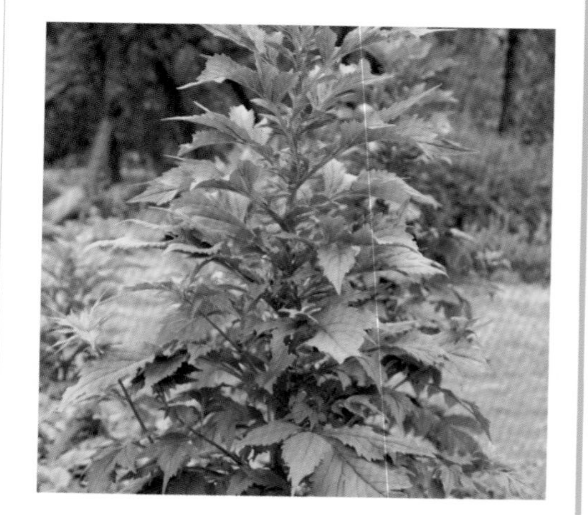

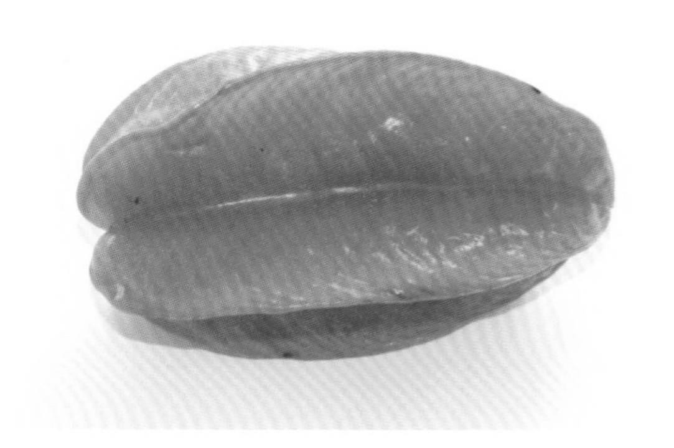

羊桃

别名 杨桃、鬼桃、洋桃、五敛子、五棱子、蜜桃杨。

来源 本品为酢浆草科植物阳桃的果实。

原文 味苦，寒。主熛热身暴赤色，风水积聚，恶疡，除小儿热。一名鬼桃，一名羊肠。生川谷。

性味归经 甘、酸，寒。归脾、胃经。

附方

伤寒变慝、四肢烦疼、不食多睡 羊桃十斤捣熟，浸热汤三斗，日正午时，入坐一炊久。不过三次愈。（《千金方》）

伤寒毒攻、手足肿痛 羊桃煮汁，入少盐渍之。（《肘后备急方》）

蜘蛛咬毒 羊桃叶捣，敷之，立愈。（《备急方》）

使用提示 多吃容易腹泻，会影响食欲及消化吸收力。如果用来制作健康料理，切忌冰凉食用。肾脏病患者慎用。

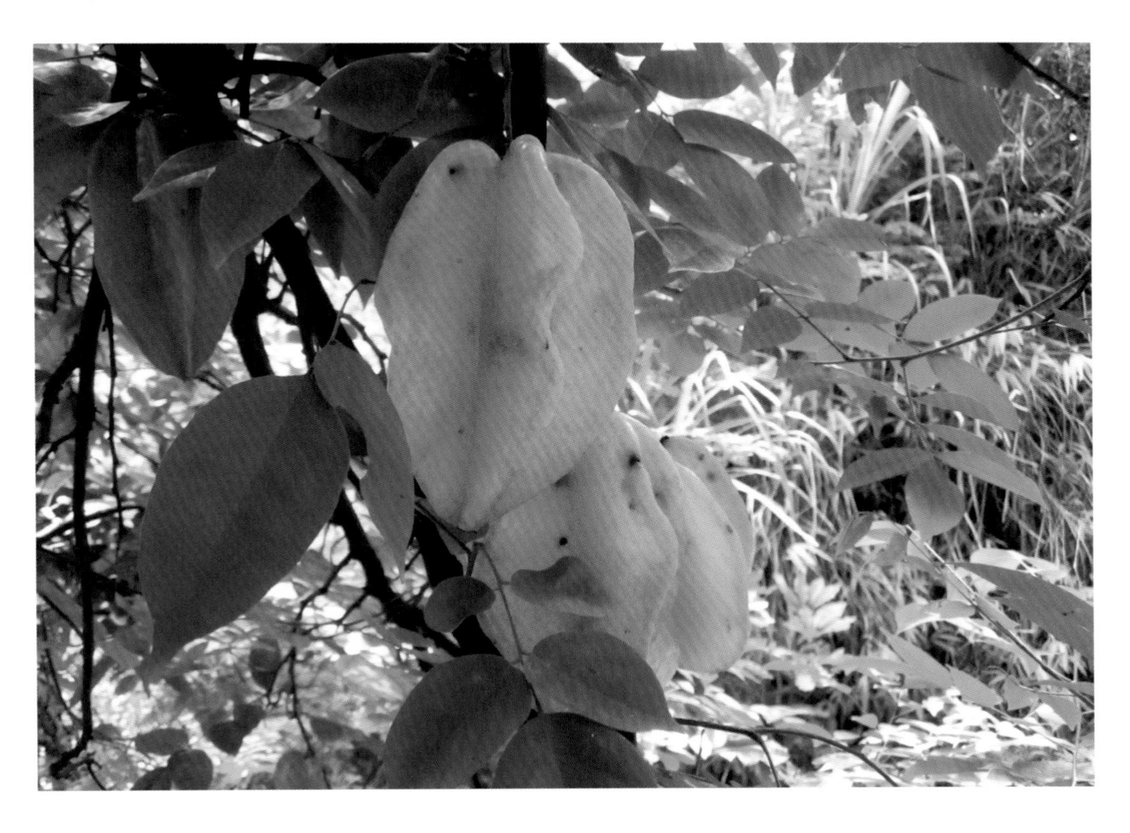

传统药膳

羊桃蜜饮

原料 羊桃3 ~ 5个，蜂蜜适量。

制法 将羊桃洗净、切碎，放入砂锅内，倒入适量清水和蜂蜜，煎取汤汁为饮。

用法 每日早、晚各1次。

功效 清热解毒，生津利水。

适用 石淋等。

鲜羊桃饮

原料 羊桃适量。

制法 将鲜羊桃切碎、捣烂。

用法 以凉开水冲服，每日2或3次，每次1 ~ 2个。

功效 祛风热，利小便。

适用 骨节风痛、小便涩热、热毒、痔疮出血等。

窈窕羊桃汁

原料 羊桃1个，苹果1个，哈密瓜100 g，柠檬1/4个。

制法 将所有材料洗净，羊桃切成小块；苹果削皮去籽，切成小块；哈密瓜去皮，切成小块；柠檬榨汁，备用。将所有材料放入果汁机中榨成汁即可。

用法 不拘时随意饮用。

功效 美颜瘦身。

适用 肥胖。

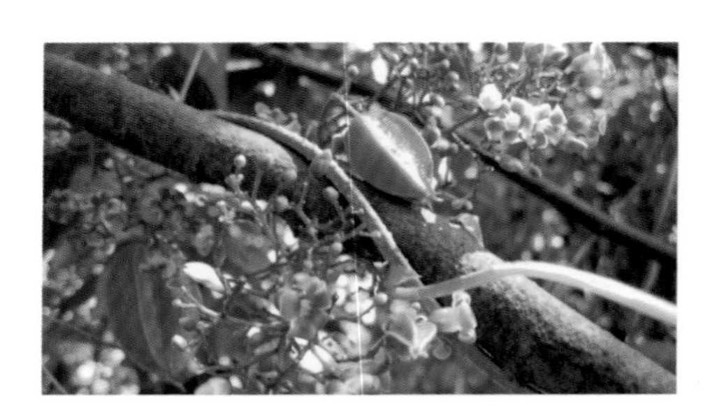

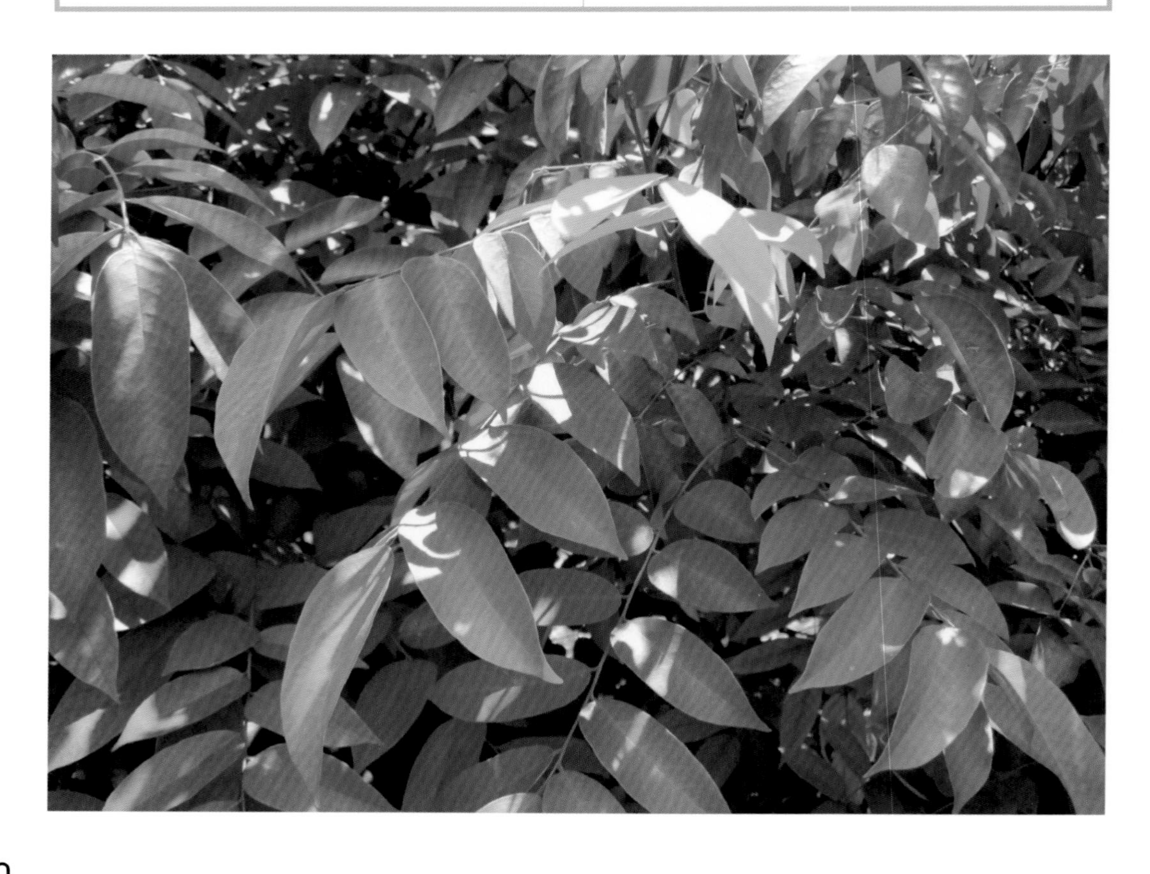

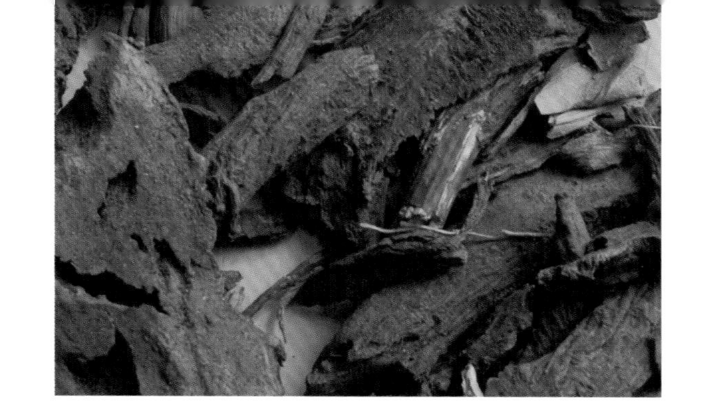

羊蹄

别名 鬼目、土大黄、牛舌头、鸡脚大黄。

来源 本品为蓼科植物羊蹄的根。

原文 味苦，寒。主头秃疥瘙，除热，女子阴蚀。一名东方宿，一名连虫陆，一名鬼目。生川泽。

性味归经 苦、酸，寒，有小毒。归心、肝、大肠经。

附方

大便卒结 羊蹄根一两，水一大盏，煎六分，温服。（《太平圣惠方》）

肠风下血 羊蹄根（洗切），用连皮老姜各半盏，同炒赤，以无灰酒淬之，碗盖少顷，去滓，任意饮。（《永类方》）。

疬疡风驳 羊蹄草根，于生铁上磨好醋，旋旋刮涂。入硫黄少许，更妙。日日用之。（《太平圣惠方》）

头风白屑 羊蹄草根曝干杵末，同羊胆汁涂之，永除。（《太平圣惠方》）

头上白秃 独根羊蹄，勿见妇女、鸡犬、风日，以陈醋研如泥，生布擦赤敷之，日一次。（《肘后备急方》）

癣久不瘥 羊蹄根杵绞汁，入轻粉少许，和如膏，涂之。三五次即愈。（《简要济众方》）

癣（经年者） 羊蹄根独生者，捣三钱，入川百药煎二钱，白梅肉擂匀，以井华水一盏，滤汁澄清，日明空心服之，不宜食热物，其滓抓破擦之，三次即愈。（《永类钤方》）

细癣 羊蹄根五升，桑紫灰汁煮四五沸，取汁洗之，仍以羊蹄汁和矾末涂之。（《千金方》）

漏瘤湿癣（浸淫日广，痒不可忍，愈后复发，出黄水） 羊蹄根，捣和大醋，洗净涂上，一时以冷水洗之，日一次。（《千金翼》）

疥疮有虫 羊蹄根捣，和猪油，入盐少许，日涂之。（《外台秘要》）

使用提示 脾胃虚寒、泄泻不食者切勿入口。

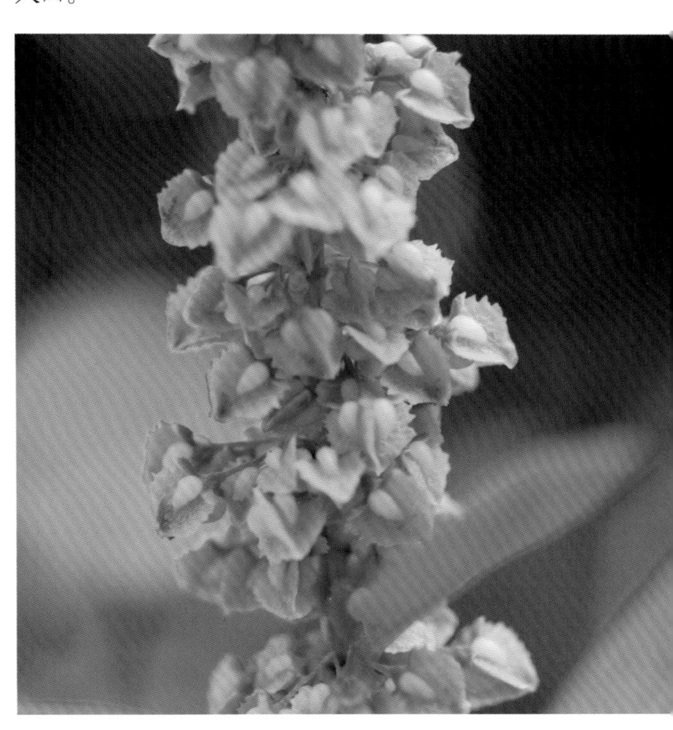

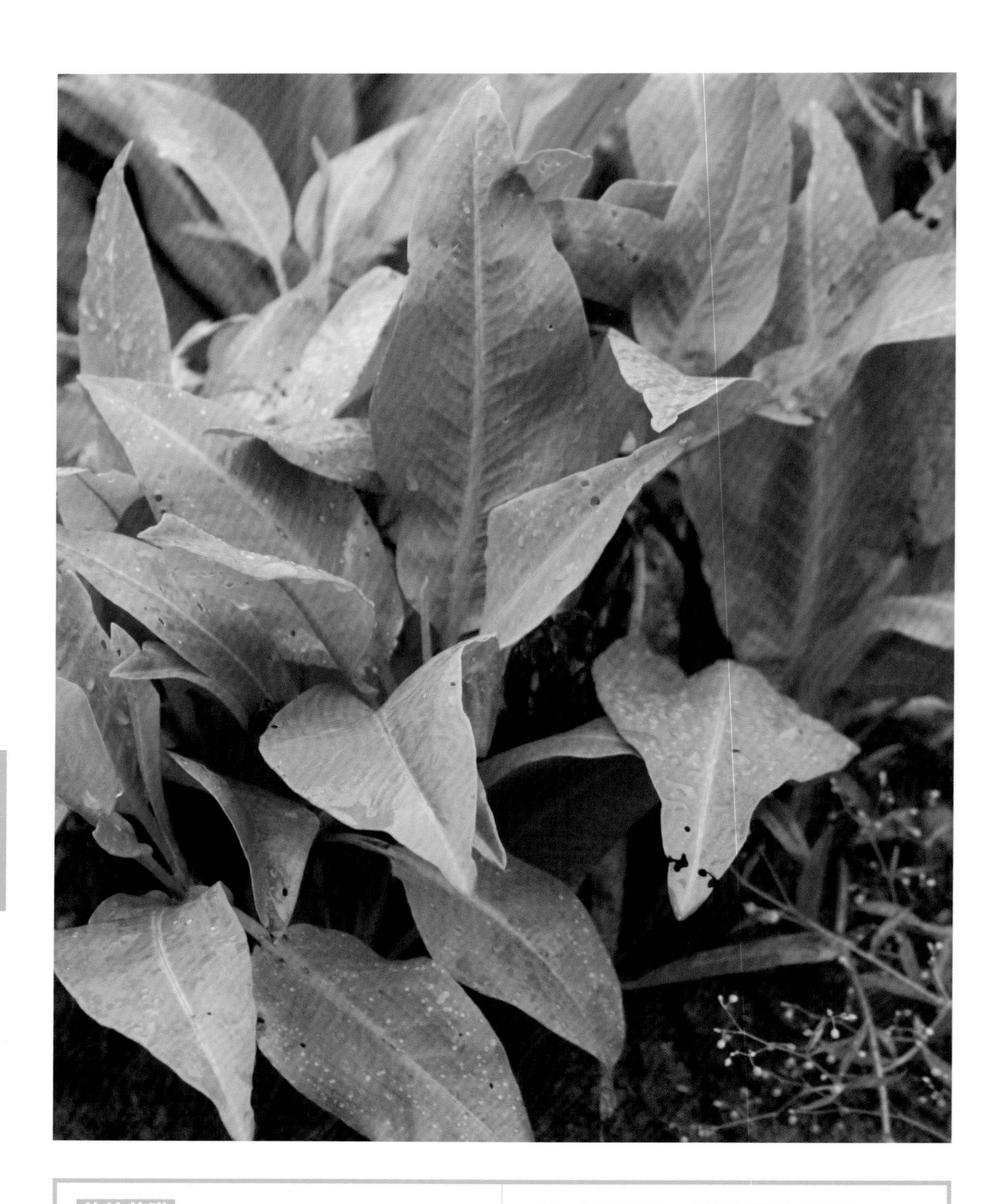

传统药膳

羊蹄根煮肉

原料 羊蹄根24～30 g，猪肉（较肥）120 g。

制法 将猪肉切块，与羊蹄根共入砂锅内，加入清水，煮至极烂时去药渣。

用法 吃肉喝汤。

功效 清热，通便，止血，补虚。

适用 内痔便血。

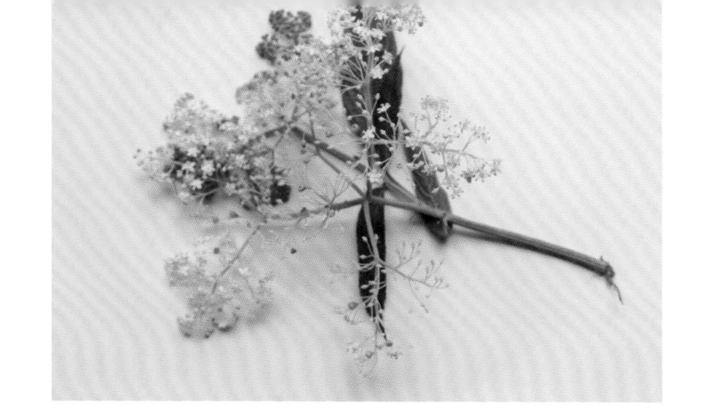

陆英

别名 接骨草、排风藤、七叶莲。

来源 本品为忍冬科植物陆英的茎叶。

原文 味苦，寒。主骨间诸痹，四肢拘挛疼酸，膝寒痛，阴痿，短气不足，脚肿。生川谷。

性味归经 甘，微苦，平。归肝、肾经。

附方

骨折 鲜陆英根，加鲜苦参根等量，入黄酒捣烂裹敷伤处，外夹以杉树栓皮，固定，每日一次。（《本草图经》）

咳嗽 鲜陆英茎叶一两，炖猪肉服。（《世医得效方》）

挫伤、扭伤 陆英全草，加盐适量捣烂，外敷伤处。（《证类本草》）

流行性腮腺炎 陆英鲜全草，捣烂外敷患处。（《千金方》）

闭经 陆英鲜全草一至二两，水煎，冲黄酒、红糖服。（《济生方》）

肺结核发热、咳嗽 陆英鲜全草一至二两，水煎服。（《御药院方》）

使用提示 孕妇忌服。

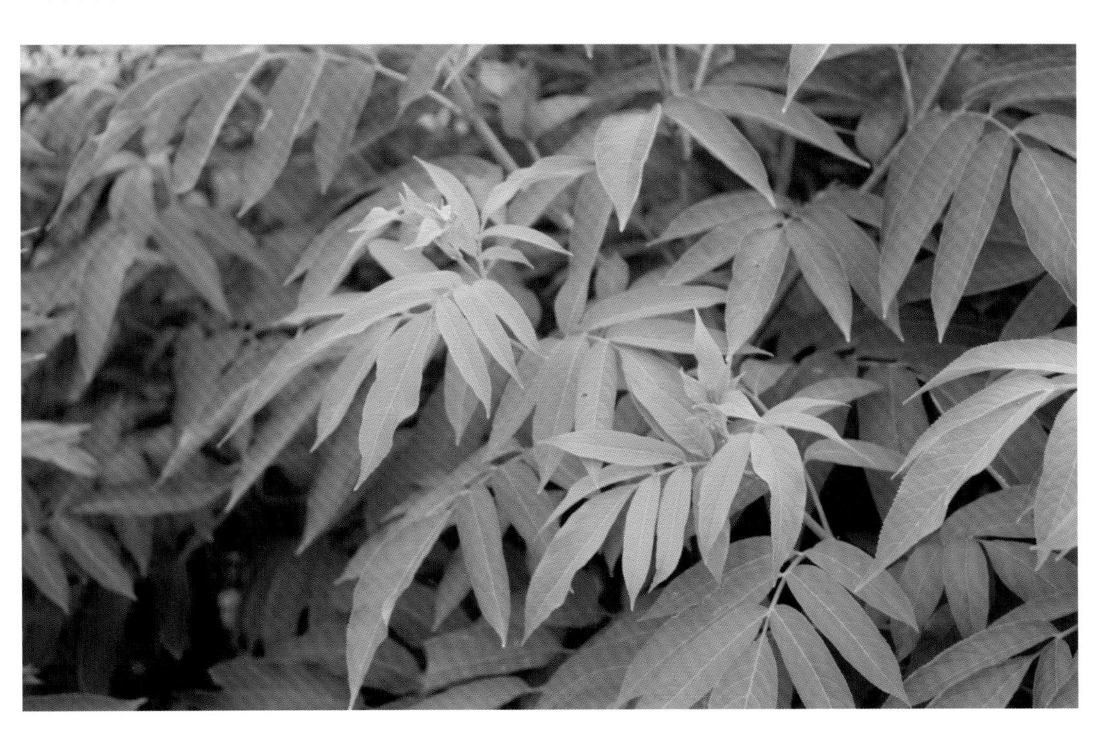

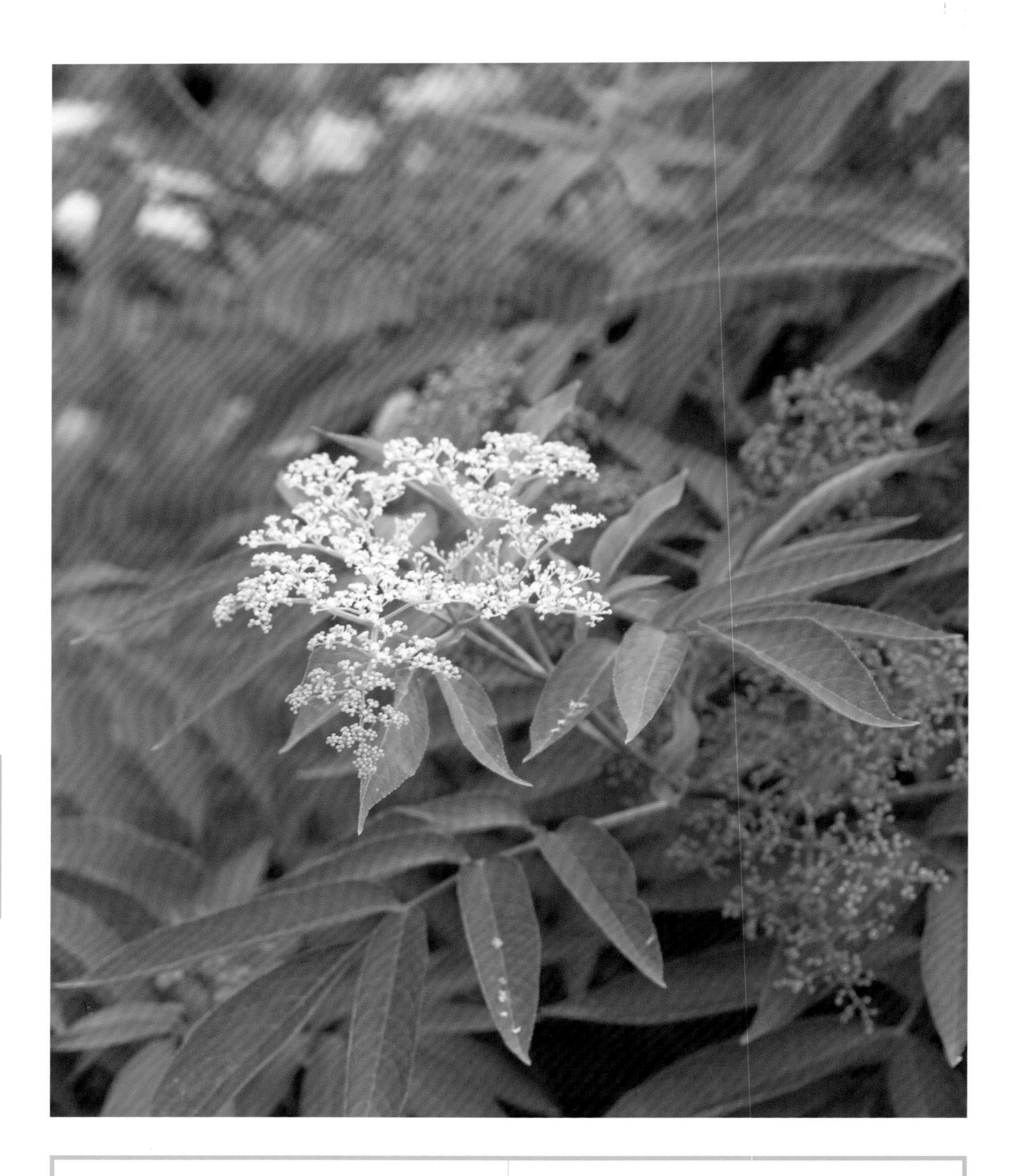

传统药膳

陆英酒

原料 陆英叶500 g，乙醇少许。

制法 将新鲜陆英叶捣烂，加乙醇，炒至略带黄色。然后小火煎6～8小时，挤出药汁过滤，配成45%乙醇浓度的药酒500 ml（1：1浓度）便可应用。也可将陆英叶量加倍，按上法制成2：1浓度。

用法 每日1剂，每次10 ml。

功效 消肿止痛，使患处末梢血管扩张，促进骨痂生长。

适用 骨折。

夏枯草

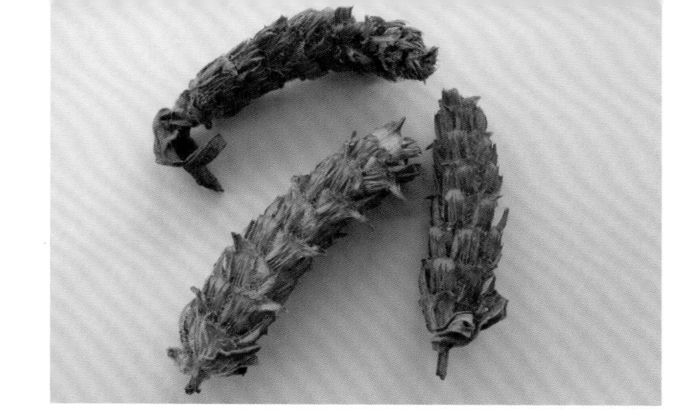

别名 铁色草、羊肠菜、白花草。

来源 本品为唇形科植物夏枯草的干燥果穗。

原文 味苦，辛寒。主寒热瘰疬，鼠瘘头疮，破癥，散瘿结气，脚肿湿痹。轻身。一名夕句，一名乃东。生川谷。

性味归经 辛、苦，寒。归肝、胆经。

附方

明目补肝（肝虚目睛痛，冷泪不止，筋脉痛，羞明怕日） 夏枯草半两，香附子一两，为末。每服一钱，腊茶汤调下。（《简要济众》）

赤白带下 夏枯草，花开时采，阴干为末，每服二钱，米饮下，食前。（《徐氏家传方》）

血崩不止 夏枯草为末，每服方寸匕，米饮调下。（《太平圣惠方》）

汗斑白点 夏枯草煎浓汁，日日洗之。（《乾坤生意》）

瘰疬马刀（不问已溃未溃，或日久成漏） 夏枯草六两，水二钟，煎七分，食远温服。虚甚者，则煎汁熬膏服。并涂患处，兼以十全大补汤加香附、贝母、远志，尤善。此物生血，乃治瘰疬之圣药也。其草易得，其功甚多。（《薛己外科经验方》）

使用提示 脾胃虚弱者慎服。

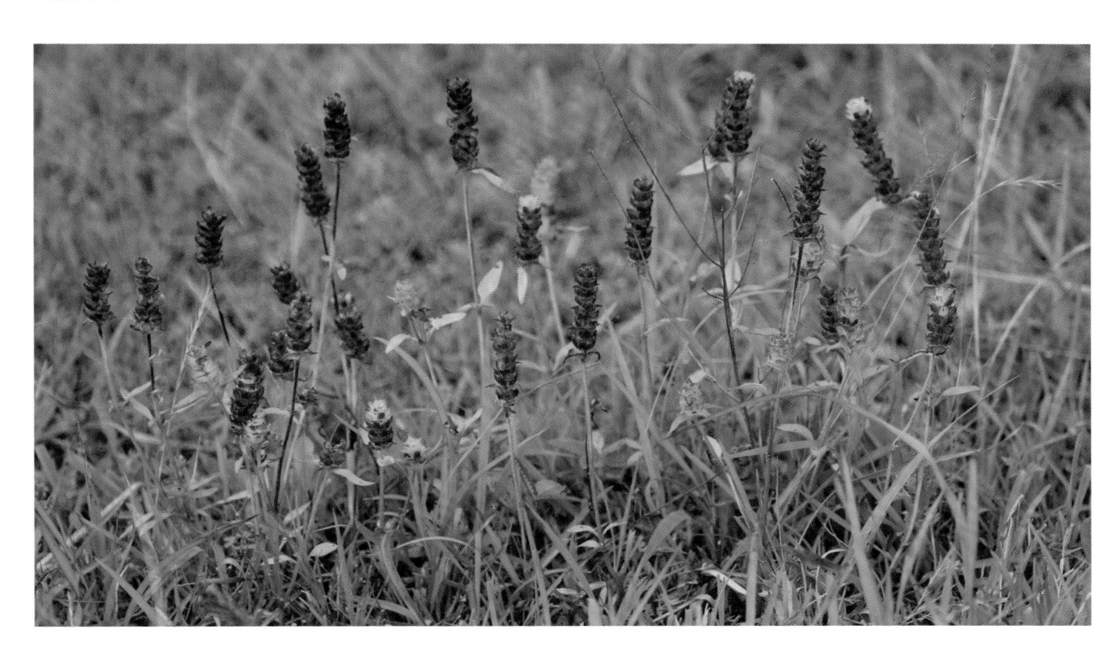

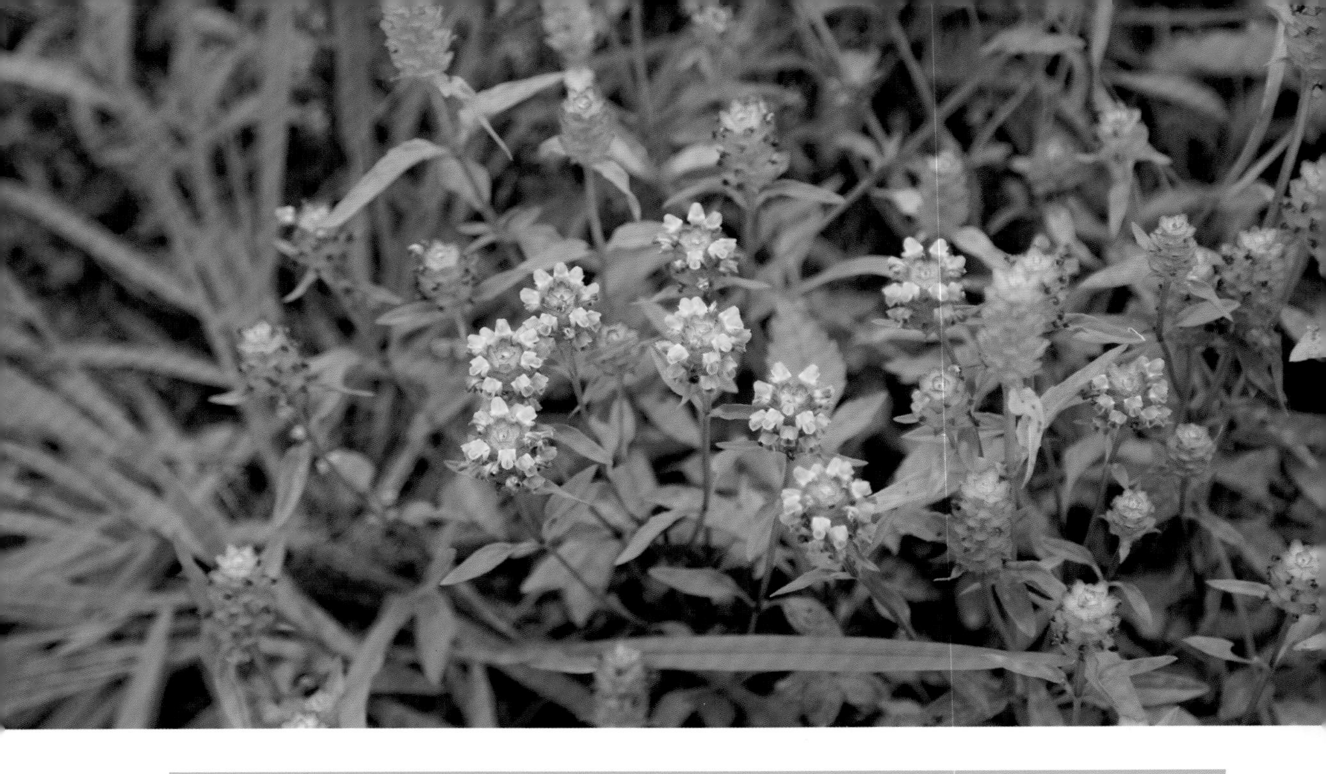

传统药膳

夏枯草猪瘦肉汤

原料　夏枯草15 ~ 25 g，瘦肉50 g。

制法　夏枯草洗净用布包，瘦肉切片，共煮汤，肉熟后去夏枯草。

用法　饮汤吃瘦肉，每日1次。

功效　清肝火，平肝阳。

适用　高血压病。

夏枯草粥

原料　夏枯草10 g，粳米50 g，冰糖少许。

制法　夏枯草洗净，入砂锅内煎煮，去渣取汁；粳米洗净，入药汁中，粥将熟时放入冰糖调味。

用法　每日2次，温热食用。

功效　清肝，散结，降血压。

适用　瘰疬、乳痈、头目眩晕、肺结核、急性黄疸型肝炎等。

夏枯草鸡蛋

原料　夏枯草50 g，鸡蛋1个，香油适量。

制法　将新鲜夏枯草洗净、切碎，放在碗内，将鸡蛋打碗内拌匀，然后锅内放入香油，把夏枯草、鸡蛋放入，炒熟即成。

用法　每日1剂。

功效　清热泻火。

适用　风热火邪引起的结膜炎、角膜炎。

枯草降压茶

原料　夏枯草10 g，车前草12 g。

制法　将上味药洗净，放入茶壶中，用沸水冲泡。

用法　代茶频饮。

功效　清热利水，降血压。

适用　高血压、头晕目眩、头痛症。

夏枯草茶

原料　夏枯草30 g（鲜品50 g）。

制法　夏枯草洗净放入锅内，加水500 ml，煎取药汁300 ml。

用法　每次100 ml，每日3次。

功效　清热平肝。

适用　风火上攻引起的头痛。

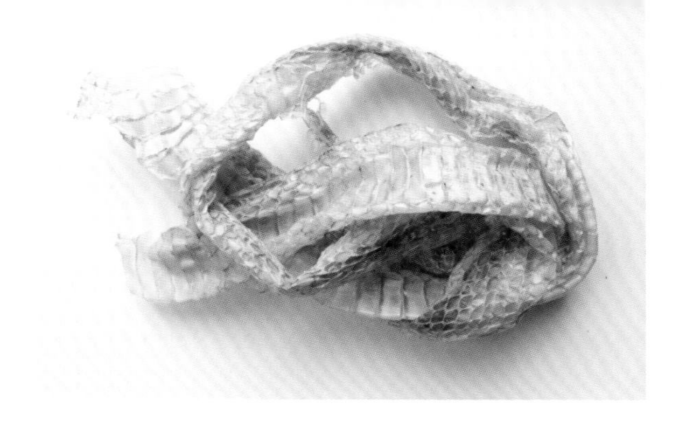

蛇蜕

别名 蛇皮。

来源 本品为游蛇科动物黑眉锦蛇、锦蛇或乌梢蛇等蜕下的干燥表皮膜。

原文 味咸，平。主小儿百二十种惊痫，瘈疭，癫疾，寒热，肠痔，虫毒，蛇痫。火熬之良。一名龙子衣，一名蛇符，一名龙子单衣，一名弓皮。生山谷。

性味归经 咸、甘，平。归肝经。

附方

喉痹（小儿喉痹肿痛） 蛇蜕适量，烧末，以乳汁服一钱。（《食医心镜》）

小儿木舌 蛇蜕烧灰，乳和服少许。（《千金方》）

小儿重腭 并用蛇蜕灰，醋调敷之。（《太平圣惠方》）

小儿口噤（不能开合饮食，不语即死） 蛇蜕烧灰，拭净敷之。（《千金方》）

小儿解颅 蛇蜕熬末，以猪颊车髓和，涂之，日三四易。（《千金方》）

小儿月蚀 并用蛇蜕烧灰，腊猪脂和，敷之。（《肘后备急方》）

卒生翳膜 蛇蜕皮一条，洗晒细剪，以白面和作饼，炙焦黑色，为末。食后温水服一钱，日二次。（《太平圣惠方》）

漏疮血水不止 蛇皮（焙焦）、五倍子、龙骨各一钱半，续断五钱。上为末，入麝香少许，津唾调敷。（《丹溪心法》蛇蜕散）

肿毒无头 蛇蜕灰，猪脂和涂。（《肘后备急方》）

石痈无脓（坚硬如石） 用蛇蜕皮贴之，经宿便愈。（《圣济总录》）

恶疮似癞（十年不瘥者） 全蜕一条烧灰，猪脂和敷。仍烧一条，温酒服。（《千金方》）

陷甲入肉 用蛇蜕（烧）一具，烧灰，雄黄一弹丸，同研末。先以温浆洗疮，针破贴之。（《初虞世方》）

癣疮 烧蛇蜕一具，酒服。（《千金方》）

使用提示 孕妇忌服，畏慈石。

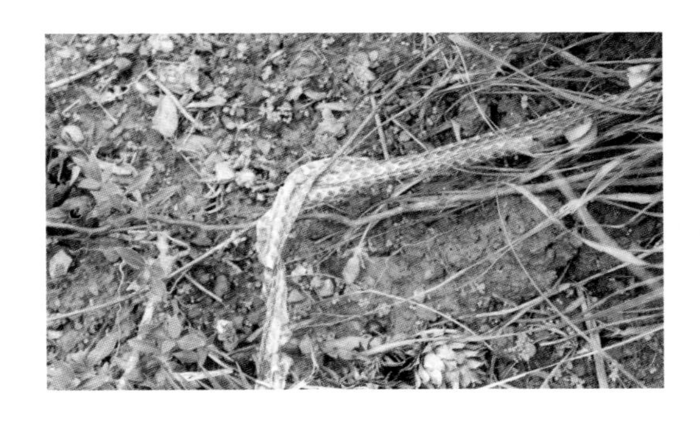

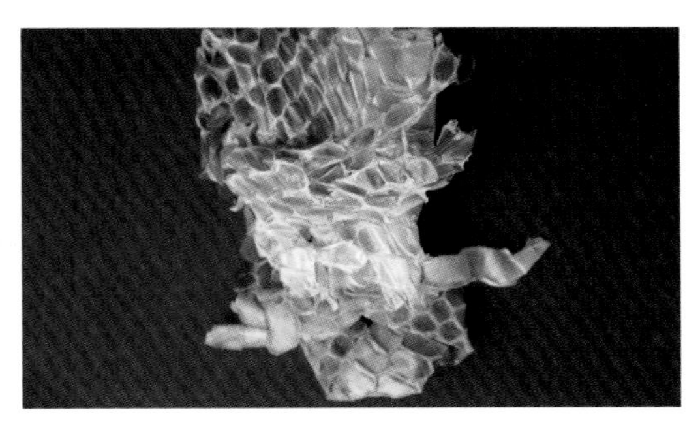

传统药膳

蛇蜕炒葱白

原料 蛇蜕（拇指粗）3 cm，葱白9 cm。

制法 将上药切碎，炒熟，夹在馒头内食用。此为10岁儿童1次量。

用法 每日1次。

功效 祛风，消肿，散结。

适用 流行性腮腺炎。

蛇蜕炒鸡蛋

原料 蛇蜕10 g，鸡蛋150 g，植物油10 ml，盐1 g。

制法 将蛇蜕洗净后细细切碎，再将鸡蛋打入碗内，加入蛇蜕碎末及细盐，一并反复搅拌。在锅内加入油，油热后加入蛇蜕末、细盐和鸡蛋，炒熟即可。

用法 每日1剂。

功效 祛风，消肿。

适用 小儿流行性腮腺炎。

蛇蜕散酒

原料 蛇蜕一尺七寸，好酒一盏。

制法 将上味烧令黑，细研，以好酒一盏调匀。

用法 微温顿服，未甚效更服。

功效 清热解毒，祛风消肿。

适用 儿吹奶疼肿。

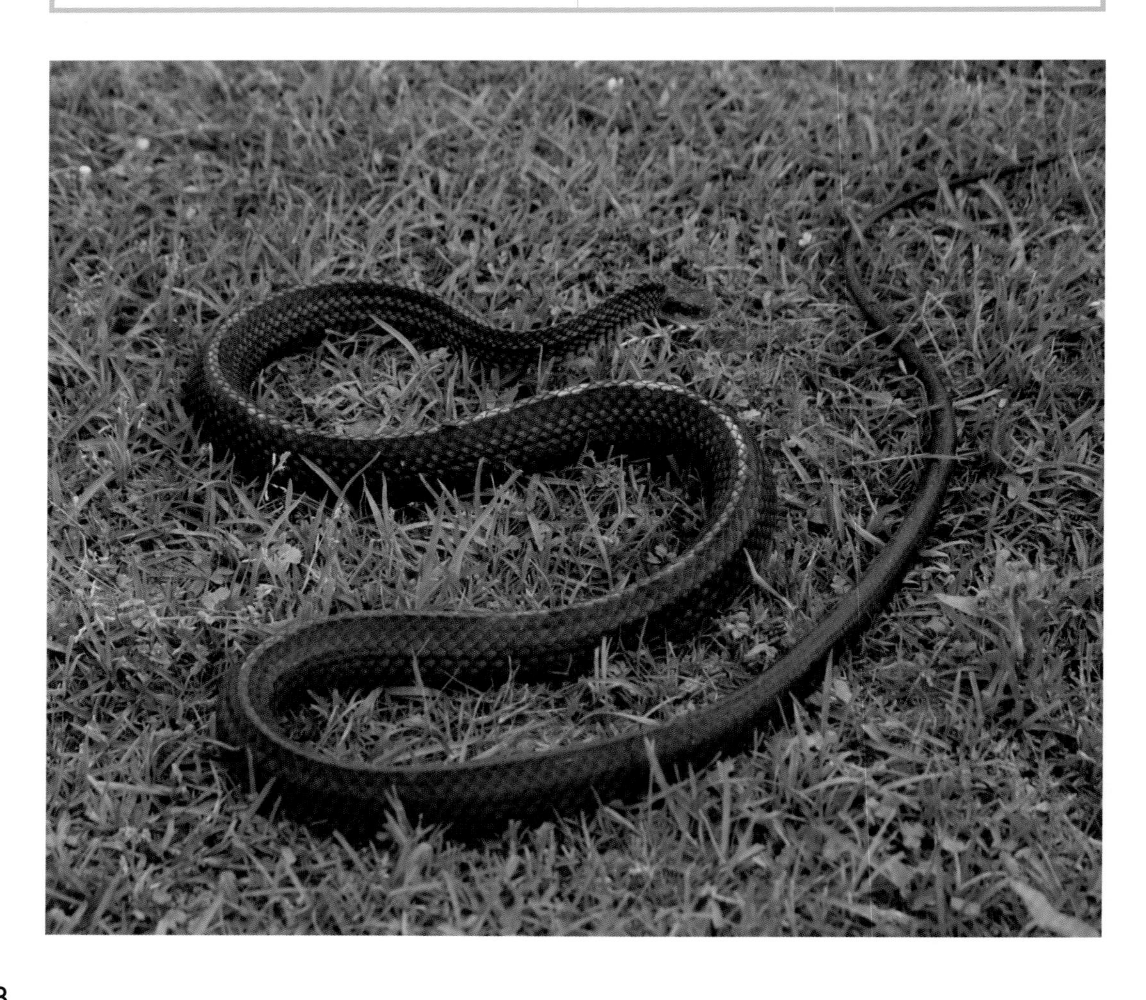

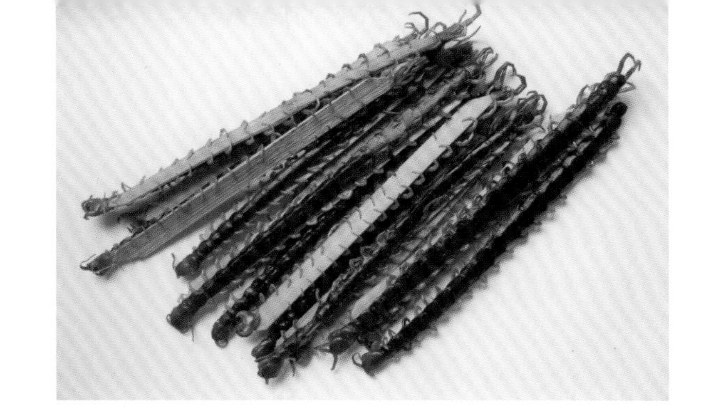

蜈蚣

别名 日龙、百足虫、千足虫。

来源 本品为蜈蚣科动物少棘巨蜈蚣的干燥体。

原文 味辛，温。主鬼注蛊毒，啖诸蛇虫鱼毒，杀鬼物老精，温疟，去三虫。生川谷。

性味归经 辛，温，有毒。归肝经。

附方

便毒初起 黄脚蜈蚣一条，瓦焙存性，为末。酒调服，取汗即散。（《济生秘览》）

小儿急惊 蜈蚣一条全者，去足，炙为末，丹砂、轻粉各等份，研匀，阴阳乳汁和，丸绿豆大，每岁一丸，乳汁下。（《太平圣惠方》）

痔疮疼痛 用赤足蜈蚣，焙为末，入片脑少许，唾调敷之。（《直指》）

丹毒瘤肿 蜈蚣一条，白矾一皂子大，雷丸一个，百部二钱，研末，醋调敷之。（《本草衍义》）

瘰疬溃疮 茶、蜈蚣二味，炙至香熟，捣筛为末，先以甘草汤洗净，敷之。（《枕中方》）

小儿秃疮 大蜈蚣一条，盐一分，入油内浸七日，取油搽之，极效。（《海上方》）

腹大如箕 用蜈蚣三五条，酒炙研末，每服一钱，以鸡子二个，打开入末在内，搅匀纸糊，沸汤煮熟食之，日一服，连进三服。（《活人心统》）

破伤中风 蜈蚣研末擦牙，追去涎沫。（《本草图经》）

脚肚转筋 蜈蚣烧，猪油和敷。（《肘后备急方》）

女人趾疮（甲内恶肉突出不愈） 蜈蚣一条，焙研敷之。外以南星末，醋和敷四围。（《医方摘要》）

使用提示 孕妇禁用。

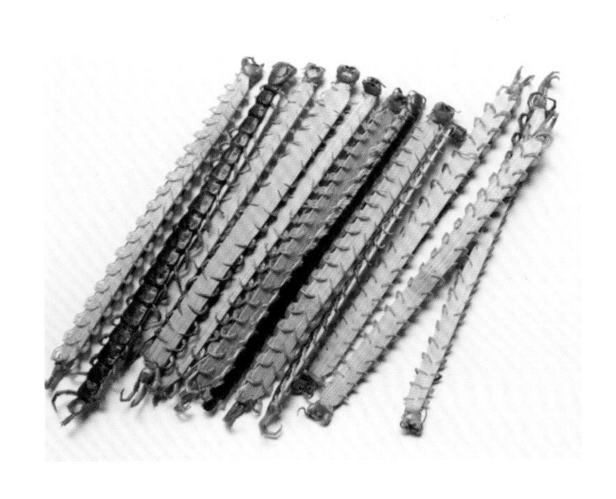

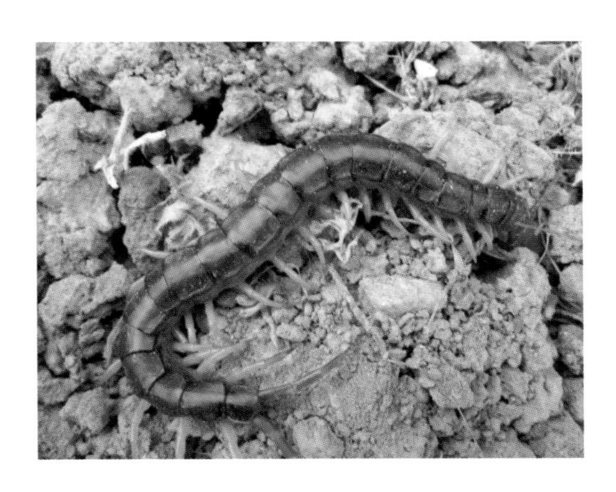

传统药膳

蜈蚣炖泥鳅

原料 蜈蚣2条，泥鳅4条，豆腐干300 g，黄酒、醋、葱末、味精、盐、姜各适量。

制法 将泥鳅洗净，除去内脏，切成段。将豆腐干切成块状，与泥鳅、蜈蚣共放在砂锅内，投入适量盐、醋和少许姜片，加盖，置于小火上炖，待泥鳅炖酥后放入黄酒稍煨，即下入葱末、味精，起锅上桌即可食用。

用法 佐餐食用。

功效 补肾壮阳。

适用 阳痿不举。

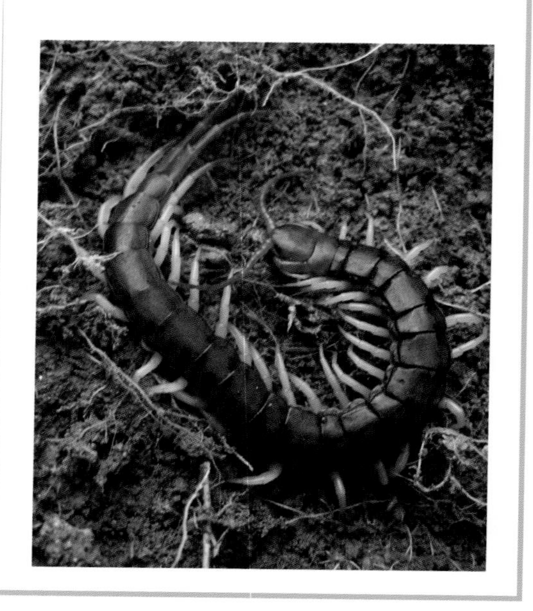

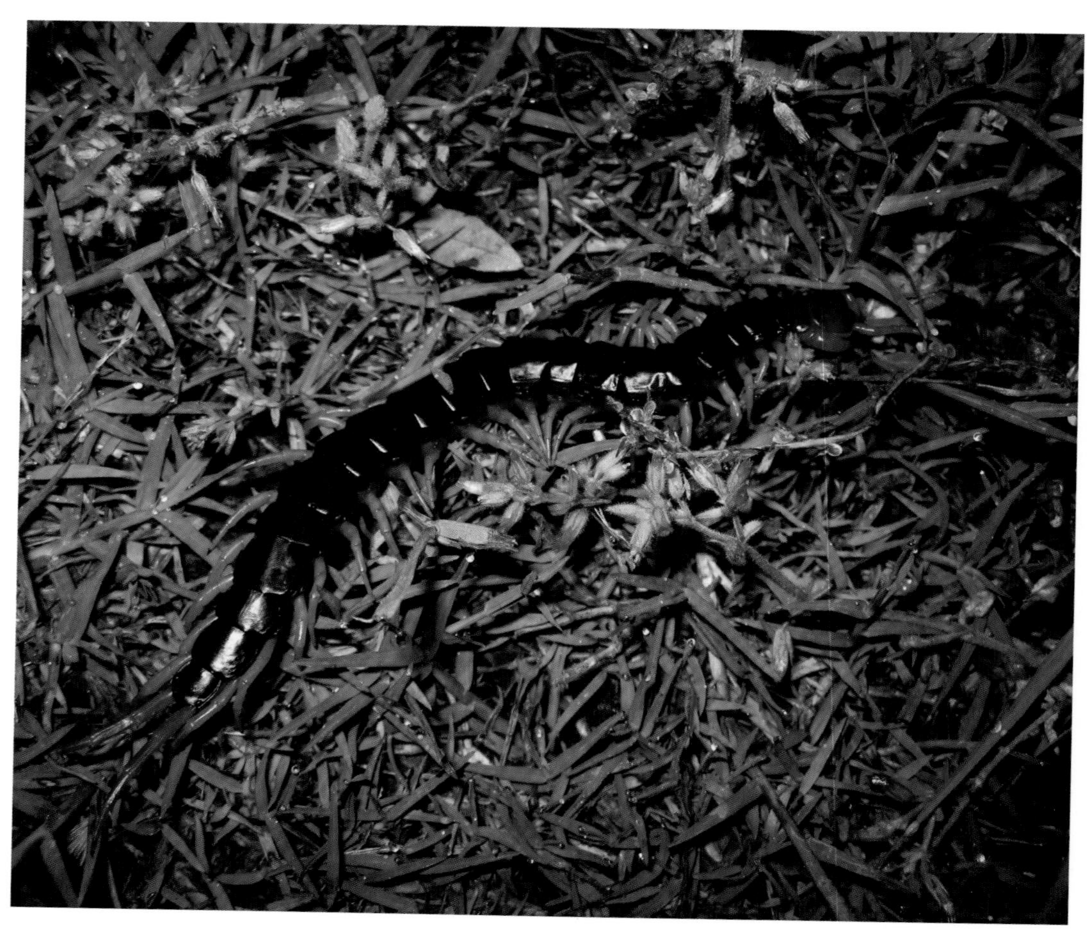

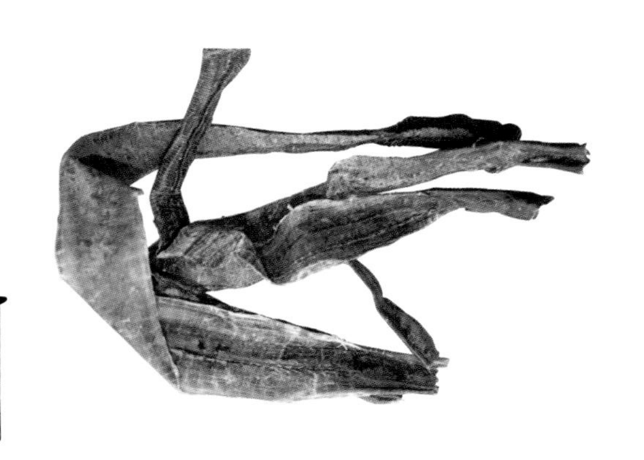

白颈蚯蚓

别名 竖蚕、螻蚓、地龙。

来源 本品为巨蚓科动物参环毛蚓或正蚓科动物背暗异唇蚓等的全体。

原文 味咸，寒。主蛇瘕，去三虫，伏尸，鬼注蛊毒，杀长虫。仍自化作水。生平土。

性味归经 咸，寒。归肝、脾、膀胱经。

附方

小便不通 蚯蚓，捣烂，浸水。滤取浓汁半碗服，立通。（《斗门》）

老人尿闭 白颈蚯蚓、茴香等分，杵汁，饮之即愈。（《朱氏集验方》）

惊风闷乱 用乳香半钱，胡粉一钱，研匀，以白颈蚯蚓（生，捏去土）捣烂和，丸麻子大。每服七至十五丸，葱白煎汤下。（《普济方》）

慢惊虚风 用平正附子去皮脐，生研为末，以白颈蚯蚓于末内滚之，候定，刮蚓上附末，丸黄米大。每服十丸，米饮下。（《百一选方》）

急、慢惊风 五月五日取蚯蚓，竹刀截作两段，急跳者作一处，慢跳者作一处，各研烂，入朱砂末和作丸，记明急惊用急跳者，慢惊用慢跳者。每服五七丸，薄荷汤下。（《应验方》）

手足肿痛（欲断） 取白颈蚯蚓三升，以水五升，绞汁二升半，服之。（《肘后备急方》）

风热头痛 白颈蚯蚓（炒研）、姜汁半夏饼、赤茯苓各等份为末，一字至半钱，生姜、荆芥汤下。（《普济方》）

口舌糜疮 地龙、吴茱萸，研末，醋调生面和，涂足心，立效。（《摘玄方》）

偏正头痛（不可忍者） 用白颈蚯蚓（去土，焙）、乳香各等份为末，每以一字作纸捻，灯上烧烟，以鼻嗅之。（《太平圣惠方》）

疠风痛痒 白颈蚯蚓，去土，以枣肉同捣，丸梧子大。每美酒下六十丸。忌姜、蒜。（《活人心统》）

风赤眼痛 白颈蚯蚓十条，炙为末，茶服三钱。（《太平圣惠方》）

风虫牙痛 盐化白颈蚯蚓水，和面纳齿上，又以皂荚去皮，研末涂上，虫即出。又同玄胡索、荜茇末塞耳。（《普济方》）

耳聋气闭 蚯蚓、川芎各两半，为末。每服二钱，麦门冬汤下。服后低头伏睡。一夜一服，三夜立效。（《圣济总录》）

齿缝出血（不止） 用白颈蚯蚓末、枯矾各一钱，麝香少许，研匀，擦之。（《太平圣惠方》）

咽喉卒肿（不下食） 白颈蚯蚓十四条，捣涂喉外；又以一条，着盐化水，入蜜少许，服之。（《太平圣惠方》）

喉痹塞口 用韭地红小蚯蚓数条，醋擂取食之，即吐出痰血二三碗，神效。（《普济方》）

喉痹塞口 用白颈蚯蚓一条研烂，以鸡子白

搅和，灌入即通。（《太平圣惠方》）

鼻中息肉 白颈蚯蚓炒一分，牙皂一挺，为末。蜜调涂之，清水滴尽即除。（《太平圣惠方》）

白秃头疮 干白颈蚯蚓为末，入轻粉，麻油调搽。（《普济方》）

使用提示● 脾胃虚寒者不宜服，孕妇禁服。

传统药膳

白颈蚯蚓黄芪饼

原料 干白颈蚯蚓30 g（以酒浸去其气味，烘干研粉），赤芍、红花各20 g，当归50 g，小麦面、黄芪各100 g，川芎10 g，玉米面400 g，白糖、桃仁各适量。

制法 将红花、赤芍、当归、黄芪、川芎加水煎浓汁，去渣备用。以玉米面与小麦面按4：1调配，共500 g，加白颈蚯蚓粉、白糖，以药汁调匀，制饼20个，把桃仁去尖略炒，均匀地撒在饼上，入笼蒸熟（或烘箱烤熟），即可食用。

用法 每次1～2个，每日2次。

功效 大补元气，活血逐瘀。

适用 跌打损伤。

白颈蚯蚓羹

原料 白颈蚯蚓15 g，生地黄汁90 ml，薄荷汁、生姜汁、白蜜各30 ml。

制法 将白颈蚯蚓微炒，捣细为末，与剩余4味相和，搅匀。

用法 不计时候，分温2服。

功效 清心除烦，醒神止狂。

适用 热病、热毒攻心、烦躁狂言、精神不定等。

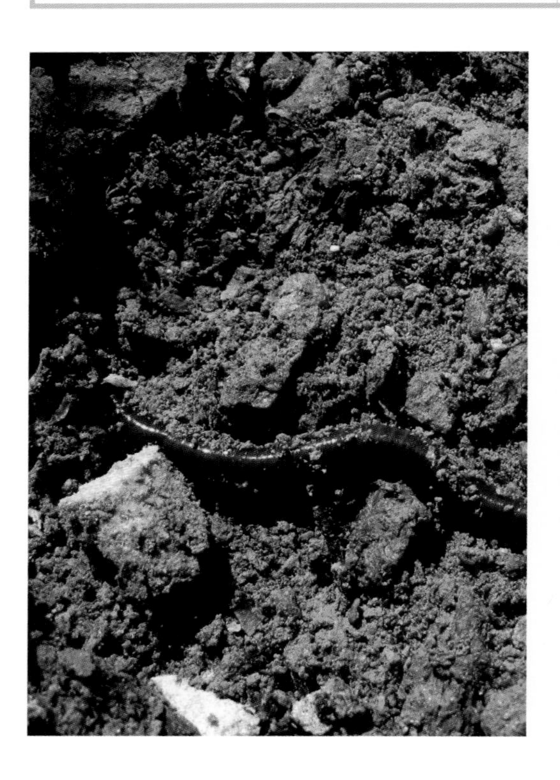

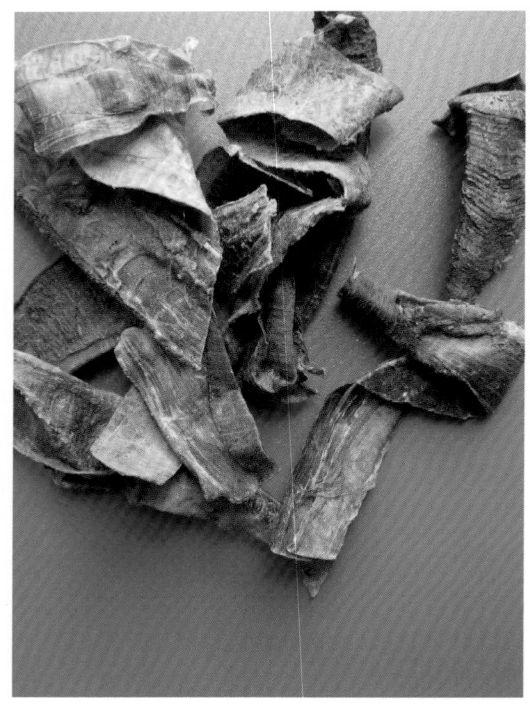

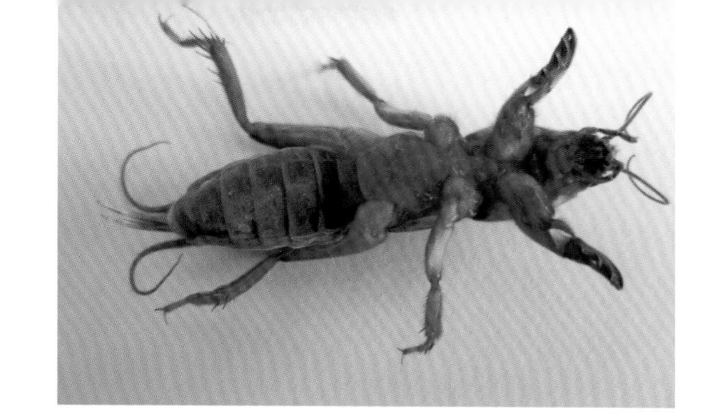

蝼蛄

别名 天蝼、蝼蝈、石鼠、土狗。

来源 本品蝼蛄科昆虫蝼蛄或大蝼蛄的成虫全体。

原文 味咸，寒。主产难，出肉中刺，溃痈肿，下哽噎，解毒，除恶疮。夜出者良。一名蟪蛄，一名天蝼，一名螜。生平泽。

性味归经 咸，寒；有小毒。归胃、膀胱经。

附方

小便秘 蝼蛄下截焙研，水服半钱，立通。（《太平圣惠方》）

小便秘 蝼蛄一个，葡萄心七个，同研，露一夜，日干研末，酒服。（《保命集》）

小便秘 端午日取蝼蛄阴干，分头尾焙收。治上身用头末七个，治中用腹末七个，治下用尾末七个，食前酒服。（《乾坤秘韫》）

小便不通 大蝼蛄二个，取小体，以水一升渍饮，须臾退通。（《葛洪方》）

小便不通 蝼蛄下截焙研，调服半钱。生研亦可。（《寿域方》）

小便不通 蝼蛄加车前草，同捣汁服。（《谈野翁方》）

小便不通 蝼蛄一个炙研，入冰片、麝香少许，翎管吹入茎内。（《医方摘要》）

大小便闭（经月欲死） 用蝼蛄、推车客各七枚，并男用头、女用身，瓦焙焦为末。以向南樗皮煎汁饮，一服神效。（《普济方》）

脐风出汁 蝼蛄、甘草各等份，并炙为末，敷之立止。（《圣济总录》）

牙齿疼痛 蝼蛄一个，旧糟裹定，湿纸包，煨焦，去糟研末，敷之立止。（《本事方》）

紧唇裂痛 蝼蛄烧灰，敷之。（《千金方》）

颈项瘰疬 用带壳蝼蛄七枚生取肉，入丁香七粒于壳内，烧过，与肉同研，用纸花贴之。（《救急方》）

使用提示 体虚者及孕妇忌服。

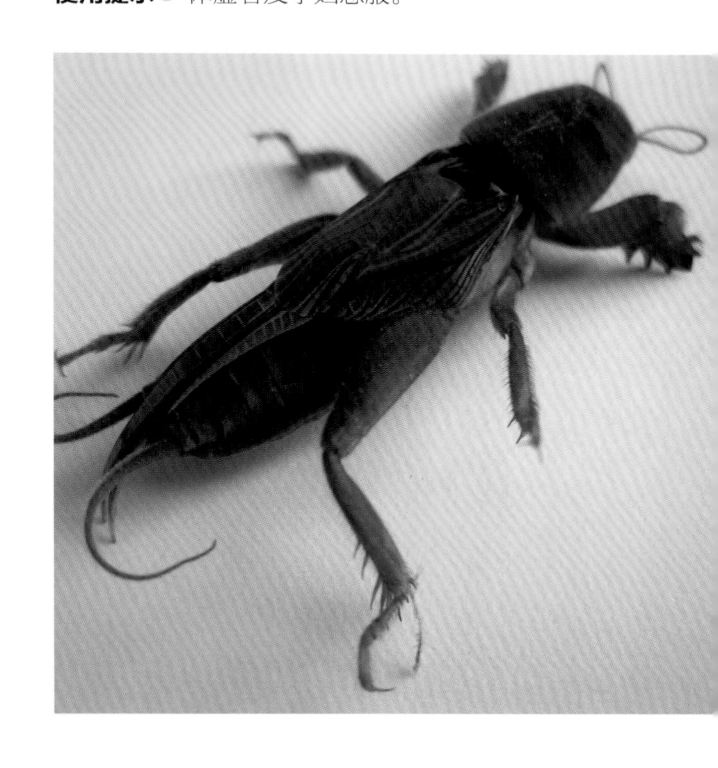

传统药膳

油炸蝼蛄

原料 活蝼蛄150 g，盐水、素油各少量。

制法 将活蝼蛄放通气的容器内停3日，等其排光粪便，下沸水锅中烫死，捞出，去掉头、肢、翅、内脏洗净待用。油锅烧至四成热，下蝼蛄炸至金黄色，捞出装盘即成。

用法 直接食用。

功效 利大小便，通石淋。

适用 水肿、石淋、大小便不利、瘰疬、痈肿恶疮等。

蝼蛄鸡蛋

原料 蝼蛄1个，鸡蛋1个。

制法 将鸡蛋一端打1个小孔，把蝼蛄放入鸡蛋内，用纸把小孔封闭，用小火把鸡蛋烧熟，剥去鸡蛋皮，鸡蛋和蝼蛄一同食用。

用法 每次吃1个，每日1次。

功效 活血通淋。

适用 淋巴结结核。

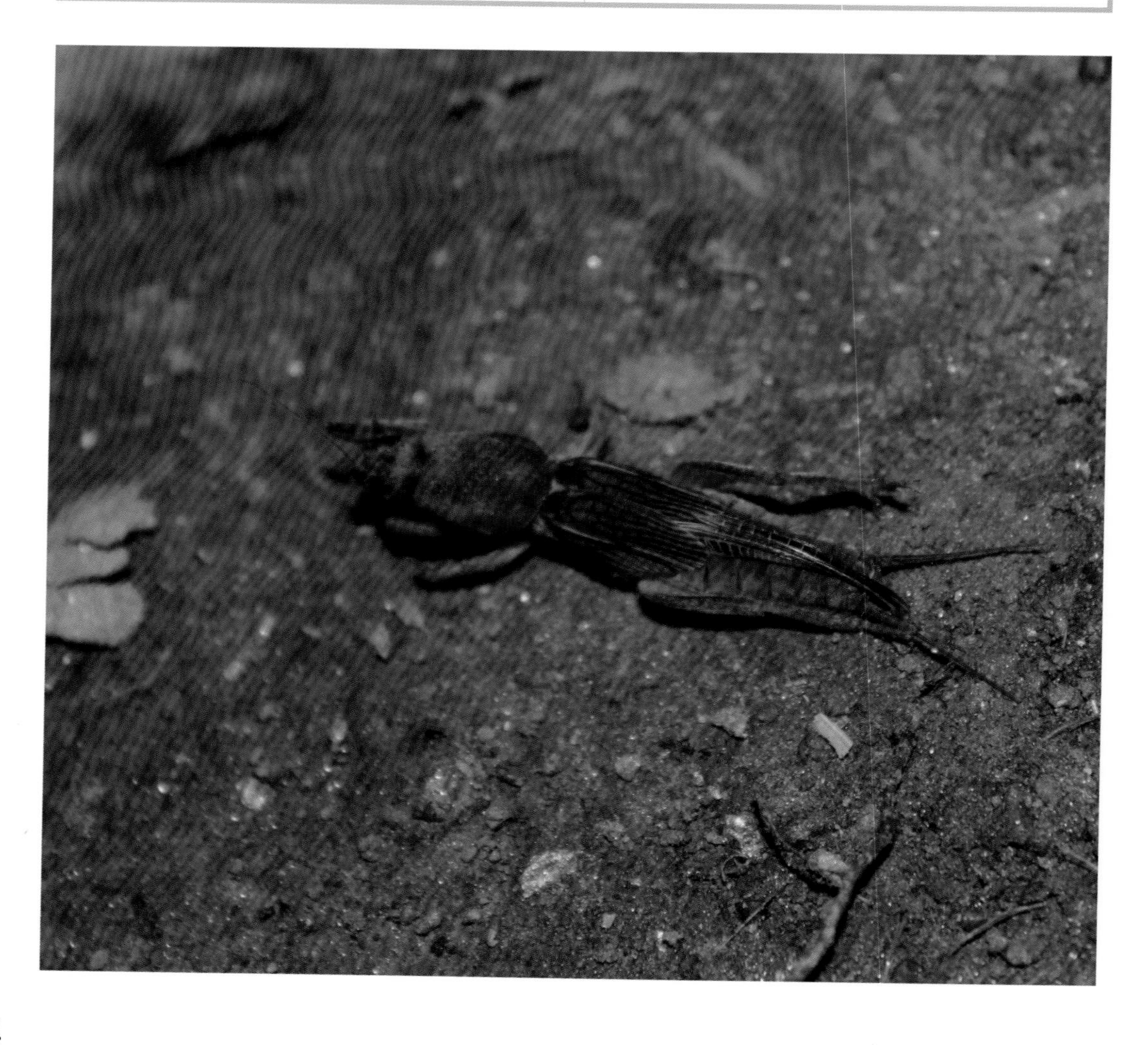

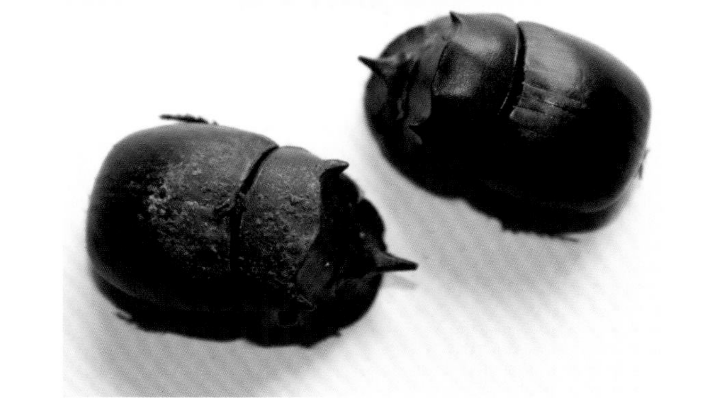

蜣螂

别名● 屎克郎、铁甲将军、推丸。

来源● 本品为金龟子科动物屎壳螂的全虫。

原文● 味咸，寒。主小儿惊痫瘈疭，腹胀寒热，大人癫疾狂易。火熬之良。一名蛣蜣。生池泽。

性味归经● 咸，寒，有毒。归肝、胃、大肠经。

附方●

小儿惊风（不拘急慢） 用蜣螂一枚杵烂，以水一小盏，于百沸汤中荡热，去滓饮之。（《本草纲目》）

小儿疳疾 土裹蜣螂煨熟，与食之。（《韩氏医通》）

小儿重舌 蜣螂烧末，唾和，敷舌上。（《子母秘录》）

痔漏出水 用蜣螂一枚阴干，入冰片少许为细末，纸捻蘸末入孔内。渐渐生肉，药自退出，即愈。（《本草纲目》）

一切漏疮（不拘蜂瘘、鼠瘘） 蜣螂烧末，醋和敷。（《千金方》）

附骨疽漏 蜣螂七枚，同大麦捣敷。（《刘涓子鬼遗方》）

一切恶疮（及沙虱、水弩、恶疽） 五月五日取蜣螂蒸过，阴干为末，油和敷之。（《太平圣惠方》）

疔肿恶疮 杨柳上蜣螂（或地上新粪内及泥堆中者），生取，以蜜汤浸死，新瓦焙焦为末。先以烧过针拨开，再以好醋调，敷之。（《普济方》）

灸疮血出（不止） 用死蜣螂烧研，猪脂和涂。（《千金方》）

疠疡风病 取途中死蜣螂杵烂，揩疮令热，封之。一宿瘥。（《外台秘要》）

使用提示● 脾胃虚寒者及孕妇禁服。

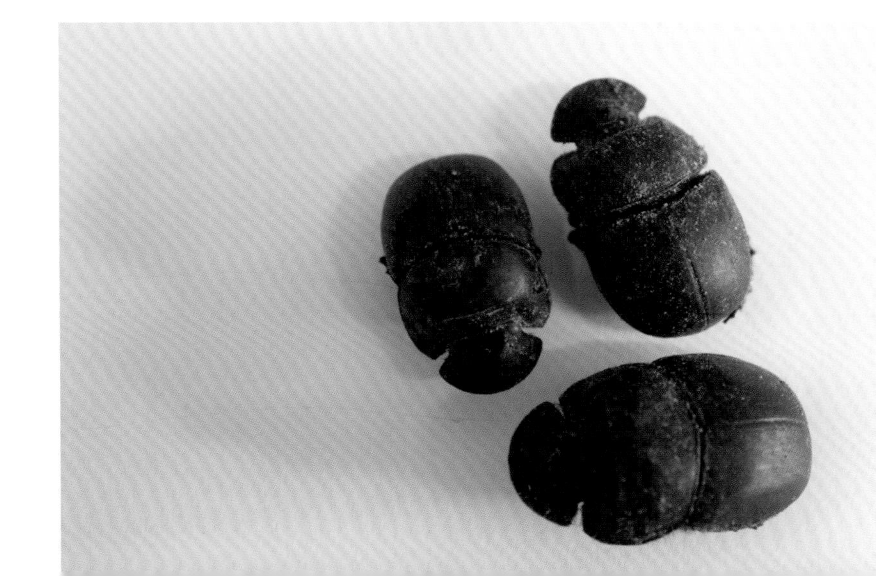

传统药膳

蜣螂威灵仙饼

原料 蜣螂1个，威灵仙9 g，白酒少许。

制法 将以上前2味烘干，共研细末，加入白酒和匀，做成小药饼，备用。

用法 每晚睡前将药饼敷于患者脐部，然后用消毒纱布覆盖，再用胶布固定，次日清晨除去，连用5 ~ 7日为1个疗程。

功效 逐瘀，通络，止痛。

适用 瘀血内阻型痛经。

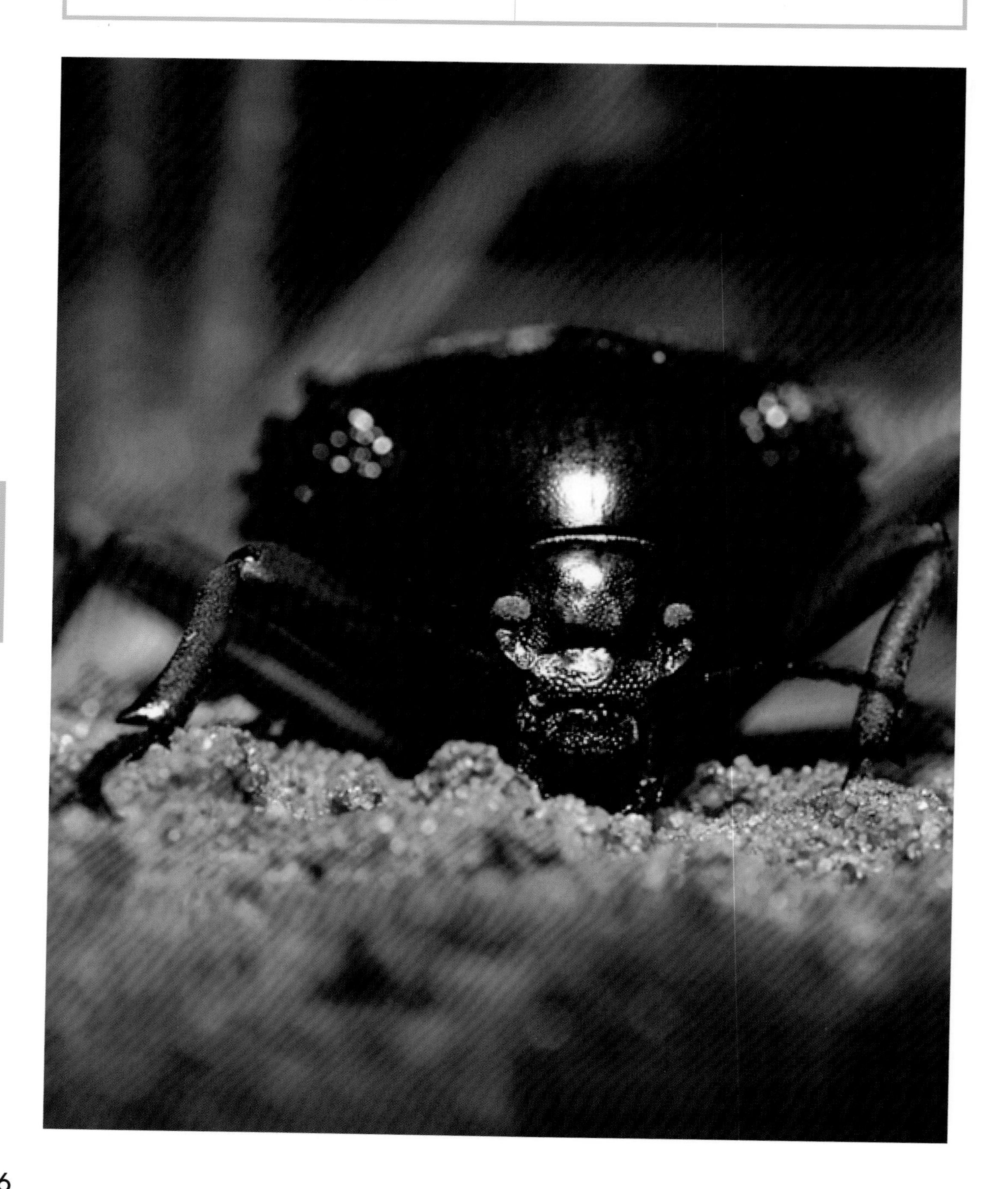

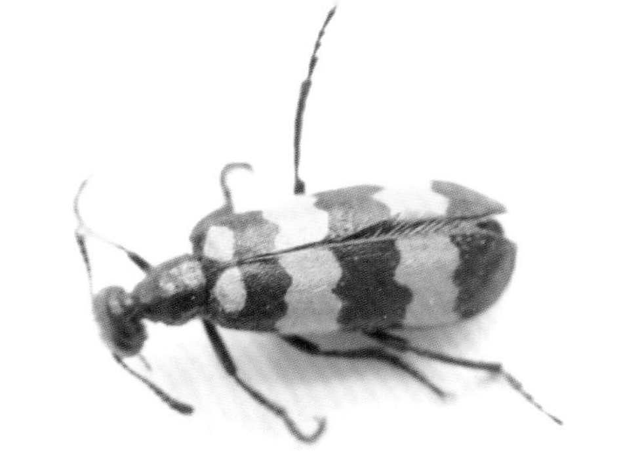

斑蝥

别名● 花斑蝥、花壳虫。

来源● 本品为芫青科昆虫南方大斑蝥或黄黑小斑蝥的干燥体。

原文● 味辛，寒。主寒热鬼注蛊毒，鼠瘘，恶疮，疽蚀，死肌，破石癃。一名龙尾。生川谷。

性味归经● 辛，热；有大毒。归肝、胃、肾经。

附方●

内消瘰疬（不拘大人小儿） 用斑蝥一两（去翅、足），以粟一升同炒，米焦去米不用，入薄荷四两为末，乌鸡子清丸如绿豆大。空心腊茶下三丸，加至五丸，却每日减一丸，减至一丸后，每日五丸，以消为度。（《经验方》）

瘰疬经久不瘥 用斑蝥一枚，去翅、足，微炙，以浆水一盏，空腹吞之，用蜜水亦可，重者不过七枚瘥也。（《广利方》）

痈疽拔脓（痈疽不破，或破而肿硬无脓） 斑蝥为末，以蒜捣膏，和水一豆许，贴之。少顷脓出，即去药。（《仁斋直指方》）

疔肿拔根 斑蝥一枚捻破，以针划疮上，作米字形样，封之，即出根也。（《外台秘要》）

积年癣疮 用斑蝥半两，微炒为末，蜜调敷之。（《外台秘要》）

积年癣疮 用斑蝥七枚，醋浸，露一夜，搽之。（《永类钤方》）

塞耳治聋 斑蝥（炒）二枚，生巴豆（去皮、心）二枚，杵丸枣核大，绵裹塞之。（《太平圣惠方》）

妊娠胎死 斑蝥一枚，烧研水服，即下。（《广利方》）

使用提示● 凡体质虚弱者，心、肾功能不全者，消化道溃疡者，以及孕妇均禁服。斑蝥含大毒，内服慎用。

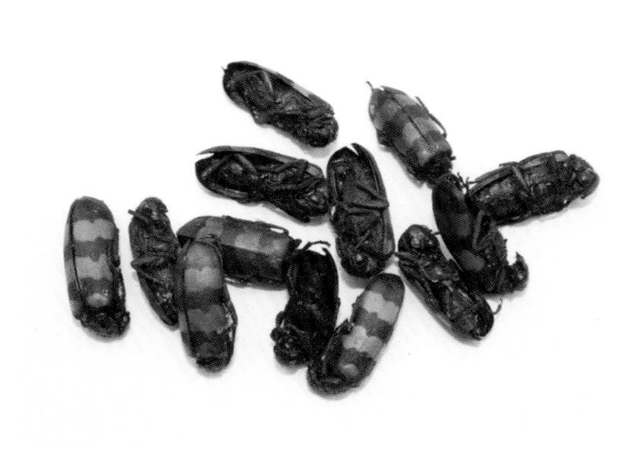

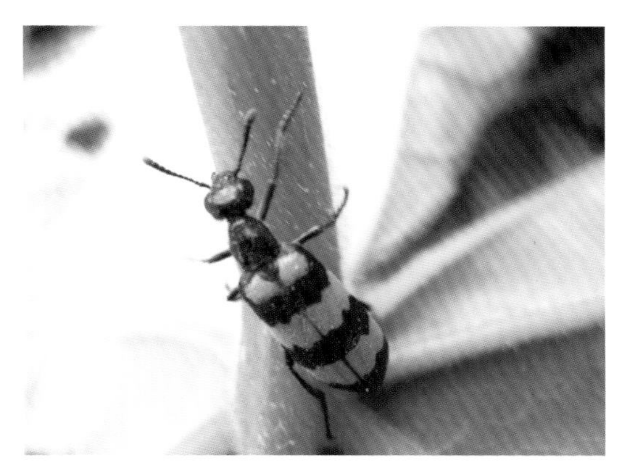

传统药膳

煨枣方

原料 斑蝥、大枣各1枚。

制法 将斑蝥去头足并翅，入枣中，线系，湿纸包，置慢火中煨，令香熟，去斑蝥。

用法 空腹食枣，以桂心、荜澄茄煎汤送下。

功效 散结，止痛。

适用 小肠气、痛不可忍。

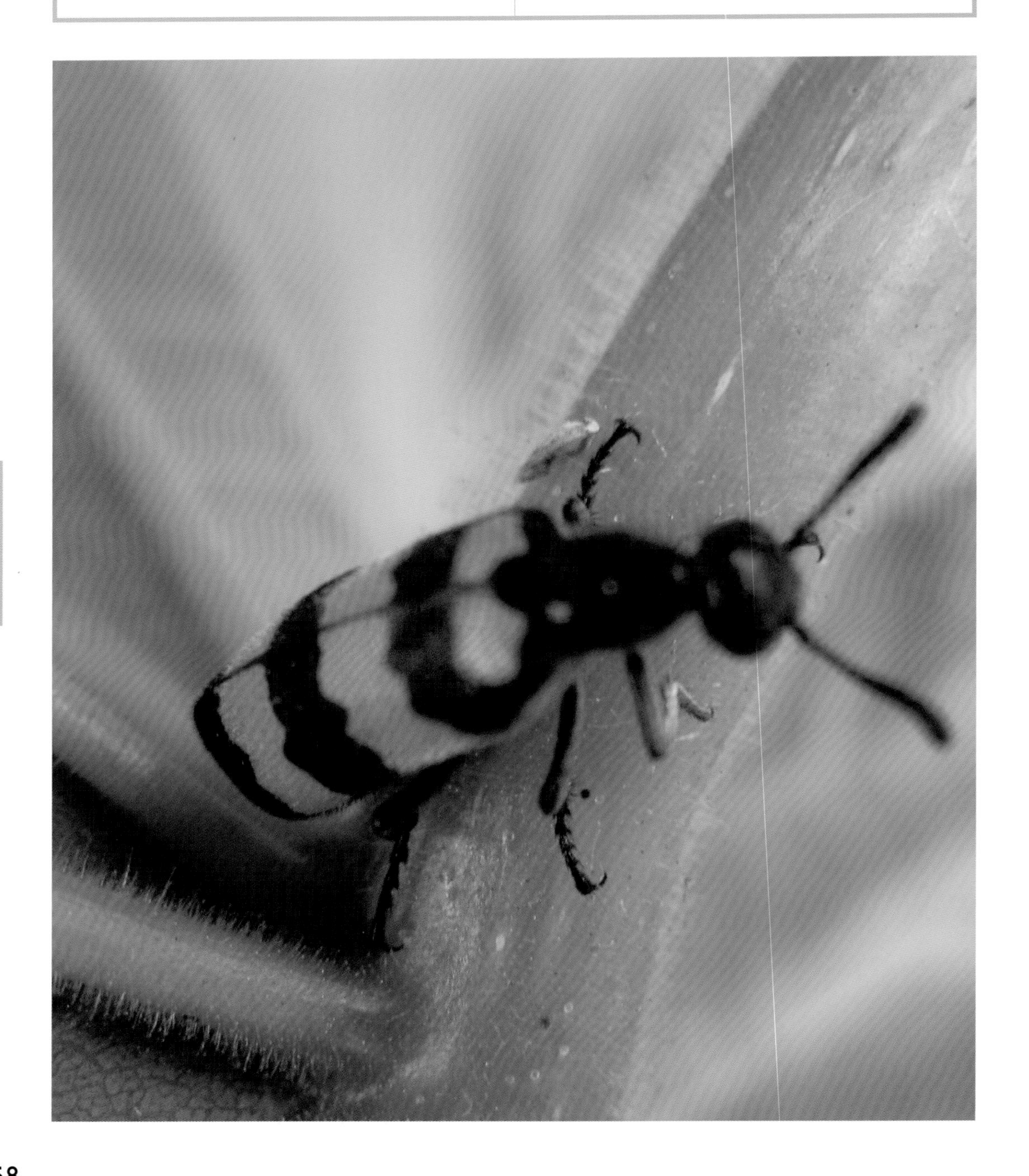

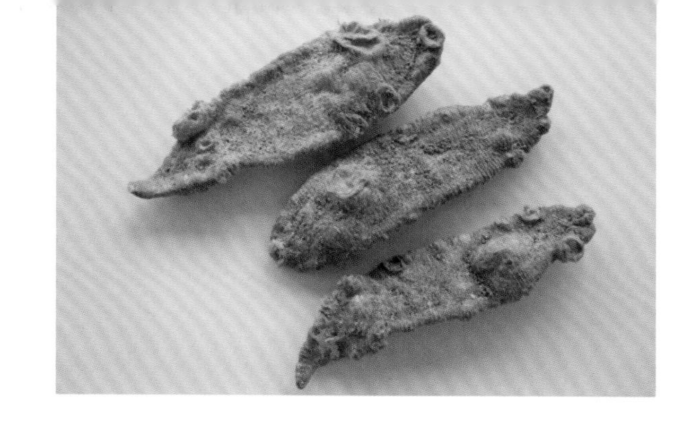

水蛭

别名● 马鳖、红蛭、蚂蝗、肉钻子。

来源● 本品为水蛭科动物蚂蟥、水蛭或柳叶蚂蟥的干燥全体。

原文● 味咸，平。主逐恶血瘀血月闭，破血瘕积聚，无子，利水道。生池泽。

性味归经● 咸、苦，平；有小毒。归肝经。

附方●

漏血不止　水蛭炒为末，酒服一钱，日二服，恶血消即愈。（《千金方》）

产后血运（血结聚于胸中，或偏于少腹，或连于胁肋）　用水蛭（炒）、虻虫（去翅、足，炒）、没药、麝香各一钱，为末，以四物汤调下。血下痛止，仍服四物汤。（《保命集》）

折伤疼痛　水蛭，新瓦焙为细末，酒服二钱。食顷作痛，可更一服。痛止，便将折骨药封，以物夹定，调理。（《经验方》）

跌扑损伤（瘀血凝滞，心腹胀痛，大小便不通，欲死）　用红蛭（石灰炒黄）半两，大黄、牵牛头末各二两，为末。每服二钱，热酒调下。当下恶血，以尽为度。名夺命散。（《济生方》）

坠跌打击　水蛭、麝香各一两锉碎，烧令烟出，为末。酒服一钱，当下畜血。未止再服，其效如神。（《古今录验方》）

杖疮肿痛　水蛭炒研，同朴硝各等份，研末，水调敷之。（《周密志雅堂抄》）

赤白丹肿、痈肿初起　以水蛭十余枚，令咂病处，取皮皱肉白为效。冬月无蛭，地中掘取，暖水养之令动。先净人皮肤，以竹筒盛蛭合之，须臾咬咂，血满自脱，更用饮者。（《本草拾遗》）

使用提示● 体弱血虚、无瘀血停聚者及孕妇忌服。

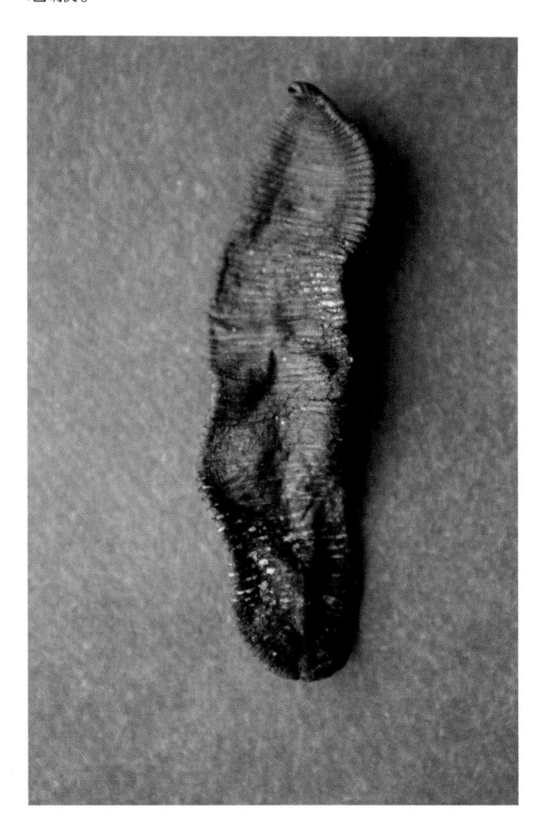

传统药膳

水蛭粥

原料 生水蛭30 g，生山药250 g，红糖适量。

制法 水蛭研粉，山药研末。每次用山药末20 g调匀煮粥，加红糖，送服水蛭粉1～2 g。

用法 每日2次。孕妇忌服。

功效 破血逐瘀，通经止痛。

适用 妇女青春期体壮血瘀闭经、癥瘕积聚、跌打损伤等。

水蛭虻虫桃仁汤

原料 水蛭、大黄（后下）、三棱、延胡索、桃仁、路路通、白芍、川楝子各10 g，甘草、虻虫各5 g，赤芍、川牛膝各15 g。

制法 水煎取药汁。

用法 口服，每日1剂。

功效 活血通络。

适用 瘀阻精室型前列腺痛。

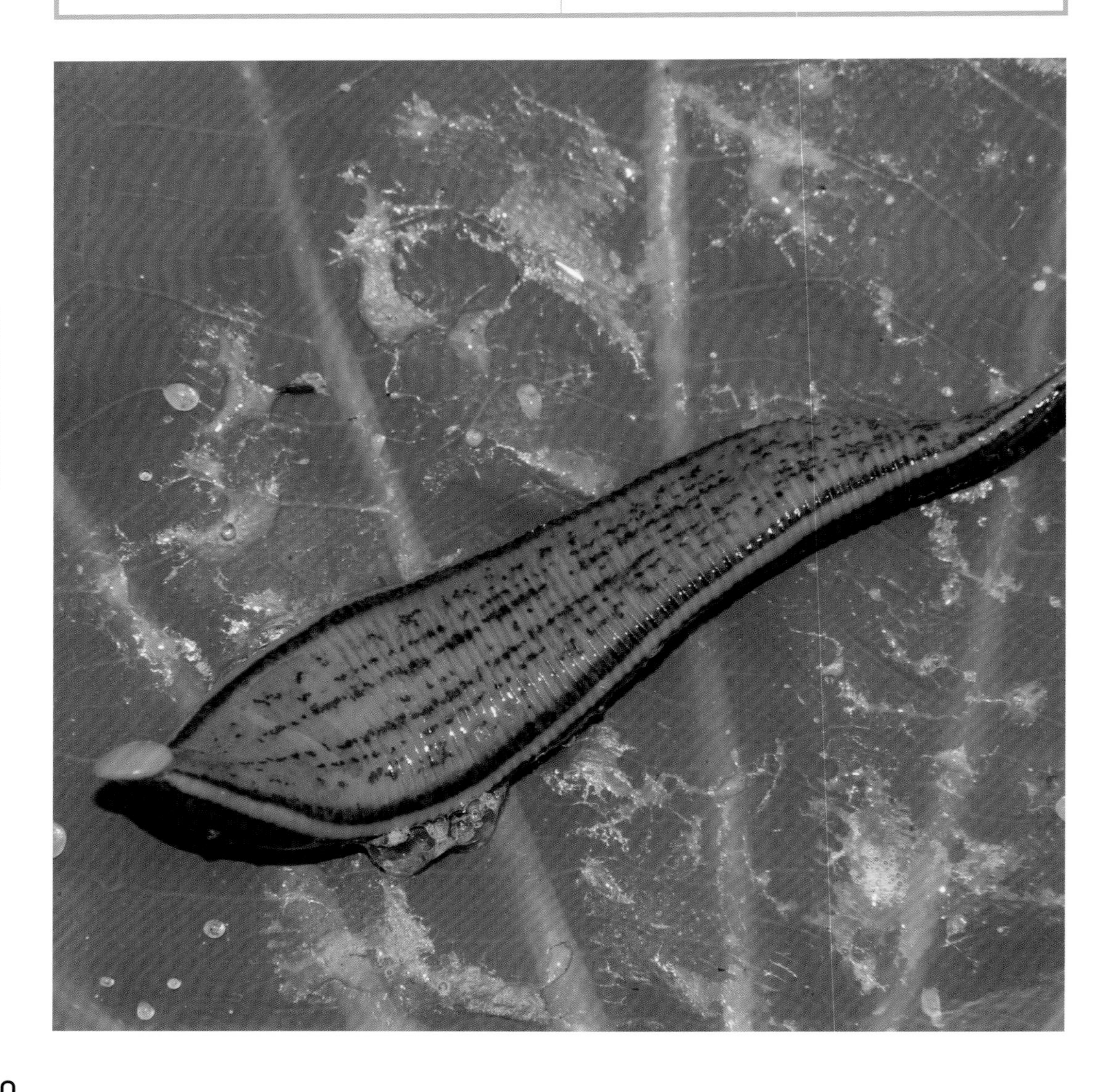

杏核仁

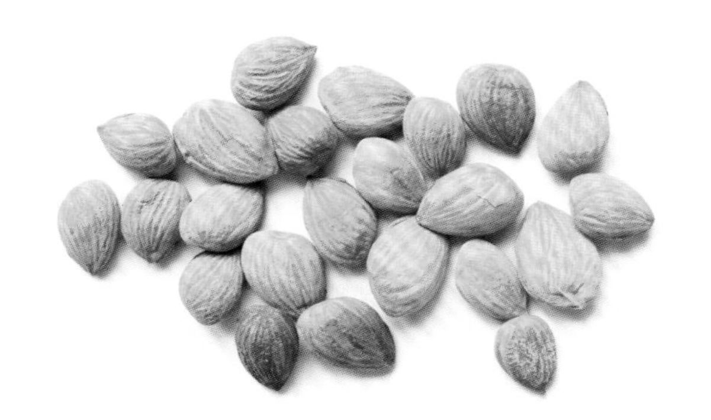

别名● 杏仁、木落子。

来源● 本品为蔷薇科植物杏或山杏等味苦的干燥种子。

原文● 味甘，温。主咳逆上气，雷鸣，喉痹，下气，产乳，金疮，寒心，贲豚。生川谷。

性味归经● 苦，温，有毒。归肺、大肠经。

附方●

咳逆上气（不拘大人小儿） 以杏核仁三升去皮尖，炒黄研膏，入蜜一升，杵熟，每食前含之，咽汁。（《千金》）

喘促浮肿、小便淋沥 用杏核仁一两，去皮尖熬研，和米煮粥，空心吃二合妙。（《食医心镜》）

头面风肿 杏核仁捣膏，鸡子黄和杵，涂帛上，厚裹之。干则又涂，不过七八次愈也。（《千金方》）

风虚头痛（欲破者） 杏核仁去皮尖，晒干研末，水九升研滤汁，煎如麻腐状，取和羹粥食。七日后大汗出，诸风渐减。此法神妙，可深秘之。慎风、冷、猪、鸡、鱼、蒜、醋。（《千金方》）

偏风不遂、失音不语 生吞杏核仁七枚，不去皮尖，逐日加至七七枚，周而复始，食后仍饮竹沥，以瘥为度。（《外台秘要》）

破伤风肿 杏核仁杵膏厚涂上，然烛遥炙之。（《千金方》）

金疮中风、角弓反张 将杏核仁杵碎，蒸令气溜，绞脂服一小升，兼摩疮上良。（《必效方》）

心腹结气 杏核仁、桂枝、橘皮、诃黎勒皮各等份，为丸，每服三十丸，白汤下，无忌。（《食疗本草》）

五痔下血 杏核仁去皮尖及双仁者，水三升，研滤汁，煎减半，同米煮粥食之。（《食医心镜》）

阴疮烂痛 杏核仁烧黑研成膏，时时敷之。（《永类钤方》）

身面疣目 杏核仁烧黑研膏，擦破，日日涂之。（《千金方》）

耳出脓汁 杏核仁炒黑，捣膏绵裹纳入，日三四易妙。（《梅师集验方》）

鼻中生疮 杏核仁研末，乳汁和敷。（《千金方》）

疳疮蚀鼻 杏核仁烧，压取油敷之。（《千金方》）

风虫牙痛 杏核仁，针刺于灯上烧烟，乘热搭病牙上。又复烧搭七次。绝不疼，病牙逐时断落也。（《普济方》）

小儿脐烂，成风 杏核仁去皮研敷。（《子母秘录》）

小儿咽肿 杏核仁炒黑，研烂含咽。（《普济方》）

狗咬伤疮 烂嚼杏核仁涂之。（《寇氏衍义》）

白癜风斑 杏核仁连皮尖，每早嚼二七粒，揩令赤色，夜卧再用。（《圣济总录》）

小儿头疮 杏核仁烧研敷之。（《事林广记》）

使用提示● 阴虚咳嗽及大便溏泄者忌服。苦杏仁有毒，不宜生吃。

传统药膳

杏仁粥

原料 杏仁6 g，粳米50 g，冰糖适量。

制法 先将杏仁去皮研碎，水煎后去渣留汁，然后入粳米、冰糖，加水煮粥。

用法 每日2次，温热服食。

功效 宣肺化痰，止咳平喘。

适用 哮喘中症状为肺热者。

杏仁薏苡粥

原料 杏仁20 g，薏苡仁30 g，粳米50 g，冰糖适量。

制法 薏苡仁、粳米分别淘净，加水800 ml，大火烧开后，再将杏仁洗净，去皮，和冰糖一起放入，转用小火慢熬成粥。

用法 分1～2次服用。

功效 宣肺化痰。

适用 肺胀肿胸闷、心悸、咳嗽痰多、腥臭、肢体沉重。

杏仁饼

原料 杏仁40粒，青黛3 g，柿饼1个。

制法 杏仁去尖、皮，以黄蜡炒黄，研为泥状，调入青黛作饼；另将柿饼破开，包

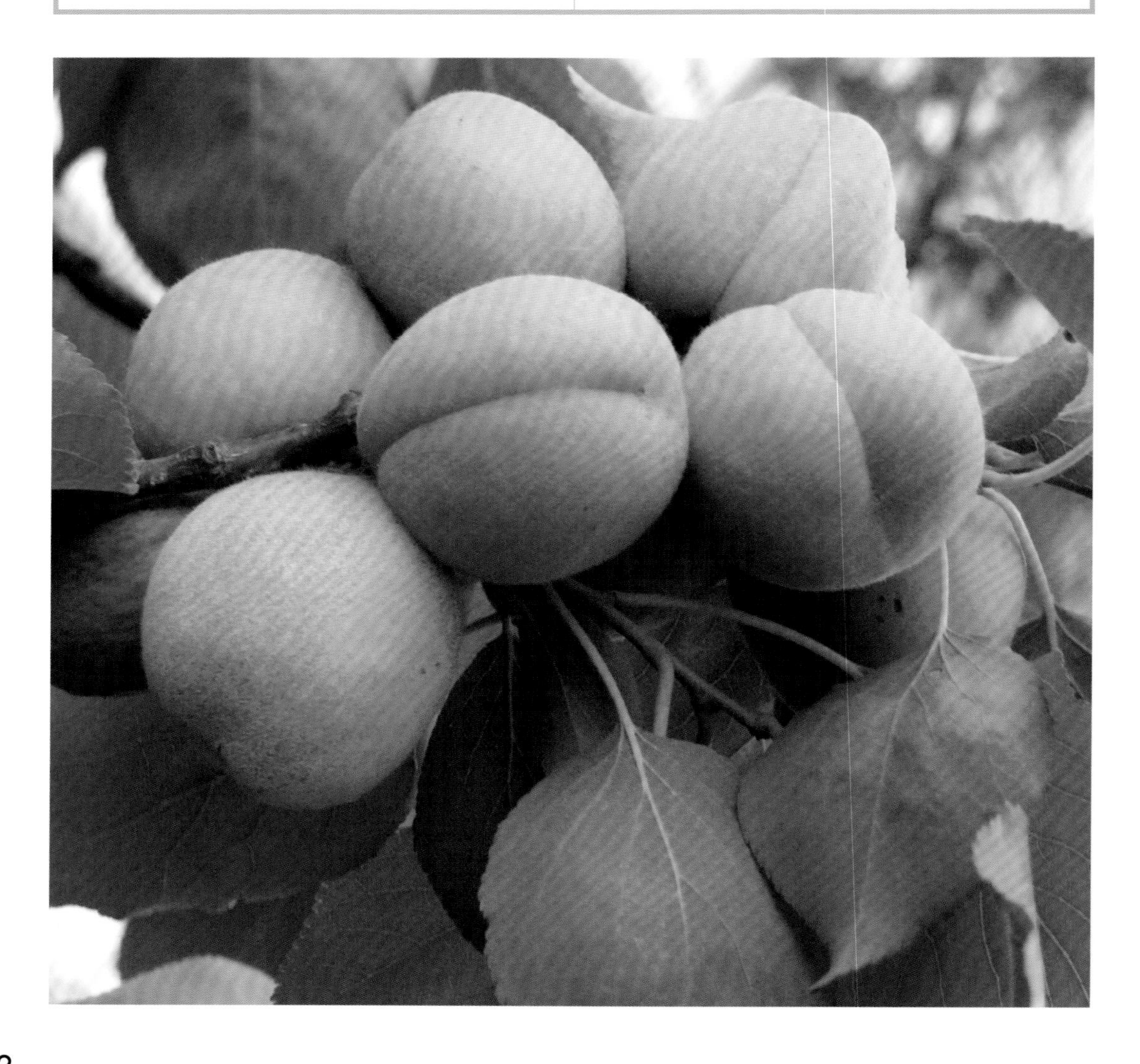

入杏泥饼；用湿纸包裹，煨熟。

用法 分2次于早、晚食之。

功效 清肝，降逆，止咳。

适用 肝火犯肺、肺气上逆、咳嗽痰黄稠或痰中带血或心烦易怒、舌红苔黄、脉弦数等。

杏仁豆腐

原料 苦杏仁150 g，洋菜9 g，白糖、奶油各60 g，桂花、菠萝蜜、橘子、冷甜汤各适量。

制法 将苦杏仁放入适量水中，带水磨成杏仁浆。将锅洗净，放入冰水150 ml，加入洋菜，置火上烧至洋菜溶于水中，加入白糖拌匀，再加杏仁浆拌透，放入奶油拌匀，烧至微滚，出锅倒入盆中，冷却后放入冰箱中冻成块，即为杏仁豆腐。用刀将其划成棋子块，放入盆中，洒上桂花，放上菠萝蜜、橘子，浇上冷甜汤或汽水即可食用。

用法 佐餐食用。

功效 利肺祛痰，止咳平喘。

适用 各种咳嗽、气喘等。

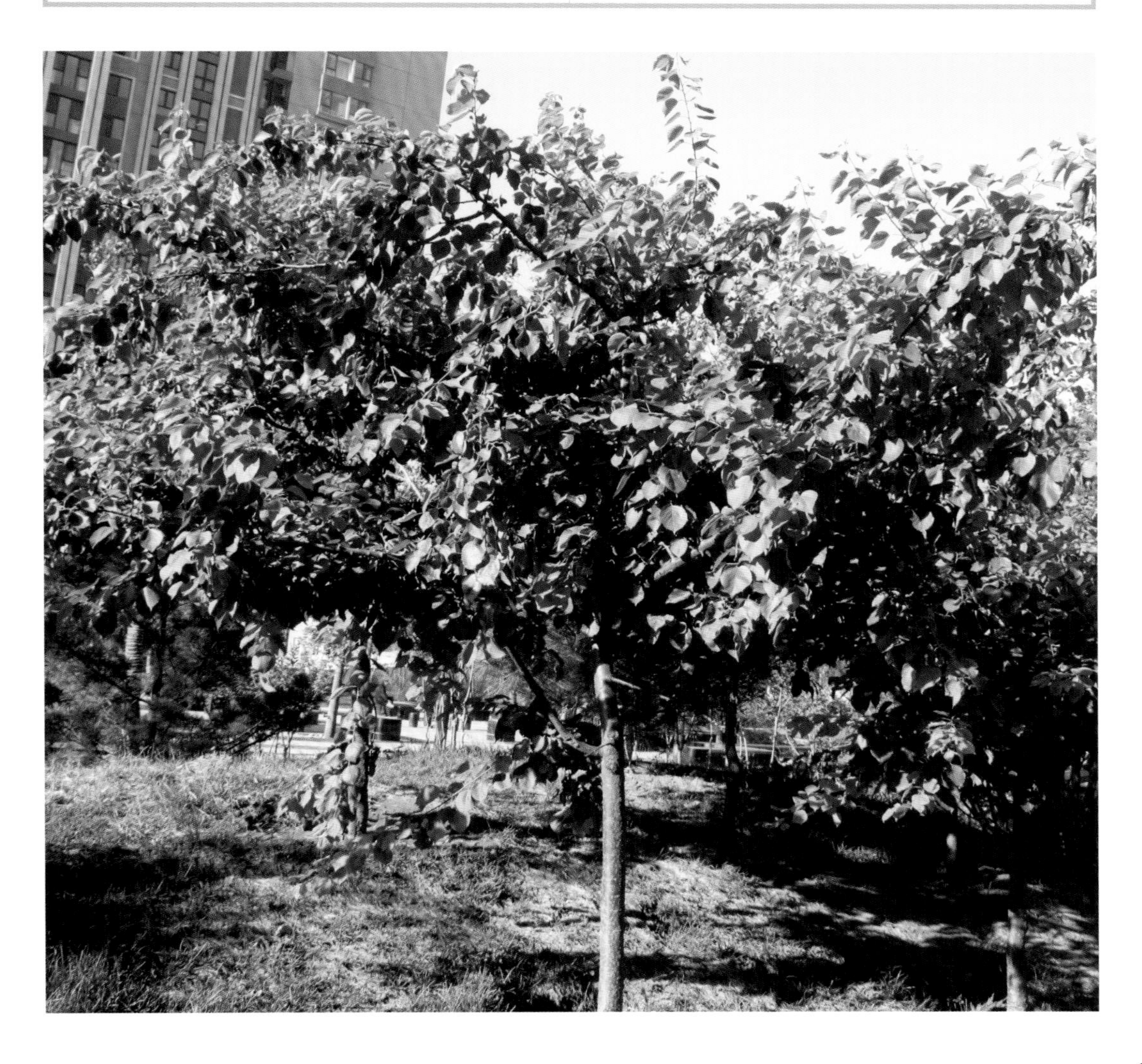

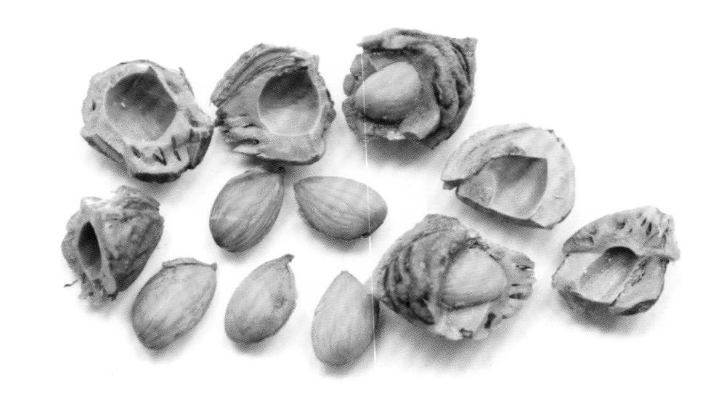

桃核仁

别名● 桃仁。

来源● 本品为蔷薇科植物桃或山桃的干燥成熟种子。

原文● 味苦，平。主瘀血，血闭，癥瘕，邪气，杀小虫。桃花，杀注恶鬼。令人好颜色；桃枭，微温，杀百鬼精物；桃毛，主下血瘕，寒热积聚，无子；桃蠹，杀鬼邪恶不祥。生山谷。

性味归经● 苦、甘，平；有小毒。归心、肝、大肠经。

附方●

延年去风，令人光润 用桃仁五合去皮，用粳米饭浆同研，绞汁令尽，温温洗面极妙。（《千金翼方》）

揩齿乌须 胡桃仁（烧过）、贝母各等分。为散，日用之。（《圣惠》）

风劳毒肿、挛痛，或牵引小腹及腰痛 桃仁一升去皮尖，熬令黑烟出，热研如脂膏，以酒三升搅和服，暖卧取汗。不过三度瘥。（《食医心镜》）

小肠气痛 胡桃一枚，烧炭研末，热酒服之。（《奇效良方》）

骨蒸作热 桃仁一百二十枚，留尖去皮及双仁，杵末为丸，平旦井华水顿服之。令尽量饮酒至醉，仍需任意吃水，隔日一剂，百日不得食肉。（《外台秘要》）

上气咳嗽、胸满气喘 桃仁三两去皮尖，以水一大升研汁，和粳米二合煮粥食。（《食医心镜》）

卒然心痛 桃仁七枚去皮尖，研烂，水一合服之。（《肘后备急方》）

便毒初起 用胡桃七个。烧研酒服，不过三服，见效。（子和《儒门事亲》）

崩中漏下不止 桃核烧存性，研细，酒服方寸匕，日三。（《千金方》）

火烧成疮 胡桃仁烧黑，研敷。（《梅师方》）

产后身热如火（皮如粟粒） 桃仁研泥，同腊猪脂敷之，日日易之。（《千金方》）

妇人阴痒 桃仁杵烂，绵裹塞之。（《肘后备急方》）

小儿烂疮，初起肿浆似火疮 桃仁炒研烂敷之。（《子母秘录》）

使用提示● 孕妇忌用。便溏者慎用。本品有毒，不可过量。

传统药膳

桃仁山楂粥

原料　桃仁10 g，山楂20 g，粳米50 g。

制法　将桃仁、山楂加水煎汤，去渣取汁，加粳米煮粥。

用法　每日1次顿食，连用1个月。

功效　活血消痈散结。

适用　反复发作之痤疮。

桃仁红花粥

原料　桃仁10 ~ 15 g，红花6 ~ 10 g，粳米50 ~ 100 g。

制法　先将桃仁捣烂如泥，与红花一并煎煮，去渣取汁，同粳米煮为稀粥，加红糖调味。

用法　每日1 ~ 2次，温热服。

功效　活血通经，祛瘀止痛。

适用　气滞血瘀经闭、月经不调，及冠心病、心绞痛、高血压等。

桃仁粥

原料　桃仁10 g，粳米100 g。

制法　先将桃仁捣烂如泥，加水研汁，去渣，与粳米同煮为稀粥。

用法　每日1次，7日为1个疗程。

功效　活血祛瘀，润肠通便。

适用　高血压、冠心病、心绞痛等。

桃仁旋覆花鸡

原料　桃仁10 g，旋覆花、田七各5 g，沉香4 g，青葱5条，鸡1只，上汤、绍酒、姜、盐各适量。

制法　先把桃仁去皮尖，旋覆花洗净，沉香打粉，青葱切段，田七打粉，共装入纱布袋中；鸡宰杀后去毛、内脏及爪，洗净；姜切丝；葱切段。将鸡放在蒸盆内，用盐、绍酒抹在鸡身上，把桃仁、旋覆花、葱、沉香、田七、姜放入鸡腹内，加入上汤1000 ml。把盛鸡的蒸盆置蒸笼

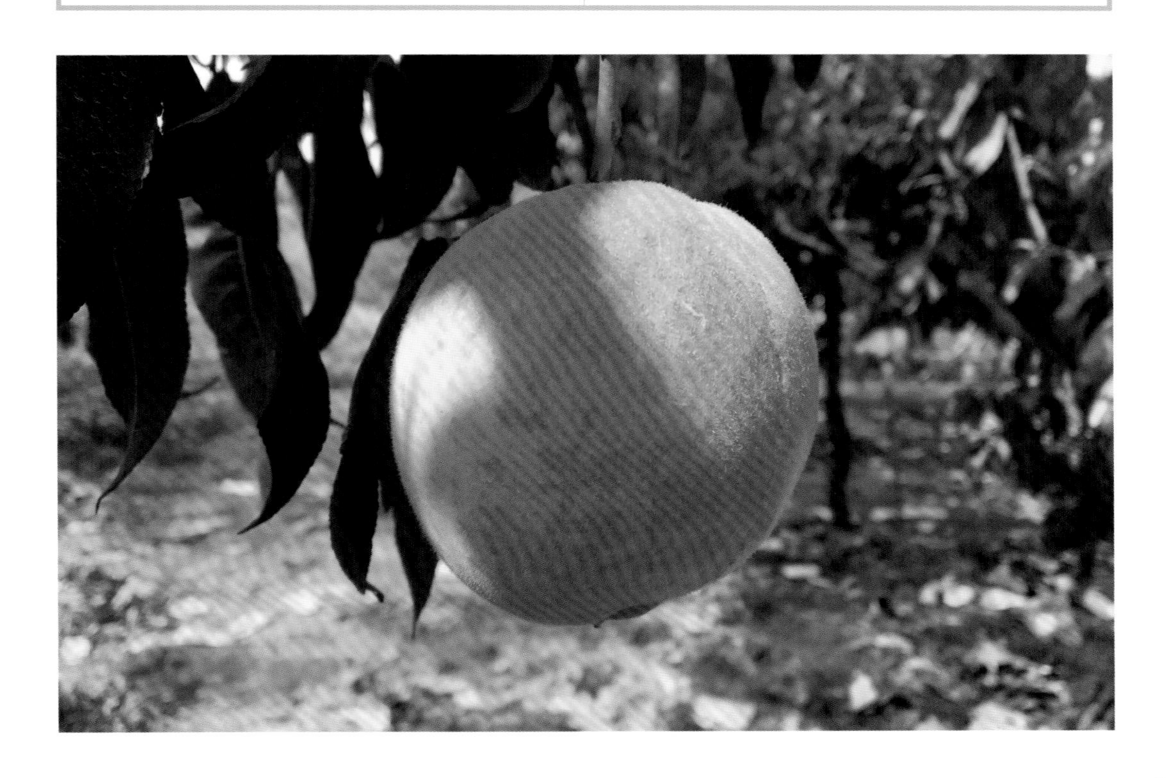

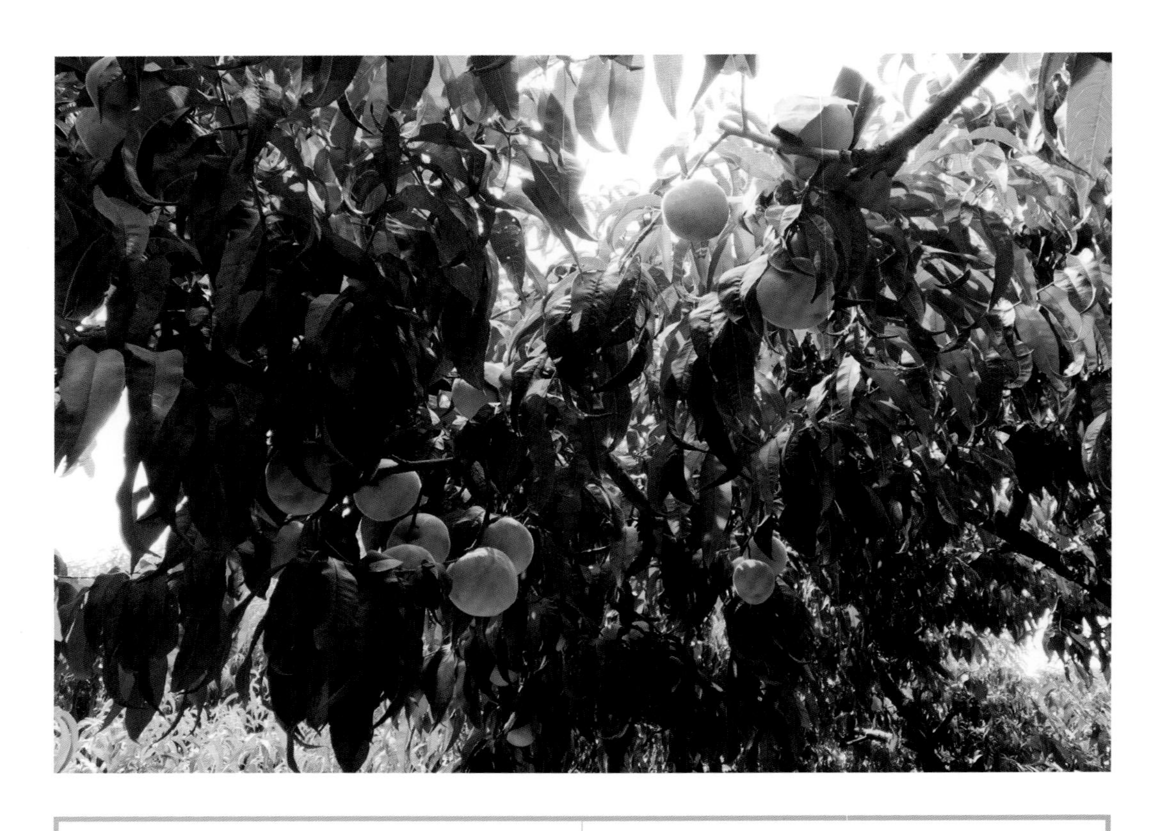

内，蒸1小时即成。

用法 每日1次，每次食鸡肉50 g，喝汤。

功效 滋补气血，活血化瘀。

适用 心气不足、气血瘀滞型心脏疾病。

桃仁朱砂酒

原料 桃仁500 g，朱砂50 g，白酒2500 ml。

制法 将桃仁烫浸去皮、尖，麸炒微黄，研细；朱砂细研。放入酒坛中，倒入白酒，加盖密封坛口，每日摇晃2次，浸泡7日后即成。

用法 每日2次，每次温饮10 ~ 15 ml。忌食羊血。

功效 活血，安神。

适用 心律失常，症见心悸、怔忡等。

桃仁龙眼酒

原料 桃仁、龙眼肉各100 g，杜仲、怀牛膝各15 g，川芎、白术、茯苓、白芍、牡丹皮各12.5 g，何首乌、枸杞子、熟地黄各25 g，乌药、砂仁各7.5 g，白酒4000 ml。

制法 将上药加工捣碎，装入纱布袋，扎口，放入酒坛倒入白酒，隔水煮沸1小时，密封坛口，埋入地下土中，10日后即成。

用法 每日3次，每次15 ~ 30 ml。

功效 养肝肾，补气血，强筋骨。

适用 精血亏损、肝肾不足、中风后半身不遂、身体虚弱所致之风湿筋骨痛、肢体麻木等。

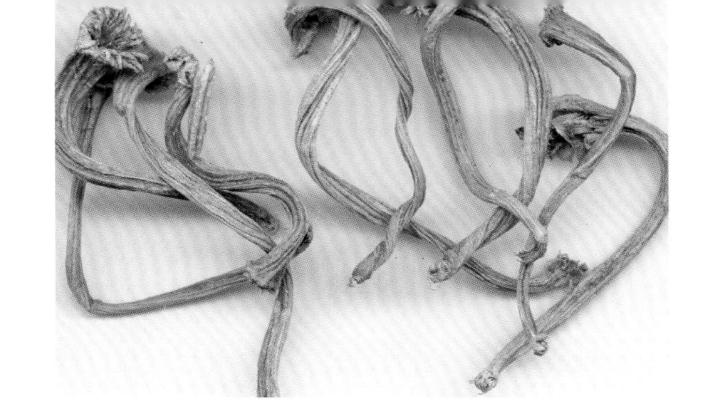

瓜蒂

别名● 苦丁香。

来源● 本品为葫芦科甜瓜属植物甜瓜的果梗。

原文● 味苦，寒。主大水，身面四肢浮肿，下水，杀蛊毒，咳逆上气；食诸果不消，病在胸腹中，皆吐下之。一名土芝。生平泽。

性味归经● 苦，寒；有毒。归脾、胃经。

附方●

风涎暴作（气塞倒仆） 用瓜蒂为末，每用一二钱，腻粉一钱匕，以水半合调灌。良久涎自出。不出，含砂糖一块，下咽即涎出也。（《寇氏衍义》）

诸风诸痫、诸风膈痰、诸痫涎涌 用瓜蒂炒黄为末，量人以酸齑水一盏，调下取吐。风痫，加蝎梢半钱。湿气肿满，加赤小豆末一钱。有虫，加狗油五七点，雄黄一钱；甚则加芫花半钱，立吐虫出。（《活法机要》）

急黄喘息（以上坚硬，欲得水吃者） 瓜蒂二小合，赤小豆一合，研末。暖浆水五合，服方寸匕。一炊久当吐，不吐再服。吹鼻取水亦可。（《伤寒类要》）

遍身如金 瓜蒂四十九枚，丁香四十九枚，坩锅内烧存性，为末。每用一字，吹鼻取出

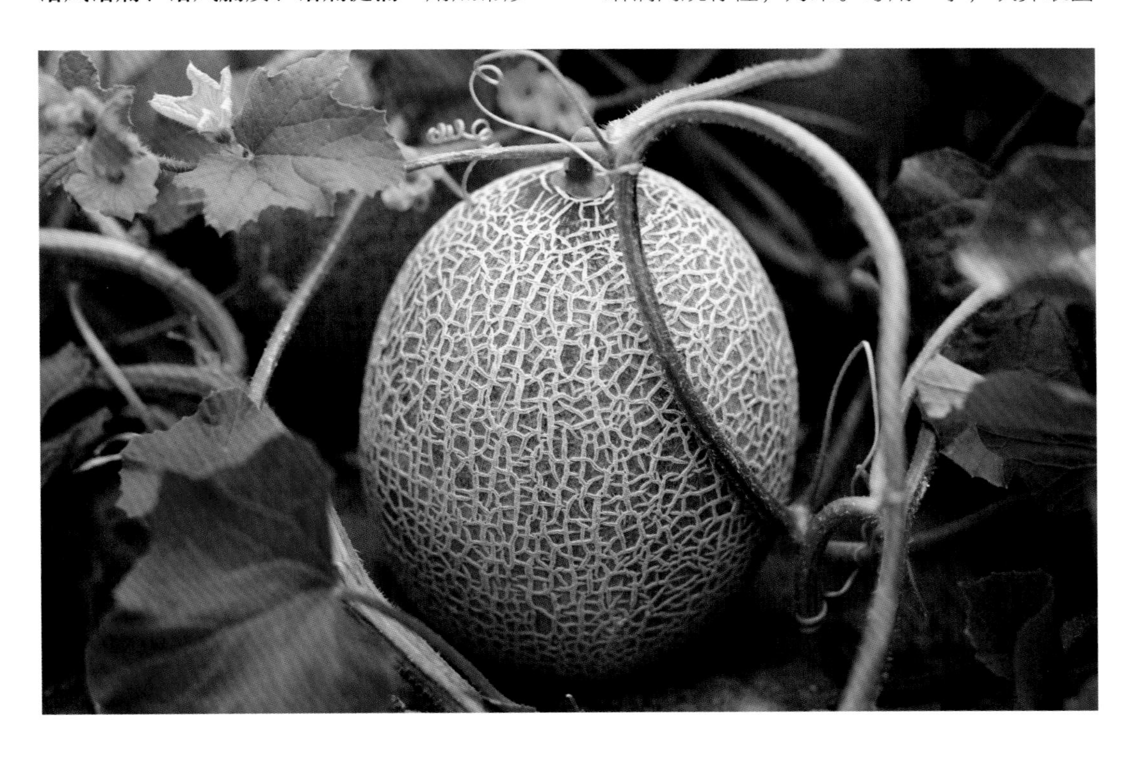

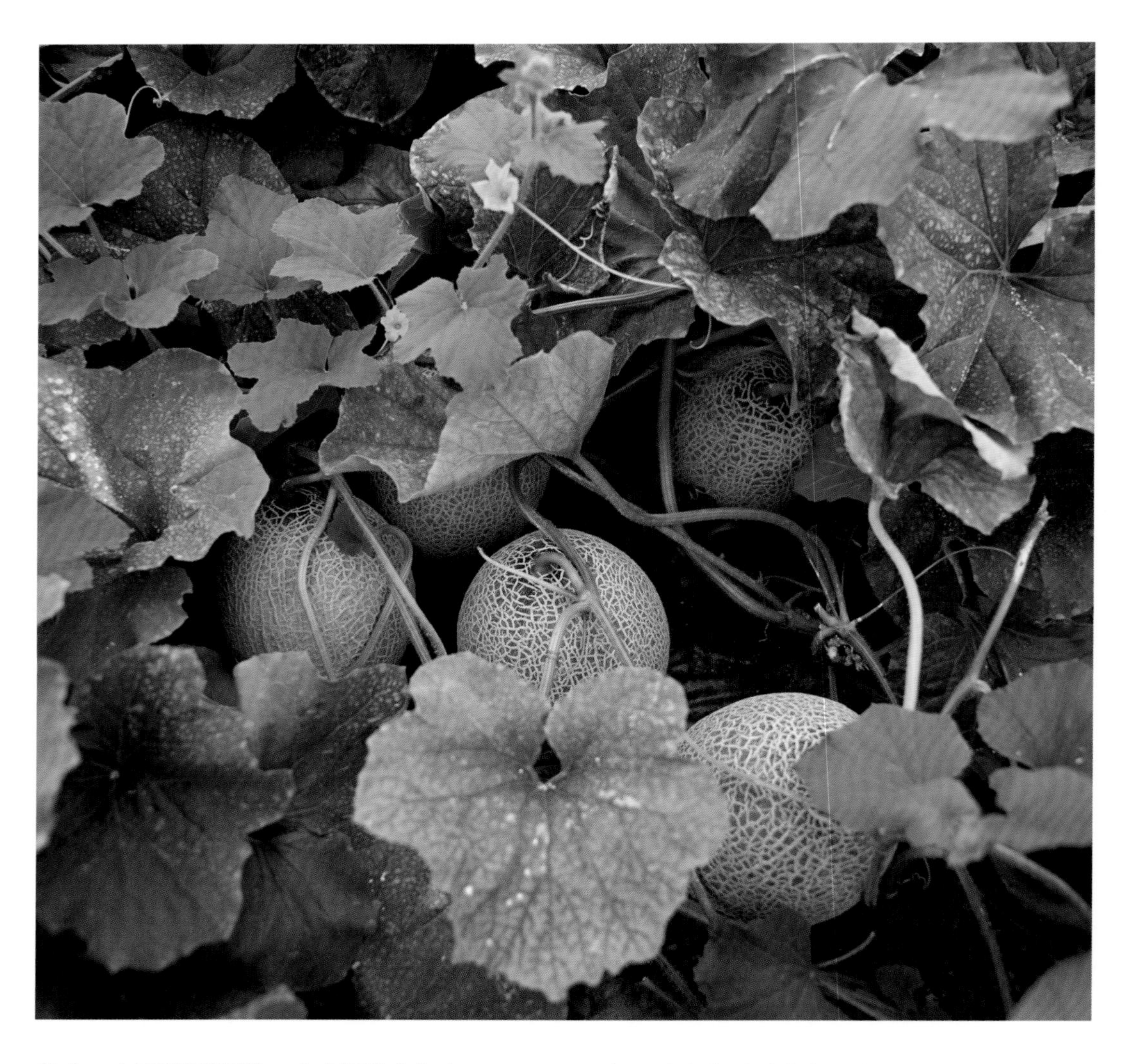

黄水。亦可揩牙追涎。(《经验方》)

热病发黄 瓜蒂为末，以大豆许吹鼻中。轻则半日，重则一日，流取黄水乃愈。(《千金翼方》)

疟疾寒热 瓜蒂二枚，水半盏，浸一宿，顿服，取吐愈。(《千金方》)

发狂欲走 瓜蒂末，井水服一钱，取吐即愈。(《太平圣惠方》)

大便不通 瓜蒂七枚，研末，绵裹，塞入下部即通。(《必效方》)

风热牙痛 瓜蒂七枚炒研，麝香少许和之，绵裹咬定，流涎。(《圣济总录》)

使用提示 ● 体弱及有心脏病者忌用。

传统药膳

瓜蒂茶

原料 瓜蒂6 g，好茶3 g。

制法 以上原料捣为末。

用法 每服6 g，韭汁调。

功效 化痰止咳。

适用 痰积。

苦瓠

别名● 匏瓜、苦匏、蒲瓜、瓢葫芦、葫芦瓜、苦葫芦瓠。

来源● 本品为葫芦科植物苦壶卢的花、叶和果实。

原文● 味苦寒。主大水面目，四肢浮肿，下水。令人吐。生山泽。

性味归经● 苦，寒。归胃、心、肝经。

附方●

眼疼 苦瓜煅为末，灯草汤下。（《滇南本草》）

大水胀满，头面洪大 用苦瓠瓤一两，微炒为末，每日粥饮服一钱。（《太平圣惠方》）

小儿闪癖 取苦瓠未破者，煮令热，解开熨之。（《陈藏器本草》）

风痰头痛 苦瓠磨取汁，以苇管灌入鼻中，其气上冲脑门，须臾恶涎流下，其病立愈除根，勿以昏晕为疑。干者浸汁亦效，其子为末吹入亦效。年久头风皆愈。（《普济方》）

鼻窒气塞 苦瓠子为末，醇酒浸之，夏一日，冬七日。日日少少点之。（《太平圣惠方》）

烦热口渴 鲜苦瓜一个，剖开去瓤，切碎，水煎服。

风虫牙痛 瓠子半升，水五升，煎三升，含漱之。茎叶亦可。不过三度。（《太平圣惠方》）

恶疮癣癞 十年不瘥者。苦瓠一枚，煮之搽之，日三度。（《肘后备急方》）

九瘘有孔 苦瓠四枚，大如盏者，各穿一孔如指大，汤煮十数沸，取一竹筒长一尺，一头插瓠孔中，一头注疮孔上，冷则易之，用遍乃止。（《千金方》）

鼻中息肉 苦瓠子、苦丁香各等份，入麝香少许，为末，纸捻点之。（《太平圣惠方》）

小儿白秃 瓠藤同裹盐荷叶煎浓汁洗，三五次愈。（《圣济总录》）

使用提示● 虚寒体弱者忌服。

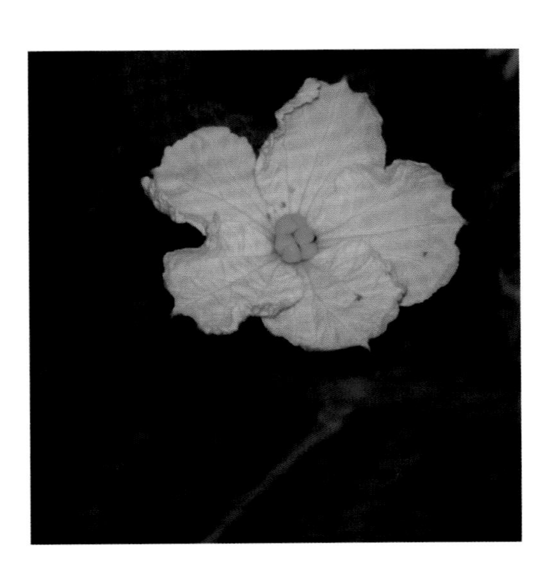

传统药膳

苦瓠鳝鱼汤

原料 苦瓠250 g，鳝鱼150 g。

制法 苦瓠去籽瓤，洗净切片；鳝鱼洗净，切段。加水400 ml，不加油盐，同煮熟。

用法 分2次趁热食渣、喝汤。

功效 消炎，益肾，利尿。

适用 急性肾炎、血尿。

苦瓠猪肉汤

原料 鲜苦瓠200 g，猪瘦肉100 g，油、盐各少许。

制法 苦瓠洗净，切块；猪瘦肉切片。加水煲汤，加油、盐调味。

用法 食肉与苦瓠，喝汤。

功效 清热解毒，补肝明目。

适用 结膜炎。

苦瓠芹菜汤

原料 苦瓠60 g，芹菜200 g。

制法 将芹菜洗净、切段，与苦瓠共入锅，加水煎服。

用法 每日1剂，可连服10日。

功效 清热凉血，平肝明目，降脂降压。

适用 高血压、高血脂。

苦瓠茶

原料 鲜苦瓠1个，茶叶适量。

制法 鲜苦瓠截断去瓤，纳入茶叶，再接合，悬挂通风处阴干。

用法 每次6～9 g，开水冲15分钟，代茶频饮。

功效 清暑涤热。

适用 中暑发热。

苦瓠羹

原料 生苦瓠2个，盐、淀粉各适量。

制法 苦瓠洗净，捣烂如泥，加入盐拌匀，半小时后去渣取汁，煮沸，放入适量水和淀粉，调成半透明羹状即可。

用法 分次酌量食用。

功效 清热解毒，消脂减肥，降糖。

适用 糖尿病、身体肥胖。

苦瓠泥

原料 新鲜苦瓠500 g，白糖、红糖各25 g。

制法 将新鲜苦瓠洗净，去瓤、籽，切碎，捣烂成泥糊状，放入碗内，加红糖、白糖拌和均匀，即成。

用法 早、晚2次分服。

功效 清热败火，美容养颜。

适用 火旺、面容憔悴。

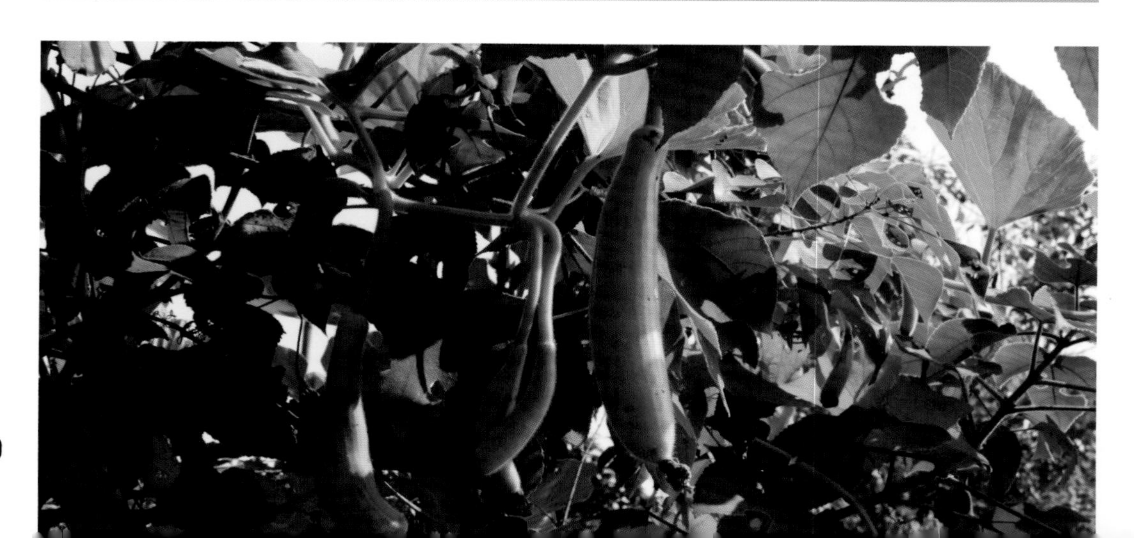

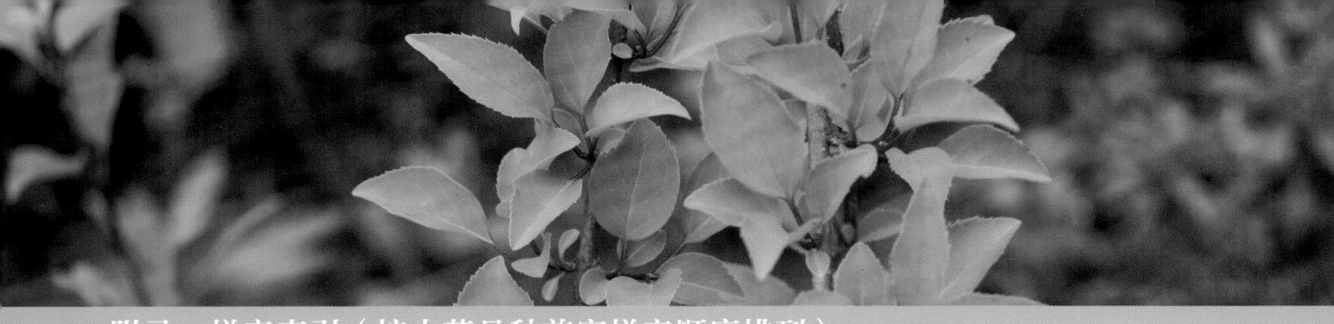

附录：拼音索引（按中药品种首字拼音顺序排列）

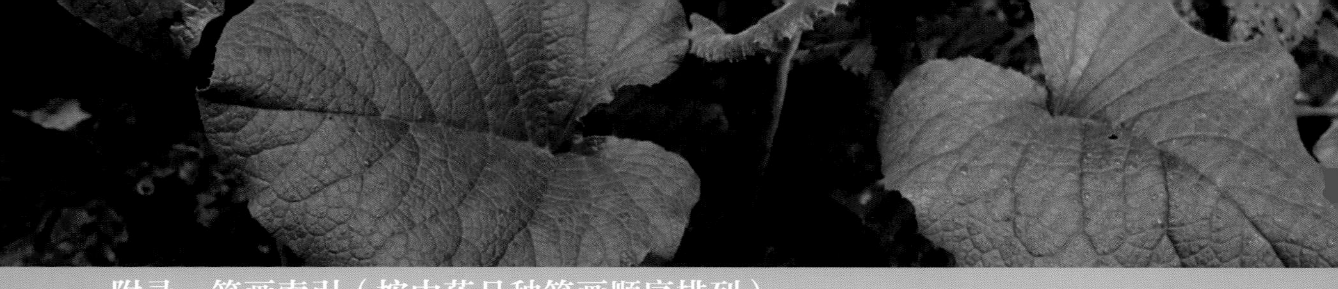

附录：笔画索引（按中药品种笔画顺序排列）

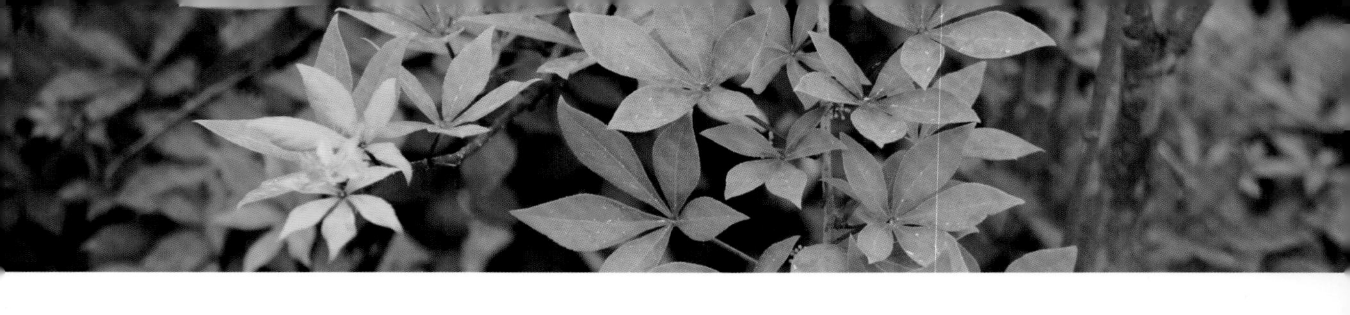

52检